肿瘤放射治疗循证
工作手册

Evidenced-Based Oncology Radiotherapy Workbook

主　编　申良方　杨坤禹

副主编　刘　超　伍海军　周　琴　张莹莹　张隆伯

编　者　（以姓氏汉语拼音为序）

陈　静　邓　俍　丁　乾　贺玉香　黄　晶　匡淑雯　匡韦陆
李　寰　李　钐　梁志文　刘　超　马　虹　孟　睿　彭　纲
申　霖　申良方　谭兆华　伍海军　杨　振　杨坤禹　杨晓喻
张　琨　张　盛　张隆伯　张莹莹　赵迎超　周　琴　周蓉蓉
周卫兵　朱　芳　朱　红

人民卫生出版社

·北　京·

图书在版编目（CIP）数据

肿瘤放射治疗循证工作手册 / 申良方，杨坤禹主编
. — 北京：人民卫生出版社，2024.8
ISBN 978-7-117-35679-4

Ⅰ. ①肿…　Ⅱ. ①申…　②杨…　Ⅲ. ①肿瘤－放射疗法－循证医学－手册　Ⅳ. ①R730.55-62

中国国家版本馆 CIP 数据核字（2023）第 232560 号

肿瘤放射治疗循证工作手册
Zhongliu Fangshe Zhiliao Xunzheng Gongzuo Shouce

主　　编：申良方　杨坤禹
出版发行：人民卫生出版社（中继线 010-59780011）
地　　址：北京市朝阳区潘家园南里 19 号
邮　　编：100021
E - mail：pmph @ pmph.com
购书热线：010-59787592　010-59787584　010-65264830
印　　刷：三河市宏达印刷有限公司
经　　销：新华书店
开　　本：889 × 1194　1/16　　印张：23
字　　数：680 千字
版　　次：2024 年 8 月第 1 版
印　　次：2024 年 8 月第 1 次印刷
标准书号：ISBN 978-7-117-35679-4
定　　价：118.00 元
打击盗版举报电话：010-59787491　E-mail：WQ @ pmph.com
质量问题联系电话：010-59787234　E-mail：zhiliang @ pmph.com
数字融合服务电话：4001118166　E-mail：zengzhi @ pmph.com

序

随着工业化发展、环境污染加重、人口老龄化、工作和生活压力增加，恶性肿瘤已成为严重威胁人类生命健康的头号杀手。近年来，我国恶性肿瘤的发病率和死亡率均呈上升趋势。如何攻克肿瘤一直是广大医务工作者努力的方向。

放射治疗（简称“放疗”）发展至今已有百年历史。19 世纪晚期伦琴发现了 X 射线，6 个月后，放射技术就迅速转化应用于临床，首批乳腺癌患者接受了放疗，然而电离辐射的负面效应提示放疗技术需要进一步优化和发展。20 世纪 90 年代以来，肿瘤放射治疗学发展迅速。在计算机科学及影像技术飞速发展的背景下，三维适形放疗、调强放疗、立体定向放疗、三维近距离治疗、图像引导放疗等个体化精准治疗技术在临床工作中得到了广泛应用，并取得了较好的疗效。放射治疗与手术、化疗成为肿瘤治疗的三大主要手段。

在国内，尤其基层医院，放疗专业人员的缺乏限制了肿瘤放射治疗的应用与推广。一名合格的放射治疗医师，不仅需要系统掌握各种恶性肿瘤的生物学行为，还需要扩充放射物理、放射生物领域的知识，规范放疗原则，同时，与时俱进，动态跟踪国内外肿瘤放射治疗领域的最新进展。由于国内绝大多数医学院校未将肿瘤放射治疗列入医学教育课程，很多医学本科生毕业后并不具备放射治疗知识体系，使得放疗专业研究生和基层放疗医师在进入放射治疗领域后仍需要系统入门培训和全面学习。

为使放射治疗专业的青年医师、研究生以及基层放疗医师更便捷、更全面地掌握放射治疗知识体系，以及跟进肿瘤治疗发展动态，中南大学湘雅医院肿瘤科专家联合华中科技大学同济医学院附属协和医院专家编写了《肿瘤放射治疗循证工作手册》。本书主要围绕肿瘤的生物学基础、病理特征、临床特点、临床分期、治疗原则及相应的循证医学证据进行全面系统的阐述，侧重于在循证医学基础上的放疗原则的阐述。同时结合国际国内最新的指南共识，辩证地提出目前肿瘤治疗存在的争议，列出国内外最新的循证医学证据，为广大肿瘤放疗专业工作者提供参考和建议。相信该书能够成为广大放疗科医师临床工作的参考书，同时也为放疗专业研究生、青年医师以及进修医师提供一本可便捷、系统地获取肿瘤放射治疗相关知识的专业书。

肿瘤放射治疗新技术不断涌现，医学研究也日新月异。肿瘤的精准个体化系统治疗以及多种治疗方法和新技术的交叉融合、互相渗透，已成为当前肿瘤治疗的趋势。肿瘤放疗科医师需要掌握扎实的学科专业知识，不断学习、跟进最新研究进展，丰富临床实践经验，从而真正造福广大肿瘤患者。本书编者均是肿瘤放射治疗领域的专家，编写过程花费了大量的时间和精力，但由于时间仓促以及肿瘤学的飞速发展，局限性和错误在所难免，请大家批评指正。

在此衷心感谢老一辈放射肿瘤学专家、全体编者和人民卫生出版社对本书出版所作出的贡献。

李晓雁

2023 年 6 月

前言

众所周知，癌症是严重危害人类生命健康的重大疾病。近年来，其发病率、死亡率一直不断攀升，在我国已跃居各种疾病死亡原因的首位，防癌、抗癌的形势十分严峻。放射治疗作为肿瘤三大主要治疗手段之一，一直在肿瘤综合治疗中占据重要地位，近年来更是发展迅速，新设备、新技术、新理念层出不穷。我国放射治疗技术的飞速发展，放疗设备逐步普及，但是放疗专科人才的培养却面临诸多挑战，比如放疗年轻医师难以在短期内建立完整的放射治疗知识体系，繁重的临床工作之外鲜有时间跟进前沿研究并结合于临床，各大医院及各个地区所采用的放疗方案存在差异，基层医院的医师难以抉择具体的治疗方案。

为了让放疗科年轻医师、基层医师、进修医师以及研究生更快捷、更全面地完整掌握放疗知识体系，实时跟进国际、国内肿瘤放疗最新研究进展，并了解在具体临床工作中的应用，中南大学湘雅医院肿瘤科专家联合华中科技大学同济医学院附属协和医院专家编写了《肿瘤放射治疗循证工作手册》。本手册结合了国际国内最新的指南共识，系统阐述了各系统常见肿瘤的生物学基础、病理特征、临床特点、TNM 分期、治疗原则及相应的循证医学证据，避免了长篇累牍式的叙述，用相对简洁的语言全面描述临床工作中必须掌握的专业知识，特别是对从事放射治疗临床一线的年轻医师和基层人员具有重要的指导作用。

对于肿瘤放疗科年轻医师接诊肿瘤患者的全流程，从临床症状到病理学诊断，从肿瘤分期再到治疗原则的选择，从靶区勾画到最后放射治疗方案的制订，以及后续的辅助化疗或者再程放射治疗，本书都提供了规范化的指导与建议。对于目前尚存在争议的论题，也列出了最新的循证医学证据，提供了辩证分析，并且鼓励年轻医师们结合书中总结的内容，查询最新文献，为每个患者制订个体化的治疗方案。

本手册致力于为广大放射治疗专业人员提供较好的实用价值及指导作用。但放射治疗领域涉及范围广，技术发展迅速，研究进展日新月异，本书仍有许多不足之处，我们虚心接受读者反馈，望读者批评指正，使本手册可以更加完善。

在此衷心感谢各位放射肿瘤学专家、编者以及出版社对本书出版作出的贡献！

申良方　杨坤禹

2023 年 6 月

目录

第一章　中枢神经系统肿瘤

第二章　头颈部恶性肿瘤

第四章 腹部肿瘤

第五章 泌尿生殖系统肿瘤

第六章 女性生殖系统肿瘤

第七章　淋巴瘤

第八章　肌肉骨骼肿瘤

第九章　姑息性放疗

第十章　放射生物学及放疗物理学

第一章 中枢神经系统肿瘤

第一节 概述

一、头颅解剖要点

1. 脑膜　包括硬脑膜、蛛网膜、软脑膜。

2. 功能区

（1）中央前回：初级运动区。

（2）中央后回：初级躯体感觉区。

（3）布罗卡回（Broca gyrus）：优势额叶，损伤可导致运动性失语症。

（4）韦尼克区（Wernicke area）：优势颞叶，损伤可导致感觉性失语症。

3. 室腔结构　包括室间孔、第三脑室、侧脑室、中脑导水管、第四脑室、第四脑室正中孔和外侧孔。

4. 海绵窦内容物　海绵窦内有颈内动脉和一些脑神经通过，其外侧壁与Ⅲ～Ⅵ对脑神经的行程关系密切，Ⅵ对脑神经和颈内动脉、海绵窦受累通常会产生Ⅵ对脑神经（展神经）麻痹。

5. 颅内神经出颅孔道

（1）脑神经Ⅲ、Ⅳ、Ⅵ、Ⅴ1 经眶上裂出颅。

（2）脑神经Ⅴ2 经圆孔出颅。

（3）脑神经Ⅴ3 经卵圆孔出颅。

（4）脑膜中动脉 / 静脉经棘孔出颅。

（5）脑神经Ⅶ、Ⅷ经内耳道出颅。

（6）脑神经Ⅸ、Ⅹ、Ⅺ经颈静脉孔出颅。

（7）脑神经Ⅻ经舌下神经管出颅。

二、中枢神经系统肿瘤复发模式

通常以局部复发为主。容易经脑脊液传播的肿瘤：松果体母细胞瘤、原始神经外胚叶肿瘤（primitive neuroectodermal tumor，PNET）、髓母细胞瘤、生殖细胞肿瘤、非典型畸胎样 / 横纹肌样肿瘤（atypical teratoid/rhabdoid tumor，AT/RT），中枢神经系统淋巴瘤。因此，以上肿瘤主张全脑或全中枢照射。

三、影像学特征

1. 常见磁共振成像（magnetic resonance imaging，MRI）序列　T_1，T_1 + C，T_2，液体衰减反转恢复（fluid attented inversion recovery，FLAIR），血氧水平依赖成像（blood oxygen level dependent，

BOLD），弥散张量成像（diffusion tensor imaging，DTI），弥散加权成像（diffusion weighted imaging，DWI），灌注加权成像（perfusion weighted imaging，PWI），动态对比增强（dynamic contrast enhancement，DCE），波谱分析（magnetic resonance spectroscopy，MRS）。钆增强是血脑屏障（blood brain barrier，BBB）破坏的指征。尤其在鉴别假性进展、复发、放射性坏死需要结合功能磁共振综合考虑，根据《中国中枢神经系统胶质瘤诊断与治疗指南（2015）》总结如下（表 1-1-1）。

表 1-1-1　胶质瘤复发、假性进展、远期放射性坏死的鉴别要点

项目	肿瘤复发	假性进展	远期放射性坏死
发生时间	任何时间	多见于放化疗后 3 个月内，少数患者可见于 10 个月内	治疗后数月至数年
临床症状	恶化	不变或恶化	不变或恶化
MRI 增强	多病灶和胼胝体受侵通常是复发	大片的长 T_1 和长 T_2 异常信号灶，内有不规则的钆强化灶，占位效应明显，有奶酪样表现	MRI 增强扫描可见强化，晚期表现为边界清楚的如脑脊液样信号，全脑放疗中颞叶坏死多见
MRI 灌注	通常高灌注	通常低灌注	通常低灌注
MRI 波谱	Cho/NAA，Cho/Cr 较高，常高于 1.71	Cho/NAA，Cho/Cr 较低，常低于 1.71	Cho/NAA，Cho/Cr 较低，常低于 1.71
DWI	比肿瘤信号高	比肿瘤信号低	比肿瘤信号低
葡萄糖 PET/CT	通常高代谢	高或低代谢	通常低代谢
^{11}C-methionine 和 ^{18}F-FLT 等示踪剂 PET/CT	高代谢	低代谢	低代谢
好发因素	几乎全部复发	放疗 + 替莫唑胺	RT
发生率	几乎全部	总约 20%，在放疗 + 替莫唑胺，特别是 MGMT 启动子甲基化患者发生率更高	与剂量有关，2% ~ 18%

注：PET/CT.positron emission tomography/computedtomography，全电子发射断层显像/X 线计算机体层成像仪；DWI.diffusion weighted imaging，弥散加权成像；Cho.choline，胆碱；NAA.N-Acetyl- Aspartic Acid，N- 乙酰天门冬氨酸；Cr.creatine，肌酸。

2. **肿瘤评价标准**　根据《中国中枢神经系统胶质瘤诊断与治疗指南（2015）》总结如下（表 1-1-2）。

表 1-1-2　RANO 标准

项目	完全缓解	部分缓解	稳定	进展
T_1 + 增强	未见	缩小≥ 25%	变化在 −50% ~ 25%	增加≥ 50%*
T_2/FLAIR	稳定或减小	稳定或减小	稳定或减小	增加 *
新增病灶	未见	未见	未见	可见 *
皮质激素应用	无须	稳定或减少	稳定或减少	不作为标准
临床表现	稳定或改善	稳定或改善	稳定或改善	恶化 *
判断标准所需条件	以上全部	以上全部	以上全部	以上任一项

注：含 * 的项目出现任一项即判定进展；不作为标准：如无临床恶化，单纯皮质激素用量增加不能判定进展。

四、放疗原则

1. 分次外放射治疗（external beam radiation therapy，EBRT）和立体定向放射手术（stereotactic radiosurgery，SRS），剂量耐受见表 1-1-3。

表 1-1-3 剂量耐受参考

EBRT 使用 1.8 ~ 2.0Gy/fx	SRS 单次剂量
全脑 50Gy	脑干 12Gy
部分脑 60Gy	视通路 12Gy
脑干 54Gy	垂体(平均剂量)12Gy
脊髓 45Gy	耳蜗(平均值)4Gy,最大 8Gy
视交叉 50 ~ 54Gy	视神经和视交叉 8Gy
视网膜 45Gy	
晶状体 10Gy	
内耳 30Gy(剂量增加听力损伤风险增加)	
垂体 30Gy	
下丘脑 30Gy	
泪腺:暂时性 30Gy,永久性 60Gy	

2. 可能出现的放疗并发症

（1）急性：脱发，放射性皮炎，疲劳，水肿，恶心和呕吐加剧（尤其是脑干和后颅窝照射），外耳炎，黏膜炎，食管炎，以及骨髓抑制。多在放射后 4 ~ 6 周内消退（消退所需时间与剂量相关）。

（2）亚急性（放疗后 6 周至 6 个月）：嗜睡，疲劳，神经功能恶化，可能由毛细血管通透性增加和暂时性脱髓鞘引起。

（3）慢性（放疗后 6 个月以上）：放射性坏死，弥漫性脑白质病（尤其联合化疗，但不一定与临床症状相关），听力丧失，视网膜病变，白内障，视力改变，内分泌异常（下丘脑 - 垂体轴受照射），脑血管意外，海绵状血管畸形，烟雾病，学习能力下降，短期记忆和解决问题的能力下降。

3. 放疗期间临床急症处理

（1）颅高压：各种原因引起颅内压增高 > 20mmHg，并出现以下危及患者生命的征象：剧烈头痛、意识障碍、抽搐、瞳孔变化、视乳头水肿、血压升高、心率下降、呼吸不规则、高热、高钠血症等。

对症处理：①体位：头部抬高 30°，颈部中位；②气道管理：开放气道、应用呼吸兴奋剂、人工呼吸机；③降颅压：可给予甘露醇、甘油果糖、地塞米松、呋塞米等；④保护和恢复脑细胞的功能：冰帽降温、营养神经药物等；⑤颅内压监测，必要时脑室引流或去骨瓣减压；⑥预防及治疗感染；⑦治疗原发病。

（2）癫痫：癫痫发作是颅脑疾病较常见的伴随症状，且在颅脑外科手术后，3% ~ 40% 患者出现癫痫发作。目前癫痫发作形式可根据 1981 年国际抗癫痫联盟（International League Against Epilepsy，ILAE）和 1989 年癫痫综合征进行分类。

目前癫痫治疗仍以药物治疗为主，选药原则：对意识影响较小、副作用少、起效较快、药物间相互作用小。后期用药可与初始静脉用药相同或者不同。

常用静脉注射药物：丙戊酸钠、苯巴比妥钠；口服药物：奥卡西平、左乙拉西坦、丙戊酸钠和卡马西平。

癫痫持续状态是内科常见急症，若不及时治疗可因高热、循环衰竭、电解质紊乱或神经元兴奋毒性损伤致永久性脑损害，致残率和死亡率均很高。根据《颅脑疾病手术后抗癫痫药物应用的专家共识》总结惊厥性癫痫持续状态的处理程序见表 1-1-4。

表 1-1-4　惊厥性癫痫持续状态的处理程序

时间	终止发作		对症处理	急诊检查
	成人	儿童		
0 ~ 20min	①地西泮 10 ~ 20mg 静脉注射，2 ~ 5mg/min ②若无效，10 ~ 20min 可再次重复	①地西泮 0.3 ~ 0.5mg/kg 静脉注射 ②若无效，10 ~ 20min 可再次重复	①保证生命体征平稳 ②呼吸道通畅 ③吸氧 ④心电图监测 ⑤血压监测 ⑥氧饱和度监测 ⑦建立静脉通道 ⑧儿童使用葡萄糖、维生素 B_1、维生素 B_6 ⑨纠正酸中毒	①血糖 ②电解质 ③抗癫痫血药浓度 ④肝功能 ⑤肾功能
	成人	儿童		
20 ~ 60min	①苯巴比妥钠针剂 10mg/kg 静滴 50 ~ 100mg/min ②0.5 ~ 5mg/(kg·h)静脉维持，丙戊酸钠 25mg/kg 静滴，3 ~ 6mg/(kg·h) ③1 ~ 2mg/(kg·h)静脉维持	苯巴比妥钠针剂 15 ~ 20mg/kg 静脉注射，最大注射速度为 100mg/min	①呼吸道通畅 ②吸氧 ③心电监测 ④血压监测 ⑤氧饱和度监测 ⑥检查确定和治疗可能并发症	① CT 扫描进行病因学检查 ②脑脊液检查排除感染 ③脑电图检查排除假性发作
＞ 60min	①咪达唑仑缓慢静推 0.15 ~ 0.2mg/kg，后以 0.06 ~ 1.1mg/(kg·h)静滴 ②丙泊酚 *1 ~ 2mg/kg 注射，后以 2 ~ 10mg/(kg·h)静滴 ③硫喷妥钠 *3 ~ 5mg/kg 缓慢静推，再以 50mg/2 ~ 3min 注射，直至发作停止后 3 ~ 5mg/(kg·h)静滴		①重症监护 ②机械通气 ③血液动力治疗 ④颅压监测 ⑤降颅压治疗 ⑥持续用药至发作或脑电发作停止后 24 ~ 48h ⑦优化抗癫痫药物	①持续脑电图监测 ②血糖 ③电解质 ④抗癫痫血药浓度 ⑤血气分析

注：* 在麻醉科医师指导下使用。

（刘超　张隆伯　匡淑雯）

参考文献

[1] NCCN Clinical Practice Guidelines in Oncology:Central Nervous System Cancers.(Version 3.2019)[EB/OL].[2019-10-18]. https://www.nccn.org/professionals/physician_gls/pdf/cns_harmonized-africa.pdf.

[2] 国家卫生健康委员会医政医管局 . 脑胶质瘤诊疗规范 (2018 年版) [J]. 中华神经外科杂志，2019，35（3）：217-239.

[3] 中国抗癫痫协会专家组 . 颅脑疾病手术后抗癫痫药物应用的专家共识 [J]. 中华神经外科杂志，2012，28（7）：751-754.

第二节　高级别胶质瘤

一、生物学行为及病理特点

1. 高级别胶质瘤　包括 WHO Ⅲ级胶质瘤（间变性星形细胞瘤，间变性少突星形细胞瘤，间变性毛细胞黏液星形细胞瘤）及 WHO Ⅳ级胶质瘤，包括胶质母细胞瘤（glioblastoma multiforme，GBM）及弥漫中线胶质瘤。

2. 高级别胶质瘤呈侵袭性生长，很少出现脊髓及脑室播散，罕见颅外转移，以中心型复发为主。

二、放疗前检查

1. **详细的一般情况记录** 包括身体状况评分、体重、营养评估，以及详尽的病史，神经系统专科检查。

2. 询问是否有其他合并症及既往病史。

3. **实验室检验** 血常规、大小便常规、肝肾功能、电解质、血糖、血脂、凝血常规、输血前四项、抗癫痫药物血药浓度等。

4. **影像学检查** 肺部CT平扫，头部MRI平扫+增强+ T_2/FLAIR（必要时行功能MRI检查），腹部超声等。

三、治疗原则

1. 初治患者

（1）术后放疗

1）放疗的适应证、时机、禁忌证：①适应证：术后患者均需行术后放疗；②放疗时机：推荐高级别胶质瘤患者术后应尽早（< 6周）进行放射治疗（见循证医学证据1）；③禁忌证：一般情况差，不能耐受放射治疗；高颅压患者；颅内感染未控制患者；有其他严重合并症，不宜放射治疗者。

2）放疗定位：CT模拟定位仰卧位，双上肢置体侧，增强扫描范围为颅顶至第2颈椎，扫描层距、层厚为3/3mm。

3）放疗靶区勾画：CT-MRI图像融合靶区勾画：将CT定位图像与放疗前定位MRI图像融合。

肿瘤区（gross tumor volume，GTV）：根据MRI扫描 T_1 或FLAIR序列中高信号区域，包括术后残腔+任何残留的肿瘤，同时参考术前MRI及术后72h MRI以排除手术创伤所致异常信号的干扰。

临床靶区（clinical target volume，CTV）：第一阶段照射46Gy，2Gy/f。GTV1的照射范围包括术后MRI T_1 增强区、术腔和MRI T_2/FLAIR相的异常信号区。CTV1为GTV1外扩2cm，如果周围没有水肿区域，则外扩2.5cm。对于颅骨、脑室、大脑镰等天然屏障区域外扩0.5cm。

计划靶区1（planning target volume 1，PTV1）：根据各中心的规定，外放0.3～0.5cm。第二阶段照射14Gy，2Gy/f。GTV2的照射范围包括术后MRI T_1 增强区和术腔。CTV2为GTV2外扩2cm，对于颅骨、脑室、大脑镰等天然屏障区域外扩0.5cm，同时尽量保护视神经、海马等正常器官。

计划靶区2（planning target volume 2，PTV2）：根据各中心的规定，外放0.3～0.5cm。目前肿瘤放射治疗组（radiation therapy oncology group，RTOG）0525，0825，0913等试验运用此原则。但是欧洲癌症治疗研究组织（European Organization for Research on Treatment of Cancer，EORTC）22981/22961，26071/22072，26981～22981等试验运用EORTC勾画原则。其两种勾画模式的区别及优劣势详见循证医学证据2。

4）放疗剂量及分割方式：标准放射治疗方案为54～60Gy，1.8～2Gy/f，30～33次，局部推荐剂量无生存获益（见循证医学证据3）。年龄< 70岁或卡诺夫斯凯计分（Kanofsky performance score，KPS）评分≥ 60分，低分割或超分割放射治疗联合替莫唑胺化疗是否获益仍缺乏大样本的随机对照研究（randomized controlled trial，RCT）证据，但有些研究显示了可喜的结果（见循证医学证据4）。年龄≥ 70岁或KPS评分< 60分推荐大分割放疗。剂量及分割方式为34Gy，10次；40Gy，15次；50Gy，25次。

5）危及器官受量：脑干 D_{max} < 54Gy，脑干PRV 60Gy < 1%，视交叉 D_{max} < 54Gy，左侧视神经 D_{max} < 54Gy，双侧晶状体PRV D_{max} < 9Gy，垂体 D_{max} < 50Gy。

6）计划评估：95%的处方剂量包含100%靶区，110%的处方剂量不超过靶区的10%。

（2）化疗：高级别胶质瘤化疗方案见表1-2-1。

表 1-2-1 化疗方案推荐

WHO Ⅳ级胶质瘤	STUPP 方案同步放化疗 + 辅助化疗 6 周期（1 类证据） 长周期是否有获益还需要进一步 RCT 验证（见循证医学证据 5） 年龄 > 70 岁 MGMT 甲基化 GBM 患者可选择单用替莫唑胺化疗
WHO Ⅲ级胶质瘤	KPS < 60 分，可选择单纯化疗（2 类证据） KPS ≥ 60 分，间变性少突星形细胞瘤：EBRT + 新辅助或辅助 PCV 方案（1 类证据）；EBRT ± 同步 + 辅助替莫唑胺（2 类证据） KPS ≥ 60 分，间变性星形细胞瘤或间变性少突星形细胞瘤：EBRT ± 同步或辅助替莫唑胺（2 类证据） EBRT + 新辅助或辅助 PCV 方案（2 类证据）；化疗在间变性胶质瘤的价值详见循证医学证据 6

（3）电场治疗（tumor treating fields，TTF）：WHO Ⅳ级胶质瘤采用同步放化疗 + 辅助化疗 6 周期 + TTF（1 类证据）（见循证医学证据 7）。

（4）靶向治疗：Avaglio 试验和 RTOG 0825 试验均显示贝伐珠单抗联合 STUPP 方案不能改善胶质母细胞瘤患者总生存时间（overall survival，OS）。

2. 复发高级别胶质瘤（见循证医学证据 8）

（1）弥散或多发，可考虑系统化疗、主要责任病灶的手术治疗、电场治疗；低 KPS 评分患者可选姑息性支持治疗。

（2）可切除的单病灶，可进行手术。不可切除或再次术后的患者可选择系统化疗、再程放疗、电场治疗。

（3）再程放疗的建议：①复发胶质瘤再程放疗时要考虑初次放疗剂量、与初次放疗的间隔时间、复发肿瘤的部位与体积等诸多因素，选择合适的患者进行再程放疗；②确定复发胶质瘤再程放疗靶区体积和照射剂量时，要充分平衡预期疗效与毒副作用；③复发胶质瘤再程放疗靶区体积较大的可选择常规分割放疗；④复发胶质瘤局部小靶区再程放疗多选择立体定向放射治疗。

四、循证医学证据

1. 放疗时机　高级别胶质瘤推荐术后尽早放疗，术后 2 ~ 6 周（表 1-2-2）。

表 1-2-2 放疗时机推荐

相应参考文献编号	研究描述	研究结果	研究结论
[2]	回顾性分析 63 例 WHO Ⅲ级患者及 119 例 WHO Ⅳ级患者	放疗每延迟 1d，患者死亡风险增加 2%	术后尽早开展放疗
[3]	回顾性分析纳入 172 例 WHO Ⅲ级及Ⅳ级患者	术后每延长 1 周放疗等待时间将增加 8.9% 的死亡风险（HR = 1.089，95%CI：1.020 ~ 1.161，P = 0.010）	术后 2 周后尽早放疗
[4]	回顾分析纳入 107 例胶质瘤患者	术后起始放疗时间 ≤ 42d 是生存期获益的独立预后因子（P = 0.009）	胶质瘤患者若术后 6 周内未起始放疗生存期显著缩短
[5]	回顾分析纳入 834 例胶质瘤患者，396 例患者接受手术放疗和化疗	放疗起始时间 ≤ 42d 显著延长 PFS（HR = 0.8，95%CI：0.64 ~ 0.99，P = 0.042），OS 未见显著延长	术后同步放化疗患者，放疗起始时间 ≤ 42d 显著延长 PFS
[6]	回顾分析 218 例新诊断胶质瘤术后同步放化疗起始时间对 OS 和 PFS 的影响	相比术后 4 周，进一步延迟放疗，OS 和 PFS 未显著恶化；与术后 ≤ 20d 相比，≥ 36d 起始放疗，OS 和 PFS 亦未发现显著恶化；但术后 > 42d 放疗的亚组患者 OS 显著恶化	新诊断胶质瘤患者术后适度延迟化疗和放疗 OS 和 PFS 未显著恶化，但延迟 6 周以上放化疗 OS 显著恶化

注：PFS. progression-free survival，无进展生存期；OS. 总生存时间。

2. 靶区勾画原则

（1）RTOG 勾画原则：第一阶段照射 46Gy，2Gy/f。GTV1 的照射范围包括术后 MRI T_1 增强区、术腔和 MRI T_2/FLAIR 相的异常信号区。CTV1 为 GTV1 外扩 2cm。对于颅骨、脑室、大脑镰等天然屏障区域外扩 0.5cm。PTV1 根据各中心的规定，外放 0.3～0.5cm。第二阶段照射 14Gy，2Gy/f。GTV2 的照射范围包括术后 MRI T_1 增强区和术腔。CTV2 为 GTV2 外扩 2cm，对于颅骨、脑室、大脑镰等天然屏障区域外扩 0.5cm，同时尽量保护视神经、海马等正常器官。PTV2 根据各中心的规定，外放 0.3～0.5cm。目前 RTOG 0525，0825，0913 等试验运用此原则。

（2）EORTC 勾画原则：一个靶区照射 60Gy，2Gy/f。GTV 包括 MRI T_1 增强区和术腔，不包括瘤周水肿区。CTV 为 GTV 外扩 2cm，对于颅骨、脑室、大脑镰、小脑幕、视器、脑干等一些天然屏障区域外扩 0～0.5cm。PTV 根据各中心的规定，外放 0.3～0.5cm。目前 EORTC 22981/22961，26071/22072（CENTRIC），26981～22981 等试验运用此原则。

目前并无随机对照研究来对比两种勾画模式对生存的影响。两个靶区争论的焦点是 GTV 是否包含 T_2/FLAIR 相异常区（瘤周水肿带）。通过尸检及立体定向活检发现瘤周水肿带有肿瘤细胞。但运用这两个勾画原则的大型多中心临床研究（CENTRIC and RTOG 0525）未发现 PFS 或 OS 的差异。其他回顾性研究也表明，较大的计划靶区并未获得降低肿瘤边缘或远处复发的概率。KPS 评分高，神经功能较好且预后相对较好的患者建议采用 EORTC 靶区勾画原则。

3. 提高局部放疗剂量的相关临床研究 系列研究发现提高放疗总剂量对于高级别胶质瘤患者并无明显生存获益。但是在调强适形放射治疗（intensity-modulated radiotherapy，IMRT）的精确放疗时代，提高局部剂量是否有生存获益还需要开展 RCT 研究。另外在功能影像学的指导下勾画 GTV，及利用重离子进行局部推荐剂量目前也开展了相应的临床研究（表 1-2-3）。

表 1-2-3 放疗剂量推荐

相应参考文献编号	研究描述	研究结果
[7]	随机临床研究纳入 474 例胶质瘤(星形细胞瘤)Ⅲ或Ⅳ级患者，2∶1 随机分为 318 例接受 60Gy(30 次，6 周)放疗和 156 例接受 45Gy(20 次，4 周)放疗	相比采用总剂量 45Gy/20 次治疗高级别胶质瘤，采用总剂量 60Gy/30 次的患者有明显生存获益(中位生存时间 9 月 vs. 12 月，P = 0.007)
Nelson DF 等，克罗兹切斯特医疗中心，1988	治疗方案：① 60Gy；② 60Gy + 10Gy 推荐剂量；③ 60Gy + BCNU；④ 60Gy + 司莫司汀 + 达卡巴嗪	各治疗方案生存获益差异无统计学意义，亚组分析：60 岁以上患者放疗 + 化疗未改善生存期；40～60 岁患者 BCNU + 放疗 OS 有改善，2 年生存率从 8% 提高至 23%
[8]	常规放疗：6 000rad/6～7 周；常规放疗 + 推荐剂量(1 000rad/1～2 周)；常规放疗 + BCNU；常规放疗 + 甲基 - CCNU + DTIC	更高放疗剂量(7 000rad/8～9 周)相比常规放疗未显示显著获益
[9]	日剂量 2.5Gy(1.8Gy/ 次 + 0.7Gy 推荐剂量)，总剂量分别达 70Gy、75Gy、80Gy	不同剂量组 OS 或 PFS 差异无统计学意义

4. 放疗分割方式的主要临床试验 一些改变剂量分割方案（如低分割或超分割放疗）联合替莫唑胺（temozolomide，TMZ）化疗的Ⅱ期单臂研究或小样本随机对照试验显示出可喜苗头，但仍需进一步开展Ⅲ期临床随机研究才能得出可靠结论。详见表 1-2-4。

表 1-2-4 放疗分割方式推荐

相应参考文献编号	试验设计	分割方式	生物等效剂量/Gy	平均生存时间/月	放射性坏死比例/%
[10]	Ⅰ期,19 例	2.4,2.6Gy*25f	76,86	20	0
[11]	26 例	3Gy*15f	62	16.6	8
[12]	Ⅰ期,16 例	3Gy*20f,4Gy*15f,5Gy*12f,6Gy*10f	83,90 98,105	16.2	19
[13]	Ⅱ期,24 例	6Gy*10f	105	16.6	17
[14]	Ⅰ期,25 例	2.72Gy*22f	80	15.7	0
[15]	Ⅱ期,46 例	8.5Gy*8f	140	20	44
[16]	Ⅱ期,24 例	6Gy*6f TMZ 联合贝伐珠单抗	63	19	5
[17]	Ⅱ期,30 例	6Gy*10f TMZ 联合贝伐珠单抗	105	16.3	50(提前关闭)
[18]	Ⅱ期,50 例	3Gy*20f 新辅助替莫唑胺加同步放化疗	78	22.3	8
[19]	Ⅱ期,89	随机两组:3Gy*20f;2Gy*30f	78,72	25.18,18.07	2

5. **长周期辅助化疗** 目前长周期辅助化疗均是回顾性分析，缺乏前瞻性研究和随机对照临床试验，尤其是缺乏分子标志物指导下的长周期替莫唑胺治疗胶质母细胞瘤的数据。循证依据较高的是表 1-2-5 中最后一个 meta 分析，长周期对于 PFS 获益。中山大学肿瘤防治中心陈忠平教授牵头的一项替莫唑胺同步放疗，随后超过 6 周期替莫唑胺辅助化疗治疗新诊断胶质母细胞瘤的多中心、前瞻性、单臂临床研究，目前正在招募中（表 1-2-5）。

表 1-2-5 长周期辅助化疗推荐

相应参考文献编号	研究类型	结论	毒性反应
[30]	128 例 HGG 接受 12 周期以上辅助化疗(Ⅲ级 43%,Ⅳ级 57%)	辅助化疗 13 周期 PFS 14.4 个月;辅助化疗 14 周期 PFS 15.5 个月	3 ~ 4 级不良反应发生率较低,血小板减少(10%),淋巴细胞减少(7%),胃肠道反应(5%),感染(4%)
[31]	273 例新诊断 GBM 患者	延长化疗周期和标准周期的中位生存时间分别为 24.6 个月和 16.5 个月(P = 0.031)	未提及
[32]	58 例 GBM 患者辅助化疗,38 例进行 6 周期,20 例进行 9 周期以上,中位时间超过 14 周期	长周期辅助化疗 PFS(P = 0.03)和 OS(P = 0.01)均明显延长	血液毒性差异无统计学意义
[33]	37 例 GBM,19 例辅助化疗 6 周期以上,18 例辅助化疗≤ 6 周期	长周期辅助化疗 PFS(P = 0.000 2)和 OS(P = 0.000 1)均显著提高	血液毒性及机会感染并无明显增加
[34]	meta 分析纳入了 4 个大型回顾性研究	长期化疗组对 OS 没有获益,PFS 有显著提高(P = 0.03)	未提及

注：HGG.high grade glioma，高级别胶质瘤；GBM.glioblastoma multiforme，胶质母细胞瘤；PFS.progression-free survival，无进展生存；OS. 总生存时间。

6. **化疗在间变性胶质瘤治疗中的价值** EORTC 26951 比较放疗和放疗 + 辅助 PCV 化疗在间变性少突胶质瘤中的作用。中位随访时间 140 个月。结果显示放疗 + 新辅助 PCV 化疗显著提高间变性少突胶质细胞瘤患者的 OS 和 PFS，辅助化疗在 *1p/19q* 共同缺失患者中获益更明显。

RTOG 9402 研究对 291 例间变性少突胶质细胞瘤患者随机分组，比较放疗和放疗 + 新辅助 PCV 化疗在间变性少突胶质瘤中的作用，中位随访时间 11.3 年。放疗 + 新辅助 PCV 化疗较单纯放疗显著提高了 *1p/19q* 共同缺失间变性少突胶质细胞瘤患者 OS（14.7 vs. 7.3）。

CATNON 试验对 746 例患者随机分组，比较同步和辅助 TMZ 化疗在无 *1p/19q* 共缺失间变性胶质瘤中的作用，中位随访时间 27 个月。中期分析表明辅助 TMZ 化疗组对 5 年 PFS（P < 0.000 1）和 5 年 OS（P = 0.001 4）均有显著贡献。

RTOG 9402/EORTC 26951 研究数据奠定了放疗联合 PCV 化疗方案成为间变少突胶质瘤一线治疗方案的基础。目前研究 TMZ、RT、*1P/19q* 三者关系的两项大型国际研究正在进行中（NCT00887146，CATNON）。2017 年 CATNON 中期结果首次证明无 *1p/19q* 联合缺失的间变性胶质瘤放疗后行 TMZ 辅助化疗有生存获益。2019 年 ASCO 会议该作者对数据进行亚组分析，显示 *IDH* 突变和 *MGMT* 启动子甲基化状态亚组，同步或辅助 TMZ 均能显著提高患者 OS。

7. TTF 在初治胶质母细胞瘤中的应用 瑞士苏黎世大学医院 Stupp R 开展的一项随机对照Ⅲ期临床试验包括 315 例已完成同步放化疗的 GBM 患者，将 TMZ 维持治疗与 TTF + TMZ 维持治疗进行比较研究。中期结果显示：中位随访 18 个月，TTF + TMZ 组中位无进展生存时间 7.1 个月，TMZ 组 4 个月，差异有显著统计学意义；TTF + TMZ 组中位生存时间 20.5 个月，TMZ 组 15.6 个月，差异有统计学意义。平均随访 44 个月，结果显示：TTF + TMZ 组中位无进展生存时间 6.7 个月，TMZ 组 4.0 个月，差异有显著统计学意义；TTF + TMZ 组中位生存时间 20.9 个月，TMZ 组 16 个月，差异有统计学意义。对于 GBM 患者无论 MGMT 甲基化状态如何，指南强烈推荐替莫唑胺同步放化疗 + 辅助化疗 + TTF（1 类证据）。

8. 复发胶质母细胞瘤再程放疗的相关临床试验 复发胶质瘤患者再程放疗目前尚无公认剂量分割方案。虽然复发性 GBM 主要采取姑息治疗，但是分割放射外科手术提供了延长生存的机会，特别是肿瘤体积较小的患者。详见表 1-2-6。

表 1-2-6 复发胶质母细胞瘤再程放疗临床试验

相应参考文献编号	研究描述	研究结果
[40]	再放疗 FSRT（37.5Gy/15f）同步每日 TMZ（每天 75mg/m^2），治疗 36 例复发胶质细胞瘤患者	中位生存 9.7 个月，6 个月及 12 个月生存率分别为 84% 和 33%。中位 PFS 为 5 个月。单因素分析中 KPS（P = 0.04）、两次放疗的间隔时间（P = 0.02）及 MGMT 甲基化状态（P = 0.009）对生存有显著影响。在多因素分析中仅 MGMT 甲基化状态显著影响生存（P = 0.03）
[41]	再放疗 HSRT（30Gy/6f）同步 TMZ（每天 75mg/m^2）治疗 54 例复发胶质瘤，TMZ（每天 50mg/m^2）辅助治疗至 1 年	HSRT 后中位生存 12.4 个月，1 年及 2 年的生存率分别为 53% 和 16%。中位 PFS 为 6 个月，1 年及 2 年无进展生存率分别为 24% 和 10%，脑坏死率为 7%
[42]	治疗 20 例复发高级别胶质瘤，接受 30Gy/5 次的 HSRT，予贝伐珠单抗 10mg/kg，每 2 周一次，28d 1 周期	在高级别胶质瘤患者中有效率为 50%，6 个月无进展生存率为 65%，中位 OS 为 12.5 个月，1 年生存率 54%
[43]	11 例复发 GBM，再次放疗中位时间 17 个月（5 ～ 34.5 个月），SRS 中位剂量 16Gy（13 ～ 18Gy）。其中 9 例伽马刀治疗后贝伐珠单抗 + 伊立替康、1 例伽马刀后贝伐珠单抗 + TMZ、1 例伽马刀后单用贝伐珠单抗	中位 PFS 为 15 个月，SRS 后中位 OS 为 18 个月，1 年生存率 73%。与既往未用贝伐珠单抗的 44 例患者对比，两组 PFS 分别为 15 个月及 7 个月（P = 0.035）；OS 分别为 18 个月及 12 个月（P = 0.005），放疗反应明显减轻，分别为 9% 和 46%（P = 0.037）

（刘超　张隆伯　黄晶　匡淑雯）

参考文献

[1] VILLA C, MIQUEL C, MOSSES D, et al. The 2016 World Health Organization classification of tumours of the central nervous system[J]. Presse Med, 2018, 47: e187-e200.

[2] DO V, GEBSKI V, BARTON M B, et al. The effect of waiting for radiotherapy for grade Ⅲ / Ⅳ gliomas[J]. Radiother Oncol, 2000, 57: 131-136.

[3] IRWIN C, HUNN M, PURDIE G, et al. Delay in radiotherapy shortens survival in patients with high grade glioma[J]. J Neurooncol, 2007, 85: 339-343.

[4] VALDUVIECO I, VERGER E, BRUNA J, et al. Impact of radiotherapy delay on survival in glioblastoma[J]. Clin Transl Oncol, 2013, 15: 278-282.

[5] GRAUS F, BRUNA J, PARDO J, et al. Patterns of care and outcome for patients with glioblastoma diagnosed during 2008-2010 in Spain[J]. Neuro Oncol, 2013, 15: 797-805.

[6] SUM MZ, OH T, IVAN ME, et al. Survival impact of time to initiation of chemoradiotherapy after resection of newly diagnosed glioblastoma[J]. J Neurosurg, 2015, 122: 1144-1150.

[7] BLEEHEN N M, STENNING S P. A Medical Research Council trial of two radiotherapy doses in the treatment of grades 3 and 4 astrocytoma.The Medical Research Council Brain Tumour Working Party[J]. Brit J Cancer, 1991, 64: 769-774.

[8] CHANG C H, HORTON J, SCHOENFELD D, et al. Comparison of postoperative radiotherapy and combined postoperative radiotherapy and chemotherapy in the multidisciplinary management of malignant gliomas. A joint Radiation Therapy Oncology Group and Eastern Cooperative Oncology Group study[J]. Cancer, 1983, 52: 997-1007.

[9] MONJAZEB A M, AYALA D, JENSEN C, et al. A phase I dose escalation study of hypofractionated IMRT field-in-field boost for newly diagnosed glioblastoma multiforme[J]. Int J Radiat Oncol, 2012, 82: 743-748.

[10] MORGANTI A G, BALDUCCI M, SALVATI M, et al. A phase I dose-escalation study（ISIDE-BT-1）of accelerated IMRT with temozolomide in patients with glioblastoma[J]. Int J Radiat Oncol, 2010, 77: 92-97.

[11] TERASAKI M, ETO T, NAKASHIMA S, et al. A pilot study of hypofractionated radiation therapy with temozolomide for adults with glioblastoma multiforme[J]. J Neurooncol, 2011, 102: 247-253.

[12] CHEN C, DAMEK D, GASPAR L E, et al. Phase I trial of hypofractionated intensity-modulated radiotherapy with temozolomide chemotherapy for patients with newly diagnosed glioblastoma multiforme[J]. Int J Radiat Oncol, 2011, 81: 1066-1074.

[13] REDDY K, DAMEK D, GASPAR L E, et al. Phase Ⅱ trial of hypofractionated IMRT with temozolomide for patients with newly diagnosed glioblastoma multiforme[J]. Int J Radiat Oncol, 2012, 84: 655-660.

[14] JASTANIYAH N, MUETHA A, PERVEZ N, et al. Phase I study of hypofractionated intensity modulated radiation therapy with concurrent and adjuvant temozolomide in patients with glioblastoma multiforme[J]. Radiat Oncol, 2013, 8: 38.

[15] IUCHI T, HATANO K, KODAMA T, et al. Phase 2 trial of hypofractionated high-dose intensity modulated radiation therapy with concurrent and adjuvant temozolomide for newly diagnosed glioblastoma[J]. Int J Radiat Oncol, 2014, 88: 793-800.

[16] OMURO A, BEAL K, GUTIN P, et al. Phase Ⅱ study of bevacizumab, temozolomide, and hypofractionated stereotactic radiotherapy for newly diagnosed glioblastoma[J]. Clin Cancer Res, 2014, 20: 5023-5031.

[17] NEY D E, CARLSON J A, DAMEK D M, et al. Phase Ⅱ trial of hypofractionated intensity- modulated radiation therapy combined with temozolomide and bevacizumab for patients with newly diagnosed glioblastoma[J]. J Neurooncol, 2015, 122: 135-143.

[18] SHENOUDA G, SOUHAMI L, PETRECCA K, et al. A Phase 2 Trial of Neoadjuvant Temozolomide Followed by Hypofractionated Accelerated Radiation Therapy With Concurrent and Adjuvant Temozolomide for Patients With Glioblastoma[J]. Int J Radiat Oncol, 2017, 97: 487-494.

[19] MALLICK S, KUNHIPARAMBATH H, GUPTA S, et al. Hypofractionated accelerated radiotherapy（HART）with concurrent and adjuvant temozolomide in newly diagnosed glioblastoma: a phase Ⅱ randomized trial（HART-GBM trial）

[J]. J Neurooncol, 2018, 140: 75-82.

[20] CABRERA A R, KIRKPATRICK J P, FIVEASH J B, et al. Radiation therapy for glioblastoma: Executive summary of an American Society for Radiation Oncology Evidence-Based Clinical Practice Guideline[J]. Pract Radiat Oncol, 2016, 6: 217-225.

[21] NIYAZI M, BRADA M, CHALMERS A J, et al. ESTRO-ACROP guideline "target delineation of glioblastomas"[J]. Radiother Oncol, 2016, 118: 35-42.

[22] HALPERIN E C, BENTEL G, HEINZ E R, et al. Radiation therapy treatment planning in supratentorial glioblastoma multiforme: an analysis based on post mortem topographic anatomy with CT correlations[J]. Int J Radiat Oncol, 1989, 17: 1347-1350.

[23] PRICE S J, JENA R, BURNET N G, et al. Improved delineation of glioma margins and regions of infiltration with the use of diffusion tensor imaging: an image-guided biopsy study[J]. Am J Neuroradiol, 2006, 27: 1969-1974.

[24] EIDEL O, BURTH S, NEUMANN J O, et al. Tumor Infiltration in Enhancing and Non-Enhancing Parts of Glioblastoma: A Correlation with Histopathology[J]. Plos One, 2017, 12: e0169292.

[25] CHOI S H, KIM J W, CHANG J S, et al. Impact of Including Peritumoral Edema in Radiotherapy Target Volume on Patterns of Failure in Glioblastoma following Temozolomide-based Chemoradiotherapy[J]. Sci Rep, 2017, 7: 42 148.

[26] GILVERT M R, WANG M, ALDAPE K D, et al. Dose-dense temozolomide for newly diagnosed glioblastoma: a randomized phase Ⅲ clinical trial[J]. J Clin Oncol, 2013, 31: 4085-4091.

[27] STUPP R, HEGI M E, GORLIA T, et al. Cilengitide combined with standard treatment for patients with newly diagnosed glioblastoma with methylated MGMT promoter (CENTRIC EORTC 26071-22072 study): a multicentre, randomised, open-label, phase 3 trial[J]. Lancet Oncol, 2014, 15: 1100-1108.

[28] CHANG E L, AKYUREK S, AVALOS T, et al. Evaluation of peritumoral edema in the delineation of radiotherapy clinical target volumes for glioblastoma[J]. Int J Radiat Oncol, 2007, 68: 144-150.

[29] MINNITI G, AMELIO D, AMICHETTI M, et al. Patterns of failure and comparison of different target volume delineations in patients with glioblastoma treated with conformal radiotherapy plus concomitant and adjuvant temozolomide[J]. Radiother Oncol, 2010, 97: 377-381.

[30] HAU P, KOCH D, HUNDSBERGER T, et al. Safety and feasibility of long-term temozolomide treatment in patients with high-grade glioma[J]. Neurology, 2007, 68: 688-690.

[31] ROLDAN URGOITI G B, SINGH A D, EASAW J C, et al. Extended adjuvant temozolomide for treatment of newly diagnosed glioblastoma multiforme[J]. J Neurooncol, 2012, 108: 173-177.

[32] DARLIX A, BAUMANN C, LORGIS V, et al. Prolonged administration of adjuvant temozolomide improves survival in adult patients with glioblastoma[J]. Anticancer Res, 2013, 33: 3467-3474.

[33] BARBAGALLO G M, PARATORE S, CALTABIANO R, et al. Long-term therapy with temozolomide is a feasible option for newly diagnosed glioblastoma: a single-institution experience with as many as 101 temozolomide cycles[J]. Neurosurg Focus, 2014, 37: E4.

[34] BLUMENTHAL D T, GORLIA T, GILBERT M R, et al. Is more better? The impact of extended adjuvant temozolomide in newly diagnosed glioblastoma: a secondary analysis of EORTC and NRG Oncology/RTOG[J]. J neurooncol, 2017, 19: 1119-1126.

[35] VAN M J, BRANDES A A, TAPHOORN M J, et al. Adjuvant procarbazine, lomustine, and vincristine chemotherapy in newly diagnosed anaplastic oligodendroglioma: long-term follow-up of EORTC brain tumor group study 26951 [J]. J Clin Oncol, 2013, 31: 344-350.

[36] CAIRNCROSS G, WANG M, SHAW E, et al. Phase Ⅲ trial of chemoradiotherapy for anaplastic oligodendroglioma: long-term results of RTOG 9402[J]. J Clin Oncol, 2013, 31: 337-343.

[37] VAN M J, BAUMERT B, ERRIDGE S C, et al. Interim results from the CATNON trial（EORTC study 26053-22054）of treatment with concurrent and adjuvant temozolomide for *1p/19q* non-co-deleted anaplastic glioma: a phase 3, randomised, open-label intergroup study[J]. Lancet, 2017, 390: 1645-1653.

[38] STUPP R, TAILLIBERT S, KANNER A A, et al. Maintenance Therapy With Tumor-Treating Fields Plus Temozolomide vs Temozolomide Alone for Glioblastoma: A Randomized Clinical Trial[J]. JAMA, 2015, 314: 2535-2543.
[39] STUPP R, TAILLIBERT S, KANNER A A, et al. Effect of Tumor-Treating Fields Plus Maintenance Temozolomide vs Maintenance Temozolomide Alone on Survival in Patients With Glioblastoma: A Randomized Clinical Trial[J]. JAMA, 2017, 318: 2306-2316.
[40] MINNITI G, ARMOSINI V, SALVATI M, et al. Fractionated stereotactic reirradiation and concurrent temozolomide in patients with recurrent glioblastoma[J]. J Neurooncol, 2011, 103: 683-691.
[41] MINNITI G, SCARINGI C, DE SANCTIS V, et al. Hypofractionated stereotactic radiotherapy and continuous low-dose temozolomide in patients with recurrent or progressive malignant gliomas[J]. J Neurooncol, 2013, 111: 187-194.
[42] GUTIN P H, IWAMOTO F M, BEAL K, et al. Safety and efficacy of bevacizumab with hypofractionated stereotactic irradiation for recurrent malignant gliomas[J]. Int J Radiat Oncol, 2009, 75: 156-163.
[43] PARK K J, KANO H, IYER A, et al. Salvage gamma knife stereotactic radiosurgery followed by bevacizumab for recurrent glioblastoma multiforme: a case-control study[J]. J Neurooncol, 2012, 107: 323-333.
[44] NCCN Clinical Practice Guidelines in Oncology: Central Nervous System Cancers.(Version 3.2019)[EB/OL].[2019-10-18]. https://www.nccn.org/.professionals/physician_gls/pdf/cns_harmonized-africa.pdf.
[45] 国家卫生健康委员会医政医管局 . 脑胶质瘤诊疗规范 (2018 年版)[J]. 中华神经外科杂志 , 2019, 35(3): 217-239.
[46] 中华医学会放射肿瘤治疗学分会 . 胶质瘤放疗中国专家共识（2017）[J]. 中华放射肿瘤学杂志 , 2018, 27(2): 123-131.
[47]《中国中枢神经系统胶质瘤诊断和治疗指南》编写组 . 中国中枢神经系统胶质瘤诊断与治疗指南 (2015)[J]. 中华医学杂志 , 2016, 96(7): 485-509.

第三节 低级别胶质瘤

一、生物学行为及病理特点

1. 低级别胶质瘤（low-grade glioma，LGG） 包括 WHO Ⅱ级的弥漫性星形细胞瘤、少突胶质细胞瘤、毛细胞黏液星形细胞瘤、第三脑室脉络丛胶质瘤以及 WHO Ⅰ级的室管膜下星形细胞瘤、血管中心型胶质瘤。

2. WHO Ⅱ级的胶质瘤最常好发的部位为额叶。很少出现脊髓及脑室播散，罕见颅外转移，以中心型复发为主。

二、放疗前检查

同高级别胶质瘤，详见本章第二节。

三、治疗原则

1. 初治患者

（1）术后放疗

1）放疗的适应证、时机、禁忌证。①适应证：高风险低级别胶质瘤术后。根据 2019 年《NCCN 肿瘤学临床实践指南：中枢神经系统肿瘤》推荐高危因素包括年龄≥ 40 岁和肿瘤次全切。具有以上任一高危因素可选择术后放疗。鼓励高危患者参加临床试验，在高选择的人群中也可选择观察（2A 类证据）。根据 EORTC 22844 研究，低级别胶质瘤患者是否需要行术后放疗除了以上高危因素以外，还需要考虑以下因素：星形细胞瘤、肿瘤最大径≥ 6cm、肿瘤跨中线和术前神经功能受损，病理分子结果

（见循证医学证据1）。②放疗时机：尽早开始，建议术后4～8周（见循证医学证据2）。③禁忌证：同高级别胶质瘤。

2）放疗定位：CT模拟定位仰卧位，双上肢置体侧，增强扫描范围为颅顶至第2颈椎，扫描层距、层厚为3/3mm。

3）放疗靶区勾画：CT-MRI图像融合靶区勾画：将CT定位图像与放疗前定位MRI图像融合。

GTV：根据MRI扫描T_2或FLAIR序列中高信号区域，包括术后残腔+任何残留的肿瘤，同时参考术前MRI及术后72小时MRI以排除手术创伤所致异常信号的干扰。

CTV：GTV外扩1～2cm。各靶区在脑干、眼眶、骨等解剖屏障处适当修回，CTV外放3mm，形成PTV。

4）放疗剂量及分割方式：术后放射治疗推荐剂量为45～54Gy，单次剂量1.8～2Gy（见循证医学证据3）。残留病灶的放射治疗剂量大于50Gy。提高残留病灶区的剂量需要开展进一步临床研究。

5）危及器官受量：同高级别胶质瘤，详见本章第二节。

6）计划评估：同高级别胶质瘤，详见本章第二节。

（2）化疗

1）放疗同步或辅助化疗对于低级别胶质瘤的作用有待于进一步探索（见循证医学证据4）。根据2019中枢神经系统肿瘤指南，放疗联合PCV辅助化疗为1类证据推荐，同步放化疗加辅助替莫唑胺化疗或单纯放疗加辅助替莫唑胺化疗为2B类证据。

2）少突胶质细胞瘤对化疗敏感，术后也可选择单纯放疗（见循证医学证据4）。

2. 复发或进展低级别胶质瘤

（1）复发低级别胶质瘤的诊断：最佳诊断方式是明确病理，立体定向活检或二次手术；无法获得病理诊断的病例可结合临床、症状和影像学的动态变化，也可结合RANO标准进行判断。

（2）复发低级别胶质瘤治疗建议：可手术患者，首选再次手术治疗；不可手术患者尽量争取活检，根据术后不同病理类型进入以下治疗流程。

1）既往未行术后放疗患者，可按照高危低级别胶质瘤原则治疗方案处理，可选择进入临床试验，也可选择单纯放疗，放疗+ PCV辅助化疗，放疗+ TMZ辅助化疗或放疗+同步TMZ +辅助TMZ化疗（以上均为2A类证据），也可选择单纯化疗（2B类证据）。

2）既往仅行术后单纯放疗患者，可以选择化疗为主的治疗方案，如再次进展，可有以下选择：①参加临床试验（2A类证据）；②改变化疗剂量（2A类证据）；③安全前提下行再程放疗，但需考虑以下因素：放疗后患者PFS是否大于2年，复发部位位于照射野外还是野内，病灶大小和位置（2A类证据）；④姑息性对症支持治疗（2A类证据）。

（3）复发WHO Ⅱ级胶质瘤的再程放疗靶区勾画原则：① MRI T_1增强且T_2/FLAIR异常信号，将强化区域和无MRI T_1强化灶的T_2/FLAIR异常信号区域作为GTV，外放1cm作为PTV；②无MRI强化灶，勾画T_2/FLAIR异常信号区域作为GTV，外放1cm形成PTV。

（4）WHO Ⅱ级胶质瘤术后中枢神经系统（central nervous system，CNS）播散：治疗方案包括全身化疗、鞘内化疗、全中枢神经系统放疗、局部放疗，单独或联合使用均可选。治疗方案的选择应基于对患者的评估。评估因素应包含：①是否有严重的伴随症状：显著颅内压升高、脊髓压迫、疼痛等；②原发病灶控制情况：局部控制良好或复发；③既往的治疗方案及治疗反应；④患者目前体能状况及对于后续治疗耐受性评价；⑤肿瘤病理类型（少突胶质瘤/弥漫星形）及相关分子生物学指标（*IDH*/*1p/19q*/*MGMT*等）。可依据既往治疗反应和分子生物学指标选择化疗方案，对于*1p/19q*共缺失和/或*MGMT*甲基化患者，建议应用TMZ剂量密度方案。鞘内化疗仅适用于不伴脑脊液循环梗阻患者，首选药物为阿糖胞苷，其次为甲氨蝶呤。只建议既往未接受过放射治疗，且分子病理表现为*IDH*突变、*MGMT*启动子非甲基化以及*1p/19q*非共缺失、年轻、体能状况较佳的患者采用全中枢神经系统放疗。针对主要责任病灶（压迫脊髓、阻塞脑脊液循环等）可行局部放射治疗以缓解相应症状。

四、循证医学证据

1. 风险分层（RTOG 与 EORTC）

RTOG 开展的两项前瞻性研究，首次使用年龄及手术切除程度两个危险因素将 LGG 患者分为低风险组（年龄 < 40 岁且肿瘤全切）以及高风险组（年龄≥ 40 岁和 / 或肿瘤非全切）。低风险组患者采用密切观察直到肿瘤进展，高风险组患者进行随机分组并采用更为积极的治疗手段（辅助放疗 ±PCV 化疗），结果显示低风险组和高风险组的 5 年生存率分别为 93% 和 66%。《NCCN 肿瘤学临床实践指南：中枢神经系统肿瘤》从 2015 年起采用以上高危因素：年龄≥ 40 岁和 / 或肿瘤非全切。

2002 年 Pignatti 等首次利用 EORTC 22844 试验数据建立了低级别胶质瘤风险预测模型，并通过 EORTC 22845 试验数据进行验证，最终将年龄≥ 40 岁、星形细胞瘤、肿瘤最大径≥ 6cm、肿瘤跨中线和术前神经功能受损五项指标确定为独立预后因素，其中低风险组患者（包含 0 ~ 2 个危险因素）预后明显优于高风险组（包含 3 ~ 5 个危险因素）。

2011 年 Daniels 等利用 North American Intergroup（NCCTG 86-72-51）的试验数据验证了 EORTC 22844 研究建立的风险模型对于 LGG 患者的预测价值，指出星形细胞瘤及肿瘤最大径≥ 6cm 是其中最为重要的预后因素，并且依据这两个危险因素成功地将患者分为预后差异有显著统计学意义的三个风险组，低风险组（无危险因素）、中等风险组（一个危险因素）以及高风险组（两个危险因素）的 PFS 及 OS 分别为 9.5 年和 12.6 年、3.9 年和 6.4 年以及 2.1 年和 3.5 年。

综上所述，两种分层标准都有各自的优点和不足，应在临床中结合使用，个体化分析，才能更准确地判断疾病风险。

2. 放疗时机

EORTC 22845 一项随机对照Ⅲ期临床试验研究的中期及终期结果显示：311 例低级别胶质瘤患者（51% 星形，14% 少突，13% 少突星形）术后随机分为两组：延迟放疗组（进展时放疗）与术后立即放疗（术后 6 周内，最迟不超过 8 周），立即放疗组明显改善中位无进展生存时间和 5 年 PFS。虽然 OS 没有获益，立即放疗组能更好地控制癫痫症状。因此，建议术后立即放疗，最迟不超过 8 周。

3. 放疗剂量

NCCTG 86-72-51 研究为前瞻性的Ⅲ期临床试验。一共入组 203 例患者（29 例接受肿瘤全切术，71 例接受肿瘤次全切除术，103 例接受肿瘤活检术，肿瘤切除的程度作为进行随机分层的变量之一）。其中高剂量组（64.8Gy/36F）102 例，低剂量组（50.4Gy/28F）101 例。中位随访时间为 6.43 年，高剂量组和低剂量组 5 年的生存率分别为 64% 和 72%（P = 0.48），2 年 3 ~ 5 级放射性脑坏死的发生率分别为 5% 和 2.5%（P = 0.04），多因素分析显示，年龄、病理类型和肿瘤大小（不包括放疗剂量）是重要预后影响因素。

EORTC 22844 研究一共入组 379 例患者，随机分为高剂量组（59.4Gy/6.6W）和低剂量组（45Gy/5W）。中位随访时间 74 个月，高剂量组和低剂量组在 5 年生存率（59% vs. 58%，P = 0.73）和无进展生存率（50% vs. 47%，P = 0.94）上均差异无统计学意义。另外，在 EORTC 22844 研究中，根据肿瘤切除的程度分为三组（< 50%、50% ~ 89%、90% ~ 100%），三组比例分别为 45%、30% 和 25%。结果发现高剂量放疗并未带来生存获益。因此，术后放射治疗推荐剂量为 45 ~ 54Gy。

4. 化疗价值

RTOG 9802 是一项Ⅱ期随机对照临床试验。对于高危因素的Ⅱ级胶质瘤术后患者（年龄≥ 40 岁或次全切）分为两组：放疗组和放疗 + PCV 辅助化疗组均治疗 6 周期。随访 11.9 年，放疗 + PCV 化疗组的中位 PFS 及中位 OS 较单纯放疗组均有显著提高且随着时间的延长，放疗 + PCV 化疗组的作用越来越明显。在不同的组织学类型的亚组分析中，联合放化疗组的 PFS 和 OS 都优于单纯放疗组。

RTOG 0424 研究是Ⅱ期单臂临床试验。此研究入组了 129 例具有 3 个以上高危因素的低级别胶质瘤患者。中位随访 4 年，比较放疗联合替莫唑胺在高危低级别胶质瘤中的作用。结果显示，患者 3 年 OS 为 73.1%，历史对照为 54%（$P < 0.001$），放疗联合替莫唑胺化疗显著延长患者的生存率。

EORTC 22033-26033 是一项大型多中心随机对照研究，对 2005—2010 年 477 例高风险（至少具备一个 EORTC 分层标准中危险因素）的 LGG 患者随机分组（1 ∶ 1），分别接受术后 RT（50.4Gy/28f）或者替莫唑胺剂量密度方案化疗（28 天为一个周期，每 28 天服用替莫唑胺 21 天，每天 75mg/m^2，共使用 12 周期），结果显示两组患者 PFS 差异无统计学意义（46% vs. 48%，$P = 0.22$），到随访终点两组均未达到中位 OS（中位随访 48 个月）。按照 *IDH*、*1p19q LOH* 等相关分子指标进行亚组分析后发现，*IDHmt/1p19q non-LOH* 患者 PFS 从 RT 治疗中获益更为明显（$P = 0.004\ 3$）。对于其他两组（*IDHmt/1p19q LOH*、*IDHwt*）患者来说 RT 与替莫唑胺的 PFS 差异无统计学意义。

综上所述，对于高危因素的低级别胶质瘤患者放疗后辅助 PCV 方案化疗或替莫唑胺化疗 OS 均有提高。对于 *IDHmt/1p19q LOH* 的少突胶质细胞瘤也可以选择单纯的替莫唑胺化疗。

（申良方　刘超　张隆伯　黄晶　匡淑雯）

参考文献

[1] KOMORI T. The 2016 WHO Classification of Tumours of the Central Nervous System: The major points of revision[J]. Neurol Med Chir (Tokyo), 2017, 57: 301-311.

[2] YANG P, WANG Y, PENG X, et al. Management and survival rates in patients with glioma in China (2004-2010): A retrospective study from a single-institution[J]. J Neurooncol, 2013, 113: 259-266.

[3] KIM M M, LAWRENCE T S, CAO Y. Advances in magnetic resonance and positron emission tomography imaging: Assessing response in the treatment of low-grade glioma[J]. Semin Radiat Oncol, 2015, 25: 172-180.

[4] LEE Y Y, VAN TASSEL P. Intracranial oligodendrogliomas: Imaging findings in 35 untreated cases[J]. Am J Roentgenol, 1989, 152: 361-369.

[5] NCCN Clinical Practice Guidelines in Oncology: Central Nervous System Cancers. (Version 3.2019)[EB/OL].[2019-10-18]. https://www.nccn.org/.professionals/physician_gls/pdf/cns_harmonized-africa.pdf.

[6] 国家卫生健康委员会医政医管局 . 脑胶质瘤诊疗规范 (2018 年版)[J]. 中华神经外科杂志 , 2019, 35(3): 217-239.

[7] 中华医学会放射肿瘤治疗学分会 . 胶质瘤放疗中国专家共识（2017）[J]. 中华放射肿瘤学杂志 , 2018, 27(2): 123-131.

[8] 《中国中枢神经系统胶质瘤诊断和治疗指南》编写组 . 中国中枢神经系统胶质瘤诊断与治疗指南 (2015)[J]. 中华医学杂志 , 2016, 96(7): 485-509.

[9] CHANG E F, POTTS M B, KELES G E, et al. Seizure characteristics and control following resection in 332 patients with low-grade gliomas[J]. J Neurosurg, 2008, 108: 227-235.

[10] SHAW E G, BERKEY B, COONS S W, et al. Recurrence following neurosurgeon- determined gross-total resection of adult supratentorial low-grade glioma: Results of a prospective clinical trial[J]. J Neurosurg, 2008, 109: 835-841.

[11] SHAW E G, WANG M, COONS S W, et al. Randomized trial of radiation therapy plus procarbazine, lomustine, and vincristine chemotherapy for supratentorial adult low-grade glioma: initial results of RTOG 9802[J]. J Clin Oncol, 2012, 30: 3065-3070.

[12] NABORS L B, PORTNOW J, AMMIRATI M, et al. Central nervous system cancers, version 1.2015[J]. J Natl Compr Canc Netw, 2015, 13: 1191-1202.

[13] PIGNATTI F, VAN M J, CURRAN D, et al. Prognostic factors for survival in adult patients with cerebral low-grade glioma[J]. J Clin Oncol, 2002, 20: 2076-2084.

[14] DANIELS T B, BROWN P D, FELTEN S J, et al. Validation of EORTC prognostic factors for adults with low-grade glioma: A report using intergroup 86-72-51[J]. Int J Radiat Oncol, 2011, 81: 218-224.

[15] KARIM A B, AFRA D, CORNU P, et al. Randomized trial on the efficacy of radiotherapy for cerebral low-grade glioma in the adult: European Organization for Research and Treatment of Cancer Study 22845 with the Medical Research Council

study BRO4: An interim analysis[J]. Int J Radiat Oncol, 2002, 52: 316-324.
[16] VAN M J, AFRA D, DE WITTE O, et al. Long-term efficacy of early versus delayed radiotherapy for low-grade astrocytoma and oligodendroglioma in adults: The EORTC 22845 randomised trial[J]. Lancet, 2005, 366: 985-990.
[17] SHAW E, ARUSELL R, SCHEITHAUER B, et al. Prospective randomized trial of low- versus high-dose radiation therapy in adults with supratentorial low-grade glioma: Initial report of a North Central Cancer Treatment Group/Radiation Therapy Oncology Group/Eastern Cooperative Oncology Group study[J]. J Clin Oncol, 2002, 20: 2267-2276.
[18] FISHER B J, HU C, MACDONALD D R, et al. Phase 2 study of temozolomide-based chemoradiation therapy for high-risk low-grade gliomas: Preliminary results of Radiation Therapy Oncology Group 0424[J]. Int J Radiat Oncol, 2015, 91: 497-504.
[19] BAUMERT B G, HEGI M E, VAN M J, et al. Temozolomide chemotherapy versus radiotherapy in high-risk low-grade glioma（EORTC 22033-26033）: A randomised, open-label, phase 3 intergroup study[J]. Lancet Oncol, 2016, 17: 1521-1532.

第四节 脑膜瘤

一、病理及辛普森手术分级

1. 肿瘤病理分类　WHO 于 2016 年发表了中枢神经系统肿瘤的分类概述（简称 2016 CNS WHO 肿瘤分类）。根据此分类脑膜瘤可分为三级。

（1）WHO Ⅰ级：约 75% 的脑膜瘤未达到更高级别标准。病理诊断标准为低分裂象，分裂象 / 高倍镜视野 < 4 且无脑组织侵犯。

（2）WHO Ⅱ级：包括非典型、透明细胞型和脊索样型。非典型脑膜瘤的特征为：每 10 个高倍视野中，存在 4 ~ 19 个有丝分裂象或脑浸润；或具备 3 个以上下列特点：高细胞性，高核质比，核仁突出，呈片状，局灶性坏死。

（3）WHO Ⅲ级：包括横纹肌样、乳头状或间变性。具有以下特点可被认为是间变性脑膜瘤：每个高倍镜视野中，有超过 20 个有丝分裂象；或特殊类型，如乳头状或横纹肌样。

2. 辛普森手术分级（争取达到Ⅰ ~ Ⅲ级切除，切除程度与局部复发相关）

（1）Ⅰ级：把脑膜瘤完整切除，同时把所附着的硬脑膜或脑膜瘤侵犯的颅骨、矢状窦一并切除。

（2）Ⅱ级：完整切除脑膜瘤，但脑膜瘤附着的脑膜用电凝等方式进行处理。

（3）Ⅲ级：切除脑膜瘤的颅内部分，而颅外的侵犯部分不予处理。

（4）Ⅳ级：切除部分脑膜瘤。

（5）Ⅴ级：切除部分脑膜瘤，只取部分活检。

二、放疗前检查

同高级别胶质瘤，详见本章第二节。

三、治疗原则

根据 2022 年 V1 版《NCCN 肿瘤学临床实践指南：中枢神经系统肿瘤》及 2016 欧洲神经肿瘤协会颁布的“EANO guideline on the diagnosis and management of meningiomas”，总结以下治疗原则，详见表 1-4-1。

表 1-4-1 治疗原则

可疑良性，可完全切除	手术（± 术前血管造影，栓塞） RT 或 SRS 可达到缓解症状和持久控制 无症状的小肿瘤可考虑对患者进行观察（见循证医学证据 1）
术后	WHO Ⅰ级 GTR 后观察；若有显著残留或明显症状，可考虑放疗（见循证医学证据 2） WHO Ⅱ级 GTR 后：放疗或观察均可 WHO Ⅱ级 STR 后：54 ～ 60Gy/30 次放疗（见循证医学证据 2） WHO Ⅲ级：60Gy/30 次放疗
不可手术	单纯放疗或立体定向放疗 SRS
复发，未接受放疗	手术，辅助放疗或 SRS

四、循证医学证据

1. 无症状小肿瘤的脑膜瘤可选择观察

日本学者 Yano 等在 1989—2003 年对 1 434 例脑膜瘤患者进行研究。在 603 例无症状脑膜瘤患者中，351 例（58.2%）进行观察，仅 6% 患者在后续随访中出现临床症状；67 例长期随访（≥ 5 年）患者中，37.3% 出现了肿瘤生长，接近 63% 患者未发现肿瘤增长。而年龄≥ 70 岁的患者术后病死率为 9.4%。作者提出，为避免手术带来的伤亡，对于无症状的脑膜瘤患者，密切复查可能是最好的治疗策略。

美国学者 Olivera 等对 60 例无症状脑膜瘤患者定期随访，分别在第一年的 3 个月、9 个月，随后每年或每两年行头部 MRI 检查。35 例患者平均随访 29 个月未发现肿瘤增大；10 例患者发现肿瘤长大，平均随访时间 47 个月，平均每年长大 0.24cm。作者提出对于无症状的脑膜瘤患者可以密切影像学随访以排除恶性脑膜瘤。

瑞典学者 Karolinska 对 65 例初诊无症状脑膜瘤患者仅作观察的研究，最小随访时间为 10 年。研究显示35%的患者病情进展，保守估算的10年进展率为50%。作者提出，对于年轻患者的保守观察需谨慎。

德国学者 Nakamura M 对 41 例无症状的脑膜瘤患者的研究显示，66% 平均绝对生长速度为 $0.796cm^3$/ 年，平均肿瘤倍增时间为 21.6 年。年轻患者每年增长速度较快。影像学上提示钙化、T_2 等 / 低信号的患者增长速度更慢。作者提出，大多数偶发的脑膜瘤可定期观察，不需手术干预。

荷兰学者 Van der Vossen S 的研究发现 40% 脑膜瘤患者术后有认知或情感障碍。

以上研究均为回顾性分析或临床观察。目前没有随机对照临床试验明确偶发性脑膜瘤的最佳治疗手段。大部分学者同意偶发性、无症状的脑膜瘤可密切随访，但需要考虑以下危险因素：MRI 提示水肿、脑侵犯、无钙化，或年轻患者，手术能否达到全切，预期手术对功能损伤等。

2. WHO Ⅰ / Ⅱ级脑膜瘤次全切（subtotal resection，STR）后是否需要放疗

美国学者 Soyuer S 对 92 例 WHO Ⅰ级脑膜瘤进行研究，48 例手术全切，12 例次全切 + 辅助放疗，8 例次全切后观察，中位随访时间 7.7 年。结果显示，全切组 5 年无进展生存率明显高于次全切组（77% vs. 52%，P = 0.02）；次全切组 + 辅助放疗组 5 年无进展生存率明显高于单纯放疗组（91% vs. 38%，P = 0.000 5）；但是三组间的 OS 差异无统计学意义。

美国学者 Condra K S 回顾性分析了 262 例良性脑膜瘤患者，其中单纯手术组 229 例（其中手术全切占 76%，次全切占 24%），手术 + 放疗组 21 例（其中手术全切占 81%，手术次全切占 19%），单纯放疗组 7 例，单纯放射外科治疗组 5 例，随访 15 年。研究发现全切组的局部控制率为 76%，次全切 + 放疗组为 87%，次全切组局部控制率为 30%。次全切组病因特异性生存率较前两组明显降低（51% vs. 88% vs. 86%）。因此，多因素分析发现：次全切、非典型的病理特征以及 KPS < 80 是影响病因特异性生存率的独立预后因素。

美国学者 Goldsmith B J 研究了 140 例来自 USCF 的脑膜瘤患者，所有患者均接受肿瘤 STR + 术后放疗，其中良性脑膜瘤占 84%，恶性占 16%。研究显示：良性患者的 5 年生存率为 85%，恶性患者为

58%；放疗剂量＞52Gy的患者PFS得到改善（良性组：95% vs. 65%，恶性组：65% vs. 15%）；如果术后进行放疗，STR与单纯活检相比无任何益处。1980年以后治疗的良性肿瘤患者的5年无进展生存率优于1980年以前的患者（98% vs. 77%，$P = 0.002$）。

美国学者Taylor B W Jr回顾性分析了132例良性脑膜瘤患者。患者分为全切、次全切、次全切+术后放疗三组。三组的10年局部控制率分别为77%、18%、82%。10年生存率分别为93%、49%、81%。

美国学者Aizer A A对91例非典型脑膜瘤患者的研究，中位随访4.9年，纠正了混杂因素后发现放疗是影响肿瘤全切（gross total resection，GTR）脑膜瘤患者局部控制率的独立预后因素（$HR = 0.25$，$P = 0.04$），但对OS的影响差异无统计学意义。

综上所述，WHO Ⅰ/Ⅱ级脑膜瘤STR后是否需要放疗缺乏1类证据。更多回顾性和观察性证据支持良性脑膜瘤STR+放疗。但GTR是否需要补充放疗还需要开展进一步的临床试验。

（刘超　张隆伯　黄晶　匡淑雯）

参考文献

[1] LOUIS D N, PERRY A, REIFENBERGER G, et al. The 2016 World Health Organization Classification of Tumors of the Central Nervous System: A summary[J]. Acta Neuropathpl, 2016, 131(6): 803-820.

[2] HEALD J B, CARROLL TA, Mair R J. Simpson grade: An opportunity to reassess the need for complete resection of meningiomas[J]. Acta Neurochir, 2014, 156(2): 383-388.

[3] YANO S, KURATSU J, KUMAMOTO G. Brain tumor research, iindications for surgery in patients with asymptomatic meningiomas based on an extensive experience[J]. J Neurosurg, 2006, 105(4): 538-543.

[4] OLIVERO W C, LOSTER J R, ELWOOD P W. The natural history and growth rate of asymptomatic meningiomas: a review of 60 patients[J]. J Neurosurg, 1995, 83(2): 222-224.

[5] JADID K D, FEYCHTING M H, IJER J et al. Long-term follow-up of incidentally discovered meningiomas[J]. Acta Neurochir, 2015, 157(2): 225-230; discussion 230.

[6] ROMANI R, RYAN G, BENNER C, et al. Non-operative meningiomas: Long-term follow-up of 136 patients[J]. Acta Neurochir, 2018, 160(8): 1547-1553.

[7] VAN DER V S, VERA P M S, SPRENKEL J W, et al. Cognitive and emotional problems in patients after cerebral meningioma surgery[J].J Rehabil Med, 2014, 46(5): 430-437.

[8] SOYUER S, CHANG E L, SELEK U, et al. Radiotherapy after surgery for benign cerebral meningioma[J]. Radiother Oncol, 2004, 71(1): 85-90.

[9] CONDRA K S, BUATTI J M, MENDENHALL W M, et al. Benign meningiomas: primary treatment selection affects survival[J]. Int J Radiat Oncol, 1997, 39(2): 427-436.

[10] GOLDSMITH B J, WARA W M, WILSON C B, et al. Postoperative irradiation for subtotally resected meningiomas.A retrospective analysis of 140 patients treated from 1967 to 1990[J]. J Neurosurg, 1994, 80(2): 195-201.

[11] TAYLOR B W, MARCUS R B, FRIEDMAN W A., et al. The meningioma controversy: Postoperative radiation therapy[J]. Int J Radiat Oncol, 1988, 15(2): 299-304.

第五节　颅内生殖细胞肿瘤

一、解剖、生物学行为及病理特点

1. 好发于中线结构，最常见的部位是松果体区（75%左右）和鞍区（10%～20%），其次为基底节和下丘部位（3%～5%）。

2. 根据 2016 CNS WHO 肿瘤分类，颅内生殖细胞肿瘤（germ cell tumor，GCT）分为 6 个类型：生殖细胞瘤、畸胎瘤、绒癌、卵黄囊 / 内胚窦肿瘤、胚胎癌和由上述肿瘤细胞混合而成的混合性生殖细胞肿瘤，而后 5 类通常称为非生殖性的生殖细胞肿瘤（non-germinoma germ cell tumor，NGGCT）。生殖细胞肿瘤风险分层详见循证医学证据 1。

3. 容易发生脑脊液播散，文献报道为 7%～36%。脑脊液人绒毛膜促性腺激素（human chorionic gonadotrophin，HCG）升高可能是一个不良预后指标，需要放化疗联合等更强的治疗方案。

二、放疗前检查

1. **详细的一般情况记录** 包括身体状况评分、体重、营养评估，详尽的病史，以及神经系统专科检查。

2. 询问是否有内科合并症及既往病史。

3. **实验室检验** 血液及脑脊液肿瘤标志物，如 β- 人绒毛膜促性腺激素（human chorionic gonadotropin，β-HCG），甲胎蛋白（alpha-fetoprotein，AFP），癌胚抗原（carcinoembryonic antigen，CEA）。脑脊液查找肿瘤细胞，血常规、大小便常规、肝肾功能、电解质、血糖、血脂、凝血常规、输血前四项。必要时需进行垂体功能检查（生长激素、卵泡刺激素、黄体生成素、垂体后叶激素、催乳素、促甲状腺激素等）及血尿渗透压监测。

4. **影像学检查** 肺部 CT 平扫，头部 CT 平扫 + 增强，头部 MRI 平扫 + 增强 + T_2/FLAIR，脊柱脊髓 MRI 平扫 + 增强，腹部超声等。

三、治疗原则

参考美国肿瘤放射专业住院医生手册，北美、欧洲及日本儿童肿瘤协作组推荐的治疗原则，详细见表 1-5-1、表 1-5-2。原则上放疗延迟至 3 岁以后。

表 1-5-1 临床研究推荐颅内生殖细胞肿瘤治疗原则

	生殖细胞瘤		非生殖细胞瘤	
	局灶性	转移性	局灶性	转移性
Europe（SIOPE）SIOP GCT Ⅱ	先化疗 * ·完全缓解：单用全脑室放疗（24Gy，15 次分割） ·部分缓解：全脑室放疗（24Gy），然后局部推荐剂量（16Gy，10 次分割） ·病情稳定，考虑后续手术切除 ·无活性或纯生殖细胞瘤：全脑室放疗（24Gy），然后局部推荐剂量（16Gy，10 次分割） ·有生殖细胞瘤成分的畸胎瘤全切除：全脑室放疗（24Gy），然后局部推荐剂量（16Gy，10 次分割） ·有生殖细胞瘤成分的畸胎瘤未全切除：全脑室放疗（24Gy），然后局部推荐剂量（30Gy）	全脑全脊髓放疗（24Gy）和原发和转移部位局部推荐剂量（16Gy）	先化疗，再局部放射治疗（54Gy，30 次分割）	先化疗，再局部放射治疗（30Gy，20 次分割）以及对原发和转移部位推荐剂量放射治疗
USA ACNS 0232/1123	先化疗 **，再全脑室放疗和局部推荐剂量（如果完全缓解全脑室放疗 18Gy，10 次分割，局部推荐剂量 12Gy，8 次分割；PR：全脑室治疗 24Gy，12 次分割，局部推荐剂量 12Gy，8 次分割）	先化疗，再全脑全脊髓放疗和原发部位及转移部位推荐剂量治疗	先化疗，再全脑全脊髓放疗（30Gy，20 次分割）和推荐剂量放疗（24Gy，15 次分割）	先化疗，再全脑全脊髓放疗和原发部位推荐剂量治疗

注：* 包含铂类；** 以铂类为基础。

表 1-5-2　根据风险等级推荐颅内生殖细胞肿瘤治疗原则

日本风险分层	治疗推荐
良好预后	同步放化疗 ·3 个周期的 ICE* 化疗，以及 23.4Gy 的全脑室放疗或全脑放疗（治疗基底节肿瘤和脑实质内多发肿瘤）
中等预后	同步放化疗，接着以 ICE 方案进行以效应为基础的辅助化疗（如果完全缓解，无须辅助化疗；如果无完全效应，3 个周期的 ICE 化疗） ·3 个周期的 CARE** 方案化疗伴随总剂量 50.4Gy 的放疗（三脑室周围多发肿瘤，单独全脑室放疗 50.4Gy）；全脑室放疗（23.4Gy）及推荐剂量治疗（27Gy）三脑室周围的单发病灶；或全脑放疗（27Gy）及局部推荐剂量治疗（23.4Gy）治疗基底节肿瘤和脑实质内多发肿瘤
较差预后	伴随同时放化疗 ·ICE 方案化疗，先肿瘤瘤床放疗 30.6Gy，再全脑全脊髓放疗 30.6Gy 和 ICE 方案化疗 5 个周期

注：*ICE. 异环磷酰胺 900mg/m^2，顺铂 20mg/m^2，依托泊苷 60mg/m^2（第 1～5 天）；**CARE. 卡铂 450mg/m^2（第 1 天）和依托泊苷 150mg/m^2（第 1～3 天）。

四、循证医学证据

1. 颅内生殖细胞肿瘤风险分层　详见表 1-5-3。

表 1-5-3　欧洲和日本颅内生殖细胞肿瘤的风险分层

风险分层	风险分层和定义
欧洲（SIOP GCT Ⅱ）	生殖细胞瘤 非生殖细胞性生殖细胞肿瘤，是指 ·血清或脑脊液肿瘤标志物增高（HCG ＞ 50IU/L）和 / 或 AFP ＞ 25ng/ml ·不管是否存在生殖细胞瘤成分，组织学上有卵黄囊肿瘤、绒毛膜癌或胚胎性癌的证据 ·标准风险：AFP ≤ 1 000ng/ml 和年龄≥ 6 岁 ·高风险：AFP ＞ 1 000ng/ml 和 / 或年龄＜ 6 岁
日本（Matsutani）分类	良好预后 ·生殖细胞瘤：β-HCG 阴性 中等预后 ·生殖细胞瘤：β-HCG 阴性 ·恶性畸胎瘤 ·主要包含生殖细胞瘤或畸胎瘤的混合性肿瘤 较差预后 ·绒毛膜癌 ·卵黄囊肿瘤 ·胚胎性癌 ·主要包含绒毛膜癌、卵黄囊肿瘤、胚胎性癌的混合性肿瘤 ·高 β-HCG（＞ 2 000mIU）或高 AFP（＞ 2 000ng）肿瘤

注：β-HCG.β- 人绒毛膜促性腺激素；AFP. 甲胎蛋白；CSF:cerebro-spinal fluid 脑脊液。

2. 颅内生殖细胞瘤治疗进展的里程碑试验

（1）Bamberg 报道了一项多中心前瞻性研究 MAKEI 83/86/89。该研究目的是探索降低照射剂量在颅内生殖细胞瘤治疗中的疗效。在 MAKEI 83/86 研究中，11 例全中枢照射（craniospinal irradiation，CSI）36Gy、肿瘤局部推荐剂量 14Gy；在 MAKEI 89 研究中，49 例 CSI 30Gy、肿瘤局部推荐剂量

15Gy。结果显示所有患者均达完全缓解（complete response，CR）。5 年无复发生存率为 91%，5 年生存率为 93.7%。5 例患者复发（1 例为脊髓复发，4 例在中枢神经系统以外复发）。作者认为 CSI 30Gy、肿瘤局部推荐剂量 15Gy 在颅内生殖细胞瘤的治疗中可取得较好疗效。

（2）鉴于生殖细胞瘤对放疗敏感，患者大部分为儿童和青少年，考虑到放疗的晚期不良反应，如认知记忆功能受损、内分泌功能受损、继发恶性肿瘤等，部分学者提出省略全脊髓照射，采用全脑 / 全脑室照射 + 局部推荐剂量。Roger 等回顾性分析了 788 例生殖细胞瘤患者，其中 343 例接受全脑全脊髓放疗（craniospinal irradiation，CSI）+ 局部推荐剂量，278 例接受全脑 / 全脑室照射 + 局部推荐剂量，133 例仅接受局部照射。三组的脊髓复发率分别为 1.2%、2.9%、11.3%，局部控制率为 97.4%、97.5%、93.2%。作者认为全脑或全脑室照射加局部推荐剂量的方法对局限性的颅内生殖细胞瘤比较适合。

（3）另有学者提出联合化疗以减少全脑照射剂量。Kawabata Y 回顾性分析了颅内生殖细胞瘤患者，发现采用 CSI 降低剂量组（23.4Gy）+ 局部推荐剂量至 40.8Gy + 同步化疗。中位随访 96 个月，8 年无进展生存率和 8 年生存率分别为 92% 和 100%。因而作者认为该方案是有效的低毒治疗方案。

（4）关于诱导化疗 + 局部照射是否能达到全脑放疗（whole brain irradiation，WBI）+ 局部推荐剂量的疗效的相关研究：SIOP 研究是一项多中心非随机对照研究。单发生殖细胞瘤共计 190 例。125 例行 CSI，65 例行诱导化疗 + 局部累及野放射治疗。两组的 5 年无事件生存率差异无统计学意义，而 5 年无进展生存率前者为 97%，后者为 88%。125 例行 CSI 患者中仅 4 例复发，均为肿瘤区域复发；65 例行诱导化疗 + 局部累及野放射治疗患者中 7 例治疗失败，其中 6 例在照射野外的脑室区。韩国 Eom KY 等回顾性分析了 81 例生殖细胞瘤患者。42 例累及野放疗 + 化疗，39 例 WBI + 局部推荐剂量。随访 68 个月，5 年无复发生存率分别为 88.1% 和 100%（$P = 0.027\,9$）。前者 4 例复发（3 例为颅内野外，1 例为脊髓），后者无复发。以上两个研究提示，对于颅内生殖细胞瘤，局部照射联合化疗并未降低野外复发的风险，但都降低 5 年无复发生存率。

综上所述，考虑到生殖细胞瘤对放疗的敏感性高，全中枢照射对儿童晚期放疗的毒副作用大。基于以上试验，对于颅内单发的生殖细胞瘤，临床主张全脑或全脑室照射（24 ~ 30Gy）+ 局部推荐剂量（总剂量 40 ~ 45Gy）。如果联合诱导化疗，局部照射剂量适当减低，期待 ACNS 1123 临床试验最终结果。

3. NGGCT 的相关研究

（1）ACNS 0122 研究纳入 102 例 NGGCTs 患者，平均年龄 12 岁，经诱导化疗 ± 二次手术。PR 或 CR 患者行放疗（36Gy CSI + 局部补量至 54Gy，转移灶 45Gy）。未达到 PR 或 CR 的患者接受高剂量噻替派 + 依托泊苷方案巩固后，进行自体外周血干细胞移植治疗，再行上述放疗方案。5 年无进展生存率和生存率分别为 84% 和 93%。无治疗相关死亡发生。随访 5.1 年，16 例进展，10 例原位复发，3 例远处转移，1 例原位复发 + 远处转移，2 例仅表现血清标志物 β-HCG 或 AFP 升高。

（2）纽约学者 Robertson P L 对 18 例颅内非生殖细胞瘤性生殖细胞肿瘤患者进行随访，采用三明治夹心治疗法：化疗 + 放疗 + 化疗，其中 4 例患者行 CSI + 局部推荐剂量，2 例患者行全脑照射 + 局部推荐剂量，1 例患者仅行化疗，11 例患者行局部照射。诱导化疗 3 ~ 4 周期，方案为 VP-16 + 顺铂，辅助化疗采用的是长春新碱 + 依托泊苷 + 博来霉素 + 卡铂。4 年生存率为 74%。其中 4 例患者死亡，死因为 3 例肿瘤复发和 1 例转移。

（3）澳大利亚学者 Kellie S J 研究 20 例患者行诱导化疗 2 ~ 6 周期，有残留的患者行二次手术或放疗。其中 5 例行局部照射，6 例行 CSI。随访 5 年生存率为 75%。

综上，NGGCT 治疗方案尚不明确。因其对放疗不敏感，局部放疗的剂量高，接受单纯放疗的患者 5 年生存率为 20% ~ 45%。诱导化疗有望提高患者生存率。另外对于单发的 NGGCT 诱导化疗后行 CSI、局部累及野照射，还是全脑照射尚需进一步开展相关临床试验，但目前对于预后较差的绒毛膜癌，卵黄囊瘤倾向于全中枢照射。

五、临床试验

颅内生殖细胞肿瘤临床试验见表 1-5-4。

表 1-5-4　颅内生殖细胞肿瘤临床试验

<table>
<tr><th>试验号</th><th>病种</th><th>治疗方案</th><th>级别</th><th>起始时间</th></tr>
<tr><td>NCT 01037790</td><td>CNSGCT</td><td>PD-0332991</td><td>Ⅱ期</td><td>2009 年 9 月</td></tr>
<tr><td>NCT 00983398</td><td>复发或进展 CNSGCT</td><td>美法仑 + 卡铂 + 甘露醇 + 硫代硫酸钠</td><td>Ⅰ期</td><td>2009 年 9 月</td></tr>
<tr><td>NCT 01270724</td><td>复发或进展 CNSGCT</td><td>吉西他滨 + 紫杉醇 + 奥沙利铂→1 周期强化化疗→自体造血干细胞移植</td><td>Ⅱ期</td><td>2010 年 8 月</td></tr>
<tr><td rowspan="4">NCT 01424839</td><td>转移性生殖细胞瘤 ± 畸胎瘤</td><td>转移性生殖细胞瘤:24Gy CSI + 16Gy 瘤床补量
转移性生殖细胞瘤 + 畸胎瘤(不完全切除):24Gy CSI + 30.4Gy 瘤床补量 + 16 Gy 转移灶补量</td><td rowspan="4">Ⅳ期</td><td rowspan="4">2011 年 11 月</td></tr>
<tr><td>非转移性生殖细胞瘤 ± 畸胎瘤</td><td>生殖细胞瘤:卡铂 + 依托泊苷 + 异环磷酰胺化疗→放疗(PR/SD:全脑室 24Gy + 16Gy 瘤床补量;CR:24Gy 全脑室)
生殖细胞瘤 + 畸胎瘤(不完全切除):全脑室 24Gy + 30.4 Gy 瘤床补量</td></tr>
<tr><td>转移性 NGGCT</td><td>卡铂 + 依托泊苷 + 异环磷酰胺化疗→放疗(30Gy CSI + 24Gy 瘤床 / 脑转移灶补量 + 20.8Gy 脊髓灶补量)</td></tr>
<tr><td>非转移性 NGGCT</td><td>卡铂 + 依托泊苷 + 异环磷酰胺化疗→放疗(54Gy 局部照射治疗)</td></tr>
<tr><td>NCT 02782754</td><td>生殖细胞瘤</td><td>卡铂 + 依托泊苷(+ 博来霉素)和环磷酰胺 + 依托泊苷(+ 博来霉素)化疗→放疗(无播散:18Gy 全脑室 + 12.6Gy 原发肿瘤灶补量;有播散:18Gy 全脑全脊髓 + 12.6Gy 原发肿瘤灶补量)</td><td>Ⅱ期</td><td>2013 年 1 月</td></tr>
<tr><td>NCT 02784054</td><td>NGGCT</td><td>卡铂 + 依托泊苷 + 博来霉素和环磷酰胺 + 依托泊苷 + 博来霉素化疗→观察是否需要手术→若需要,同时辅助高剂量化疗(HDCT)和自体干细胞移植(auto-SCT);第一个 HDCT 方案:卡铂 + 三胺硫磷 + 依托泊苷。第二个 HDCT 方案:环磷酰胺 + 美法仑→低剂量放疗</td><td>Ⅱ期</td><td>2014 年 4 月</td></tr>
</table>

（刘超　张隆伯　黄晶　匡淑雯）

参考文献

[1] KEENE D, JOHNSTON D, STROTHER D, et al. Epidemiological survey of central nervous system germ cell tumors in Canadian children[J]. J Neurooncol, 2007, 82: 289-295.

[2] MAITY A, SHU H K, JANSS A, et al. Craniospinal radiation in the treatment of biopsy-proven intracranial germinomas: Twenty-five years' experience in a single center[J]. Int J Radiat Oncol, 2004, 58: 1165-1170.

[3] INAMURA T, NISHIO S, IKEZAKI K, et al. Human chorionic gonadotrophin in CSF, not serum, predicts outcome in germinoma[J]. J Neurol Neurosurg Psychiatry, 1999, 66: 654-657.

[4] MATSUTANI M, JAPANESE PEDIATRIC BRAIN TUMOR STUDY GROUP. Combined chemotherapy and radiation therapy for CNS germ cell tumors--the Japanese experience[J]. J Neurooncol, 2001, 54: 311-316.

[5] BAMBERG M, KORTMANN R D, CALAMINUS G, et al. Radiation therapy for intracranial germinoma: Results of the German cooperative prospective trials MAKEI 83/86/89[J]. J Clin Oncol, 1999, 17: 2585-2592.

[6] ROGERS S J, MOSLEH-SHIRAZI M A, SARAN F H. Radiotherapy of localised intracranial germinoma: time to sever historical ties?[J]. Lancet Oncol, 2005, 6: 509-519.

[7] KAWABATA Y, TAKAHASHI J A, ARAKAWA Y, et al. Long term outcomes in patients with intracranial germinomas: A single institution experience of irradiation with or without chemotherapy[J]. J Neurooncol, 2008, 88: 161-167.
[8] CALAMINUS G, KORTMANN R, WORCH J, et al. SIOP CNS GCT 96: Final report of outcome of a prospective, multinational nonrandomized trial for children and adults with intracranial germinoma, comparing craniospinal irradiation alone with chemotherapy followed by focal primary site irradiation for patients with localized disease[J]. Neuro Oncol, 2013, 15: 788-796.
[9] EOM K Y, KIM I H, PARK C I, et al. Upfront chemotherapy and involved-field radiotherapy results in more relapses than extended radiotherapy for intracranial germinomas: Modification in radiotherapy volume might be needed[J]. Int J Radiat Oncol, 2008, 71: 667-671.
[10] GOLDMAN S, BOUFFET E, FISHER P G, et al. Phase Ⅱ trial assessing the ability of neoadjuvant chemotherapy with or without second-look surgery to eliminate measurable disease for nongerminomatous germ cell tumors: A children's oncology group study[J]. J Clin Oncol, 2015, 33: 2464-2471.
[11] ROBERTSON P L, DAROSSO R C, ALLEN J C. Improved prognosis of intracranial non-germinoma germ cell tumors with multimodality therapy[J]. J Neurooncol, 1997, 32: 71-80.
[12] KELLIE S J, BOYCE H, DUNKEL I J, et al. Primary chemotherapy for intracranial nongerminomatous germ cell tumors: Results of the second international CNS germ cell study group protocol[J]. J Clin Oncol, 2004, 22: 846-853.

第六节 髓母细胞瘤

一、解剖、生物学行为及病理特点

1. 第二常见的小儿中枢神经系统肿瘤，占儿童中枢神经系统肿瘤的 20% 左右，颅后窝肿瘤的 40%。本章主要讨论小儿髓母细胞瘤。

2. 组织病理类型　可分为经典型、促纤维增生 / 结节型、广泛结节型、大细胞型 / 间变型。分子分型为 WNT 型、SHH 型、G3 型、G4 型。2016 CNS WHO 肿瘤分类将 SHH 型再分为 *TP53* 突变型和野生型。WNT 型占 10%，常见于年龄较大的儿童，SHH 型常见于婴幼儿或成年人，G3 型常见于婴幼儿或儿童，青少年少见，G4 型是最常见的亚组，可发生于各个年龄段。

3. 不同病理分型的预后明显不同。促纤维增生 / 结节型和广泛结节型预后好，大细胞型 / 间变型预后差。分子分型中 WNT 型 5 年生存率达 95%，G3 型最差，5 年生存率达 50%。

4. 肿瘤可沿着脑脊液循环通路向软脑膜扩散，沿蛛网膜下腔发生播散，脊髓种植，马尾神经、颅前窝底是常见受累部位，少数转移至大脑各部位，极少数可因血行播散发生远处转移。

二、临床分期及风险分层

1. M 分期

（1）局限期：M_0：肿瘤局限，无蛛网膜下腔和血源性转移证据。

（2）转移期：包括 M_1、M_2、M_3 和 M_4 期。

1）M_1：仅脑脊液肿瘤细胞阳性。

2）M_2：大脑组织、小脑蛛网膜下腔和 / 或侧脑室或第三脑室内有大结节种植。

3）M_3：脊髓蛛网膜下腔大结节种植。

4）M_4：颅外转移。

2. 风险分层

（1）标准风险：年龄 > 3 岁，GTR/STR < $1.5cm^2$ 残留，M_0 期。

（2）高风险：年龄≤3岁，GTR/STR > $1.5cm^2$ 残留，或 M_1 ~ M_4 期，发育不良。

三、放疗前检查

1. **详细的一般情况记录** 包括身体状况评分、体重、营养评估，以及详尽的病史，神经系统专科检查。

2. 询问是否有内科合并症及既往病史。

3. **实验室检验** 脑脊液查找肿瘤细胞（最佳检查时间术后2周以后），血常规、大小便常规、肝肾功能、电解质、血糖、血脂、凝血常规、输血前四项等。

4. **影像学检查** 肺部CT平扫，头部CT平扫＋增强，头部MRI平扫＋增强＋ T_2/FLAIR及全脊柱脊髓MRI平扫＋增强，腹部超声等。

四、治疗原则

1. **根据儿童髓母细胞瘤多学科诊疗专家共识** 根据患儿年龄分为两种（3岁和＜3岁）不同的处理流程（图1-6-1、图1-6-2）。

关于图1-6-1辅助化疗的意义，以及放疗前是否需要行新辅助化疗，局部推荐剂量的范围详见循证医学证据1、2、3。

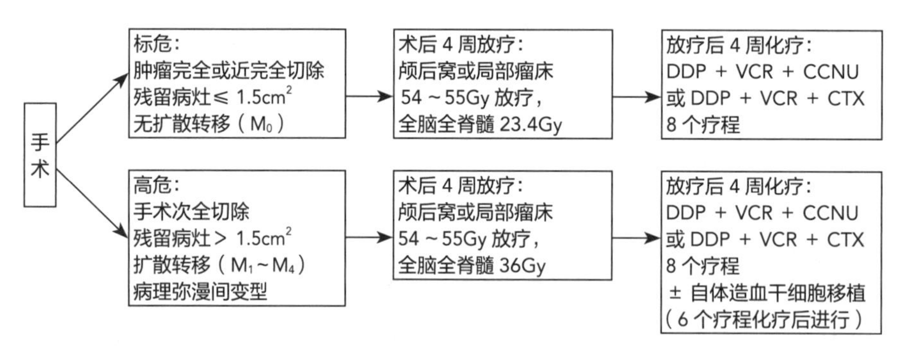

图1-6-1 大于3岁的髓母细胞瘤患儿的处理流程

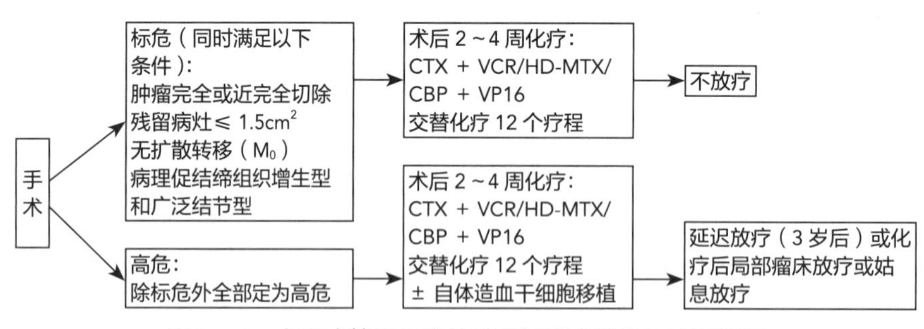

图1-6-2 小于或等于3岁的髓母细胞瘤患儿的处理流程

2. **自体干细胞移植及其他化疗方案、靶向治疗** 详见循证医学证据4。

五、循证医学证据

1. 辅助化疗

（1）CCSG/RTOG：Ⅲ期临床试验。233例髓母细胞瘤患者接受手术治疗后，随机分为单纯放疗组和放化疗联合组，化疗持续1年。RT方案为CSI 35～40Gy，颅后窝补量至50～55Gy，脊柱转移灶补量至50Gy。化疗方案为长春新碱（vincristine，VCR）、洛莫司汀（lomustine，CCNU）、泼尼松维持1

年的辅助化疗。两组的5年生存率均为65%。化疗改善了T_3 ~ T_4、M_1 ~ M_3期的无事件生存率（放化疗：46%，单纯放疗：0）。

（2）SIOP Ⅰ：Ⅲ期临床试验。286例髓母细胞瘤患者接受手术治疗后，随机分为单纯放疗组和放化疗联合组，VCR同步，CCNU + VCR辅助化疗持续1年。RT方案为CSI 30 ~ 35Gy，颅后窝补量至50 ~ 55Gy。放化疗组无病生存期（disease-free survival，DFS）显著升高，T_3 ~ T_4期，有脑干侵犯，有实体肿瘤残灶的患者从化疗中受益。

（3）PNET 3（Taylor JCO 2003 ~ Bull JCO 2007）：Ⅲ期临床试验。217例$M_{0\sim1}$期髓母细胞瘤患者手术治疗后，随机分为单纯放疗组和放化疗联合组。化疗方案是长春新碱/依托泊苷/卡铂/环磷酰胺。3 ~ 16岁患者接受CSI 35Gy +颅后窝补量20Gy。由于单纯放疗组疗效获益低，试验提前结束。5年生存率为71%。化疗组5年无事件生存率明显优于对照组（74% vs. 60%，P = 0.04）。随访发现放化疗联合组患者生活质量较差。

综上所述，无论标准风险还是高风险的髓母细胞瘤患者术后放疗后均应行辅助化疗。

2. 化疗时机

（1）SIOP Ⅱ（Bailey Med Ped Onc 1995）：364例低风险（GTR/STR，无脑干受累，M_0）和高风险（有肿瘤残灶，脑干受累，或M +）髓母细胞瘤患者。低风险患者随机分为手术 + 化疗→放疗组和手术→放疗组。高风险患者随机分为手术 + 化疗→放疗 + 化疗组和手术→放疗 + 化疗组。化疗方案为长春新碱、丙卡巴肼和甲氨蝶呤。结果显示：高风险患者中，放疗前接受化疗组5年的无事件生存率与不接受化疗组差异无统计学意义（56.3% vs. 52.8%），低风险患者中，放疗前接受化疗组和不接受化疗组5年无事件生存率分别为58.9%和64.7%。

（2）POG 9031（Tarbell JCO 2013）：226例高风险患者。随机接受治疗：化疗1→放疗→化疗2，或放疗→化疗1→化疗2。化疗1方案为7周期顺铂/依托泊苷。化疗2方案是长春新碱/环磷酰胺。放疗为CSI 35.2 ~ 44Gy + PF 53.2 ~ 56.8Gy。结果显示：两组间5年无事件生存率（70% vs. 66%）和生存率（73% vs. 76%）差异无统计学意义。

综上所述，目前临床研究更多支持髓母细胞瘤无论低风险还是高风险不需要诱导化疗。

3. 局部推荐剂量的范围　颅后窝还是局部瘤床？

ACNS 0331（Abstract IPSNO 2016）：标准风险髓母细胞瘤患者的Ⅲ期临床试验。年龄3 ~ 7岁患者被双随机化分组接受放疗，CSI标准剂量（23.4Gy）和低剂量（18Gy），颅后窝补量（posterior fossa radiotherapy，PFRT）（54Gy）和瘤床补量（involved-field radiotherapy，IFRT）（54Gy）。8岁及以上的儿童接受标准剂量CSI，但照射野补量为随机化方案。所有患儿均接受每周长春新碱同步化疗和9个周期的维持化疗。PFRT与IFRT组的5年生存率分别为84.8%和84.7%，5年无事件生存率分别为80.5%和82.4%。标准剂量与低剂量CSI的5年生存率分别为85.3%和78.2%，5年无事件生存率分别为82.1%和71.4%。结论是IFRT疗效不低于PFRT，但低剂量CSI疗效低于标准剂量CSI。

综上所述，标准风险髓母细胞瘤颅后窝或瘤床补量均可，即使加用同步或辅助化疗CSI照射剂量也不能过低。

4. 其他治疗手段

（1）自体干细胞移植：Gandola采用MYX、VP-16、CTX和CBP联合超分割放疗（全脑全脊髓39Gy，颅后窝加量至60Gy），有脑脊液播散的患者放疗前行自体干细胞移植，其5年无进展生存率和生存率分别为72%和73%。

（2）其他化疗方案：有动物实验的研究结果发现，对于G3型髓母细胞瘤，吉西他滨联合培美曲塞二钠可有效抑制肿瘤细胞，因此这两种化疗药物具有临床应用治疗潜力。

（3）靶向药物治疗：目前有研究发现一些小分子可以干扰异常的SHH信号通路，抑制肿瘤的增殖和转移。常见药物有cyclopamine和HhAntag，它们是以*SMO*基因为靶点的小分子靶向药物。此外，维莫德吉（vismodegib）（GDC-49）是一种选择性的SHH抑制剂，可以通过抑制SHH旁路的方式诱导肿瘤退化。已有研究者通过开展小样本的临床试验证实了该药对儿童髓母细胞瘤具有明显的治疗效果，还有其他研究者正在开展vismodegib联合替莫唑胺、替莫唑胺单药治疗SHH的研究，相信在未来将会根据临床及分子分型指导髓母细胞瘤的治疗。

（刘超　张隆伯　黄晶　匡淑雯）

参考文献

[1] OSTROM Q T, GITTLEMAN H, LIAO P, et al. CBTRUS statistical report: Primary brain and other central nervous system tumors diagnosed in the United States in 2010-2014[J]. Neuro Oncol, 2017, 19(suppl_5): v1-v88.

[2] LOUIS D N, PERRY A, REIFENBERGER G, et al. The 2016 World Health Organization Classification of Tumors of the Central Nervous System: A summary[J]. Acta Neuropathpl, 2016,131(6): 803-820.

[3] SHIH D J, NORTHCOTT P A, REMKE M, et al. Cytogenetic prognostication within medulloblastoma subgroups[J]. J Clin Oncol, 2014, 32(9): 886-896.

[4] NORTHCOTT P A, JONES D T, KOOL M, et al. Medulloblastomics: The end of the beginning[J]. Nat Rev Cancer, 2012, 12(12): 818-834.

[5] EVANS A E, JENKIN R D, SPOSTO R, et al. The treatment of medulloblastoma. Results of a prospective randomized trial of radiation therapy with and without CCNU, vincristine, and prednisone[J]. J Neurosurg, 1990, 72(4): 572-582.

[6] TAIT D M, THORTON-JONES H, BLOOM H J G, et al. Adjuvant chemotherapy for medulloblastoma: the first multi-centre control trial of the International Society of Paediatric Oncology (SIOP I)[J]. Eur J Cancer, 1990, 26(4): 464-469.

[7] PACKER R J. Reduction of health status 7 years after addition of chemotherapy to craniospinal irradiation for medulloblastoma: A follow-up study in PNET 3 trial survivors on behalf of the CCLG (formerly UKCCSG)[J]. J Clin Oncol, 2007, 25(27): 4239-4245.

[8] BAILEY C C, GNEKOW A, WELLEK S, et al. Prospective randomised trial of chemotherapy given before radiotherapy in childhood medulloblastoma. International Society of Paediatric Oncology (SIOP) and the (German) Society of Paediatric Oncology (GPO): SIOP Ⅱ [J]. Med Pediatr Oncol, 1995, 25(3): 166-178.

[9] TARBELL N J, FRIEDMAN H, POLKINGHORN W R, et al. High-risk medulloblastoma: A pediatric oncology group randomized trial of chemotherapy before or after radiation therapy (POG 9031)[J]. J Clin Oncol, 2013, 31(23): 2936-2941.

[10] MERCHANT T E, KUN L E, KRASIN M J, et al. Multi-institution prospective trial of reduced-dose craniospinal irradiation (23.4 Gy) followed by conformal posterior fossa (36 Gy) and primary site irradiation (55.8 Gy) and dose-intensive chemotherapy for average-risk medulloblastoma[J]. Int J Radiat Oncol Biol Phys, 2008, 70(3): 782-787.

[11] GANDOLA L, MASSIMINO M, CEFALO G, et al. Hyperfractionated accelerated radiotherapy in the Milan strategy for metastatic medulloblastoma[J]. J Clin Oncol, 2009, 27(4): 566-571.

[12] MORFOUACE M, SHELAT A, JACUS M, et al. Pemetrexed and gemcitabine as combination therapy for the treatment of Group3 medulloblastoma[J]. Cancer Cell 2014, 25(4): 516-529.

[13] PHOENIX T N, PATMORE D M, BOOP S, et al., Medulloblastoma genotype dictates blood brain barrier phenotype[J]. Cancer Cell, 2016, 29(4): 508-522.

[14] LOU E, SCHOMAKER M, WILSON J D, et al. Complete and sustained response of adult medulloblastoma to first-line sonic hedgehog inhibition with vismodegib[J]. Cancer Biol Ther, 2016, 17(10): 1010-1016.

第二章
头颈部恶性肿瘤

第一节 概述

头颈部肿瘤是常见的恶性肿瘤，是指除颅脑以外的所有头颈部肿瘤，主要包括耳鼻喉部肿瘤、口腔颌面部肿瘤及颈部肿瘤等。常见的耳鼻喉部肿瘤有鼻咽癌、鼻窦癌、口咽癌、下咽癌及喉癌等；颌面部肿瘤以口腔癌为主，其中包括舌癌、口底癌、牙龈癌、颊癌等；常见的颈部肿瘤为甲状腺肿瘤。国家肿瘤中心统计的数据显示，2015 年，我国唇、口腔及咽部（除外鼻咽癌）恶性肿瘤发病率为 48.1/10 万，鼻咽癌发病率为 60.6/10 万，喉癌发病率为 26.4/10 万，甲状腺癌发病率为 90.0/10 万。

一、颈部淋巴结分区

颈部淋巴组织丰富，淋巴引流经常交互到对侧，肿瘤发生淋巴结转移的概率与原发肿瘤的部位、大小、分期及生物学行为密切相关。2013 年 11 月，欧洲放射肿瘤学协会（European Society of Radiotherapy & Oncology，ESTRO）官方杂志——*Radiotherapy & Oncology* 在线发表了新的颈部淋巴结分区标准，并沿用至今（表 2-1-1）。同时，ESTRO 推荐了各区淋巴结的边界并对各区淋巴结常见转移来源的原发灶部位进行总结（表 2-1-2）。

转移淋巴结以病理诊断为金标准，目前，有关颈部淋巴结转移的影像学诊断标准主要有：①最大短径：咽后淋巴结 > 5mm 或颈部淋巴结 > 10mm（颈内静脉二腹肌下淋巴结 > 11mm）；② 3 个及 3 个以上连续融合的淋巴结，单个淋巴结短径至少 > 8mm；③任何大小中心坏死或边缘强化的淋巴结；④任何大小结外浸润的淋巴结：淋巴结周边脂肪间隙不清，淋巴结相互融合，淋巴结边缘不规则强化；⑤ PET/CT 检查到的任何大小的氟代脱氧葡萄糖（fludeoxyglucose，FDG）明显升高的淋巴结。

表 2-1-1　2013 年颈部淋巴结分区定义及相对应的淋巴引流部位

淋巴结区	上界（头）	下界（脚）	前界	后界	外界	内界
Ⅰa	下颌舌骨肌	颈阔肌（二腹肌前腹下缘）	下颌联合	舌骨体、下颌舌骨肌	二腹肌前腹内缘	无
Ⅰb	颌下腺上缘、下颌舌骨肌	通过舌骨下缘和下颌骨下缘的平面或颌下腺腺下缘（最下的层面）、颈阔肌	下颌联合	颌下腺后缘（上）、二腹肌后腹（下）	下颌骨内侧、颈阔肌（下）、翼内肌（后）	二腹肌前腹外侧（下）、二腹肌后腹（上）
Ⅱa	第 1 颈椎横突下缘	舌骨体下缘	下颌下腺后缘、二腹肌后腹后缘	颈内动脉后缘	胸锁乳突肌内面、颈阔肌、腮腺、二腹肌后腹	颈内动脉内缘、斜角肌

续表

淋巴结区	上界(头)	下界(脚)	前界	后界	外界	内界
Ⅱb	第1颈椎横突下缘	舌骨体下缘	颈内动脉后缘	胸锁乳突肌后缘	胸锁乳突肌内面、颈阔肌、腮腺、二腹肌后腹	颈内动脉内缘、斜角肌
Ⅲ	舌骨体下缘	环状软骨下缘	胸锁乳突肌前缘、甲状舌骨肌后1/3	胸锁乳突肌后缘	胸锁乳突肌内面	颈总动脉内缘、斜角肌
Ⅳa	环状软骨下缘	胸骨柄上缘上2cm	胸锁乳突肌前缘(上)、胸锁乳突肌(下)	胸锁乳突肌后缘(上)、中斜角肌(下)	胸锁乳突肌内面(上)、胸锁乳突肌外缘(下)	颈总动脉内缘、甲状腺外侧缘、中斜角(上)、胸锁乳突肌内侧(下)
Ⅳb	胸骨柄上缘上2cm	胸骨柄上缘	胸锁乳突肌内面、锁骨内面	中斜角肌前缘(上)、肺尖、头臂静脉、头臂干(右侧)、左颈总动脉、左锁骨下动脉(下)	斜角肌外侧	Ⅵ区外侧界(气管前部分)、颈总动脉内侧缘
Ⅴa	舌骨体上缘	环状软骨下缘	胸锁乳突肌后缘	斜方肌前缘	颈阔肌、皮肤	肩胛提肌、斜角肌(下)
Ⅴb	环状软骨下缘	颈横血管下缘平面	胸锁乳突肌后缘	斜方肌前缘	颈阔肌、皮肤	肩胛提肌、斜角肌(下)
Ⅴc	颈横血管下缘平面	胸骨柄上缘上2cm	皮肤	斜方肌前缘(上)、前锯肌前1cm(下)	斜方肌(上)、锁骨(下)	斜角肌、胸锁乳突肌外侧、Ⅳa区外侧
Ⅵa	舌骨下缘或颌下腺下缘(以最靠下的层面为准)	胸骨柄上缘	皮肤、颈阔肌	甲状腺下肌群前缘、双侧颈总动脉	双侧胸锁乳突肌前缘	无
Ⅵb	甲状软骨下缘	胸骨柄上缘	喉表面、甲状腺和气管(喉前和气管前淋巴结)、椎前肌(右侧)/食管(左侧)	双侧颈总动脉	气管、食管(下)侧面	无
Ⅶa	第1颈椎上缘、硬腭	舌骨体上缘	上、中咽缩肌后缘	头长肌、颈长肌	颈内动脉内侧	头长肌外侧平行线
Ⅶb	颅底(颈静脉孔)	第1颈椎横突下缘(Ⅱ区上界)	茎突前咽旁间隙后缘	第1颈椎椎体、颅底	茎突、腮腺深叶	颈内动脉内缘
Ⅷ	颧弓、外耳道	下颌角	下颌骨升支后缘、咀嚼肌后缘(外)、二腹肌后腹(内)	胸锁乳突肌前缘(外)、二腹肌后腹(内)	皮下组织的面部浅表肌肉腱膜系统*	茎突、茎突肌
Ⅸ	眼眶下缘	下颌骨下缘	皮下组织的面部浅表肌肉腱膜系统	咀嚼肌前缘、颊质体(Bichat脂肪垫)	皮下组织的面部浅表肌肉腱膜系统	颊肌
Ⅹa	外耳道上缘	乳突末端	乳突前缘(下)、外耳道后缘(上)	枕淋巴结前缘即胸锁乳突肌后缘	皮下组织	头颊肌(下)、颧骨(头)

注：口底前部、舌缘和下唇的肿瘤上界位于舌骨体下缘；*面部浅表肌肉腱膜系统位于皮肤深层，由肌肉、腱膜和脂肪等组成。

表 2-1-2 颈部淋巴结区域引流范围及相应的原发肿瘤

淋巴结区	所引流的淋巴区域	可能的原发肿瘤
Ⅰa	面部皮肤、中下唇、舌侧缘、口底前部	口底癌、下唇癌、舌前部和下颌牙槽嵴前部的肿瘤
Ⅰb	颏下淋巴结、鼻腔下部、硬腭、软腭、上颌窦、下颌骨牙槽嵴、颊部、上下唇、舌前部	口腔、鼻腔前部、面中部和下颌腺的肿瘤
Ⅱ	面部、腮腺、颌下腺、颏下、咽后淋巴结	鼻腔、口腔、鼻咽、口咽、下咽、喉、唾液腺肿瘤（Ⅱb 多见于鼻咽和口咽肿瘤）
Ⅲ	主要为Ⅱ、Ⅴ区淋巴引流，其次为咽后、气管前和喉返神经旁淋巴结*	口腔癌、鼻咽癌、口咽癌、下咽癌和喉癌
Ⅳa	主要为Ⅲ区淋巴引流，其次为咽后、气管前、喉返神经旁淋巴引流，也包括下咽、喉、甲状腺和颈段食管	主要是下咽癌、喉癌、甲状腺癌、颈段食管癌，少见的有发生于口腔前部的肿瘤
Ⅳb	主要为Ⅳa 和Ⅳc 区淋巴引流，其次为气管前、喉返神经旁淋巴引流，也包括下咽、食管、喉、气管和甲状腺	下咽癌、声门下喉癌、发生于气管、甲状腺和颈段食管的肿瘤
Ⅴ#	枕淋巴结、耳后淋巴引流、顶枕部头皮、颈部后外侧和肩部皮肤、鼻咽、口腔和甲状腺	鼻咽癌、口咽癌、甲状腺癌
Ⅴc	Ⅴa 和Ⅴb 区淋巴引流	主要为鼻咽癌
Ⅵ		
Ⅵa	颌面下部、颈前部淋巴引流	下唇癌、晚期下牙龈癌
Ⅵb	口底前部、舌体侧缘、下唇、甲状腺、声门、声门下、下咽和颈段食管	下唇癌、口腔癌（口底、舌癌）、甲状腺癌、声门下癌、梨状窝癌和颈段食管癌
Ⅶ		
Ⅶa	鼻咽、咽鼓管和软腭淋巴引流	鼻咽癌、咽后壁癌、口咽癌（主要为扁桃体癌和软腭癌）
Ⅶb	鼻咽黏膜	鼻咽癌或Ⅱ区上部较大的淋巴结反流
Ⅷ	额部、颞部皮肤、眼睑、结膜、外耳、外耳道、鼓膜、鼻腔、鼻根、鼻咽和咽鼓管	额颞部皮肤癌、眼眶癌、外耳道癌、鼻腔癌和腮腺癌
Ⅸ	鼻、眼睑和颊部引流	面部和鼻部皮肤癌、上颌窦癌侵及颊部软组织、颊黏膜癌
Ⅹ		
Ⅹa	耳郭后表面、外耳道及邻近皮肤	耳后区域的皮肤癌
Ⅹb	有头发的枕部头皮	枕部皮肤癌

注：*喉返神经旁淋巴结也称气管旁淋巴结；#Ⅴ区以环状软骨下缘为界分为Ⅴa 和Ⅴb 区，其中Ⅴb 区主要见于鼻咽癌、口咽癌、发生于枕部的头皮癌和甲状腺癌。

二、临床特点

头颈部肿瘤早期症状多不明显，随着肿瘤进展，根据侵犯部位不同可出现不同的临床表现。

鼻咽癌根据肿瘤侵犯结构的不同，会出现鼻塞、涕血或鼻出血、耳鸣、听力下降、头痛、面麻、复视等症状，常见的三大体征为鼻咽肿物、颈部淋巴结（转移）及脑神经症状（有神经受侵）。

鼻窦癌累及鼻腔可以表现为鼻塞、涕中带血、嗅觉减退、脓血涕伴恶臭等症状，鼻泪管堵塞表现为溢泪，窦腔开口堵塞会发生堵塞性炎症，症状加重会出现头痛不适，侵及眼眶会有眼球移位或复视，侵及翼腭窝及翼内外肌颞部会发生疼痛、张口困难，严重时可出现牙关紧闭，累及脑神经会有神经受损症状（详见鼻咽癌章节）。

口腔癌早期症状为黏膜病变有硬结，继而表皮糜烂溃疡，典型症状包括口腔肿块，溃疡迁延不愈，可以合并吞咽疼痛，出血，牙齿松动，说话不清，发音改变。

口咽癌、喉癌及下咽癌最初主要表现为咽部异物感，逐渐出现喉咙痛、吞咽困难、耳痛、吞咽疼痛、言语时似口中有物（当舌根侵犯时）、声音嘶哑（当喉头侵犯或水肿时）。

大多数唾液腺肿瘤尤其是大唾液腺肿瘤表现为无痛性或者肿胀明显，而口腔内的小唾液腺肿瘤可表现为黏膜下肿块或黏膜溃疡，随着肿瘤的长大，会出现受累器官的相关症状。区分良性、恶性肿瘤主要依靠病理，如果出现神经系统症状或体征提示面神经受累，比如面神经麻痹，几乎提示是恶性肿瘤。

三、放疗前检查

1. **详细询问病史，完善体格检查**　尤其是颈部检查及肿瘤部位检查，明确体格检查观察到的肿瘤大小形态及肿瘤周围组织受累的范围，包括肿瘤外观、神经受累情况等。

2. **实验室检查**　除三大常规、肝肾功能等血液学常规生化、肿瘤标志物等检验外，鼻咽癌患者需完善 EBV-DNA、EBV 抗体的检测；口腔口咽等肿瘤需完善 HPV 检测；甲状腺癌需完善甲状腺素（T_4），三碘甲状腺原氨酸（T_3），游离 T_4（FT_4）、游离 T_3（FT_3）以及 TSH 等的甲状腺激素检测；抗甲状腺球蛋白抗体（thyroglobulin antibody，TgAb）、甲状腺过氧化物酶抗体（thyroid peroxidase autoantibody，TPOAb）和促甲状腺素激素受体抗体（thyroid stimulating hormone receptor antibody，TRAb）等甲状腺自身抗体检测。考虑到放疗可能引起的相关不良反应，头颈部肿瘤治疗前需完善甲状腺功能、垂体功能的基线检查。

3. **影像学检查**　内镜检查，原发灶 + 颈部增强 CT，原发灶 + 颈部增强 MRI，胸部增强或平扫 CT，腹部超声或增强 CT 和骨扫描，Ⅲ / Ⅳ期患者推荐行 PET/CT 检查，如条件允许甲状腺癌患者予以甲状腺癌功能代谢显像检查。

4. **病理学检查**　经体格检查、鼻咽镜或喉镜等内镜下肿块活检，必要时行食管、胃、十二指肠镜（针对下咽癌）检查并活检，如完善相关检查仍无法获得原发灶，可考虑颈部淋巴结穿刺或活检。

（申良方　伍海军　周琴　邓佷　刘超　杨坤禹　彭纲）

参考文献

[1] CHEN W, ZHENG R, BAADE P D, et al. Cancer statistics in China, 2015[J]. CA Cancer J Clin, 2016, 66(2): 115-132.

[2] GRÉGOIRE V, ANG K, BUDACH W, et al. Delineation of the neck node levels for head and neck tumors: A 2013 update. DAHANCA, EORTC, HKNPCSG, NCIC CTG, NCRI, RTOG, TROG consensus guidelines[J]. Radiother Oncol, 2014, 110(1): 172-181.

[3] 谭文勇，胡德胜 . 头颈部肿瘤颈部淋巴结分区指南：2013 版更新介绍 [J]. 肿瘤防治研究，2014，41（1）：90-93.

[4] LEE A W, NG W T, PAN J J, et al. International guideline for the delineation of the clinical target volumes (CTV) for nasopharyngeal carcinoma[J]. Radiother Oncol, 2017, 126(1): 25-36.

[5] BREKEL M W, VAN D E N, STEL H V, et al. Cervical lymph node metastasis: Assessment of radiologic criteria[J]. Radiology, 1990, 177(2): 379-384.

[6] VELLAYAPPAN B A, YANG S Y, ARUL E, et al. Accuracy of (18)F-flurodeoxyglucose -positron emission tomography/computed tomography in the staging of newly diagnosed nasopharyngeal carcinoma: A systematic review and meta-analysis[J]. Radiother Oncol, 2014, 48(4): 331-338.

[7] 中国临床肿瘤学会指南工作委员会 . 中国临床肿瘤学会 (CSCO) 头颈部肿瘤诊疗指南 -2022[M/OL]. 北京：人民卫生出版社，2022.

第二节 鼻咽癌

一、解剖及淋巴引流规律

1. 鼻咽癌解剖学　见表 2-2-1。

表 2-2-1　鼻咽的解剖学结构

边界	结构	扩散途径	意义
侧壁	咽鼓管，咽鼓管圆枕，咽隐窝，腭帆张肌，腭帆提肌，翼内板	咽旁间隙	咽隐窝是鼻咽癌最好发部位 腮腺后隙综合征：侵犯后四对（Ⅸ、Ⅹ、Ⅺ、Ⅻ）脑神经及颈交感神经链
		咀嚼肌间隙	牙关紧闭症
前壁	鼻中隔后缘 / 后鼻孔 / 双侧上颌窦后缘连线	翼腭窝（PPF）从鼻腔通过蝶腭孔	可沿三叉神经第二支从翼腭窝侵至海绵窦
后壁	斜坡及第 1、2 颈椎	咽后淋巴结和椎前间隙	超过 75% 的患者有淋巴结转移 最先转移Ⅱ区颈部淋巴结及咽后外侧淋巴结 40% ~ 50% 的患者有双侧淋巴结转移 其中 90% 有亚临床淋巴结
顶壁	蝶骨体 / 蝶窦底	颅底	常累及卵圆孔（三叉神经第 3 支）及破裂孔 颅内侵犯 < 10% 岩蝶间隙综合征：通过卵圆孔侵及海绵窦
底壁	软腭背面	硬腭（口咽）	与前壁、顶壁或侧壁侵犯相比，底壁侵犯并不常见

2. 十二对脑神经　见表 2-2-2。

表 2-2-2　十二对脑神经的解剖及损伤症状

名称	出颅部位及走行	损伤症状	发生率 /%
Ⅰ嗅神经	筛孔→鼻腔	嗅觉障碍	0
Ⅱ视神经	视神经管→眼眶	视觉障碍	2.88
Ⅲ动眼神经	海绵窦前外侧→眶上裂→眼眶	复视、外下斜视、上睑下垂	6.80
Ⅳ滑车神经	海绵窦前外侧→眶上裂→眼眶	患侧眼球外下运动障碍或外下看时复视	5.72
Ⅴ三叉神经			
眼支	海绵窦前外侧→眶上裂		
上颌支	海绵窦外侧→圆孔→翼腭窝→眶下裂→眶下孔	患侧头面部感觉障碍，咀嚼肌瘫痪	26.80
下颌支	海绵窦后外侧→卵圆孔→茎突前间隙		
Ⅵ展神经	海绵窦前外侧→前外侧→眶上裂	复视、眼内斜视	17.61
Ⅶ面神经	内耳门→岩骨面神经管→茎乳孔	患侧额纹消失、眼不能闭、鼻唇沟变浅、口角向健侧歪斜	1.63
Ⅷ听神经	内耳门	听力障碍、眩晕、眼球震颤	0.19
Ⅸ舌咽神经	颈静脉孔→茎突后间隙	口咽、舌后 1/3 感觉障碍、咽反射消失、吞咽困难	11.0
Ⅹ迷走神经	颈静脉孔→茎突后间隙	咽后黏膜感觉消失、吞咽呛咳、声嘶	6.94
Ⅺ副神经	颈静脉孔→茎突后间隙	转头无力，肩下垂、抬肩无力	1.18

续表

名称	出颅部位及走行	损伤症状	发生率/%
Ⅻ舌下神经	颈静脉孔→茎突后间隙→舌下神经管	舌肌萎缩、伸舌时舌尖偏向患侧	13.14
交感神经	后颅窝颈动脉和颈静脉出入颅底处周围交感神经丛及颈交感神经节	霍纳征(眼裂及瞳孔缩小,眼球内陷,同侧无汗)	2.22

3. 鼻咽部病灶侵犯途径　见图 2-2-1。

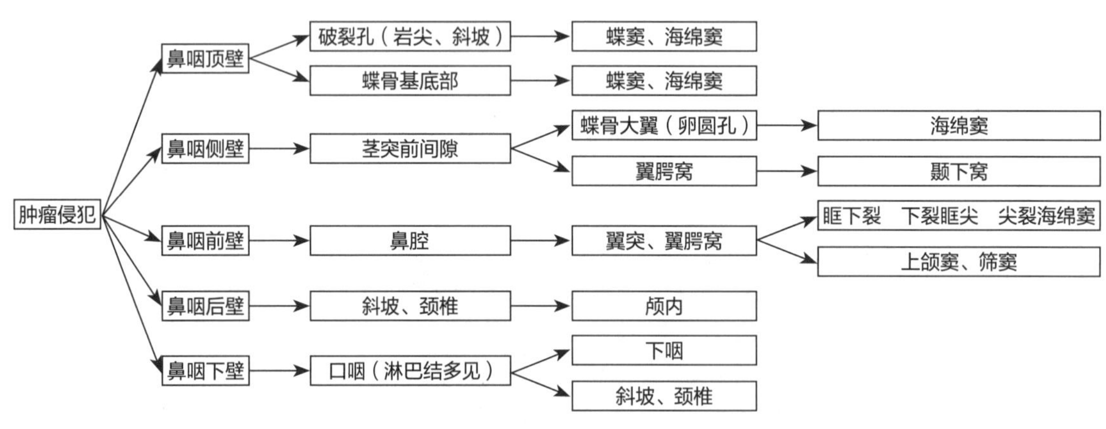

图 2-2-1　鼻咽部病灶侵犯途径

4. 淋巴引流（见循证医学证据 1）　①自上而下、循序渐进；②最易受累：咽后及Ⅱ区；③容易受累：Ⅲ、Ⅴ、Ⅳ区；④很少受累：Ⅰb 区（< 5%）；⑤极少受累：Ⅰa 及Ⅵ区；⑥跳跃性转移率低。

二、生物学行为及病理特点

1. 非角化型癌　包括分化型和未分化型；地区聚集性；EB 病毒相关；易远处转移。

2. 角化型鳞状细胞癌　包括高、中、低分化，以高分化常见，常与 EB 病毒感染无关，局部区域复发风险高。

3. 淋巴上皮瘤　具有明显淋巴成分浸润；远处转移风险高；局部控制率好。

4. 其他组织类型　有基底细胞样鳞状细胞癌、腺癌、腺样囊性癌、黏液表皮样癌以及恶性多形性腺瘤。

三、临床特点及体征

1. 鼻咽癌常见症状　见表 2-2-3。

表 2-2-3　鼻咽癌常见症状

鼻咽癌常见症状	具体描述及意义
鼻塞	10% ~ 20% 患者初发症状为鼻塞,约 40% 患者确诊时有此症状
涕血或鼻出血	回吸血涕一般为外生型病变的早期表现之一,尤其是清晨起床后回吸血涕
耳鸣	鼻咽癌好发于咽隐窝,因此单纯一侧耳闭、耳鸣是鼻咽癌的较早期临床表现之一
听力下降	部分可出现鼓室积液,听力检测为传导性耳聋,易误诊为中耳炎
头痛	多为持续性偏头痛,少数为颅顶枕或颈项部痛
面麻	三叉神经受侵或受压所致的浅感觉异常,包括分布区的皮肤蚁爬感、触觉过敏或麻木
复视	肿瘤累及眶内或侵及颅底、海绵窦、眶尖及眼外肌支配神经而引起复视

2. **鼻咽癌常见体征** 见表2-2-4。

表2-2-4 鼻咽癌常见体征

鼻咽癌常见体征	具体描述及意义
鼻咽肿物	间接鼻咽镜及内镜检查
颈部肿块	初诊时以颈部肿块为首发症状者占40%，初诊时上颈部有肿块者达60%~80%
颈内动静脉受压或受累	与脉率一致的搏动性头痛或回流障碍引起的面颈胀痛
颈动脉窦受压或受累	发作性突发晕厥，常在头颈部扭动、低头等转动体位时发生
后组脑神经或颈交感神经节受压或受累	压迫或侵犯后组脑神经或颈交感神经节，临床有头痛，第Ⅸ、Ⅹ、Ⅺ、Ⅻ对脑神经麻痹及霍纳征
脑神经症状	常多对脑神经相继或同时受累，其中三叉神经、展神经、舌咽神经和舌下神经受累较多见，主要有：面麻、复视、吞咽困难、软腭麻痹及以下临床综合征：眶上裂综合征、眶尖综合征、垂体蝶窦综合征、岩蝶综合征、颈静脉孔综合征、舌下神经孔症状

3. **远处转移的临床表现** ①骨转移多见，尤以扁骨转移；②其次是肺转移、肝转移；③脑转移不到1%；④偶见骨髓转移。

四、放疗前检查

1. 详细询问病史，尤其是来自高发区或有家族史患者。
2. 详细体格检查，特别是颈部检查及脑神经检查。
3. 纤维内镜检查。
4. **影像学检查** 恶性肿瘤在颅底的浸润以及软组织的侵犯在头颈部增强MRI中显示更明显，而增强CT显示骨破坏更加清晰。系统性分期需要完善FDG PET/CT（推荐）或者胸部及上腹部CT。
5. **血清学检查** EB病毒抗体效价，治疗完成后也建议检测（见循证医学证据2）。
6. **病理活检** 治疗前必须取得组织学证实。

五、临床分期

本指南采用AJCC TNM分期系统（第8版），具体定义见表2-2-5。

表2-2-5 鼻咽癌的TNM分期（AJCC第8版）

鼻咽癌	
原发肿瘤（T）	
T_x	原发肿瘤无法评估
	未发现原发肿瘤，但累及EB病毒阳性的颈部淋巴结
T_{is}	原位癌
T_1	肿瘤局限于鼻咽部或累及口咽部和/或鼻腔，无咽旁间隙累及
T_2	肿瘤侵犯咽旁间隙和/或邻近软组织（翼内肌、翼外肌、椎前肌）
T_3	肿瘤侵犯颅底骨质、颈椎、翼状结构和/或副鼻窦
T_4	肿瘤侵及颅内、脑神经、下咽、眼眶、腮腺和/或翼外肌外侧广泛软组织侵犯
区域淋巴结（N）	
N_x	区域淋巴结转移无法评估
N_0	无区域淋巴结转移

续表

鼻咽癌	
N_1	≤ 6cm，环状软骨尾侧缘以上单侧颈部和/或单侧或双侧咽后淋巴结转移
N_2	≤ 6cm，环状软骨尾侧缘以上双侧颈部淋巴结转移
N_3	> 6cm，环状软骨尾侧缘以下和/或单侧或双侧颈部淋巴结转移
远处转移（M）	
M_0	无远处转移
M_1	远处转移

鼻咽癌分期					
	N_0M_0	N_1M_0	N_2M_0	N_3M_0	N_xM_1
T_1	Ⅰ	Ⅱ	Ⅲ	ⅣA	ⅣB
T_2	Ⅱ	Ⅱ	Ⅲ	ⅣA	ⅣB
T_3	Ⅲ	Ⅲ	Ⅲ	ⅣA	ⅣB
T_4	ⅣA	ⅣA	ⅣA	ⅣA	ⅣB

六、治疗原则

以2021年《NCCN肿瘤学临床实践指南：头颈部肿瘤》为标准，综合亚太地区、中国等最新发布的鼻咽癌或头颈部肿瘤诊疗推荐及专家共识，总体治疗原则推荐见下文。但在辅助放疗及诱导化疗的应用中仍存在争议，各单位请参考循证医学证据备注自行决定具体治疗方案。

1. **初治鼻咽癌** 推荐治疗原则见表2-2-6。

表2-2-6 初治鼻咽癌的推荐治疗原则

分期	推荐治疗
T_1，N_0，M_0	鼻咽部根治性放疗及颈部选择性放疗，无须辅助化疗
T_2，N_0，M_0	单纯放疗（Ⅰ级推荐），若存在不良预后指标，如肿瘤体积大或EBV DNA拷贝数高，则选择同期放化疗（Ⅱ级推荐）
T_1 ~ T_2，N_1，M_0	同期放化疗（Ⅰ级推荐），或单纯放疗（Ⅱ级推荐）
T_3，N_0，M_0	同期放化疗（Ⅰ级推荐），或诱导化疗+同期放化疗（Ⅱ级推荐），或同期放化疗+辅助化疗（Ⅱ级推荐）
III ~ IV_A期（除外T_3N_0）	诱导化疗+同期放化疗（Ⅰ级推荐），或诱导化疗+同期放化疗+节拍辅助化疗（高复发/转移风险患者）（Ⅰ级推荐），或同期放化疗+辅助化疗（Ⅱ级推荐）
任何T，任何N，M_1	以铂类为基础的联合化疗联合免疫治疗，如有临床指征，可选择原发灶和颈部放疗或放化疗 或同步放化疗或具有寡转移灶（介于局部侵犯和广泛转移之间的过渡状态，转移能力较弱，转移部位和数目有限，通常定义为5个以内转移灶）且有适应指征的患者行放疗或手术治疗 （详见初治鼻咽癌转移的治疗章节）

诱导化疗：推荐多西他赛+顺铂+5-FU/紫杉醇+顺铂+卡培他滨/吉西他滨+顺铂/多西他赛+顺铂。
同期化疗：首选推荐使用顺铂100mg/m^{2}每三周一次或40mg/m^{2}每周一次，或采用洛铂/奈达铂/奥沙利铂/卡铂。
辅助化疗：节拍卡培他滨/顺铂+5-FU。

（1）放疗靶区勾画

1）大体肿瘤靶区（grass tumor volume，GTV）：根据体格检查/鼻内镜、CT、MRI及PET/CT确定的原发病灶大体病变或者任何被侵犯的（> 1cm或中央坏死或PET提示阳性或细胞学/组织学证实）淋巴结。

GTVp：包括病理证实、影像学和内镜可见的原发肿瘤部位。

GTVn：包括病理证实、影像学和触诊可确定的转移淋巴结部位。

2）临床靶区（clinical target volume，CTV）：每个病例治疗方案的最终定制与具体治疗量应充分考虑个体因素以及治疗设备能力，基于鼻咽癌临床靶区勾画的国际指南，靶区勾画推荐如下。

高危原发肿瘤（根治剂量）CTVp1：① CTVp1 ＝ GTVp ＋ 5mm；②当 GTV 邻近危及器官时，国际指南专家组中 68% 的专家认为 CTVp1 ＝ GTV ＋ 1mm，CTVp2 ＝ GTV ＋ 2mm，14% 的专家推介 CTVp1 和 CTVp2 与 GTV 的距离均为 0，即两者均不外扩。此问题存在争议，请各单位结合临床自行决定；③大多数亚洲鼻咽癌研究机构推荐将整个鼻咽腔包括进 CTVp1 中，而大多数非亚洲机构推荐将整个鼻咽腔包括在 CTVp2 中。

中危原发肿瘤（预防剂量）CTVp2：① CTVp2 ＝ GTVp ＋ 10mm ＋整个鼻咽腔；②为了获得更好的远期疗效，CTVp2 需要包括部分邻近组织的解剖结构，具体为：①上界：a. 犁骨和周围的筛窦：包括犁骨和周围的筛窦；若蝶窦受累，应包括后组筛窦的上部；b. 蝶窦：T_1 和 T_2 期：覆盖蝶窦下部；T_3 和 T_4 期：覆盖整个蝶窦；c. 海绵窦：T_1 和 T_2 期：无须覆盖海绵窦；T_3 和 T_4 期：仅覆盖同侧整个海绵窦；d. 颅底小孔：任何 T 分期均应覆盖双侧卵圆孔、圆孔和破裂孔。若原发肿瘤向后外侧浸润或有高位颈部淋巴结肿大，还需包括颈静脉孔和舌下神经管。②前界：a. 鼻后孔：覆盖鼻后孔前 5mm 的鼻腔后部分；b. 上颌窦：任何 T 分期均应选择性覆盖上颌窦后 5mm 区域确保充分覆盖翼上颌裂以及翼腭窝。③侧界：a. 咀嚼肌：无须包括整个翼状肌（翼内肌、翼外肌）肌肉边界。仅当翼状肌的深筋膜或肌外膜受侵时需覆盖整个翼状肌，否则不需要特地覆盖翼外肌；b. 咽旁间隙：覆盖整个咽旁间隙。④后界：若斜坡未受侵，覆盖斜坡前 1/3；若斜坡受侵，覆盖整个斜坡。

3）转移淋巴结区域靶区勾画：包括高危淋巴引流区和中危淋巴引流区。高危淋巴引流区（根治剂量）CTVn1：①没有结外浸润：CTVn1 ＝ GTVn ＋ 5mm；②有结外浸润：CTVn1 ＝ GTVn ＋ 10mm；③当受累淋巴结毗邻肌肉和 / 或受累淋巴结表现出明显的肌肉受侵的放射学征象时，应将该淋巴结毗邻的肌肉包括在 CTV 中；④中高危 CTV 的边界应该在胸锁乳突肌边界做解剖学修饰，而不是简单地几何外扩；⑤Ⅳ区和Ⅴb 区淋巴结有明显受累时，受累淋巴结应包含于 CTVn1 靶区中并给予高剂量。

中危淋巴引流区（预防剂量）CTVn2：① CTVn2 ＝ CTVn1 ＋ 5mm，即 GTVn ＋ 5 ＋ 5mm；②需覆盖咽后淋巴结外侧组，一般选择舌骨下缘（或 C_2 椎体下缘）作为下界；如有广泛浸润，可扩大到 C_3 下缘；③无论 T、N 分期，均需覆盖双侧咽后淋巴结外侧组和Ⅱ、Ⅲ、Ⅴa 区颈部淋巴结；当有明显淋巴结转移时，须扩大到下一个淋巴引流区；④上界须到颅底，确保包含茎突后淋巴结；⑤一侧颈部有淋巴受累（咽后淋巴结除外），则同侧Ⅳ区和Ⅴb 区淋巴结需接受照射；⑥低位颈部淋巴结受累时，推荐 CTVn2 覆盖上纵隔淋巴结。

Ⅰb 区放疗指征：①肿瘤累及同侧颌下腺；②Ⅰb 区有阳性淋巴结或区域淋巴结切除术后；③鼻咽肿瘤侵犯鼻腔≥后 1/3、软硬腭、齿槽；④同侧Ⅱa 区淋巴结包膜外受侵；⑤同侧Ⅱ区淋巴结受累，且淋巴结最大直径＞ 2cm（但没有包膜外浸润）；⑥Ⅰb 区是否需要勾画入靶区目前仍存在争议（见循证医学证据 5）。

注意事项：①除淋巴结术后或皮肤受侵犯者，与 CTV 相应颈部处的 PTV 不应超出皮肤，一般距皮肤下 2 ~ 3mm；② GTVn 包膜无受侵者，按化疗后实际退缩情况的影像勾画；包膜受侵者，按化疗后的影像勾画，同时还应包括化疗前影像显示的外侵区域（具体诱导化疗后的靶区勾画证据参考循证医学证据 6）；③ 81% 的专家建议 CTVn 分为 3 个照射剂量，即 CTVn1 为根治性剂量（70Gy），CTVn2 为中等预防剂量（50 ~ 60Gy），CTVn3 为可选低剂量（50Gy）；④ CTVn 包括需预防照射的颈部淋巴结分区。当仅有Ⅱ区淋巴结转移时，大多数中心选择将Ⅳ区和 V_b 区包含于 CTVn3 中，给予低等预防剂量（约 50Gy），其他中心选择将Ⅳ区和Ⅴb 区包括在 CTVn2 中，给予中等预防剂量（约 60Gy）。

4）计划靶区：PTV 为上述对应靶区外扩 2 ~ 5mm。但各治疗中心应在开展 IMRT 前，对于本中心计划系统及各种误差进行精确测量，以确定本中心 PTV 的范围。

（2）靶区处方剂量及分割方式推荐：参照 2021 年 V3 版《NCCN 肿瘤学临床实践指南：头颈部肿瘤》。PTV 高危：原发肿瘤（PTVp1）和转移淋巴结（PTVn1，包括原发部位和处于高危水平的淋巴结中可能存在的局部亚临床浸润）；PTV 中低危：疑似亚临床扩散的部位（PTVp2，PTVn2）。靶区处方剂量及分割方式推荐如下。

1）根治性单纯放疗：适用于 T_1，N_0 或不适合接受化疗的患者。

PTV 高危：70 ~ 70.2Gy（1.8 ~ 2.0Gy/f），每天 1 次，周一至周五，共 6 ~ 7 周；或 69.96Gy（2.12Gy/f），每天 1 次，周一至周五，共 6 ~ 7 周。

PTV 中低危：44 ~ 50Gy（2.0Gy/f）至 54 ~ 63Gy（1.6 ~ 1.8Gy/f）。

2）同步放化疗：首选能够做化疗的患者。

PTV 高危：通常 70 ~ 70.2Gy（1.8 ~ 2.0Gy/f），每天 1 次，周一至周五，共 7 周。

PTV 中低危：44 ~ 50Gy（2.0Gy/f）至 54 ~ 63Gy（1.6 ~ 1.8Gy/f）。

2. 残存鼻咽癌的治疗

（1）对于足量 IMRT 后鼻咽癌疑似残存患者，原发灶加量需慎重，根据情况可选择密切观察，必要时可行鼻咽残存灶活检，对于残存灶局限于黏膜可观察 3 个月左右，仍有残留行内镜下微创术切除。

（2）对于足量放疗后颈部淋巴结残存患者，不推荐局部推荐剂量，建议每 3 个月复诊 1 次，观察 3 ~ 6 个月，仍残存患者可根据具体情况行局部残存淋巴结切除或区域性颈清扫。

3. 转移鼻咽癌治疗

（1）初诊鼻咽癌转移的治疗：推荐治疗方案见表 2-2-7。

表 2-2-7　初诊鼻咽癌转移的推荐治疗方案

治疗手段	具体方案
全身性系统治疗	对于初诊转移鼻咽癌患者，推荐以铂类为基础的两药或三药联合方案，并予以 4 ~ 6 个周期的足疗程化疗，建议条件允许的患者联合免疫治疗
原发灶局部放疗	联合原发灶放疗能够明显改善初治转移性鼻咽癌的预后，尤其在寡转移鼻咽癌中或能获得根治性效果；推荐联合高剂量放疗
转移灶处理	
寡转移灶	原发灶根治性治疗的基础上积极处理转移病灶
多发转移灶（数目多、分布广，局部处理难度较大）	对于出现症状的患者推荐以姑息减症处理为主

（2）鼻咽癌转移后的治疗：推荐治疗方案见表 2-2-8。

表 2-2-8　鼻咽癌治疗后转移的推荐治疗方案

治疗手段	具体方案
姑息化疗	以系统的姑息化疗联合免疫治疗为主；以铂类为基础的单药、两药或多药联合免疫治疗方案；多药联合方案因不良反应明显增加暂不做推荐；推荐 4 ~ 6 个周期 GP 方案化疗联合免疫治疗，根据患者情况行进一步治疗
转移灶处理	
寡转移灶	根治性治疗后出现的转移，寡转移灶的积极治疗仍有明显生存获益；转移灶的处理宜在化疗前或化疗同期进行，以争取最大限度消除病灶
多发转移灶	以姑息减症处理为主，根据临床情况酌情考虑局部治疗

（3）靶向治疗：无论是初诊或治疗后转移的鼻咽癌化疗过程中，均可酌情考虑联合靶向药物提高疗效（见循证医学证据7）。

（4）失败后的再治疗：①更换治疗方案；②联合靶向治疗；③免疫治疗（见循证医学8）；④最佳支持治疗；⑤临床试验等。

4. **复发鼻咽癌治疗** 推荐治疗方案见表2-2-9。

表2-2-9 复发鼻咽癌的推荐治疗方案

复发类型	治疗方案
局部复发 $rT_1 \sim T_2$ 期	手术和放疗均可，若术后切缘阳性者应补充放疗
$rT_3 \sim T_4$ 期	精准放疗，联合化疗和分子靶向治疗是否获益需更多研究证实
区域复发	首选手术治疗；无法耐受手术或者手术无法切除的患者可考虑再程放疗；拒绝手术和放疗者可选择化疗、靶向治疗以及免疫治疗
局部和区域复发	因局部病灶切除联合淋巴结清扫创伤大，应选择局部病灶和淋巴结区域放疗
无法实施或患者拒绝再次放疗者	可选择化疗、靶向治疗以及免疫治疗，若患者不耐受或预期预后差（已经出现恶病质、KPS评分＜60分、鼻咽溃疡或者预计生存期＜3个月），不建议积极治疗，应予以支持治疗
复发合并转移	按转移性鼻咽癌治疗，以姑息性化疗为主，参照转移性鼻咽癌予以治疗；仅在转移灶取得良好的控制后才可考虑复发病灶的放疗

治疗原则如下。

（1）多学科、个体化综合治疗。

（2）首选临床试验。

（3）再程放疗：考虑复发病灶照射剂量的同时，严格限制周围重要脏器的剂量，IMRT是复发鼻咽癌放疗的主要放疗技术；在保证治疗效果的同时，应尽量减少晚期并发症。

再程放疗靶区勾画：复发鼻咽癌的PTV可直接由GTV外扩，也可由GTV外扩成CTV，再外扩2～3mm得到PTV，具体问题需具体分析。另外，复发鼻咽癌均不行淋巴引流区预防性照射，区域复发仅照射转移淋巴结所在区域（表2-2-10）。

表2-2-10 复发鼻咽癌再程IMRT的靶区勾画经验

相应参考文献编号	GTV	CTV	GTV-P	CTV-P
[16]	影像学上肿瘤大小	MRI或PET/CT与CT融合图像上的肿瘤	MRI图像上肿瘤大小	影像学上肿瘤大小
[17]	GTV外扩1.0～1.5cm，邻近颅内或脊髓处外扩至少3mm	–	GTV外扩5～10mm	GTV外扩3～5mm
[18]	GTV外扩2～3mm	GTV外扩10mm，与重要神经结构密切相邻时可采用更窄边界（至少2mm）	GTV外扩5mm	–
[19]	GTV外扩2～3mm	–	GTV外扩5mm	CTV外扩3～5mm

注：GTV-P和CTV-P分别为在GTV和CTV基础上外扩一定安全范围以保证照射剂量的PTV。

放射剂量及分割方式：在保证重要危及器官耐受剂量的情况下，照射总剂量可考虑予以60Gy或BED_{10}（按肿瘤的α/β等于10时计算的BED）＞60Gy，过高照射剂量明显增加鼻咽黏膜坏死风险及晚期并发症的发生率。分割方式以常规分割为主，超分割放疗以临床试验为主。正常组织耐受剂量见表2-2-11。

表 2-2-11　复发鼻咽癌再程放疗的正常组织耐受剂量

相应参考文献编号	复发鼻咽癌再程放疗的危及器官限量经验
[16]	危及器官的 33% 体积照射剂量(D_{33})限制在 5 年内严重并发症 5%($TD_{5/5}$)耐受剂量的一半以下
[17]	关键危及器官(主要神经结构)剂量限制采取终身累积剂量限制,即允许终身累积剂量不超过单程最大耐受剂量的 130%
[19]	再程放疗时脑干和脊髓的最大耐受剂量分别为 40Gy 和 30Gy,其他危及器官限量要求为最大耐受剂量($TD_{5/5}$)减去 30% 首次照射剂量,公式为:$TD_{5/5}$ − 0.3× 首次照射剂量

再程放疗主要并发症：在复发鼻咽癌 IMRT 再程治疗中，死于晚期并发症的患者占死亡人数的34.7%～69.2%，因此在保证疗效的同时，应尽可能减少晚期并发症（表 2-2-12）。

表 2-2-12　再程放疗远期并发症

并发症	发生率 /%
黏膜坏死 / 溃疡	15.7 ～ 50.8
颞叶坏死	7.0 ～ 24.3
脑神经麻痹	9.6 ～ 27.0
张口困难	8.6 ～ 23.4
鼻咽大出血	11.1 ～ 30.0

（4）手术治疗。
（5）联合靶向治疗（见循证医学 7）。
（6）免疫治疗（见循证医学 8）。
（7）预后风险因子（见循证医学 9）。

七、循证医学证据

1. **鼻咽癌淋巴结转移规律**　遵循自上而下逐渐减少跳跃式转移率低的规律（表 2-2-13）。

表 2-2-13　鼻咽癌淋巴结转移规律

相应参考文献编号	研究描述	研究结果
[20]	根据 RTOG 2013 新分区,分析了 3 100 例初治鼻咽癌淋巴结转移规律	①最容易受侵区域:咽后淋巴结(Ⅶa、Ⅶb)、Ⅱ区 ②容易受侵:Ⅲ、Ⅴ、Ⅳ区 ③很少受侵:腮腺淋巴结区(Ⅷ)、Ⅰb 区 ④未受侵:Ⅰa、Ⅵ区
[21]	分析了 709 例鼻咽癌 MRI 淋巴结转移特点	淋巴结转移率最高的前 4 位淋巴结引流区域分别为Ⅱb 区、咽后淋巴结(Ⅶa)、Ⅱa 区及Ⅲ区

2. **EB 病毒与鼻咽癌诊治的研究进展**　见表 2-2-14。

表 2-2-14　EB 病毒与鼻咽癌诊治的相关临床研究进展

相应参考文献编号	研究描述	研究结果及结论
[22]	调强放射治疗后外周 EB 病毒 DNA 滴度对于无远处转移鼻咽癌患者预后的影响的一项前瞻性研究，共纳入 518 例完成调强放射治疗的鼻咽癌患者	放疗后 8 周、6 个月的外周血 EB 病毒 DNA 水平有很好的预后价值，对于持续 EB 病毒 DNA 阳性的高危患者，可考虑给予辅助化疗或免疫治疗等强化治疗来改善预后
[23]	调强放疗结束时的外周血 EB 病毒 DNA 和预后的关系的一项回顾性研究	放疗结束时 EB 病毒 DNA 阴性、阳性者的 5 年生存率、无病生存率有显著差异（5 年生存率：83.1% vs. 50.3%，$P < 0.001$；5 年无病生存率：81.5% vs. 49.3%，$P < 0.001$），因此在调强放疗结束时检测外周血 EB 病毒 DNA，有很好的预后价值

综上所述，建议放疗结束时检测 EBV DNA 水平，也许可作为筛选高危患者、给予强化治疗的方法。

3. **同步放化疗治疗局部晚期鼻咽癌的主要临床试验**　见表 2-2-15。

表 2-2-15　同步放化疗治疗局部晚期鼻咽癌的主要临床试验

相应参考文献编号	例数 / 例	试验组	对照组	CRT	RT	P
				无病生存率 /%/ 生存率 /%		
[25]	150	70Gy 联合顺铂 + 3 周期顺铂 /5- 氟尿嘧啶	70Gy	58/67	29/37	< 0.001/0.005
[26]	221	70Gy 联合顺铂 + 3 周期顺铂 /5- 氟尿嘧啶	70Gy	72（3 年）/80（3 年）	53（3 年）/65	0.01/0.01
[27]	284	70 ~ 74Gy 联合顺铂	70 ~ 74Gy	72/72	53/53	0.001 2/0.002 2
[28]	348	66Gy 联合顺铂 + 3 周期顺铂 /5- 氟尿嘧啶	66Gy	72/78	62/54	0.027/0.97
[29]	115	70 ~ 74Gy + 10Gy 加强联合奥沙利铂	70 ~ 74Gy + 10Gy	96（2 年）/100	83（2 年）/77	0.02/0.01
[30]	350	66Gy + 10 ~ 20Gy 加强联合奥沙利铂	70 ~ 74Gy + 10Gy	60/70	52/78	NS/0.065
[31]	506	60 ~ 66Gy 联合顺铂 + 3 周期顺铂 /5- 氟尿嘧啶	60 ~ 66Gy 联合顺铂	86（2 年）/NA	84（2 年）/NA	NS/0.13

注：NA. 文中未提及；CRT. 放化疗；RT. 放疗；NS. 无意义。

根据上述临床试验可得出，对于无远处转移晚期鼻咽癌患者（分期为 T_1，$N_1 \sim N_3$，M_0 以及 $T_2 \sim T_4$，任何 N），同步放化疗已成为标准治疗模式。

4. **诱导化疗治疗局部晚期鼻咽癌的主要临床试验**　见表 2-2-16。

表 2-2-16　诱导化疗治疗局部晚期鼻咽癌的主要临床试验

相应参考文献编号	例数 / 例	试验组	对照组	试验组	对照组	P
				无病生存率 /%/ 生存率 /%		
[32]	65	2 周期多西他赛 + 顺铂，之后 70Gy 联合顺铂	70Gy 联合顺铂	59.5（3 年）/94.1（3 年）	88.2（3 年）/67.7（3 年）	0.12/0.012

续表

相应参考文献编号	例数 / 例	试验组	对照组	试验组	对照组	P
				无病生存率 /%/ 生存率 /%		
[33]	338	2周期顺铂/5-氟尿嘧啶，之后 70Gy 联合顺铂 / 5-氟尿嘧啶 + 4 周期顺铂 /5-FU	70Gy 联合顺铂 /5-氟尿嘧啶 + 4 周期顺铂 / 5-氟尿嘧啶	82.5（3 年）/ 94.5（3 年）	78.5（3 年）/95.5（3 年）	0.16/0.54
[34]	477	3 周期每三周多西他赛 / 顺铂 /5-氟尿嘧啶，之后 ≥ 66Gy IMRT 联合每 3 周一次顺铂	≥ 66Gy IMRT 联合每 3 周一次 100mg/m² 顺铂	80（3 年）/NA	72（3 年）/NA	0.034/NA
[35]	476	2 周期每 3 周顺铂 /5-氟尿嘧啶，之后 ≥ 66Gy 联合每 3 周一次顺铂	≥ 66Gy IMRT 联合每 3 周一次 80mg/m² 顺铂	82（3 年）/88.2（3 年）	74.1（3 年）/88.5（3 年）	0.028/NS
[36]	480	3 周期每 3 周吉西他滨 + 顺铂，之后 IMRT 联合每 3 周一次顺铂	IMRT 联合每 3 周一次 100mg/m² 顺铂	85.3（3 年）/ 94.3（3 年）	76.5（3 年）/90.3（3 年）	0.001/NS

注：NA. 文中未提及；NS. 无意义；CRT. 放化疗；RT. 放疗。

综上所述，诱导化疗后同步放化疗目前作为鼻咽癌的标准治疗方案也逐渐被认同，NCCN 指南已列为 2A 类证据。

5. CTV 是否包括Ⅰb 区　相关研究见表 2-2-17。

表 2-2-17　CTV 是否包括Ⅰb 区的相关研究

相应参考文献编号	研究描述	研究结果	研究结论
[37]	回顾性分析 1 438 例鼻咽癌患者的临床资料，多因素分析显示，口咽侵犯、Ⅱa 区淋巴结直径 ≥ 20mm 或有包膜外侵是预测Ⅰb 区淋巴结转移的独立预后因素，而在淋巴结阳性患者中，口咽侵犯、Ⅱa 区淋巴结直径 ≥ 20mm 或有包膜外侵、双侧淋巴结阳性是影响Ⅰb 区淋巴结转移的独立预后因素。因此作者将这些患者称为高危组	低危组（n = 904）中，722 例未照射Ⅰb 区，182 例照射Ⅰb 区，Ⅰb 区复发均为 0 例；高危组（n = 534）中，233 例未照射Ⅰb 区，Ⅰb 区复发为 0 例，301 例照射Ⅰb 区，Ⅰb 区复发例数：2 例野内，1 例野外	预防性照射对于局部复发率无生存获益
[38]	回顾性分析 532 例鼻咽癌患者的临床资料，通过多因素分析得出，Ⅱa 区淋巴结直径 ≥ 20mm 或有包膜外侵、双侧淋巴结阳性是影响Ⅰb 区淋巴结转移的独立预后因素。因此作者将这些患者称为高危组，其余患者为低危组	低危组（n = 283）中，212 例未照射Ⅰb 区，复发例数：2 例野内，1 例在Ⅰb 区；71 例照射Ⅰb 区，复发 1 例，复发部位在Ⅴb 区；高危组（n = 249）中，84 例未照射Ⅰb 区，复发 1 例，复发部位在Ⅱb 区；165 例照射Ⅰb 区，复发 17 例，复发部位均在野内。低危组、高危组中是否照射Ⅰb 区的局部控制率、DMFS 及 OS 差异均无统计学意义	无论是否具有Ⅰb 区淋巴结转移高危因素，有无接受预防性照射的患者预后差异无统计学意义

专家共识：鼻咽癌淋巴结预防照射原则上不要求包括Ⅰb 区淋巴结，但是存在以下情况时，应列入照射范围：①Ⅰb 区有转移性淋巴结，或该区阳性淋巴结切除术后；②Ⅱa 区转移性淋巴结直径 ≥ 3cm 或包膜外侵；③同侧全颈多个区域（≥ 4 个区域）有转移淋巴结；④鼻咽肿瘤侵犯鼻腔 ≥ 后 1/3、软硬

腭、齿槽等。

综上所述，考虑到Ⅰb区淋巴结阴性的鼻咽癌患者，无论是否具有高危因素，出现Ⅰb区淋巴结复发的概率均较低，预防性照射没有生存获益；因此，是否行Ⅰb区淋巴引流区照射，各单位自行参考决定。

6. 鼻咽癌诱导化疗后的靶区勾画

（1）支持按照诱导化疗后的肿瘤体积勾画靶区（表2-2-18）。

表2-2-18　鼻咽癌诱导化疗后的靶区勾画推荐

相应参考文献编号	研究描述	研究结果	研究结论
[39]	前瞻性研究2009年1月至2014年4月的103例无转移性鼻咽癌患者，先诱导化疗（TPF方案）2周后行IMRT，辅助化疗（TPF方案）。GTVp：咽后淋巴结和腔内病变根据诱导化疗后体积，侵及的其他结构（如翼腭窝等）根据化疗前体积勾画；GTVn：根据诱导化疗后影像学勾画	诱导化疗后客观有效率（CR + PR）为88.3%，11.7%为疾病稳定率；局部复发10例，区域复发10例，远处转移15例；3年局部无失败生存率为91.9%，区域无复发生存率为97%，无远处转移生存率为89.9%，生存率为89.2%	按照缩小后的GTV勾画靶区，保证肿瘤足够的剂量，同时避免和降低周围正常组织过度损害的风险
[40]	比较诱导化疗前后靶区勾画的多中心、前瞻性、随机对照临床试验：212例Ⅲ～Ⅳb期鼻咽癌患者随机分配到A组（以诱导化疗前体积勾画靶区）和B组（以诱导化疗后体积勾画靶区）；所有患者接受TP或PF诱导化疗和同步放化疗（顺铂每周方案），中位随访时间35个月	两组疗效在鼻咽部CR的差异：P = 0.907，颈部淋巴结CR的差异：P = 0.137，鼻咽 + 淋巴结CR的差异：P = 0.499；两组1、2、3年生存率、无进展生存率、无远处转移生存率差异均无统计学意义	诱导化疗后缩小IMRT靶区体积不会降低局部晚期鼻咽癌的局部控制率和生存率，但是会减少正常组织所照射的质量，使得生活质量评分提高
[41]	前瞻性研究112例局部晚期鼻咽癌患者，所有患者均接受2周期诱导化疗和同步放化疗；诱导化疗包括2个方案：方案A为顺铂 + 5-氟尿嘧啶，方案B为卡铂 + 紫杉醇。按诱导化疗后原发肿瘤及受累淋巴结缩小体积勾画靶区，骨性结构除外	诱导化疗后中位肿瘤缩小体积GTVnx为15.38cm^3，GTVnd（左侧）为5.15cm^3，GTVnd（右侧）为5.26cm^3，10年无局部区域复发时间、DMFS、生存率分别为89.0%、83.3%、75.9%	对于局部晚期鼻咽癌患者，按照诱导化疗后缩小的GTV勾画靶区不会降低局部控制率，而且晚期不良反应更轻

（2）支持按照诱导化疗前的肿瘤体积勾画靶区：Salama J K等（University of Chicago 2008）关于非鼻咽癌头颈肿瘤的指南推荐：受肿瘤侵犯的组织即便在诱导化疗后无明显受累，仍应包含在放疗靶区内，且放疗剂量也不根据肿瘤的疗效反应进行调整。

2017鼻咽癌国际临床靶区勾画指南同样推荐：当诱导化疗前的肿瘤体积在接受根治性剂量，且肿瘤周围重要危及器官不超过最高耐受剂量时，无论肿瘤在诱导化疗后是否缩小，都应按诱导化疗前的肿瘤体积来勾画靶区，并且给予足量的照射。

综上所述，关于诱导化疗后的最佳靶区勾画问题，目前存在大量争议。我们建议，如果按照诱导化疗后的肿瘤体积勾画靶区，须注意：①确保CTVp2包括了整个诱导化疗前的肿瘤区域；②若肿瘤在诱导化疗前存在颅底受侵，则诱导化疗后颅底受侵区域仍应包括入靶区且给予根治性剂量；③诱导化疗前软组织若已受累，常会导致危及器官移位，而诱导化疗后若肿瘤缩小，肿瘤周围危及器官会移回原位置，因此诱导化疗后需再次进行CT定位扫描，重新定位危及器官。

7. 鼻咽癌的靶向治疗　鼻咽癌的靶向治疗推荐见表2-2-19。

表 2-2-19 鼻咽癌的靶向治疗推荐

相应参考文献编号	研究描述	研究结果
[43]	一项多中心、开放、单臂Ⅱ期研究，评价抗 *EGFR* 单克隆抗体西妥昔单抗联合卡铂治疗 60 例既往以铂类为基础化疗方案治疗失败的复发 / 转移鼻咽癌患者的疗效和安全性	11.7% 患者达到 PR，48.3% 为 SD，38.3% 出现 PD，ORR 为 11.7%，中位 PFS 为 81d，中位 OS 为 233d。安全性方面，31 例(51.7%)患者出现 3 ~ 4 级不良反应，其中 19 例(31.7%)的毒性反应考虑由西妥昔单抗所引起
[44]	一项前瞻性、多中心的Ⅱ期临床试验，探讨 TPF 诱导化疗 + 多西他赛及西妥昔单抗维持治疗 + IMRT 在局部晚期复发鼻咽癌中的疗效。共 33 例患者入组	中位随访时间为 28.5 个月，ORR 为 30.8%，3 年局部控制率为 49.2%。8 例患者出现颞叶坏死，5 例患者因急性或迟发性的治疗相关并发症死亡
[45]	一项多中心的Ⅱ期研究探讨在局部晚期鼻咽癌患者标准放化疗过程中加入抗 *VEGF* 单克隆抗体贝伐珠单抗的疗效及安全性。共入组 46 例ⅡB ~ ⅣB 鼻咽癌患者	中位随访时间为 2.5 年，2 年局部控制率为 83.7%，2 年无远处转移率为 90.8%，2 年无进展生存率为 74.7%，2 年生存率为 90.9%。研究结果发现在标准放化疗过程中加入贝伐珠单抗能够延缓亚临床鼻咽癌的病情进展，且不良反应较小

综上所述，鼻咽癌的靶向治疗主要有 *EGFR* 和 *VEGF* 这 2 个干预靶点，主要应用于复发及转移鼻咽癌患者的治疗，靶向治疗联合放化疗可延缓复发 / 转移鼻咽癌患者的病情进展。

8. **鼻咽癌的免疫治疗** 鼻咽癌的免疫治疗见表 2-2-20。

表 2-2-20 鼻咽癌的免疫治疗

相应参考文献编号	例数 / 例	研究描述	研究结果	研究结论
[46]	44	纳武利尤单抗单药治疗(3mg/kg，每 2 周 1 次)直至疾病进展，其中 61.4% 的患者接受 > 二线化疗	ORR 为 20.5%，1 年生存率为 59%，1 年无进展生存率为 19.3%。中位 OS 为 17.1 个月，中位 PFS 为 2.8 个月	疗效与 *PD-1* 表达无关，但进一步分析提示 *PD-L1* 阳性肿瘤(> 1% 表达)患者的应答比例高于 *PD-L1* 阴性肿瘤患者。同时，纳武利尤单抗的不良反应较轻微
[47]	24	纳武利尤单抗治疗(240mg，每 2 周 1 次)直至疾病进展或毒性不能耐受	ORR 为 20.8%，疾病控制率(ORR + SD)为 45.8%，中位 PFS 为 2.4 个月	免疫治疗表显示出较好疗效，目前研究仍在进行中
[48]	93	33 例患者进行剂量爬坡试验(1mg/kg，3mg/kg，10mg/kg)，60 例患者接受固定剂量扩展研究(200mg，每 2 周 1 次)。在卡瑞利珠单抗联合 GP 方案的研究中，共纳入 23 例既往未接受针对复发或转移治疗的患者，治疗方案为卡瑞利珠单抗(200mg，d1)联合吉西他滨($1g/m^2$，d1，d8)和顺铂($80mg/m^2$)，每 3 周为 1 个周期，共治疗 6 个周期，之后仅给予卡瑞利珠单抗(每 3 周 1 次)维持治疗至疾病进展或不可耐受的毒性或撤回知情同意	91 例患者纳入疗效分析，其中 2 例达到 CR，29 例达到 PR，27 例为 SD，37 例患者出现 PD。ORR 为 34%，中位 PFS 为 5.6 个月，6 个月和 12 个月的无进展生存率分别为 48.2% 和 27.1%。在卡瑞利珠单抗联合 GP 方案的研究中，中位随访时间为 10.2 个月，ORR 达到 91%，中位 PFS 尚未达到，6 个月和 12 个月无进展生存率为 86.4% 和 61.4%	卡瑞利珠单抗在复发 / 转移鼻咽癌患者中，无论单药还是联合化疗，皆有较好的疗效和可控的不良反应。尤其是联合化疗在复发 / 转移鼻咽癌患者的一线治疗中，客观缓解率达 91%
[49]	27	对于既往标准治疗失败的 *PD-L1* 阳性鼻咽癌患者，给予帕博利珠单抗(10mg/kg，每 2 周 1 次)治疗 24 个月或至疾病进展或毒性不可耐受	ORR 为 25.9%，66.7% 患者出现靶病灶缩小，其中 7 例达到 PR，14 例为 SD，中位 PFS 为 6.5 个月，中位 OS 为 16.5 个月	免疫治疗表现出较好疗效，安全性方面，3 ~ 5 级不良事件总体发生率为 29.6%，主要是免疫相关性肝炎与免疫相关性肺炎

综上所述，免疫治疗在复发/转移鼻咽癌患者中表现了较好的疗效，不良反应可耐受，目前卡瑞利珠单抗及特瑞普利单抗已被纳入复发/转移鼻咽癌的一线治疗方案。

9. **复发鼻咽癌的预后风险因子** 新加坡国家癌症中心 Melvin L.K. Chua 团队及中山大学肿瘤防治中心韩非团队通过对558例局部复发鼻咽癌患者的生存预后分析，发现在复发鼻咽癌患者中，肿瘤体积、患者年龄、再程放疗剂量、首程放疗毒性以及复发T分期可作为预测局部复发鼻咽癌再程放疗的预后风险因子。基于以上发现，根据这些预后风险因子建立了一个关于局部复发鼻咽癌再程放疗的预后模型（表2-2-21）。输入患者相关信息后，根据该模型给患者评分，分为低危组和高危组。低危患者预后较好，再程放疗副作用低；高危患者预后较差，再程放疗副作用较大，需考虑联合化疗、靶向治疗或免疫治疗。

表2-2-21 根据预后风险因子预测放射抗拒鼻咽癌患者OS

变量	β量 $HR = \exp(\beta)$	分数
复发年龄	0.020 1	2.0×年龄(年)
复发肿瘤体积	0.014 1	1.4×体积(ml)
首程放疗毒性≥3级	0.639 4	64×(0/1；否=0，是=1)
复发T分期(T_3～T_4)	0.674 4	67×(0/1；0～2=0；3～4=1)
再程放疗剂量(≥68Gy)(每次分割剂量为2Gy)	0.350 6	35×(0/1；<68Gy=0；≥68Gy=1)
总分数及风险分层		
低危	≤252	
高危	>252	

（申良方 杨坤禹 邓佷 刘超 彭纲）

参考文献

[1] SHAO-BO L, YING S, LI-ZHI L, et al. Extension of local disease in nasopharyngeal carcinoma detected by magnetic resonance imaging: Improvement of clinical target volume delineation[J]. Int J Radiat Oncol Biol Phys, 2009, 75(3): 742-750.

[2] 孙颖，马骏，卢泰祥，等. 512例鼻咽癌颈淋巴结转移规律的研究[J]. 癌症，2004, 23(s1): 1523-1527.

[3] NCCN Clinical Practice Guidelines in Oncology: Head and Neck Cancers.(version 2.2022)[EB/OL].[2022-4-26].https://www.nccn.org/professionals/physician_gls/pdf/head-and-neck-chinese.pdf.

[4] LEE A W, NG W T, PAN J J, et al. International guideline for the delineation of the clinical target volumes (CTV) for nasopharyngeal carcinoma[J]. Radiother Oncol, 2017, 126(1): 25-36.

[5] 2010鼻咽癌调强放疗靶区及剂量设计指引专家共识[J]. 中华放射肿瘤学杂志，2011, 20(4): 267-269.

[6] 李晔雄. 肿瘤放射治疗学[M]. 5版. 北京：中国协和医科大学出版社，2018.

[7] 陈晓钟，李金高，林少俊，等. 转移性鼻咽癌治疗专家共识[J]. 中华放射肿瘤学杂志，2018, 27(1): 23-28.

[8] 田允铭，韩非，曾雷，等. 寡转移状态下初治鼻咽癌的预后及治疗模式探讨[J]. 中华放射肿瘤学杂志，2016, 25(11): 1156-1160.

[9] 汪琛，李金高，邹嵩，等. 初治转移性鼻咽癌预后因素及治疗模式探讨[J]. 中山大学学报（医学科学版），2014, 35(6): 880-888.

[10] TIAN YH, ZOU WH, XIAO WW, et al. Oligometastases in AJCC stage IV_c nasopharyngeal carcinoma: A subset with better

overall survival[J]. Head Neck, 2016, 38(8): 1152-1157.
[11] ZOU X, YOU R, LIU H, et al. Establishment and validation of M_1 stage subdivisions for de novo metastatic nasopharyngeal carcinoma to better predict prognosis and guide treatment[J]. Euro J Cancer, 2017, 77: 117-126.
[12] HU SX, HE XH, DONG M, et al. Systemic chemotherapy followed by locoregional definitive intensity-modulated radiation therapy yields prolonged survival in nasopharyngeal carcinoma patients with distant metastasis at initial diagnosis[J]. Med Oncol, 2015, 32(9): 224.
[13] MA J, WEN Z S, LIN P, et al. The results and prognosis of different treatment modalities for solitary metastatic lung tumor from nasopharyngeal carcinoma: A retrospective study of 105 cases[J]. Chin J Cancer, 2010, 29(9): 787-795.
[14] JIN Y, CAI Y C, CAO Y, et al. Radiofrequency ablation combined with systemic chemotherapy in nasopharyngeal carcinoma liver metastases improves response to treatment and survival outcomes[J]. J Surg Oncol, 2012, 106(3): 322-326.
[15] 中国抗癌协会鼻咽癌专业委员会，林少俊，陈晓钟，等. 复发鼻咽癌治疗专家共识 [J]. 中华放射肿瘤学杂志，2018, 27(1): 16-22.
[16] HAN F, ZHAO C, HUANG SM, et al. Long-term outcomes and prognostic factors of re-irradiation for locally recurrent nasopharyngeal carcinoma using intensity-modulated radiotherapy[J]. ClinOncol, 2012, 24(8): 569-576.
[17] CHAO O S H, SZE H C K, LEE M C H, et al. Reirradiation with intensity-modulated radiotherapy for locally recurrent T_3 to T_4 nasopharyngeal carcinoma[J]. Head Neck, 2017, 39(3): 533-540.
[18] KARAM I, HUANG S H, MCNIVEN A, et al. Outcomes after reirradiation for recurrent nasopharyngeal carcinoma:North American experience[J]. Head Neck, 2016, 38(S1): E1102-E1109.
[19] KONG L, WANG L, SHEN C Y, et al. Salvage intensity-modulated radiation therapy（IMRT）for locally recurrent nasopharyngeal cancer after definitive IMRT: A novel scenario of the modern era [J]. Sci Rep, 2016, 6: 32883.
[20] WANG X, HU C, YING H, et al. Patterns of lymph node metastasis from nasopharyngeal carcinoma based on the 2013 updated consensus guidelines for neck node level[J]. Radiother Oncol, 2015, 115(1): 41-45.
[21] 蒋朝阳，王娟，张俊，等. 709 例鼻咽癌颈部各区淋巴结转移的相关性关系 [J]. 中国癌症杂志，2021, 31(7): 629-634.
[22] KWONG, DLW L T, CHOI C W, et al. 5-Year results of the prognostic roles of serial post-intensity-modulated radiation therapy undetectable plasma EBV DNA for Non-metastatic Nasopharyngeal Carcinoma[C]. 2018 ASTRO annual meeting, USA, 2018.
[23] LIANG S B, ZHANG N, CHEN D M, et al. Prognostic value of gross tumor regression and plasma Epstein Barr Virus DNA levels at the end of intensity-modulated radiation therapy in patients with nasopharyngeal carcinoma[J]. Radiother Oncol, 2019, 132: 223-229.
[24] OZYIGIT G. US radiation oncology, a case-based review, 2019[M]. Gewerbestrasse: Springer Nature Switzerland AG,2019.
[25] AL-SARRAF M, LEBLANC M, GIRI P G, et al. Chemoradiotherapy versus radiotherapy in patients with advanced nasopharyngeal cancer: phase Ⅲ randomized Intergroup study 0099[J]. J Clin Oncol, 1998, 16(4): 1310-1317.
[26] WEE J, TAN E H, TAI B C, et al. Randomized trial of radiotherapy versus concurrent chemoradiotherapy followed by adjuvant chemotherapy in patients with American Joint Committee on Cancer/International Union against cancer stage Ⅲ and Ⅳ nasopharyngeal cancer of the endemic variety[J]. J Clin Oncol, 2005, 23(27): 6730-6738.
[27] LIN J C, JAN J S, HSU C Y, et al. Phase Ⅲ study of concurrent chemoradiotherapy versus radiotherapy alone for advanced nasopharyngeal carcinoma: positive effect on overall and progression-free survival[J]. J Clin Oncol, 2003, 21(4): 631-637.
[28] LEE A W, TUNG S Y, CHUA D T, et al. Randomized trial of radiotherapy plus concurrent-adjuvant chemotherapy vs radiotherapy alone for regionally advanced nasopharyngeal carcinoma[J]. J Natl Cancer Inst, 2010, 102(15): 1188-1198.
[29] LI Z, CHONG Z, PEI-JIAN P, et al. Phase Ⅲ study comparing standard radiotherapy with or without weekly oxaliplatin in treatment of locoregionally advanced nasopharyngeal carcinoma: preliminary results[J]. J Clin Oncol, 2005, 23(33): 8461-8468.

[30] CHAN A T C, LEUNG S F, NGAN R K C, et al. Overall survival after concurrent cisplatin-radiotherapy compared with radiotherapy alone in locoregionally advanced nasopharyngeal carcinoma[J]. J Natl Cancer Inst, 2005, 97(7): 536-539.

[31] CHEN L, HU C S, CHEN X Z, et al. Concurrent chemoradiotherapy plus adjuvant chemotherapy versus concurrent chemoradiotherapy alone in patients with locoregionally advanced nasopharyngeal carcinoma: A phase 3 multicentre randomised controlled trial[J]. Lancet Oncol, 2012, 13(2): 163-171.

[32] HUI E P, MA B B, LEUNG S F, et al. Randomized phase Ⅱ trial of concurrent cisplatin-radiotherapy with or without neoadjuvant docetaxel and cisplatin in advanced nasopharyngeal carcinoma[J]. J Clin Oncol, 2009, 27(2): 242-249.

[33] XU T, HU C, ZHU G, et al. Preliminary results of a phase Ⅲ randomized study comparing chemotherapy neoadjuvantly or concurrently with radiotherapy for locoregionally advanced nasopharyngeal carcinoma[J]. Med Oncol, 2012, 29(1): 272-278.

[34] SUN Y, LI W F, CHEN N Y, et al. Induction chemotherapy plus concurrent chemoradiotherapy versus concurrent chemoradiotherapy alone in locoregionally advanced nasopharyngeal carcinoma: A phase 3, multicentre, randomised controlled trial[J]. Lancet Oncol, 2016, 17(11): 1509-1520.

[35] CAO S M, YANG Q, GUO L, et al. Neoadjuvant chemotherapy followed by concurrent chemoradiotherapy versus concurrent chemoradiotherapy alone in locoregionally advanced nasopharyngeal carcinoma: A phase Ⅲ multicentre randomised controlled trial[J]. Eur J Cancer, 2017, 7514-7523.

[36] ZHANG Y, CHEN L, HU G-Q, et al. Gemcitabine and cisplatin induction chemotherapy in nasopharyngeal carcinoma[J]. N Engl J Med, 2019, 281(12): 1124-1135.

[37] ZHANG F, CHENG Y K, LI W F, et al. Investigation of the feasibility of elective irradiation to neck level $Ⅰ_b$ using intensity-modulated radiotherapy for patients with nasopharyngeal carcinoma: a retrospective analysis[J]. BMC Cancer, 2015, 15(1): 1-10.

[38] OU X, MIAO Y, WANG X, et al. The feasibility analysis of omission of elective irradiation to level $Ⅰ_b$ lymph nodes in low-risk nasopharyngeal carcinoma based on the 2013 updated consensus guideline for neck nodal levels [J]. Radiat Oncol, 2017. 12(1): 137.

[39] XUE F, HU C, HE X. Induction chemotherapy followed by intensity-modulated radiotherapy with reduced gross tumor volume delineation for stage $T_{3\sim4}$ nasopharyngeal carcinoma[J]. Onco Targets Ther, 2017, 10: 3329-3336.

[40] YANG H, CHEN X, LIN S, et al. Treatment outcomes after reduction of the target volume of intensity-modulated radiotherapy following induction chemotherapy in patients with locoregionally advanced nasopharyngeal carcinoma: A prospective, multi-center, randomized clinical trial[J]. Radiother Oncol, 2018, 126(1): 37-42.

[41] ZHAO C, MIAO J J, HUA Y J, et al. Locoregional control and mild late toxicity after reducing target volumes and radiation doses in patients with locoregionally advanced nasopharyngeal carcinoma treated with induction chemotherapy (IC) followed by concurrent chemoradiotherapy: 10-year results of a phase 2 study[J]. Int J Radiat Oncol Biol Phys, 2019,104(4): 836-844.

[42] SALAMA J K, HADDAD R I, KIES M S, et al. Clinical practice guidance for radiotherapy planning after induction chemotherapy in locoregionally advanced head-and-neck cancer[J]. Int J Radiat Oncol Biol Phys, 2009, 75(3): 725-733.

[43] CHAN A T, HSU M M, GOH B C, et al. Multicenter, phase Ⅱ study of cetuximab in combination with carboplatin in patients with recurrent or metastatic nasopharyngeal carcinoma[J]. J Clin Oncol, 2005, 23(15): 3568-3576.

[44] NG W T, NGAN R K C, KWONG D L W, et al. Prospective, multicenter, phase 2 trial of induction chemotherapy followed by bio-chemoradiotherapy for locally advanced recurrent nasopharyngeal carcinoma[J]. Int J Radiat Oncol Bio Phys, 2018, 100(3): 630-638.

[45] LEE N Y, ZHANG Q, PFISTER D G, et al. Addition of bevacizumab to standard chemoradiation for locoregionally advanced nasopharyngeal carcinoma (RTOG 0615): A phase 2 multi-institutional trial[J]. Lancet Oncol, 2012, 13(2): 172-180.

[46] MA B, LIM W T, GOH B C, et al. Antitumor activity of nivolumab in recurrent and metastatic nasopharyngeal carcinoma:

An international, multicenter study of the mayo clinic phase 2 consortium (NCI-9742) [J]. J Clin Oncol, 2018, 36(14): 1412-1418.
[47] JEAN-PIERRE D, ANTOINE H, J. P. D B, et al. An open-label, multicohort, phase Ⅰ / Ⅱ study to evaluate nivolumab in patients with virus-associated tumors (CheckMate 358): Efficacy and safety in recurrent or metastatic (R/M) nasopharyngeal carcinoma (NPC)[J]. J Clin Oncol, 2017, 35(15): 6025.
[48] FANG W F, YANG Y P, MA Y X, et al. Camrelizumab (SHR-1210) alone or in combination with gemcitabine plus cisplatin for nasopharyngeal carcinoma: Results from two single-arm, phase 1 trials[J]. Lancet Oncol, 2018, 19(10): 1338-1350.
[49] HSU C, LEE S H, EJADI S, et al. Safety and antitumor activity of pembrolizumab in patients with programmed death-ligand 1–positive nasopharyngeal Carcinoma: Results of the KEYNOTE-028 Study[J]. J Clin Oncol, 2017, 35(36): 4050-4056.

第三节 鼻窦癌

一、解剖及淋巴引流规律

1. 鼻腔与鼻窦解剖关系密切，鼻腔由鼻前庭、鼻甲、鼻道组成，鼻窦分为筛窦、上颌窦、蝶窦、额窦。

2. 鼻窦解剖学结构　见表 2-3-1。

表 2-3-1　鼻窦的解剖学结构

结构	具体描述
鼻腔 鼻腔壁	上窄下宽的锥形结构 颅底（上壁），硬腭（下壁），鼻中隔（内壁），鼻甲突起（外侧壁）
鼻腔亚结构	前庭，外侧壁，鼻底，鼻甲，鼻中隔
上颌窦 上颌窦壁	上颌骨内，最大的一对鼻窦 鼻腔外侧壁（内壁），犬齿窝（前壁），眼眶底壁（顶壁），硬腭和上颌骨牙槽突（底壁），翼腭窝（后壁），颞下窝（外壁）
筛窦	鼻腔上部和两眶间的筛骨迷路内
蝶窦 相邻结构	蝶骨体内 鼻咽（前下方），筛窦（前方），视交叉和垂体（上方），颈内动脉及海绵窦（内侧）
额窦	额骨下方

3. Öhngren 线通过连接内眦和下颌角，将上颌窦分为上后内部分和下前外部分；上后内侧肿瘤疗效较差。

4. 淋巴引流

（1）鼻腔的淋巴引流：鼻腔引流管丰富；呼吸部相对稀疏，其前部引流管与鼻前庭吻合，从而引流至颌下淋巴结，后部引流至咽后淋巴结和颈深上淋巴结；嗅部淋巴引流至咽后淋巴结。

（2）上颌窦的淋巴引流：引流至Ⅱ区淋巴结。

（3）筛窦的淋巴引流：前组引流至颌下淋巴结，后组引流至咽后淋巴结。

（4）蝶窦的淋巴引流：引流至咽后淋巴结。

（5）额窦的淋巴引流：引流至颌下淋巴结。

二、生物学行为及病理特点

最常见的是鳞状细胞癌，约占鼻腔、鼻窦肿瘤的 50%。

其他类型：腺癌、腺样囊性癌、黏液表皮样癌、神经内分泌肿瘤（鼻腔神经胶质瘤、鼻窦未分化癌（sinonasal undifferentiated carcinoma，SNUC）/ 鼻窦神经内分泌癌 / 小细胞）、淋巴瘤、黑色素瘤及肉瘤也可见。

三、放疗前检查

1. 病史及详细体格检查。

2. **实验室检查** 根据肿瘤侵及范围可考虑予以垂体激素水平以及甲状腺功能检测。

3. **镜检** 鼻内镜、纤维鼻镜。

4. **影像学检查** 鼻腔颈部平扫增强 CT/MRI，胸部 X 线片或胸部 CT，颈部腹部超声，骨扫描，Ⅲ / Ⅳ期考虑行 PET/CT。

5. **病理活检** 治疗前必须取得组织学病理或细胞学证实。

四、临床分期

本指南采用 AJCC TNM 分期系统（第 8 版），具体定义见表 2-3-2。

表 2-3-2 鼻窦癌的 TNM 分期（AJCC 第 8 版）

鼻窦癌	
原发肿瘤（T）	
上颌窦癌	
T_x	原发肿瘤不能评估
T_{is}	原位癌
T_1	肿瘤局限于黏膜，无骨侵犯或破坏
T_2	肿瘤侵蚀或破坏骨质，包括硬腭和 / 或中鼻道，不包括上颌窦后壁和翼状板
T_3	肿瘤侵犯下列任何结构：上颌窦后壁、皮下组织、眶底或眶内壁、翼腭窝、筛窦
T_{4a}	肿瘤侵犯眶前内容物、颊部皮肤、翼状板、颞下窝、筛板、蝶窦或额窦
T_{4b}	肿瘤侵犯眶尖、硬脑膜、脑、颅中窝、脑神经（V2 除外）、鼻咽或斜坡
鼻腔和筛窦癌	
T_x	原发肿瘤不能评估
T_{is}	原位癌
T_1	肿瘤局限在鼻腔或筛窦的一个亚区，有 / 无骨侵犯
T_2	肿瘤侵犯一个区域内两个亚区或侵犯至鼻窦复合体一个相邻区域，有 / 无骨侵犯
T_3	肿瘤侵犯眶内壁或眶底、上颌窦、上腭或筛板
T_{4a}	肿瘤侵犯眶前内容物、鼻或颊部皮肤、颅前窝轻微侵犯、翼状板、蝶窦或额窦
T_{4b}	肿瘤侵犯眶尖、硬脑膜、脑、颅中窝、脑神经（V2 除外）、鼻咽或斜坡
区域淋巴结（N）	
N_x	区域淋巴结不能评估
N_0	无区域淋巴结转移

续表

鼻窦癌	
N_1	同侧单个淋巴结转移，最大径≤ 3cm，ENE（ − ）
N_2	
N_{2a}	同侧单个淋巴结转移，最大径＞ 3cm 但≤ 6cm，和 ENE（ − ）
N_{2b}	同侧多个淋巴结转移，最大径均≤ 6cm，和 ENE（ − ）
N_{2c}	双侧或对侧淋巴结转移，最大径均≤ 6cm，和 ENE（ − ）
N_3	
N_{3a}	淋巴结转移，最大径＞ 6cm，ENE（ − ）
N_{3b}	淋巴结任何大小，并有任何包膜侵犯（ENE ＋）
远处转移（M）	
M 类型	M 标准
M_0	无远处转移
M_1	有远处转移

鼻窦癌分期					
	N_0	N_1	N_2	N_3	M_1
T_1	Ⅰ	Ⅲ	ⅣA	ⅣB	ⅣC
T_2	Ⅱ	Ⅲ	ⅣA	ⅣB	ⅣC
T_3	Ⅲ	Ⅲ	ⅣA	ⅣB	ⅣC
T_{4a}	ⅣA	ⅣA	ⅣA	ⅣB	ⅣC
T_{4b}	ⅣB	ⅣB	ⅣB	ⅣB	ⅣC

注：ENE. extranodal extension，淋巴结包膜外侵犯。

五、治疗原则

1. **初治的鼻窦癌治疗** 根据 2021 年《NCCN 肿瘤学临床实践指南：头颈部肿瘤》以及参考《肿瘤放射治疗手册》，治疗原则推荐如下（表 2-3-3）（鼻窦癌的治疗与失败模式参考循证医学证据 1、2）。

表 2-3-3 鼻窦癌的治疗原则

肿瘤类型	分期	推荐治疗
上颌窦癌	$T_1 \sim T_2$，N_0	手术切除→手术安全界不够、神经周围、血管或淋巴管浸润以及腺样囊性癌需行术后放疗；切缘阳性需重新切除（条件允许的情况下）→术后放疗
	$T_3 \sim T_4$，N_0，M_0	可切除：手术切除→术后放疗或放化疗 不可切除或无法手术：根治性放疗或放化疗
	$T_1 \sim T_4$，N_+，M_0	手术切除＋淋巴结清扫→术后放疗或放化疗或选择根治性放化疗
鼻腔和筛窦癌	$T_1 \sim T_2$，N_0，M_0	首选手术切除→切缘阳性或有颅内侵犯选择术后放疗，或选择根治性放疗
	$T_3 \sim T_{4a}$，N_0，M_0	可切除：首选手术切除→术后放疗；或选择全身治疗 不可切除或无法手术：同步全身治疗 / 放疗 或全身治疗
	$T_1 \sim T_{4a}$，N_+，M_0	手术切除＋淋巴结清扫→术后放疗或放化疗 或选择根治性放化疗

续表

肿瘤类型	分期	推荐治疗
鼻腔和筛窦癌	T_{4b}, N_0 ~ N_3, M_0 或 不可切除的淋巴结 或 不适合手术	首选临床试验 PS 0 ~ 1:同步全身治疗 / 放疗或诱导全身治疗后进行放疗或全身治疗 / 放疗 PS 2:放疗或同步全身治疗 / 放疗 PS 3:姑息性放疗或单药全身治疗或最佳支持治疗
	M_1	首选临床试验;根据原发部位考虑局部治疗:根据患者 PS 评分评估予以联合全身治疗 / 单药全身治疗或手术或放疗 / 全身治疗或放疗 / 最佳支持治疗 ± 姑息性放疗或姑息性手术
鼻腔鼻窦未分化癌 / 神经内分泌癌 / 小细胞癌		包括化疗以及上述的治疗方案

（1）放射治疗、手术、化疗的综合治疗：是目前最常用且最有效的治疗方法。

（2）手术治疗。

（3）根治性放疗：①分化差的肿瘤；②早期病变，可替代手术，尤其是针对自身合并症等原因无法手术治疗的患者（见循证医学证据 3）。

（4）姑息性放疗：局部晚期（如 T_{4b}）或远处转移的患者，伴有明显症状（如局部疼痛、脑神经受累、肿瘤堵塞食管引起吞咽困难），在能耐受放疗且无明显放疗禁忌的情况下，放疗可作为姑息性治疗以缓解局部症状。

（5）术前放疗：除分化差的肿瘤外，有手术指征的患者均可行术前放疗，有助于缩小肿瘤体积、提高手术切除率以及保全器官功能。

（6）术后放疗：为了提高局部控制率、降低远处转移率，符合以下适应证的患者可采取术后放疗：①因大出血或肿瘤巨大引发呼吸困难的患者先行手术治疗，根据术后情况考虑是否行放疗；②腺样囊性癌因浸润性强，手术难以根治，需术后放疗；③手术切缘阳性或安全界不够；④因其他原因先手术治疗的分化差的肿瘤；⑤ T_3、T_4 期以及有淋巴结转移的晚期患者；⑥多次术后复发的内翻性乳头状瘤等；⑦筛窦癌 T_1、T_2 期患者术后均应行放疗（除去高度选择的 T_1 如阴性切缘、中央型、高分化）或直接行根治性放疗；若术后切缘阳性或有颅内侵犯则考虑系统性放化疗；T_3、T_{4a} 期患者术后放疗或术后放化疗或直接系统性放化疗；T_{4b} 期患者行系统性放化疗或放疗；⑧颈部淋巴结的处理（表 2-3-4）。

表 2-3-4　颈部淋巴结的处理原则

颈部淋巴结是否受侵	处理原则
未经颈部治疗的 N_0 期患者,有淋巴结复发高危因素的患者	预防性颈部治疗,主要是选择性的颈部放疗
早期、高分化的鼻窦癌	无须颈部淋巴结处理,包括手术及放疗
T_3 ~ T_4 期局部晚期患者,T_2 期上颌窦鳞癌患者,T_{4b} 期恶性黑色素瘤患者	颈部淋巴结预防性照射
鼻底、齿龈黏膜、硬腭黏膜、鼻咽黏膜等部位受侵	颈部淋巴结预防性照射
有颈部淋巴结转移	手术、放疗、化疗的综合治疗,对原发灶及转移灶同期治疗,相应淋巴引流区放疗
淋巴结包膜侵犯	除上述治疗外,还需同步放化疗
根治性放疗后,原发病灶控制满意,颈部淋巴结残存	可行挽救性手术

（7）术中放疗：①术前评估肿瘤邻近重要器官可能造成切除范围不充分，可考虑术中放疗；②既

往行手术或放疗后复发再次手术者可考虑术中放疗。

（8）化疗：①局部区域晚期鼻窦癌联合同步放化疗；②远处转移和 T_{4b} 期患者姑息性治疗；③术前评估肿瘤范围大，难以手术切除者可考虑诱导化疗；④放疗前的诱导化疗。

（9）靶向治疗：部分鼻腔，鼻窦鳞癌及腺癌存在 *EGFR* 过度表达，目前需要更多临床研究以探究靶向治疗在鼻窦癌中的作用。

2. 复发鼻窦癌的治疗

（1）局部区域及颈部淋巴结复发的患者，若既往未行放化疗则按初治的诊治处理。

（2）复发且不易手术、既往已行放疗的患者若选择再程放疗，需考虑诸多因素，例如初次放疗的剂量、与初次放疗的时间间隔、复发肿瘤的部位与体积、周边危及器官等。勾画靶区和制订放疗计划时，需充分平衡预期的疗效以及毒副作用。

（3）复发患者不建议预防照射，只需包括复发病灶。

六、放疗原则

1. 靶区勾画　见表 2-3-5。

表 2-3-5　鼻窦癌的靶区勾画

肿瘤侵及范围	放射野
肿瘤位于鼻中隔且局限于一侧鼻腔	
未侵及鼻腔外侧壁	双侧鼻腔、筛窦、同侧上颌窦内侧壁
穿透鼻中隔	双侧鼻腔、筛窦、双侧上颌窦内侧壁
肿瘤位于一侧鼻腔	
侵及鼻腔外侧壁或上颌窦、筛窦，或上颌窦肿瘤侵及上述部位时	双侧鼻腔、筛窦、同侧上颌窦
侵及翼板、翼内外肌、鼻腔后 1/3 或鼻咽	双侧鼻腔、筛窦、同侧上颌窦、鼻咽腔
局限于一侧上颌窦，未侵及鼻腔以及筛窦	患侧上颌窦、鼻腔以及筛窦
眼眶受侵	
单一纸样板受侵	外界位于患侧角膜内侧缘
眼眶多壁受侵或肿瘤明显累及眶内	应包括整个眼眶 （根据肿瘤侵犯范围决定是否保护泪腺）
蝶窦、额窦、口腔、颞下窝、颅内、或双侧鼻腔、筛窦、上颌窦受侵	根据肿瘤累及范围相应扩大照射野范围

2. 淋巴引流区照射野　见表 2-3-6。

表 2-3-6　鼻窦癌的淋巴引流区照射野

肿瘤侵及范围	淋巴结照射
早期分化好的鼻腔、鼻窦癌无淋巴结转移	无须颈部淋巴结预防照射
肿瘤分化差、T_3 ~ T_4 期患者	Ⅱ区淋巴结预防照射
病变侵及鼻腔后 1/3	咽后淋巴结及双颈部Ⅱ ~ Ⅲ区淋巴结预防照射
鼻咽受累	咽后淋巴结及双颈部Ⅱ ~ Ⅳ区淋巴结预防照射
有淋巴结转移	转移区域的治疗性照射以及下颈部、锁骨上等淋巴引流区的预防性照射（必要时包括Ⅰ区淋巴引流区）
面部皮肤受累	放射野包括耳前淋巴结、腮腺淋巴结、颊淋巴结

3. **是否保留眼睛** 根据肿瘤侵及范围和患者意愿决定放射野范围。

（1）保留眼睛：在肿瘤受到充分照射的前提下尽可能保护晶状体、角膜以及泪腺。

（2）不保留眶内容：放疗计划制订时尽可能减少角膜剂量，以免发生角膜溃疡，或者延缓发生角膜溃疡的时间。

（3）双侧眼眶受侵：尽可能保护病变较轻一侧的眼睛。

4. **计划及分割方式** 见表 2-3-7。

表 2-3-7 鼻窦癌的放疗处方剂量

	单纯放疗	术前化疗	术后放疗 （建议手术与放疗间隔不超过 6 周）
GTVp 或 GTVtb，GTVnd	60.96Gy（2.12Gy/ 次）至 75.9Gy（1.8 ~ 2.0Gy/ 次），33 次，每周 5 次，每日 1 次	59.36Gy（2.12Gy/ 次）至 64.4Gy（2.3Gy/ 次），28 次，每周 5 次，每日 1 次	63.6Gy（2.12Gy/ 次）至 69Gy（2.3Gy/ 次），30 次，每周 5 次，每日 1 次
PTV60 （肿瘤及受侵淋巴结）	60.06Gy（1.82Gy/ 次）至 66Gy（2.0Gy/ 次），33 次，每周 5 次，每日 1 次	50.96Gy（1.82Gy/ 次）至 60Gy（2.0Gy/ 次），30 次，每周 5 次，每日 1 次	54.6Gy（2.12Gy/ 次）至 60Gy（2.0Gy/ 次），30 次，每周 5 次，每日 1 次。（术后肿瘤残存或切缘阳性时，按根治性放疗处理）
PTV50 （可疑亚临床病灶）	50.96Gy（1.82Gy/ 次），28 次		

七、循证医学证据

1. **鼻窦癌治疗模式** 见表 2-3-8。

表 2-3-8 鼻窦癌治疗模式推荐

相应参考文献编号	研究描述	研究结果	研究结论
[5]	对美国国家癌症数据库 11 160 例鼻腔鼻窦恶性肿瘤患者进行分析，比较鼻腔鼻窦恶性肿瘤的预后	鼻窦癌中最常见的肿瘤部位是鼻腔（49.5%）、上颌窦（30.4%），最常见的病理类型是鳞癌（54.1%）。分析鳞癌患者的 OS，从原发灶分期来看，以 T_1 为参照，T_3、T_4 预后均较差，从淋巴结分期来看，以 N_0 为参照，N_1、$N_{2/3}$ 预后均较差，从手术切缘来看，阳性切缘较阴性来说预后差，从治疗方式来看，以手术作为参照，术后行辅助放疗或辅助放化疗，预后均较好，若单纯行放疗或化疗，预后较差，而根治性放化疗与单纯手术比差异无统计学意义	术后行辅助放疗或辅助放化疗可提高鼻窦癌患者的生存率
[6]	回顾性研究 2000—2011 年 61 例 pT_1 ~ pT_2 鼻腔鼻窦腺癌患者，比较不同治疗方式患者的预后	单独手术治疗组与手术 + 术后放疗组相比，5 年生存率和无复发生存率均差异没有统计学意义，但在分化差的病理类型中，手术 + 放疗显著提高了患者的生存预后	在分化差的病理类型中，术后放疗带来了生存获益
[7]	meta 分析 29 个中心 390 例鼻腔鼻窦未分化癌患者临床数据	单因素分析：单独放疗与手术 + 放疗相比，HR 为 4.86（P = 0.000 12）；单独手术与手术 + 放疗相比，HR 为 3.81（P = 0.004）；多因素分析：单独放疗与手术 + 放疗相比，HR 为 3.97（P = 0.018）；单独手术与手术 + 放疗相比，HR 为 3.92（P = 0.025）	手术 + 放疗优于单纯放疗以及单纯手术治疗
[8]	分析美国国家癌症数据库 2004—2012 年 435 例鼻腔鼻窦未分化癌患者	多因素分析显示手术联合放化疗生存获益最高	术后放化疗提高了鼻窦癌患者的生存率

续表

相应参考文献编号	研究描述	研究结果	研究结论
[9]	回顾性分析46例副鼻窦或鼻腔(上颌窦占67%)的鳞状细胞癌 T_3 ~ T_4 期患者。26%的患者有淋巴结转移的临床证据;80%的患者是Ⅳ期。其中80%的患者诱导化疗是紫杉醇-铂类,或者联合异环磷酰胺或5-氟尿嘧啶,或者紫杉醇-5-氟尿嘧啶	67%的患者至少达到了PR,24%出现PD,9%为SD。52%的患者在诱导化疗后可以进行手术。病情稳定或明显缓解的患者2年生存率为77%,但诱导化疗后仍进展的患者2年生存率为36%	对诱导化疗不敏感的患者可能提示预后较差

综上所述，目前的主要治疗方式包括手术、放疗、化疗以及不同方式结合的综合治疗。多项临床研究发现手术+放疗明显提高了鼻腔、鼻窦癌患者的生存率。我们建议对于手术不易切除的患者，可采用手术加放疗的综合治疗。

2. **鼻窦癌治疗失败模式**　主要临床试验见表2-3-9。

表2-3-9　鼻窦癌治疗失败模式主要临床试验

相应参考文献编号	研究描述	研究结果	研究结论
[10]	研究1998—2012年68例鼻腔鼻窦鳞癌患者的临床资料,分析肿瘤侵犯部位及患者预后	5年生存率及无进展生存率分别为58.1%、52.6%;局部失败23/29(79.3%),单纯局部失败19/29(65.5%)	鼻腔鼻窦鳞癌的手术预后较差,治疗失败的原因主要为局部复发
[11]	回顾性分析1987—2005年的85例鼻窦癌患者的治疗失败模式	中位生存时间为60个月,局部失败率为89%(31/35),仅局部为52%(14/35),多因素分析提示鳞癌以及筛板受侵犯会增加局部复发的可能性,鳞状细胞组织学提示预后较差	辅助放疗后完整的手术切除对于鼻窦癌是有效且安全的治疗方法,治疗失败部位主要为局部
[12]	回顾性分析1976—2003年的127例鼻窦癌患者的特征、治疗及预后	局部失败率为76%(54/71)	尽管在可手术患者中积极手术及放疗联合治疗,局部治疗失败是鼻窦癌患者预后不良的主要因素
[13]	回顾性分析1998—2003年39例鼻窦癌的治疗结局资料	10例复发,复发部位:额叶3例,眼眶2例,上颌骨1例,蝶骨1例,筛板1例,视交叉1例,颞叶脑膜1例	复发部位以鼻窦癌周围邻近结构为主
[14]	回顾性研究2002—2010年50名鼻窦癌病例的失败模式分析	16名患者出现复发,其中11名为局部复发,8例复发部位为上缘及后侧	治疗失败的主要原因为局部复发,以复发部位以邻近结构为主

综上所述，多个中心回顾性分析了鼻窦癌的治疗失败模式，发现鼻窦癌治疗失败的主要原因为局部未控及复发，复发部位以鼻窦癌周围邻近结构为主。

3. **放疗技术的改进对预后的影响**　主要临床试验见表2-3-10。

表 2-3-10 放疗技术的改进对预后影响的主要临床试验

相应参考文献编号	研究描述	研究结果	研究结论
[15]	回顾性分析 68 例鼻腔或者鼻中隔癌患者，47% 受试者接受根治性放疗，19% 受试者接受颈部放疗	5/10 年局部控制率为 86%/76%，无病生存率为 86%/78%，生存率为 82%/62%	放疗能够提高鼻腔癌患者的局部控制率和生存率
[16]	回顾性研究 97 例上颌窦肿瘤患者，36 例患者接受根治性放疗，61 例患者接受手术 + 放疗	所有患者的中位生存时间为 22 个月 (2.4 ~ 35.6 个月)，5 年及 10 年生存率分别为 34% 及 31%，5 年内淋巴结复发率为 12%。没有 N_0 鳞癌患者在接受选择性颈部放疗后出现淋巴结复发	鳞状细胞癌 T_3 ~ T_4 期与初治淋巴结累及和淋巴结复发的高发病率相关。推荐给予鳞癌 T_3 ~ T_4 期患者选择性同侧颈部放疗
[17]	回顾性分析 146 例接受术后放疗的上颌窦肿瘤患者，分为 2 组：第 1 组包括了在 1991 年以前接受治疗的 90 例患者，第 2 组包括了在 1991 年以后接受治疗的 56 例患者。1991 年之后的放疗技术改进包括覆盖有周围神经侵犯患者的颅底，鳞状细胞癌或者未分化癌中的选择性颈部放疗照射以及提高靶区剂量均匀性	两组之间的 5 年生存率 (51% vs. 62%)，无复发生存率，局部区域控制率及无远处转移率均差异无统计学意义，但放疗技术改进组的高危患者的颅底和淋巴结失败率显著降低	放疗技术的改进提高了高危患者的生存率。高龄、需要摘除及切缘阳性是生存率差的独立预测因素。需要摘除提示 LRC 更差
[18]	回顾性分析 220 例鼻窦癌患者，最少随访时间为 4 年	5 年生存率为 40%，局部控制率为 59%，①组织学：腺癌、鳞癌以及未分化癌患者的 5 年生存率分别为 78%、60%、40%；② T 分期：T_1、T_2、T_3、T_4 期患者的 5 年生存率分别为 91%、64%、72%、49%；③原发部位：原发于鼻腔、上颌窦、筛窦的 5 年生存率分别为 77%、62%、48%	局部侵犯因素与生存期较差相关，包括：侵犯翼腭窝、侵犯额窦及蝶窦、侵犯筛板、侵犯硬脑膜
[19]	回顾性分析 127 例鼻窦癌患者	5 年生存率、局部区域控制率、无病生存率分别为 52%、62%、54%。1960、1970、1980、1990 及 2000 年治疗的患者 5 年生存率没有显著差异，但严重毒性反应 (3 级和 4 级) 的发生率显著降低	尽管放疗技术的发展未明显提高局部控制率以及生存率，但明显降低了放疗毒副反应

综上所述，放疗能够提高鼻窦癌的局部控制率以及生存率，放疗技术的发展提高了高龄、需要摘除以及切缘阳性患者的生存率，尽管对于总体人群而言未明显提高局部控制率以及生存率，但放疗毒副反应明显降低。局部侵犯包括侵犯翼腭窝、侵犯额窦及蝶窦、侵犯筛板、侵犯硬脑膜，提示预后较差。

（邓俍　刘超　彭纲　陈静）

参考文献

[1] 李晔雄. 肿瘤放射治疗学 [M]. 5 版. 北京：中国协和医科大学出版社，2018.

[2] TP R, BL J, OM G, et al. A comprehensive comparative analysis of treatment modalities for sinonasal malignancies[J]. Cancer, 2017, 123(16): 3040-3049.

[3] NCCN clinical practice guidelines in oncology: Head and neck cancers.(version 1.2021)[EB/OL][2021-02-02].https://www.nccn.org/professionals/physician_gls/pdf/head-and-neck_harmonized-africa.pdf.

[4] ERIC K, HANSEN. MRI handbook of evidence-based radiation oncology[M].3rd ed.New York:Springer，2018.
[5] ROBIN T P, JONES B L, GORDON O M, et al. A comprehensive comparative analysis of treatment modalities for sinonasal malignancies[J]. Cancer, 2017, 123(16): 3040-3049.
[6] MARIO T Z, PAOLO B, ALESSIA L, et al. Treatment strategies for primary early-stage sinonasal adenocarcinoma: A retrospective bi-institutional case-control study[J]. J Surg Oncol, 2015, 5(112): 561-567.
[7] MORAND G B, ANDEREGG N, VITAL D, et al. Outcome by treatment modality in sinonasal undifferentiated carcinoma (SNUC): A case-series, systematic review and meta-analysis[J]. Oral Oncol, 2017, 75: 28-34.
[8] KUO P, MANES R, SCHWAM Z, et al. Survival outcomes for combined modality therapy for sinonasal undifferentiated carcinoma[J]. Otolaryngol Head Neck Surg, 2017, 156(1): 132-136.
[9] HANNA E Y, CARDENAS A D, DEMONTE F, et al. Induction chemotherapy for advanced squamous cell carcinoma of the paranasal sinuses[J]. Arch Otolaryngol Head Neck Surg, 2011, 137(1): 78-81.
[10] PARÉ A, BLANCHARD P, ROSELLINI S, et al. Outcomes of multimodal management for sinonasal squamous cell carcinoma[J]. J Craniomaxillofac Surg, 2017, 45(8): 1124-1132.
[11] HOPPE B S, STEGMAN L D, ZELEFSKY M J, et al. Treatment of nasal cavity and paranasal sinus cancer with modern radiotherapy techniques in the postoperative setting--the MSKCC experience[J]. Int J Radiat Oncol Biol Phys, 2007, 67(3): 691-702.
[12] PIET D, NUYTS S, GEUSSENS Y, et al. Malignancies of the nasal cavity and paranasal sinuses: long-term outcome with conventional or three-dimensional conformal radiotherapy[J]. Int J Radiat Oncol Biol Phys, 2007, 4(69): 1042-1050.
[13] DUTHOY W, BOTERBERG T F, OST P, et al. Postoperative intensity-modulated radiotherapy in sinonasal carcinoma: clinical results in 39 patients[J]. Cancer, 2010, 104(1): 71-82.
[14] JEREMY D M, LING S W, JOHN C, et al. Patterns of local recurrence after primary resection of cancers that arise in the sinonasal region and the maxillary alveolus[J]. Br J Oral Maxillofac Surg, 2013, 51(5): 389-393.
[15] ALLEN M W, SCHWARTZ D L, RANA V, et al. Long-term radiotherapy outcomes for nasal cavity and septal cancers[J]. Int J Radiat Oncol Biol Phys, 2008, 71(2): 401-406.
[16] LE Q T, FU K K, KAPLAN M J, et al. Lymph node metastasis in maxillary sinus carcinoma[J]. Int J Radiat Oncol Biol Phys, 2000, 46(3): 541-549.
[17] BRISTOL I J, ANESA A, GARDEN A S, et al. Postoperative radiotherapy for maxillary sinus cancer: long-term outcomes and toxicities of treatment[J]. Int J Radiat Oncol Biol Phys, 2007, 68(3): 719-730.
[18] DULGUEROV P, JACOBSEN M S, ALLAL A S, et al. Nasal and paranasal sinus carcinoma: are we making progress? A series of 220 patients and a systematic review[J]. Cancer, 2015, 92(12): 3012-3029.
[19] CHEN A M, DALY M E, M KARA B, et al. Carcinomas of the paranasal sinuses and nasal cavity treated with radiotherapy at a single institution over five decades: are we making improvement? [J]. Int J Radiat Oncol Biol Phys, 2007, 69(1): 141-147.

第四节 口咽癌

一、解剖及淋巴引流规律

1. 口咽位于软腭与舌骨水平之间，上借软腭游离缘接鼻咽部，下至舌会厌谷并与下咽相邻，向前通过舌腭弓及舌轮廓乳头与口腔相通，向后平对第2、3颈椎。

2. 口咽解剖分区　见表2-4-1。

表 2-4-1 口咽的解剖学结构

边界	结构
前壁	舌会厌区，包括舌根部及舌会厌谷
顶壁	软腭舌面及腭垂
后壁	覆盖于颈椎椎体前缘的一层软组织
侧壁	扁桃体、扁桃体窝、咽柱和舌扁桃体沟

3. 淋巴引流

（1）口咽淋巴组织丰富，确诊时 60% ~ 75% 患者颈部淋巴结转移阳性。

（2）发生淋巴结转移的概率与肿瘤原发部位、大小、侵犯深度、距中线距离等相关。

（3）腭垂、软腭、舌根等部位肿瘤的淋巴结转移率很高，且常转移至对侧。

（4）晚期、分化差的肿瘤淋巴结转移概率高，且易转移至对侧。

（5）若原发肿瘤越过中线，对侧淋巴结转移的概率为 20% ~ 30%。

（6）最常见的淋巴结转移区域为Ⅱ区、Ⅲ区淋巴结。

二、生物学行为及病理特点

1. 组织学分类

（1）主要组织学类型：95% 为鳞状细胞癌（squamous cell carcinoma，SCC）。

（2）其他类型：腺癌、黏液表皮样癌、腺样囊性癌、黑色素瘤、扁桃体小细胞癌、扁桃体非霍奇金淋巴瘤。

2. 原发肿瘤部位中扁桃体恶性肿瘤最常见，约占口咽恶性肿瘤中的 60%；其次是舌根，约占 25%；软腭部位约占 15%。

三、放疗前检查

1. 病史及详细体格检查，特别是颈部淋巴结检查，明确颈部淋巴结有无肿大、肿大淋巴结部位及数目、质地、活动度及皮肤是否受侵等。

2. **原发灶检查** 重点检查头颈部，包括间接咽喉镜、鼻咽镜、鼻内镜等。

3. **影像学** 头颈部增强 MRI 或 CT；Ⅲ ~ Ⅳ期患者可考虑 FDG-PET；或行胸部 CT、腹部 CT 或超声、骨 ECT 等以排除转移性疾病；未受侵犯的扁桃体、舌根及唾液腺可能在 MRI 上显示低信号，或在 FDG-PET 上显示低 SUV 值。

4. 病理活检。

5. 在原发肿瘤或淋巴结活检标本中检测 HPV；口咽中的 p16 蛋白的免疫组化与 HPV 感染有 80% ~ 90% 的一致性，因此 p16 蛋白可作为 HPV 感染的替代标志物。

四、临床分期

本指南采用 AJCC TNM 分期系统（第 8 版），具体定义见表 2-4-2。

表 2-4-2 口咽癌的 TNM 分期（AJCC 第 8 版）

口咽癌（p16-）	
原发肿瘤（T）	
T_x	原发肿瘤不能评估

续表

口咽癌(p16-)	
T_0	无原发肿瘤证据
T_{is}	原位癌
T_1	肿瘤最大直径≤ 2cm
T_2	2cm ＜肿瘤最大直径≤ 4cm
T_3	肿瘤最大直径＞ 4cm，或侵犯至会厌舌面
T_4	局部晚期
T_{4a}	肿瘤侵犯喉、舌的外部肌肉、翼内肌、硬腭或下颌骨
T_{4b}	肿瘤侵犯翼外肌、翼板、鼻咽侧壁、颅底或包绕颈动脉
区域淋巴结(N)	
临床(cN)	
N_x	区域淋巴结不能评估
N_0	无区域淋巴结转移
N_1	同侧单个淋巴结转移，淋巴结最大直径≤ 3cm，结外侵犯(－)
N_2	同侧单个淋巴结转移，最大径＞ 3cm，≤ 6cm，并且结外侵犯(－)；或同侧多个淋巴结转移，最大径≤ 6cm，并且结外侵犯(－)或双侧或对侧淋巴结转移，最大径≤ 6cm，结外侵犯(－)
N_{2a}	同侧单个淋巴结转移，淋巴结最大直径＞ 3cm 但≤ 6cm，结外侵犯(－)
N_{2b}	同侧多个淋巴结转移，淋巴结最大直径≤ 6cm，结外侵犯(－)
N_{2c}	对侧或双侧淋巴结转移，淋巴结最大直径≤ 6cm，结外侵犯(－)
N_3	单个淋巴结转移，最大径＞ 6cm，并且结外侵犯(－)或任何淋巴结转移，并且临床明显结外侵犯(＋)
N_{3a}	单个淋巴结转移，最大径＞ 6cm，并且结外侵犯(－)
N_{3b}	任何淋巴结转移，并且临床明显结外侵犯(＋)
病理(pN)	
N_x	区域淋巴结不能评估
pN_0	无区域淋巴结转移
pN_1	同侧单个淋巴结转移，最大径≤ 3cm，并且结外侵犯(－)
pN_2	同侧单个淋巴结转移，最大径≤ 3cm，并且结外侵犯(＋)；或 3cm ＜最大径≤ 6cm，并且结外侵犯(－)；或同侧多个淋巴结转移，最大径≤ 6cm，并且结外侵犯(－)；或双侧或对侧淋巴结转移，最大径≤ 6cm，结外侵犯(－)
pN_{2a}	同侧或对侧单个淋巴结转移，最大径≤ 3cm，并且结外侵犯(＋)；或 3cm ＜最大径≤ 6cm，并且结外侵犯(－)
pN_{2b}	同侧多个淋巴结转移，最大径≤ 6cm，结外侵犯(－)
pN_{2c}	对侧或双侧淋巴结转移，最大径≤ 6cm，结外侵犯(－)
pN_3	单个淋巴结转移，最大径＞ 6cm，结外侵犯(－)；或同侧单个最大直径＞ 3cm，同侧、对侧、双侧多个转移淋巴结，并且其中任意一个结外侵犯(＋)；或对侧单个淋巴结转移，无论大小，并且结外侵犯(＋)
pN_{3a}	单个淋巴结转移，最大径＞ 6cm，结外侵犯(－)
pN_{3b}	同侧单个淋巴结转移，最大径＞ 3cm，结外侵犯(＋)；或同侧多个、对侧或双侧淋巴结转移，任一淋巴结结外侵犯(＋)，或对侧单个淋巴结转移，无论大小，并且结外侵犯(＋)
远处转移(M)	
M_0	无远处转移
M_1	远处转移

续表

p16- 口咽癌分期					
	N_0	N_1	N_2	N_3	M_1
T_1	Ⅰ	Ⅲ	ⅣA	ⅣB	ⅣC
T_2	Ⅱ	Ⅲ	ⅣA	ⅣB	ⅣC
T_3	Ⅲ	Ⅲ	ⅣA	ⅣB	ⅣC
T_{4a}	ⅣA	ⅣA	ⅣA	ⅣB	ⅣC
T_{4b}	ⅣB	ⅣB	ⅣB	ⅣB	ⅣC

HPV 相关性口咽癌(p16 +)	
原发肿瘤(T)	
T_0	原发肿瘤无证据
T_1	肿瘤最大直径≤ 2cm
T_2	2cm <肿瘤最大直径≤ 4cm
T_3	肿瘤最大直径> 4cm
T_4	局部晚期;肿瘤侵犯喉、舌外肌、翼内肌、硬腭、下颌骨或更远处
区域淋巴结(N)	
临床(cN)	
N_x	区域淋巴结不能评估
N_0	无区域淋巴结转移
N_1	1 个或多个同侧淋巴结转移,最大径≤ 6cm
N_2	对侧或双侧淋巴结转移,最大径≤ 6cm
N_3	淋巴结最大直径≥ 6cm
病理(pN)	
N_x	区域淋巴结不能评估
pN_0	无区域淋巴结转移
pN_1	≤ 4 个淋巴结转移
pN_2	> 4 个淋巴结转移
远处转移(M)	
M_0	无远处转移
M_1	远处转移

cTNM:HPV 相关(p16 +)口咽癌分期					
	N_0	N_1	N_2	N_3	M_1
T_0	N/A	Ⅰ	Ⅱ	Ⅲ	Ⅳ
T_1	Ⅰ	Ⅰ	Ⅱ	Ⅲ	Ⅳ
T_2	Ⅰ	Ⅰ	Ⅱ	Ⅲ	Ⅳ
T_3	Ⅱ	Ⅱ	Ⅱ	Ⅲ	Ⅳ
T_4	Ⅲ	Ⅲ	Ⅲ	Ⅲ	Ⅳ

pTNM:HPV 相关(p16 +)口咽癌分期				
	N_0	N_1	N_2	M_1
T_0	N/A	Ⅰ	Ⅱ	Ⅳ

续表

pTNM：HPV相关（p16 +）口咽癌分期				
T_1	Ⅰ	Ⅰ	Ⅱ	Ⅳ
T_2	Ⅰ	Ⅰ	Ⅱ	Ⅳ
T_3	Ⅱ	Ⅱ	Ⅲ	Ⅳ
T_4	Ⅱ	Ⅱ	Ⅲ	Ⅳ

五、治疗原则

2021年V3版《NCCN肿瘤学临床实践指南：头颈部肿瘤》根据p16是否表达制订了相应的治疗方案。p16（+）口咽癌的治疗方案的分组与p16（-）基本一致，均是根据肿瘤原发灶大小，转移淋巴结大小、数目、部位而制定相应标准。因此可认为口咽癌无论与HPV是否相关，治疗原则基本一致。根据2021年V3版《NCCN肿瘤学临床实践指南：头颈部肿瘤》以及《中国临床肿瘤学会（CSCO）头颈部肿瘤诊疗指南2022》，治疗原则推荐如下。

1. 早期口咽癌的治疗：$T_1 \sim T_2$，N_0期。

（1）适宜手术患者：手术或单纯放疗。

（2）不适宜手术患者：单纯放疗，若放疗后有残存，行残留原发灶切除和/或颈清扫。

2. 局部晚期口咽癌的治疗：$T_1 \sim T_2$，$N_1 \sim N_3M_0/T_3 \sim T_4$任何$NM_0$

（1）适宜手术患者：适宜使用顺铂患者：手术 ± 放疗/放化疗，诱导化疗→单纯放疗，或可考虑放疗+西妥昔单抗；不适宜使用顺铂患者：手术，或可考虑放疗+西妥昔单抗，或单纯放疗。

（2）不适宜手术患者：适宜使用顺铂患者：放疗+顺铂化疗，诱导化疗→单纯放疗，或可考虑放疗+西妥昔单抗；不适宜使用顺铂患者：单纯放疗，或可考虑放疗+西妥昔单抗。

六、放疗原则

1. GTV：原发灶：体格检查、内镜以及影像学检查所显示的可见临床病灶；淋巴结：所有可疑（> 1cm或多个小淋巴结）但无法确诊阳性的淋巴结均应接受至少中等剂量放射。

2. 大体肿瘤靶区勾画中，若肿瘤边界清楚，CTV70区域常与GTV相同（无须外扩）；若肿瘤病灶与正常组织边界不清，应将GTV外扩5mm。

3. CTV60勾画推荐

（1）应包括整个GTV，且至少外扩1cm，除外皮肤、气道、骨、肌肉等解剖屏障。

（2）扁桃体癌和软腭癌：包括同侧软腭/硬腭直至中线，舌腭弓或磨牙后三角前缘，舌腭弓后界，同侧舌根；同侧咽旁间隙，包含可能存在的局部浸润病灶及咽后/咽旁淋巴结；局部进展的原发灶，应包括翼突间隙和双侧咽后淋巴结。

（3）舌根癌：在局限一侧的原发肿瘤中，应包括舌腭弓以及舌根黏膜外至少1cm的范围；局部进展的原发灶应向前外扩1.0 ~ 1.5cm，GTV向下外扩1 ~ 1.5cm至会厌前间隙；咽后壁每个方向外扩至少1.5cm。

4. 颈部淋巴结

（1）高危颈部淋巴引流区，包括咽后淋巴结，Ⅰb ~ Ⅴ区淋巴结；病灶往前侵犯至舌或口腔应包括所有Ⅰa/Ⅰb的淋巴结。

（2）单侧淋巴结转移可不照射对侧Ⅰb区淋巴结以降低口腔剂量。

（3）原发灶为单侧（如扁桃体）可行同侧颈部淋巴的预防性照射。

（4）原发灶位于或靠近中线如软腭、舌根或咽后壁（侵及中线结构大于1cm）时应考虑双颈部照射。

5. **根治性放疗** 推荐剂量及分割方式见表 2-4-3。

表 2-4-3 口咽癌根治性放疗的推荐剂量及分割方式

靶区	剂量分割
PTV70(高危):原发肿瘤及受累淋巴结(体格检查、内镜、影像学检查所示的可见肿瘤病灶以及高危淋巴结中可能存在的局部亚临床浸润灶)	常规分割:66Gy(2.2Gy/次)至70Gy(2.0Gy/次),每周5次,每日1次,共6～7周;或69.96Gy(2.12Gy/次),每周5次,每日1次,共6～7周 同步推荐剂量加速放疗 72Gy(1.8Gy/次,大野,治疗最后12天每天1.5Gy推荐剂量照射,作为当天第2次照射) 66～70Gy(2.0Gy/次;6次/周加速放疗) 超分割放疗:81.6Gy(1.2Gy/次),每日2次,共7周
PTV60(中低危):疑似亚临床扩散的部位	44～50Gy(2.0Gy/次)至54～63Gy(1.6～1.8Gy/次)

注:分割方式的选择证据详见循证医学证据1。

6. **同步放化疗** 推荐剂量及分割方式见表 2-4-4。

表 2-4-4 口咽癌同步放化疗的推荐剂量及分割方式

靶区	剂量分割
PTV70(高危)	70Gy(2.0Gy/次),每周5次,每日1次,共6～6.5周
PTV60(中低危)	44～50Gy(2.0Gy/次)至54～63Gy(1.6～1.8Gy/次)

注:对于无转移的局部晚期患者中,同步放化疗是主要的治疗方式(见循证医学证据2)。

7. **术后放疗** 手术切除与术后放疗间隔时间≤6周。口咽癌术后放疗的推荐剂量及分割方式见表 2-4-5。

表 2-4-5 口咽癌术后放疗的推荐剂量及分割方式

靶区	放疗计划
残存肿瘤	同根治性放疗
PTV 高危	肿瘤瘤床外放1.5～2.0cm+病理阳性淋巴结区域;60～66Gy,2.0Gy/次,30～33次,每周5次,每日1次,6～6.5周
PTV 中低危	潜在转移危险区域,疑似亚临床扩散部位;44～50Gy(2.0Gy/次)至54～63Gy(1.6～1.8Gy/次)

注:对于有阳性切缘或淋巴结结外浸润的口咽癌患者,推荐术后行同步放化疗(见循证医学证据3)。

8. **诱导化疗**

对于 T_4 或 N_{2c}～N_3 期的局部晚期口咽癌患者,可考虑行诱导化疗,从而缩小肿瘤负荷,同时有可能降低远处转移的风险。常用的诱导化疗方案是TPF(多西他赛75mg/m^2,d1;顺铂75mg/m^2,d1;5-氟尿嘧啶750mg/m^2,d1～5;每3周1次,连续3～4周期)。但目前对于诱导化疗是否有生存获益仍存在争议(见循证医学证据4)。

9. **HPV阳性口咽癌的治疗方案** 对于HPV阳性口咽癌且能耐受顺铂的患者,以顺铂为基础的放疗仍是标准治疗方案。且与标准剂量治疗方案相比,放化疗时减少15%～20%的放射剂量不会降低患者的无进展生存期,并可以减少不良反应的发生且改善生活功能和质量(见循证医学证据5)。

10. 口咽癌放射治疗中,推荐首选IMRT,或可选三维适形放疗,以尽量减少重要器官的照射剂量。

七、循证医学证据

1. 常规分割放疗与非常规分割放疗

（1）RTOG 9003（Int J Radiat Oncol Biol Phys，2014）：美国进行的一项针对局部晚期头颈部鳞癌患者的临床研究，1 076 例患者随机分为常规分割组 268 例（70Gy/35 次，1 次 /d，7 周），超分割组 263 例（81.6Gy/68 次，2 次 /d，7 周），分段加速分割组 274 例（67.2Gy/42 次，6 周中在剂量达到 38.4Gy 后休息 2 周）以及加速超分割组 268 例（72Gy/42 次，6 周）。中位随访时间为 14.1 年。四组 2 年局部控制率分别为 45.7%、53.3%、47.8%、53.8%。较常规分割组相比，超分割组、分段加速分割组、加速超分割组的 5 年局控失败率分别下降 6.5%、1.1%、6.6%。超分割组较常规分割组提高了 5 年局部区域控制率和生存率（局部区域控制率：HR = 0.79，P = 0.05；生存率：HR = 0.81，P = 0.05）。所有的非常规分割放疗均增加了急性放疗副作用，加速分割增加了迟发放疗副作用。

（2）MARCH meta 分析（Lancet 2006）：关于头颈部鳞癌放疗方式的 15 项临床研究的 meta 分析。研究对象为 6 515 例头颈部鳞癌无远处转移患者，原发部位主要是口咽癌及喉癌，其中 5 221（74%）例患者为Ⅲ ~ Ⅳ期，中位随访时间为 6 年。对比常规分割，非常规分割的 5 年 OS 明显增加，获益为 3.4%，其中超分割放疗受益最多，获益为 8%。非常规分割对于 5 年局部控制率也较常规分割明显增加了 6.4%，说明非常规分割对于降低局部失败率是明显有效的。另外，研究还指出年龄越年轻，受益越明显。

综上所述，已有临床试验得出非常规分割放疗可以提高头颈部鳞癌的生存率且降低局部失败率，特别是超分割放疗有明显的生存获益，但非常规分割均会增加急性放疗副作用。2017 年美国放射肿瘤学会（American Society For Radiation Oncology，ASTRO）发布的口咽癌治疗标准关于分割方式的建议：①ⅣA ~ ⅣB 期单纯接受根治性放疗的患者可考虑改变分割方式，选择加速放疗或超分割放疗，但目前尚无明显证据证明孰优孰劣；②对于 T_3N_0 ~ N_1 期患者，若无法耐受同步系统化疗，推荐选择加速分割放疗或超分割放疗；③对于 T_1 ~ T_2N_1 或 T_2N_0 期单纯放疗患者，存在局部高复发风险情况下，也可选择应用加速分割或超分割放疗；④对于接受同步放化疗患者，详细告知风险及获益后，可选择加速超分割或常规分割放疗。

2. **局部晚期患者治疗**　主要采用根治性放疗与根治性同步放化疗（表 2-4-6）。

表 2-4-6　局部晚期患者治疗模式推荐

相应参考文献编号	研究类型	研究对象	分割方式		同步化疗方案	PFS/m	OS/m
			对照组	试验组		RT/CRT	RT/CRT
[13]	多中心随机对照 3 期临床试验	226 例Ⅲ ~ Ⅳ期但无远处转移的口咽癌患者	70Gy；2Gy/f	70Gy；2Gy/f	3 周期卡铂 + 5- 氟尿嘧啶	14.6/26.6	15.8/22.4
[14]	随机对照研究	224 例头颈部(除外鼻咽及鼻窦)鳞癌患者	74.4Gy；1.2Gy/f，2 次 /d	74.4Gy；1.2Gy/f，2 次 /d	2 周期顺铂	—	32/46
[15]	前瞻性随机对照临床研究	384 例Ⅲ(6%)、Ⅳ期(94%)口咽癌(59.4%)、下咽癌(32.3%)、口腔癌(8.3%)患者	30Gy；2Gy/f + 40.6Gy 1.4Gy/f，2 次 /d，总剂量为 70.6Gy	14Gy；2Gy/f + 63.6Gy；1.4Gy/f，2 次 /d，总剂量为 77.6Gy	5- 氟尿嘧啶 + 丝裂霉素	26.6/29.3	23.7/28.6
[16]	多中心开放随机对照 3 期临床试验	163 例Ⅲ ~ Ⅳ期口咽及下咽鳞癌患者，且无远处转移	80.4Gy；1.2Gy/f 2 次 /d，5 次 /d	80.4Gy；1.2Gy/f 2 次 /d，5 次 /d	3 周期顺铂 + 5- 氟尿嘧啶	25.2(2 年无进展生存率)/48.2(2 年无进展生存率)	20.1(2 年生存率)/37.8(2 年生存率)

综上，多家机构的临床研究证实，对于无远处转移的局部晚期Ⅲ期和ⅣA/ⅣB 期患者，同步放化疗是主要的治疗方式。

3. **术后单独放疗与同步放化疗** 见表 2-4-7。

表 2-4-7 术后单独放疗与同步放化疗比较

相应参考文献编号		[17]	[18]
研究类型		随机对照 3 期临床试验	随机对照研究
研究对象		410 例口咽、口腔、下咽及喉鳞癌患者，均已接受全切术	334 例Ⅲ ~ Ⅳ期头颈癌术后患者
中位随访 / 个月		45.9	60
口咽癌 /%		43	30
单独放疗（RT）		60Gy，6 周	66Gy，6.5 周
同步放化疗（CRT）		60Gy，6 周 + 顺铂 $100mg/m^2$ d1、22、43	66Gy，6.5 周 + 顺铂 $100mg/m^2$ d1、22、43
纳入标准	阳性切缘	+（6% 患者）	+（13% 患者）
	结外浸润	+（49% 患者）	+（41% 患者）
	≥ 2 个淋巴结累及	+	−
	周围神经受累	−	+
	血管肿瘤栓塞	−	+
	口腔或者口咽肿瘤累及Ⅳ区或Ⅴ区淋巴结	−	+
生存率	RT	47%（27%）	40%
	CRT	56%（29%）	53%
局部区域复发率	RT	33%（28.8%）	31%
	CRT	22%（22.3%）	18%
无病生存率	RT	36%（19.1%）	36%
	CRT	47%（20.1%）	47%

综上所述，术后同步放化疗可以提高有阳性切缘或淋巴结结外浸润的口咽癌患者的局部控制率及无病生存率，建议有阳性切缘或有淋巴结结外浸润的口咽癌患者，在可以耐受的情况下术后行同步放化疗。

4. **诱导化疗**

（1）多中心研究（*N Engl J Med*，2007）：一项多中心随机 3 期临床研究。研究对象为 501 例Ⅲ ~ Ⅳ期无远处转移且肿瘤不能切除的头颈部鳞癌患者，随机分组为 TPF（多西他赛，顺铂，5- 氟尿嘧啶）以及 PF（顺铂，5- 氟尿嘧啶）诱导化疗组，之后予以同步放化疗（70 ~ 74Gy），最少随访时间为 2 年，超过 69% 的患者的随访时间≥ 3 年。TPF 组的生存率较 PF 组明显提高。TPF 组和 PF 组的 3 年生存率分别为 62% 和 48%，中位生存时间分别为 71 个月和 30 个月（$P = 0.006$）。TPF 组的局部控制率明显优于 TF 组（$P = 0.04$），但两组远处转移发生率差异无统计学意义（$P = 0.14$）。TPF 组出现白细胞、中性粒细胞减少的反应更多，但 PF 组出现迟发的化疗毒副反应更多。

（2）美国研究（Lancer Oncol，2013）：一项多中心非盲 3 期临床研究。研究对象为 145 例初诊头颈部鳞癌且无远处转移的分期 T_3 ~ T_4 或 $N_{2 \sim 3}$（T_1N_2 除外）患者，其中 55% 为口咽癌。患者 1 ∶ 1 随机分组为铂类为基础的同步放化疗 ±3 周期 TPF 诱导化疗。中位随访时间为 49 个月。诱导化疗组的 3 年生存率为 73%，单独放化疗组为 78%（$P = 0.77$）。诱导化疗组中出现急性中性粒细胞减少的更多。

5. HPV 阳性口咽癌的治疗方案

（1）英国研究（Lancet 2019）：一项多中心开放随机对照 3 期临床研究。研究对象为 334 例 HPV 阳性低危口咽癌患者，1 ∶ 1 随机分组接受顺铂为基础的放化疗或西妥昔单抗联合放疗，中位随访时间为 25.9 个月。顺铂组和西妥昔单抗组 2 年生存率存在明显差异，分别为 97.5% 和 89.4%（P = 0.001 2）；且顺铂组较西妥昔单抗组有更低的复发率（6% vs. 16.1%，P = 0.000 7）及远处转移率（3% vs. 9%，P = 0.009 2）。两组严重（3 ~ 5 级）不良事件、急性和迟发毒副反应的发生率均差异无统计学意义。

（2）美国研究（Lancet 2017）：加州大学开展的一项单臂 2 期临床试验，研究对象为 44 例Ⅲ ~ Ⅳ期 HPV 阳性口咽癌患者。患者接受 2 周期紫杉醇 + 卡铂诱导化疗后，其中 24 例（55%）对诱导化疗完全或部分应答患者接受 54Gy/27f 放疗，20 例（45%）对诱导化疗少应答或无应答患者接受 60Gy/30f 放疗，中位随访时间为 30 个月。3 例（7%）患者出现局部复发，1 例（2%）患者出现远处转移。2 年无进展生存率为 92%。44 人中 26 人发生 3 级不良事件，无 4 级不良事件。

综上所述，对于 HPV 阳性口咽癌且能耐受顺铂的患者，以顺铂为基础的放疗仍是标准治疗方案。

（邓佷　刘超　彭纲）

参考文献

[1] LUTHER W B, CARIOS A P, DAVID E W. Perez & Brady’s Principle and Practice of Radiation Oncology[M]. Philadelphia:Lippincott Williams & Wilkins,2013.

[2] NCCN Clinical Practice Guidelines in Oncology: Head and Neck Cancers.(Version 3.2021)[EB/OL].[2021-04-27].https://www.nccn.org/professionals/physician_gls/pdf/head-and-neck portuguese.pdf.

[3] Guidelines of Chinese Society of Clinical Oncology (CSCO) for head and neck cancer 2022[M]. Beijing: People’s medical publishing house, 2022: 26-31, 63-73.

[4] 南希・李，陆嘉德 . 肿瘤放射治疗靶区勾画与射野设置 : 适形及调强放射治疗实用指南 [M]. 章真，傅深，译 . 天津：天津科技翻译出版有限公司，2014.

[5] 李晔雄 . 肿瘤放射治疗学 [M]. 5 版 . 北京 : 中国协和医科大学出版社 , 2018.

[6] POSNER M R, HERSHOCK D M, BLAJMAN C R, et al. Cisplatin and fluorouracil alone or with docetaxel in head and neck cancer[J]. N Engl J Med, 2007, 357(17): 1705-1715.

[7] VERMORKEN J B, REMENAR E, VAN H C, et al. Cisplatin, fluorouracil, and docetaxel in unresectable head and neck cancer[J]. N Engl J Med, 2007, 357(17):1695-1704.

[8] LORCH J H, GOLOUBEVA O, HADDAD R I, et al. Induction chemotherapy with cisplatin and fluorouracil alone or in combination with docetaxel in locally advanced squamous-cell cancer of the head and neck: Long-term results of the TAX 324 randomised phase 3 trial[J]. Lancet Oncol, 2011, 12(2): 153-159.

[9] BEITLER J J, ZHANG Q, FU K K, et al. Final results of local-regional control and late toxicity of RTOG 9003: A randomized trial of altered fractionation radiation for locally advanced head and neck cancer [J]. Int J Radiat Oncol Biol Phys, 2014, 89(1): 13-20.

[10] BOURHIS J, OVERGAARD J, AUDRY H, et al. Hyperfractionated or accelerated radiotherapy in head and neck cancer: A meta-analysis[J]. Lancet (London, England), 2006, 368(9538): 843-854.

[11] SHER D J, ADELSTEIN D J, BAJAJ G K, et al. Radiation therapy for oropharyngeal squamous cell carcinoma: Executive summary of an ASTRO evidence-based clinical practice guideline[J]. Pract Radiat Oncol, 2017, 7(4): 246-253.

[12] OZYIGIT G. US radiation oncology, a case-based review, 2019[M].Gewerbestrasse: Springer Nature Switzerland AG,2019. https://link.springer.com/book/10.1007/978-3-319-97145-2.

[13] FABRICE D, PASCAL G, ETIENNE B, et al. Final results of the 94-01 French Head and Neck Oncology and Radiotherapy Group randomized trial comparing radiotherapy alone with concomitant radiochemotherapy in advanced-stage oropharynx

carcinoma[J]. J Clin Oncol, 2004, 22(1): 69-76.
[14] PIA H, KARL T B, ABDELKARIM A, et al. Concomitant cisplatin significantly improves locoregional control in advanced head and neck cancers treated with hyperfractionated radiotherapy[J]. J Clin Oncol, 2004, 22(23): 4665-4673.
[15] BUDACH V, STUSCHKE M, BUDACH W, et al. Hyperfractionated accelerated chemoradiation with concurrent fluorouracil-mitomycin is more effective than dose-escalated hyperfractionated accelerated radiation therapy alone in locally advanced head and neck cancer: final results of the radiotherapy cooperative clinical trials group of the German Cancer Society 95-06 Prospective Randomized Trial[J]. J Clin Oncol, 2005, 23(6): 1125-1135.
[16] BENSADOUN R J, BENEZERY K, DASSONVILLE O, et al. French multicenter phase Ⅲ randomized study testing concurrent twice-a-day radiotherapy and cisplatin/5-fluorouracil chemotherapy (BiRCF) in unresectable pharyngeal carcinoma: Results at 2 years (FNCLCC-GORTEC) [J]. Int J Radiat Oncol Biol Phys, 2006, 64(4): 983-994.
[17] COPPER J S, ZHANG Q, PAJAK T F, et al. Long-term follow-up of the RTOG 9501/intergroup phase Ⅲ trial: postoperative concurrent radiation therapy and chemotherapy in high-risk squamous cell carcinoma of the head and neck[J]. Int J Radiat Oncol Biol Phys, 2012, 84(5): 1198-1205.
[18] BERNIER J, DOMENGE C, OZSAHIN M, et al. Postoperative irradiation with or without concomitant chemotherapy for locally advanced head and neck cancer[J]. New Engl J Med, 2004, 350(19): 1945-1952.
[19] HADDAD R, O'NEILL A, RABINOWITS G, et al. Induction chemotherapy followed by concurrent chemoradiotherapy (sequential chemoradiotherapy) versus concurrent chemoradiotherapy alone in locally advanced head and neck cancer (PARADIGM): A randomised phase 3 trial[J]. Lancet Oncol, 2013, 14(3): 257-264.
[20] MEHANNA H, ROBINSON M, HARTLEY A, et al. Radiotherapy plus cisplatin or cetuximab in low-risk human papillomavirus-positive oropharyngeal cancer (De-ESCALaTE HPV): an open-label randomised controlled phase 3 trial[J]. Lancet (London, England), 2019, 393(10166): 51-60.
[21] CHEN A M, FELIX C, WANG P C, et al. Reduced-dose radiotherapy for human papillomavirus-associated squamous-cell carcinoma of the oropharynx: A single-arm, phase 2 study[J]. Lancet Oncol, 2017, 18(6): 803-811.

第五节 唇癌、口腔癌

一、解剖及淋巴引流规律

1. 口腔解剖相邻结构 见表 2-5-1。

表 2-5-1 口腔解剖相邻结构

边界	结构
上部	腭(至软硬腭交界处)
下部	肌性口底
前方和侧方	以唇和颊为界，上下唇间的口裂与外界相通
后方	经咽峡与咽相连

2. 唇癌仅限于唇红黏膜，即自然闭口状态下外显的唇红黏膜组织，包括上唇、下唇及两侧口角。
3. 口腔由颊龈沟、颊黏膜、上下齿龈、磨牙后三角区域、硬腭、舌及口底组成。
4. 舌下神经支配舌的运动功能，舌神经支配舌的主要感觉功能，舌前 2/3 的味觉由面神经鼓索支配，后 1/3 味觉由舌咽神经支配。

5. 淋巴引流

（1）口腔癌的淋巴结转移常循序转移，Ⅰ～Ⅲ区为高危颈部淋巴结转移好发区。①上唇：面部淋巴结和Ⅰb 区淋巴结；②口底、下唇及下齿龈：Ⅰ、Ⅱ、Ⅲ区淋巴结；③病变靠前的舌：Ⅰa、Ⅰb、Ⅱ区淋巴结，也可直接出现Ⅲ～Ⅳ区颈部淋巴结跳跃性转移；④双侧淋巴结转移常见，尤其是病变靠近中线结构。

（2）Ⅴ区颈部淋巴结转移少见，尤其是直接发生跳跃性转移罕见。

（3）口腔癌的颈部淋巴结转移的发生与原发肿瘤的大小、所在部位以及浸润深度有关。

①临床淋巴结阴性患者，病理证实淋巴结转移率为 20%～30%，因此即便临床淋巴结阴性，若局部晚期或肿瘤浸润深度＞ 2mm，应注意其隐匿性淋巴结转移。②原发肿瘤所处部位的颈部淋巴结转移自高至低依次为舌、口底、下牙龈、颊黏膜、上齿龈、硬腭及唇。

（4）颈部淋巴结转移概率　见表 2-5-2。

表 2-5-2　唇癌、口腔癌颈部淋巴结转移概率

原发肿瘤部位	淋巴结转移概率
唇	T_1～T_2期 5%，T_3～T_4期 5%
口底	T_1～T_2期 10%～20%，T_3～T_4期 33%～67%
舌	T_1～T_2期 20%，T_3～T_4期 67%
牙龈黏膜	T_1～T_2期 10%～20%，T_3～T_4期 33%～67%
磨牙后三角	25%～40%

二、生物学行为及病理特点

1. 组织学 90% 以上为鳞状细胞癌，根据分化程度具体分为高分化、中分化以及低分化。

2. 少见肿瘤有腺体来源的肿瘤，常见于硬腭，包括腺癌、腺样囊性癌及黏液表皮样癌。

3. 较罕见肿瘤　淋巴瘤、黑色素瘤、肉瘤等。

三、放疗前检查

1. 病史及详细体格检查，包括全面的头颈部检查。

2. 若有临床指征，进行反光镜、纤维镜等检查。

3. 影像学：头颈部增强 MRI 或 CT；Ⅲ～Ⅳ期患者可考虑 FDG-PET；或行胸部 CT、腹部 CT 或超声、骨 ECT 以排除转移性疾病，必要时行口腔全景 X 线片用于原发灶评估。

4. 病理活检。

四、临床分期

本指南采用 AJCC TNM 分期系统（第 8 版），具体定义见表 2-5-3。

表 2-5-3　唇癌、口腔癌的 TNM 分期（AJCC 第 8 版）

唇癌　口腔癌	
原发肿瘤（T）	
T_x	原发肿瘤不能评估
T_{is}	原位癌
T_1	肿瘤最大径≤ 2cm，浸润深度≤ 5mm

续表

唇癌　口腔癌	
T_2	肿瘤最大径≤ 2cm，5mm ＜浸润深度≤ 10mm；或 2cm ＜肿瘤最大径≤ 4cm，浸润深度≤ 10mm
T_3	2cm ＜肿瘤最大径≤ 4cm，浸润深度＞ 10mm；或肿瘤最大径＞ 4cm，浸润深度≤ 10mm
T_4	中等晚期或非常晚期局部疾病
T_{4a}（唇）	肿瘤侵透骨皮质、下牙槽神经、口底或面部皮肤（颏或鼻）
T_{4a}（口腔）	肿瘤最大径＞ 4cm 且浸润深度＞ 10mm，或肿瘤单独侵犯邻近结构（如穿透下颌骨或上颌骨的骨皮质、上颌窦或面部皮肤）
T_{4b}	肿瘤侵犯咀嚼肌间隙、翼板、颅底或包绕颈内动脉
区域淋巴结（N）	
临床（cN）	
N_x	区域淋巴结不能评估
N_0	无区域淋巴结转移
N_1	同侧单个淋巴结转移，淋巴结最大径≤ 3cm，结外侵犯（－）
N_2	同侧单个或多个、对侧或双侧淋巴结转移，≤ 6cm，结外侵犯（－）
N_{2a}	同侧单个淋巴结转移，淋巴结最大径＞ 3cm 但≤ 6cm，结外侵犯（－）
N_{2b}	同侧多个淋巴结转移，淋巴结最大径≤ 6cm，结外侵犯（－）
N_{2c}	对侧或双侧淋巴结转移，淋巴结最大径≤ 6cm，结外侵犯（－）
N_3	转移淋巴结中有一个最大径＞ 6cm，结外侵犯（－） 或转移淋巴结明显结外侵犯（＋）
N_{3a}	转移淋巴结中有一个最大径＞ 6cm，结外侵犯（－）
N_{3b}	转移淋巴结中临床包膜侵犯，结外侵犯（＋）
病理（pN）	
N_x	区域淋巴结不能评估
pN_0	无区域淋巴结转移
pN_1	同侧单个淋巴结转移，≤ 3cm，结外侵犯（－）
pN_2	同侧单个或多个、对侧或双侧淋巴结转移，≤ 6cm，结外侵犯（－） 同侧单个淋巴结转移，≤ 3cm，结外侵犯（＋）
pN_{2a}	同侧单个淋巴结转移，最大径＞ 3cm 但≤ 6cm，结外侵犯（－） 或同侧单个淋巴结转移，淋巴结最大径≤ 3cm，结外侵犯（＋）
pN_{2b}	同侧多个淋巴结转移，最大径≤ 6cm，结外侵犯（－）
pN_{2c}	对侧或双侧淋巴结转移，最大径≤ 6cm，结外侵犯（－）
pN_3	转移淋巴结最大径＞ 6cm，结外侵犯（－）；同侧单个最大径＞ 3cm，同侧、对侧、双侧多个转移淋巴结，结外侵犯（＋），或对侧单个淋巴结转移，无论大小，并且结外侵犯（＋）
pN_{3a}	转移淋巴结中有一个最大径≥ 6cm，结外侵犯（－）
pN_{3b}	同侧单个淋巴结转移，最大直径＞ 3cm，结外侵犯（＋） 或同侧、对侧、双侧多个淋巴结转移，任一淋巴结结外侵犯（＋） 或对侧单个任一大小淋巴结转移，并且结外侵犯（＋）
远处转移（M）	
M_0	无远处转移
M_1	远处转移

续表

唇癌　口腔癌分期					
	N_0	N_1	N_2	N_3	M_1
T_1	Ⅰ	Ⅲ	ⅣA	ⅣB	ⅣC
T_2	Ⅱ	Ⅲ	ⅣA	ⅣB	ⅣC
T_3	Ⅲ	Ⅲ	ⅣA	ⅣB	ⅣC
T_{4a}	ⅣA	ⅣA	ⅣA	ⅣB	ⅣC
T_{4b}	ⅣB	ⅣB	ⅣB	ⅣB	ⅣC

五、治疗原则

根据 2021 年 V3 版《NCCN 肿瘤学临床实践指南：头颈部肿瘤》和《中国临床肿瘤学会（CSCO）头颈部肿瘤诊疗指南 2022》，治疗原则推荐如下（表 2-5-4）。

表 2-5-4　唇癌及口腔癌的推荐治疗原则

肿瘤类型	分期	推荐治疗
唇癌	T_1 ~ T_2,N_0,M_0	首选手术切除,若切缘阳性可选择再次切除或放疗;若神经周围、血管、淋巴管受浸润,需行术后放疗(需包括未切除的淋巴结) 也可选择根治性放疗,若放疗后有残留,可行残留原发灶切除及颈部淋巴结清扫
	T_3 ~ T_4 或 N_1 ~ N_3,M_0	首选原发灶切除 + 同侧颈清扫(若肿瘤靠近中线或 N_{2c} 患者选择双侧颈清扫),所有患者均可考虑术后放疗,若切缘阳性或淋巴结结外浸润需行术后放化疗 不适宜手术的患者也可选择同步放化疗:放疗 + 顺铂,或诱导化疗→单纯放疗;不适宜使用顺铂的患者可选用单纯放疗
口腔癌	T_1 ~ T_2,N_0M_0	首选原发灶切除 ± 同侧颈清扫(根据肿瘤厚度)或双侧颈清扫(位于中线、舌及口底考虑双侧颈清扫),若有 1 个颈部淋巴结阳性且无不良特征可考虑术后放疗;若淋巴结结外侵犯 ± 切缘阳性,需行术后放化疗;若仅切缘阳性,可视情况再次切除,或放疗,或放化疗;若具有其他风险特征,行术后放疗或放化疗 可选择原发灶切除 + 前哨淋巴结活检,若前哨淋巴结活检成功,无淋巴结转移则密切观察;若前哨淋巴结阳性或活检失败,均应予以颈清扫;术后辅助治疗同以上,cN_0 选择性颈部淋巴结清扫术后辅助治疗策略 也可选择根治性放疗,若原发病灶残留或进展,如有临床指征,可行手术切除 + 颈清扫
	T_3 ~ T_4 或 N_1 ~ N_3,M_0	首选原发灶切除 + 同侧或双侧颈清扫(N_{2c} 时予以双侧颈清扫),若无不良特征,予以术后放疗;若淋巴结外侵犯 ± 切缘阳性,予以术后放化疗;若仅切缘阳性,予以放化疗或可视情况予以再切除后考虑放疗(再切除后切缘阴性者);若具有其他风险特征,予以术后放疗或放化疗 不适宜手术的患者也可选择同步放化疗:放疗 + 顺铂,或诱导化疗→单纯放疗;不适宜使用顺铂的患者可选用单纯放疗

注：不良特征包括淋巴结结外侵犯、切缘阳性、Ⅳ区或Ⅴ区淋巴结转移、周围神经浸润、血管栓塞、淋巴管浸润。

1. 术后辅助放疗应在术后 6 周内进行。

2. 对于不适应手术的局部晚期口腔癌患者，放疗联合顺铂（$100mg/m^2$，每 3 周 1 次，3 周期）是常见的治疗模式。

3. 不适宜使用顺铂或大于 70 岁患者可予以单纯放疗。

六、放疗原则

1. 根治性放疗

（1）GTV：通过查体及影像学检查发现的肿瘤可见病灶，包括原发肿瘤及颈部转移淋巴结。

（2）CTV70：GTV 外扩 5～10mm，包括原发肿瘤＋转移的淋巴结区域＋高危淋巴引流区，避开邻近骨组织。

（3）CTV60：疑似亚临床扩散的部位，包括整个高危亚临床病灶靶区以及需预防性照射的低危淋巴引流区域。

（4）根治性放疗靶区及剂量分割（2021年V3版《NCCN肿瘤学临床实践指南：头颈部肿瘤》推荐）见表 2-5-5。

表 2-5-5　根治性放疗靶区及剂量分割

肿瘤部位	靶区	剂量分割
唇癌	PTV70（高危）	66Gy（2.2Gy/次）至 70Gy（2.0Gy/次），每周 5 次，每日 1 次，共 6 ～ 7 周
	PTV60（中低危）	44 ～ 50Gy（2.0Gy/次）至 54 ～ 63Gy（1.6 ～ 1.8Gy/次）
口腔癌	PTV70（高危）	常规分割：66Gy（2.2Gy/次）至 70Gy（2.0Gy/次），每周 5 次，每日 1 次，共 6 ～ 7 周 超分割放疗：81.6Gy（1.2Gy/次），每日 2 次，共 7 周
	PTV60（中低危）	44 ～ 50Gy（2.0Gy/次）至 54 ～ 63Gy（1.6 ～ 1.8Gy/次）

（5）在根治性放疗 ± 化疗中，超分割或者加速分割放疗能够提高局部控制率和生存率，具体研究参考口咽癌章节。

（6）在早期肿瘤中，尤其是在既往接受过照射的情况下，可考虑近距离照射作为外照射的辅助治疗（见循证医学证据 1）。

2. 术后放疗

（1）放疗时机：首选手术切除后≤ 6 周进行术后放疗。

（2）CTV70：包括软组织 / 骨侵犯区域或者镜下残留区域，术前可见肿瘤以及整个瘤床，不良特征区域：包括淋巴结结外侵犯、切缘阳性、Ⅳ区或Ⅴ区淋巴结转移、周围神经浸润、血管栓塞、淋巴管浸润。

（3）CTV60：疑似亚临床扩散的部位，包括需预防性照射的低危淋巴引流区域。

（4）若术后大体肿瘤残留，须勾画 GTV。

（5）术后放疗靶区及剂量分割（2021 年 V3 版《NCCN 肿瘤学临床实践指南：头颈部肿瘤》推荐）见表 2-5-6。

表 2-5-6　术后放疗靶区及剂量分割

肿瘤部位	靶区	剂量分割
唇癌	PTV70（高危）	60Gy 至 66Gy（2.0Gy/次），每周 5 次，每日 1 次，共 6 ～ 6.5 周
	PTV60（中低危）	44 ～ 50Gy（2.0Gy/次）至 54 ～ 63Gy（1.6 ～ 1.8Gy/次）
口腔癌	PTV70（高危）	60Gy 至 66Gy（2.0Gy/次），每周 5 次，每日 1 次，共 6 ～ 6.5 周
	PTV60（中低危）	44 ～ 50Gy（2.0Gy/次）至 54 ～ 63Gy（1.6 ～ 1.8Gy/次）

（6）术后具有高危因素者应尽早开始放疗（见循证医学证据 2）。

（7）淋巴结结外侵犯 ± 阳性切缘的患者建议行术后放化疗（见循证医学证据 3）。

七、循证医学证据

1. 近距离放疗的主要临床试验　见表 2-5-7。

表 2-5-7　近距离放疗的主要临床试验结果

相应参考文献编号	研究描述	研究结果	研究结论
[3]	研究 318 例原发(74%)和复发(26%)口腔(63%)或口咽(27%)鳞癌患者接受术后低剂量率近距离放疗 ± 外照射的病例资料。单独近距离照射剂量 45 ~ 55Gy，或 50 ~ 60Gy 外照射后予以 23 ~ 25Gy 近距离照射	原发和复发患者的 5 年局部控制率分别为 74% 和 57%；接受手术切除 + 外照射 + 近距离放疗的患者，对于Ⅰ~Ⅱ期，5 年局部控制率为 92%，Ⅲ~Ⅳ期，5 年局部控制率为 65%；7.5% 的患者出现迟发性坏死	手术切除后予以近距离照射 ± 外照射能够显著提高局部控制率
[4]	研究 210 例口腔(77%)或口咽(23%)鳞癌患者接受脉冲近距离放疗作为术后或根治性放疗，中位剂量 50.4Gy 外照射后再予以近距离照射中位剂量 24Gy，或者单纯予以 56.65Gy 近距离放疗	中位随访时间为 24 个月，生存率为 83%，局部控制率为 93%，11% 的患者出现软组织坏死，8% 出现骨坏死	在头颈部肿瘤中应用脉冲近距离放射，局部控制率以及发生软组织坏死或骨放射性坏死的概率取决于剂量以及体积参数
[5]	研究 104 例既往已接受过照射的头颈部鳞癌患者(其中 59% 是口腔癌)接受插植脉冲近距离放疗(中位剂量为 55Gy)，同时 ± 外照射(32%，中位剂量为 24Gy)± 手术(51%)± 化疗(56%)	较未予以同步化疗组相比，脉冲近距离放疗联合同步化疗，10 年局部控制率明显增加(76% vs. 39%)，其他治疗方式差异无明显统计学意义；17% 的患者出现软组织坏死，10% 出现骨坏死	插植脉冲近距离放疗联合同步化疗对于既往已接受过照射的头颈部患者是一种有效且相对安全的治疗手段

综上，在早期肿瘤中，尤其是在既往接受过照射的情况下，近距离照射作为外照射的辅助治疗或作为根治性治疗可能是一种有效的治疗手段。但因为存在软组织坏死以及骨坏死的风险，必须由有经验的操作者实施。

2. 术后放疗推荐

（1）美国研究（IJROBP 1993）：MD 安德森癌症中心进行的一项前瞻性随机临床研究中，研究对象是 240 例头颈部鳞癌且已行手术治疗的患者，其中 221 例（92%）为Ⅲ~Ⅳ期。患者根据危险因素（T 分期、切缘、神经侵犯、N 分期、转移淋巴结数、转移淋巴结区域、肿瘤大小、淋巴结结外浸润、直接侵犯）评分进行分层。低危患者随机予以术后 1.8/（52.2 ~ 54）Gy（后增加至 1.8/57.6Gy）或 1.8/63Gy。高危患者随机接受术后 1.8/63Gy 或 1.8/68.4Gy。低危患者中，接受≤ 54Gy 患者的 2 年局部控制率为 63%，低于接受≥ 57.6Gy 的患者（57.6Gy：92%；63Gy：89%）；但接受 57.6Gy 及 63Gy 两者间差异无统计学意义。高危患者中，接受 63Gy 和 68.4Gy 患者的 2 年局部控制率差异无统计学意义。如果淋巴结结外浸润，接受≥ 57.6Gy 的患者 2 年局部控制率较接受 < 57.6Gy 的患者明显增加 [52% vs.（72% ~ 74%），P = 0.03]。

（2）美国研究（IJROBP 2001）：MD 安德森癌症中心开展的一项多中心前瞻随机 3 期临床试验，研究对象是 213 例局部晚期口腔、口咽、喉及下咽癌并已行手术治疗患者，根据危险因素分层进行术后放疗。危险因素包括：> 1 个淋巴结区域转移，≥ 2 个淋巴结转移，淋巴结 > 3cm，显微镜下切缘阳性，神经周围浸润，原发肿瘤位于口腔以及淋巴结结外侵犯。若无危险因素→不做放疗；1 个危险因素（非淋巴结结外侵犯）→ 1.8/57.6Gy；淋巴结结外侵犯或≥ 2 个危险因素→ 1.8/63Gy/7 周或 5 周内予以 1 次加量照射。低危患者的 5 年局部控制率和生存率为 90% 和 82%，中危患者为 94% 和 66%，高危患者为

68% 和 42%。总体治疗时间越短，5 年局部控制率越高，< 11 周为 76%，11 ~ 13 周为 62%，> 13 周为 38%。

综上，术后具有高危因素者应尽早开始放疗，高危因素包括：pT_3 ~ pT_4，切缘阳性，N_2 ~ N_3，Ⅳ ~ Ⅴ区淋巴结转移，神经周围浸润，血管栓塞，淋巴管浸润，淋巴结结外侵犯。瘤床至少应予以 57.6Gy 放射剂量，高危患者应予以 63Gy，但超过 63Gy 剂量不会提高疗效。

3. 术后放化疗推荐

OCAT（ASCO 2016）：印度开展的一项 3 期随机临床研究，研究对象为 900 例术后口腔癌患者。随机分为 3 组：①常规放疗组：56 ~ 60Gy，每周 5 次；②同步放化疗组：56 ~ 60Gy，每周 5 次，同时予以顺铂 30mg/m^2，每周 1 次；③加速放疗组：56 ~ 60Gy，每周 6 次，同时予以顺铂 30mg/m^2，每周 1 次。3 组间局部控制率和急性 3 级不良反应差异无统计学意义。但在 T_3 ~ T_4、N_2 ~ N_3 或淋巴结结外侵犯患者中，相较于单纯放疗，同步放化疗提高了局部控制率、无进展生存率、生存率。

综上，术后放化疗指征：淋巴结结外侵犯 ± 阳性切缘。EORTC 22931、RTOG 9501 具体内容参考口咽癌章节。同步化疗方案：顺铂 100mg/m^2，3 周 1 次，共 3 周期；或可选择顺铂 40mg/m^2，每周 1 次，共 6 周期。

（邓俍　刘超　彭纲）

参考文献

[1] NCCN Clinical Practice Guidelines in Oncology: Head and Neck Cancers, (Version 2.2021)[EB/OL].[2021-4-27].https://www.nccn.org/professionals/physician_gls/pdf/head-and-neck-portuguese.pdf.

[2] Guidelines of Chinese Society of Clinical Oncology (CSCO) for head and neck cancer 2022[M]. Beijing: People's medical publishing house, 2022: 21-25, 54-62.

[3] GRABENBAUER G G, RODEL C, BRUNNER T, et al. Interstitial brachytherapy with Ir-192 low-dose-rate in the treatment of primary and recurrent cancer of the oral cavity and oropharynx. Review of 318 patients treated between 1985 and 1997[J]. Strahlenther Onkol, 2001, 177(7): 338-344.

[4] MELZNER W J, LOTTER M, SAUER R, et al. Quality of interstitial PDR-brachytherapy -implants of head-and-neck-cancers: predictive factors for local control and late toxicity? [J]. Radiother Oncol,2007, 82(2): 167-173.

[5] STRNAD V, LOTTER M, KREPPNER S, et al. Reirradiation for recurrent head and neck cancer with salvage interstitial pulsed-dose-rate brachytherapy: Long-term results[J]. Strahlenther Onkol,2015, 191(6): 495-500.

[6] PETERS L J, GOEPFERT H, ANG K K, et al. Evaluation of the dose for postoperative radiation therapy of head and neck cancer: first report of a prospective randomized trial[J]. Int J Radiat Oncol Biol Phys,1993, 26(1): 3-11.

[7] ANG K K, TROTTI A, BROWN B W, et al. Randomized trial addressing risk features and time factors of surgery plus radiotherapy in advanced head-and-neck cancer[J]. Int J Radiat Oncol Biol Phys,2001, 51(3): 571-578.

[8] GHOSH-LASKAR S, KALYANI N, GUPTA T, et al. Conventional radiotherapy versus concurrent chemoradiotherapy versus accelerated radiotherapy in locoregionally advanced carcinoma of head and neck: Results of a prospective randomized trial [J]. Head Neck，2016，38(2):202-207.

[9] JACQUES B, CHRISTIAN D, MAHMUT O, et al. Postoperative irradiation with or without concomitant chemotherapy for locally advanced head and neck cancer[J]. N Engl J Med, 2004, 350(19): 1945-1952.

[10] COOPER J S, ZHANG Q, PAJAK T F, et al. Long-term follow-up of the RTOG 9501/intergroup phase Ⅲ trial: postoperative concurrent radiation therapy and chemotherapy in high-risk squamous cell carcinoma of the head and neck[J]. Int J Radiat Oncol Biol Phys, 2012, 84(5): 1198-1205.

第六节 喉癌

一、解剖及淋巴引流规律

1. 喉位于颈前中央，成人大约位于第 4 ~ 6 颈椎椎体水平，其上方与口咽相延续，下方与气管相通，两侧及后方与下咽相连。

2. 解剖学上将喉分为三个区域：声门上区、声门区及声门下区。

声门上区：是指声带以上的喉部，具体包括以下五个亚区：舌骨上会厌、杓会厌皱襞、杓状软骨部、舌骨下会厌和室带（假声带）。

声门区：包括声带，前、后联合及声带游离缘下 0.5cm 内的区域。

声门下区：是指声门区以下至环状软骨下缘水平之间的区域。

3. **淋巴引流** 声门上区、声门下区以声带为界分别引流至不同的方向和部位。声门上区淋巴管非常丰富，主要引流至颈上深或颈中深淋巴结（Ⅱ、Ⅲ区）；声门下区主要引流至声门下区旁、前、下方的结构如喉前、气管前、气管旁淋巴结（Ⅵ区），然后进入颈下深淋巴结（Ⅳ区），最后可至锁骨上和上纵隔淋巴结；真声带基本没有毛细淋巴管，故声门肿瘤分期为 T_1 ~ T_2 期时很少出现淋巴结扩散，但声门癌侵及声门上区或声门下区后，淋巴结转移率则相应增加，最常见的淋巴结转移部位是Ⅱ、Ⅲ、Ⅳ区，Ⅰ区和Ⅴ区淋巴结转移较少见。

二、病理特点

1. **组织病理类型** 鳞状细胞癌约占全部原发性喉癌的 95% 以上，分化程度较高，其他病理类型如腺癌、淋巴瘤、小细胞内分泌癌、浆细胞瘤等均较少见。根据大体形态分为：溃疡浸润型、菜花型、结节型或包块型以及混合型四类。

2. 根据发病部位的不同，分为声门癌、声门上癌、声门下癌。声门癌，约占 60%，分化程度好，转移较少，预后较好；声门上癌，一般分化程度差，转移多见，预后较差；声门下癌少见，生物学行为介于前两者之间。

三、临床分期

目前临床上喉癌（不包括非上皮肿瘤，如淋巴组织、软组织、骨和软骨的肿瘤，以及唇和口腔的黏膜黑色素瘤）采用的是 2017 年 UICC/AJCC 第 8 版 TNM 分期（表 2-6-1）。

表 2-6-1 喉癌的 TNM 分期（AJCC 第 8 版）

喉癌	
原发肿瘤(T)	
T_x	原发病灶不能被确定
T_{is}	原位癌
声门上区癌	
T_1	肿瘤局限于声门上一个亚区，声带活动正常
T_2	肿瘤侵犯声门上一个以上相邻亚区黏膜，侵犯声门区或者声门上以外的区域(如舌根、会厌谷、梨状窝内侧壁黏膜)，不伴喉固定
T_3	肿瘤局限于喉内，有声带固定和/或者侵及以下任何一个结构：环状软骨后区域，会厌前间隙、声门旁间隙和/或甲状软骨内板

续表

喉癌	
T_4	中晚期或非常晚期局部病变
T_{4a}	中晚期局部病变：肿瘤侵犯穿过甲状软骨外板和/或侵犯喉外组织（如气管，包括深部舌外肌在内的颈部软组织、带状肌、甲状腺或食管）
T_{4b}	非常晚期局部病变：肿瘤侵犯椎前间隙，包绕颈动脉或者侵及纵隔结构
注：声门上区的亚区包括室带（假声带）、舌骨上会厌、舌骨下会厌、杓状软骨部、杓会厌皱襞。	
声门型	
T_1	肿瘤局限于声带（可侵及前联合或后联合），声带活动正常
T_{1a}	肿瘤局限于一侧声带
T_{1b}	肿瘤侵犯两侧声带
T_2	肿瘤侵犯至声门上和/或声门下，和/或声带活动受限
T_3	肿瘤局限于喉内，伴声带固定和/或侵犯声门旁间隙，和/或甲状软骨内板
T_4	中晚期或非常晚期局部病变
T_{4a}	中晚期局部病变：肿瘤侵犯穿过甲状软骨外板和/或侵及喉外组织（如气管、环状软骨，包括深部舌外肌在内的颈部软组织、带状肌群、甲状腺或食管）
T_{4b}	非常晚期局部病变：肿瘤侵犯椎前间隙，包绕颈动脉或者侵犯纵隔结构
声门下型	
T_1	肿瘤局限于声门下
T_2	肿瘤侵犯至声带，声带活动正常或受限
T_3	肿瘤局限于喉内，伴声带固定，和/或侵犯甲状软骨内皮质
T_4	中晚期或非常晚期局部病变
T_{4a}	中晚期局部病变：肿瘤侵犯环状软骨或甲状软骨板，和/或侵及喉外组织（如气管，包括深部舌外肌在内的颈部软组织、带状肌、甲状腺或食管）
T_{4b}	非常晚期局部病变：肿瘤侵及椎前间隙、包绕颈动脉或者侵犯纵隔结构
区域淋巴结（N）	
临床（cN）	
N_x	区域淋巴结无法评估
N_0	无区域淋巴结转移
N_1	同侧单个淋巴结转移，最大径≤ 3cm 且 ENE（－）
N_2	同侧单个淋巴结转移，3cm ＜最大径≤ 6cm 且 ENE（－）；或者同侧多个淋巴结转移，最大径≤ 6cm 且 ENE（－）；或者双侧或对侧淋巴结转移，最大径≤ 6cm 且 ENE（－）
N_{2a}	同侧单个淋巴结转移，3cm ＜最大径≤ 6cm 且 ENE（－）
N_{2b}	同侧多个淋巴结转移，最大径≤ 6cm 且 ENE（－）
N_{2c}	双侧或者对侧淋巴结转移，最大径≤ 6cm 且 ENE（－）
N_3	转移淋巴结最大径＞ 6cm 且 ENE（－） 或任何数目和大小的淋巴结转移合并临床明显的 ENE（＋）
N_{3a}	转移淋巴结最大径超过 6cm 且 ENE（－）
N_{3b}	任何数目和大小的淋巴结转移合并临床明显的 ENE（＋）
病理（pN）	
N_x	区域淋巴结无法评估
N_0	无区域淋巴结转移
pN_1	同侧单个淋巴结转移，最大径≤ 3cm 且 ENE（－）

续表

喉癌	
pN_2	同侧单个淋巴结转移，最大径≤ 3cm 但 ENE（+）；或 3cm ＜最大径≤ 6cm 且 ENE（－）；或者同侧多个淋巴结转移，最大径≤ 6cm 且 ENE（－）；或者双侧或对侧淋巴结转移，最大径≤ 6cm 且 ENE（－）
pN_{2a}	同侧单个淋巴结转移，最大径≤ 3cm 但 ENE（+）；同侧单个淋巴结转移，3cm ＜最大径≤ 6cm 且 ENE（－）
pN_{2b}	同侧多个淋巴结转移，最大径≤ 6cm，且 ENE（－）
pN_{2c}	双侧或者对侧淋巴结转移，最大径≤ 6cm 且 ENE（－）
pN_3	转移淋巴结最大径＞ 6cm 且 ENE（－） 或者同侧单个淋巴结转移，最大径＞ 3cm 且 ENE（+） 或同侧多个、对侧或双侧淋巴结转移且任意一个 ENE（+） 或对侧单个淋巴结转移，无论淋巴结大小且 ENE（+）
pN_{3a}	转移淋巴结最大径＞ 6cm 且 ENE（－）
pN_{3b}	同侧单个淋巴结转移，最大径＞ 3cm 且 ENE（+） 或同侧多个、对侧或双侧淋巴结转移，其中任何淋巴结呈 ENE（+） 或对侧单个淋巴结转移，无论淋巴结大小且 ENE（+）
注：美国病理学会将淋巴结结外侵犯（ENE）定义为淋巴结转移性肿瘤的进一步扩张，即局限在淋巴结内的肿瘤，穿透淋巴结包膜浸润周围结缔组织，伴或不伴间质反应	
远处转移（M）	
M_0	无远处转移
cM_1	有远处转移
pM_1	有远处转移，镜下确认

喉癌分期					
	N_0	N_1	N_2	N_3	M_1
T_1	Ⅰ	Ⅲ	ⅣA	ⅣB	ⅣC
T_2	Ⅱ	Ⅲ	ⅣA	ⅣB	ⅣC
T_3	Ⅲ	Ⅲ	ⅣA	ⅣB	ⅣC
T_{4a}	ⅣA	ⅣA	ⅣA	ⅣB	ⅣC
T_{4b}	ⅣB	ⅣB	ⅣB	ⅣB	ⅣC

四、治疗原则

综合 2021 年《NCCN 肿瘤学临床实践指南：头颈部肿瘤》和《中国临床肿瘤学会（CSCO）头颈部肿瘤诊疗指南 2022》（声门癌及声门上癌）总结如下。

1. 声门上喉癌的治疗建议　见表 2-6-2。

表 2-6-2　声门上喉癌的治疗建议（根据第 8 版 AJCC 分期）

分期	治疗建议
T_{is}	内镜下切除或根治性放疗
$T_1 \sim T_2,N_0,M_0$；部分 $T_3N_0M_0$（可保留喉功能）	①内镜下切除 + 颈部淋巴结清扫术或声门上喉部分切除术 + 选择性的颈部淋巴结清扫术：a. 淋巴结阴性（$pT_1 \sim pT_2,N_0$）：随访；b. 一个淋巴结阳性，无其他不良预后因素 *：放疗；c. 阳性淋巴结或切缘阳性：术后放化疗或放疗或再次手术；d. 淋巴结包膜外侵犯：以放疗为主的综合治疗（1 类证据）或放疗；e. 其他不良预后因素 *：放疗或行术后放化疗 ②根治性放疗

续表

分期	治疗建议
T_3,N_0 ~ N_1,M_0(可行全喉切除术);T_1 ~ T_3,N_2 ~ N_3,M_0	①以放疗为主的综合治疗(如不能耐受化疗则行放疗):a. 疗效评估 CR,观察,根据病情变化可行挽救性手术 ± 选择性的颈部淋巴结清扫术;b. 放疗后原发灶达 CR,颈部淋巴结有残留或最初分期是 N_2 ~ N_3,可考虑行颈部淋巴结清扫术;c.PR 或者进展:手术 ②手术:全喉切除 ± 选择性的颈部淋巴结清扫术(N_0 ~ N_1),声门上喉部分切除术(T_1 ~ T_2,N_+和部分 T_3,N_1)或全喉切除术 + 选择性的颈部淋巴结清扫术:a. N_0 或者无预后不良因素 *:单纯放疗;b. 对于切缘阳性或者淋巴结 ECE 行术后放化疗(1 类证据);其他不良预后因素可以考虑术后放疗或放化疗 ③诱导化疗 ** ④参与临床研究
T_{4a},N_0 ~ N_3,M_0	①全喉切除术 + 甲状腺切除术 + 同侧或双侧颈淋巴清扫术:a. 术后淋巴结包膜外浸润或阳性切缘,以放疗为主的综合治疗(1 类证据);b. 其他不良预后因素 *:放疗或者同步放化疗为主的系统治疗 ②患者拒绝手术:a. 同步放化疗为主的系统治疗;b. 临床研究;c. 诱导化疗
$T_{4b}N_xM_0$ 或不适合手术	同步放化疗;如果化疗不能耐受,行根治性放疗
备注: 1. 不良预后因素 *:切缘阳性,淋巴结结外侵犯,pT_3 ~ pT_4,pN_2 ~ pN_3,神经周围浸润、淋巴血管间隙浸润 2. 诱导化疗 **(在增强 CT/MRI 影像学上进行疗效评估):①疗效评价 CR,行放疗(1 类证据);②疗效评价 PR,行放疗(1 类证据)或放疗为主的系统性治疗(2B 类证据);③如果未达 PR 或进展,行手术 ± 选择性的颈部淋巴结清扫术:术后无不良预后因素则行放疗;术后淋巴结包膜外浸润或阳性切缘,放疗为主的综合治疗(1 类证据);其他不良预后因素行放疗或者放疗为主的系统性治疗	

注:ECE.extracapsular extension,包膜外侵犯。

2. 声门型喉癌的治疗建议　见表 2-6-3。

表 2-6-3　声门型喉癌的治疗建议(根据第 8 版 AJCC 分期)

分期	治疗建议
T_{is}	内镜下切除(推荐)或根治性放疗
T_1 ~ T_2,N_0,M_0 或部分 $T_3N_0M_0$(适合行保喉术)	①根治性放疗 ②部分喉切除术 / 行内镜下手术或开放性切除 ± 选择性的颈部淋巴结清扫术(无淋巴结转移无须预防性清扫):a. 术后无不良预后因素 *:随访;b. 淋巴结包膜外侵:以放疗为主的综合治疗 **(1 类证据);c. 术后有残留(切缘阳性):再次手术或放疗;d. 其他不良预后因素 *:术后放疗
T_3N_0,N_1 ~ N_3,M_0(适合行全喉切除术)	①以放疗为主的综合治疗 **/ 单纯放疗(患者情况不能耐受) ②手术:N_0,喉切除术 + 同侧甲状腺切除术 + 气管前及同侧气管旁淋巴结清扫;N_1 ~ N_3,喉切除术 + 同侧甲状腺切除术 + 同侧 / 双侧颈部、气管前及同侧气管旁淋巴结清扫:a. 术后无不良预后因素:随访;b. 对于切缘阳性或者淋巴结包膜外侵:以放疗为主的综合治疗 **(1 类证据);c. 其他不良预后因素 * 则行术后放疗 / 放疗为主的综合治疗 ** ③诱导化疗 ***(2B 类证据) ④参加临床研究
可手术的 $T_{4a}N_xM_0$	①手术:N_0,全喉切除术 + 甲状腺切除术 ± 单侧或双侧颈淋巴清扫术 + 气管前和同侧气管旁淋巴结清扫术;N_1,全喉加甲状腺切除术同侧颈清扫术,同侧或者双侧颈清扫术,气管前和同侧气管旁淋巴结清扫;N_2 ~ N_3,全喉加甲状腺切除术,同侧或双侧颈部淋巴结清扫术、气管前和同侧气管旁淋巴结清扫术:a. 无不良预后因素:随访;b. 术后淋巴结包膜外浸或阳性切缘:以放疗为主的综合治疗 **(1 类证据);c. 其他不良预后因素:放疗或者放疗为主的综合治疗 **,对于符合以后预后良好特征的患者 **** 可选择观察 ②患者拒绝手术:a. 以放疗为主的综合治疗 **;b. 临床研究;c. 诱导化疗 ***
不可手术的 $T_{4a}N_xM_0$	同步放化疗,如果化疗不能耐受,行根治性放疗

续表

分期	治疗建议
$T_{4b}N_xM_0$ 或不适合手术	①参加临床研究 ②根据 PS 评分:PS 0 ~ 1 分:同步放化疗为主的综合治疗或者诱导化疗加放疗为主的综合治疗;PS 2 分:根治性放疗 ± 全身治疗;PS 3 分:姑息性放疗、单药抗肿瘤治疗或最佳支持治疗

备注:
①不良预后因素 *:淋巴结包膜外侵、切缘阳性、原发灶 pT_4、pN_2 或 pN_3、神经周围浸润、淋巴管浸润、血管间隙浸润
②以放疗为主的综合治疗 **:适宜顺铂化疗:放疗 + 顺铂(1A 类证据);不适宜顺铂:放疗 + 西妥昔单抗(IB 类证据)或单纯放疗(2A 类证据)。a. 未达 CR,挽救性手术 ± 选择性的颈部淋巴结清扫术;b. 放疗后原发灶达 CR,颈部淋巴结有残留或最初分期是 N_2 ~ N_3,可考虑行颈部淋巴结清扫术。不适宜使用顺铂定义:患者年龄 > 70 岁、PS > 2 分、听力丧失、肾功能不全(肌酐清除率 < 50ml/min)或具有 > 1 级的神经病变
③诱导化疗 ***:同表 2-6-2
④预后良好的特征 ****:a. 惰性组织病理学:乳头状鳞状细胞癌及疣状癌;b. 广泛的阴性切缘,颈部淋巴结 pN_0(特别是中央区Ⅳ区)、无神经、淋巴血管侵犯;c. 显微镜下小体积疾病超出喉头骨骼且广泛的阴性切缘;d.pN_0,Broders Ⅰ ~ Ⅱ级,声门下浸润 < 1cm

3. **声门下型喉癌的治疗建议** 声门下型喉癌因发病率低，目前指南无推荐治疗方案。

五、放疗原则

（一）放射治疗指征

1. **单纯放疗指征** ①早期喉癌（Ⅰ、Ⅱ期）首选根治性放射治疗；②低分化癌或未分化癌可首选放射治疗；③可手术的中晚期患者经计划性术前放射治疗疗效评估达 CR，可改为单纯根治性放疗；④诱导化疗后疗效评估达 CR 或 PR 可考虑放疗或以放疗为主的综合治疗。

2. **术后放疗指征** ①术后切缘不净、残存或安全界不够；②局部晚期病变，如 pT_3 ~ pT_4，pN_2 ~ pN_3；③淋巴结包膜外侵犯；④其他不良预后因素：如神经周围浸润、淋巴血管间隙浸润等。

3. **术后放化疗指征** 淋巴结包膜外侵和 / 或阳性切缘。

4. **同步放化疗指征** 不可切除或拒绝手术的晚期喉癌。

（二）放射治疗靶区勾画

1. 根治性放疗及术前放射治疗靶区勾画。

2. **大体肿瘤体积 GTV 勾画** ① GTVp：内镜检查、临床体查和影像学检查发现的原发肿瘤范围（将 CT 定位图像与放疗前定位平扫增强 MRI 的图像融合）；② GTVnd：影像学检查或者临床检查发现的转移淋巴结，具体标准参考本章总论。

3. **临床靶体积 CTV 的勾画** 目前国内外不同机构和放疗中心 CTV 勾画异质性较大，CTVp 除了 2018 年国际共识外，全球无统一指南，而国际共识目前国内应用较少，大部分单位根据目前的循证医学证据建立自己的靶区勾画原则。

（1）原发灶 CTVp 的勾画：① CTVp70。如果原发灶边界明确则不需要外扩，如果大体肿瘤体积的范围不确定，将 GTV70 外扩 0 ~ 5mm 作为 CTV70。② CTVp60。Nancy Y. lee 推荐包括整个 GTVp70，并包含从甲状腺切迹至甲状软骨下缘的整个喉部；中国科学院则进一步详细描述了声门癌和声门上区癌所需包括的结构：全部喉结构、梨状窝、舌会厌溪、声门旁间隙、会厌前间隙和整个甲状软骨、环状软骨。2018 年国际共识高剂量处方 CTVp1 为 GTVp 外扩 5mm，照射 70Gy；预防性 / 中间剂量 CTVp2 为 GTVp 外扩 10mm，使用 2 级剂量处方的机构，CTVp2 为 50Gy；使用 3 级剂量处方的机构，CTVp2 为 60Gy。CTVp1 始终在 CTVp2 里。在此基础上，根据气腔及肿瘤所侵犯结构做适当修改（表 2-6-4 ~ 表 2-6-6），但目前国内较少应用。

表 2-6-4 声门上喉癌原发灶的 CTVp2 勾画建议

声门上喉癌分期	原发灶勾画建议
T_1	CTVp2 包括会厌前间隙和喉旁间隙，但不包括甲状软骨和喉、下咽或口咽的气腔。对于喉室的肿瘤，将延伸到声门区。对于杓会厌皱襞和舌骨上会厌肿瘤，可延伸进入会厌谷。对于杓状软骨间黏膜肿瘤，建议不包括咽后壁。对于小的和 / 或浅表的 T_1 期声门上鳞状细胞癌，可以不勾画 CTVp2
T_2	CTVp2 包括会厌前间隙、喉旁间隙、甲状软骨，但不包括带状肌和喉、下咽和口咽的气腔。对于喉室肿瘤，延伸到声门区。对于杓 - 会厌褶襞和舌骨上会厌肿瘤，延伸到会厌谷。对于杓状软骨间黏膜的肿瘤，不包括咽后壁
T_3	CTVp2 包括邻近 GTVp 的部分甲状软骨和会厌前间隙；除非甲状软骨受侵，否则不包括至甲状软骨外。靶区可包括会厌舌面和会厌谷等口咽结构，也可能包括环后区，但不包括咽后壁
T_4	包括与 GTVp 相邻的部分甲状软骨和会厌前间隙；可延伸到甲状软骨以外，但不超出带状肌（胸骨 - 甲状肌或甲状舌骨肌），除非存在肉眼可见受侵；CTV2 可能与颈部淋巴结分区的Ⅲ区或Ⅵa 区重叠，可能包括部分甲状腺。对于侵犯椎前间隙（即 T_{4b}）的肿瘤，CTVp2 可以延伸到椎体

表 2-6-5 声门型喉癌原发灶的 CTVp 勾画建议

声门型喉癌分期	原发灶勾画建议（原则同表 2-6-4）
T_1	CTVp1 在 GTVp 的四维方向外扩 5mm 并做适当修改：在轴位平面上，包括声门旁间隙，声带前部肿瘤包括前联合，肿瘤侵及前联合者包括对侧声带的前部，肿瘤侵及声带后部者包括杓状软骨的声带突，但不包括甲状软骨和气腔；在头脚方向，包括声门下区和声门上区。T_1 期声门型鳞癌不推荐勾画 CTVp2
T_2	CTVp2 在轴位平面上，包括声门旁间隙、前联合，肿瘤侵及前联合者包括对侧声带前部，肿瘤侵及声带后部者包括杓状软骨的声带突；可包括与 GTVp 相邻的甲状软骨，但不包括环状软骨和气腔；在头脚平面上，包括声门下的头侧部分、同侧喉室和声门上黏膜的尾侧部。对于非起源于前联合的小和 / 或浅表的 T_2 期喉 SCC，可以不勾画 CTVp2
T_3	CTVp2 包括与 GTVp 相邻的部分甲状软骨，且在尾侧可能包括部分环状软骨，前至会厌前间隙，后外侧达梨状窝内侧壁；除非甲状软骨受侵，否则不包到甲状软骨之外；除非口咽受侵，否则不包至喉外的口咽；不应该包括咽后壁
T_4	CTVp2 包括与 GTVp 相邻的部分甲状软骨，尾侧包括部分环状软骨，前方包括会厌前间隙；可能延伸到甲状软骨以外，但不超出带状肌（胸骨 - 甲状肌或甲状舌骨肌），除非肌肉存在肉眼可见浸润；CTVp2 可能与颈部淋巴结分区的Ⅲ或Ⅵ区重叠；同时可能包括部分甲状腺。除非受侵，椎体和舌骨等骨性结构一般不包括在 CTVp2 内。对于侵犯椎前间隙（即 T_{4b}）的肿瘤，CTVp2 可以延伸到椎体

表 2-6-6 声门下喉癌原发灶的 CTVp 勾画建议

声门下喉癌分期	原发灶勾画建议
T_1	CTVp2 不包括甲状软骨和喉的气腔。由于声门下黏膜覆盖于环状软骨上方，需向环状软骨外扩 2mm。对于 T_1 期声门下 SCC，可以不勾画 CTVp2 只勾画 CTVp1
T_2	CTVp2 包括环状软骨和甲状软骨下部，但不超出这些软骨。靶区同时包括声门喉和气管上部黏膜
T_3	CTVp2 包括部分甲状软骨、部分环状软骨和邻近 GTVp 的部分环甲肌，但不超过这些软骨，并除外咽后壁和颈段食管
T_4	CTVp2 包括邻近 GTVp 的甲状软骨和环状软骨，可超出甲状软骨或环状软骨，除非带状肌（胸骨 - 甲状肌或甲状舌骨肌）受侵，否则不包括该肌肉；如果超出带状肌，可能包括部分甲状腺并与颈部淋巴结分区的Ⅲ、Ⅳa、Ⅵa 或Ⅵb 重叠。除非肿瘤侵及椎前间隙（即 T_{4b}）可包括椎体，否则 CTVp2 应经修饰以除外如椎体等骨结构

（2）淋巴结 CTVn 的勾画：各中心推荐略有不同，原则一般为阳性淋巴结所在区域为高危区域，声门下受侵Ⅵ区为高危区。

1）CTVn66：有研究推荐 CTVn66 只包括阳性淋巴结区域，无淋巴结包膜外侵外扩 0.5cm，有包膜外侵外扩 1cm 且不超过所侵犯结构。

2）CTVn60：Nancy Y. lee 推荐阳性淋巴结所在的Ⅱ～Ⅳ区淋巴结，如Ⅱ区淋巴结阳性建议包括Ⅰb 区；中国科学院推荐声门癌 T_1N_0 无须行颈部淋巴结区域照射。T_2N_0 包括双颈Ⅲ区；T_3～T_4，N_0～N_1 包含双颈Ⅱ～Ⅲ区（上界为第 1 颈椎横突水平），T_3～T_4，N_2～N_3 包含双颈Ⅱ、Ⅲ区以及阳性淋巴结颈部的Ⅳ区（如声门下受侵则包括Ⅵ区）；声门上癌 T_1～T_4，N_0 包括双颈Ⅱ、Ⅲ区（如声门下受侵则包括Ⅵ区），有阳性淋巴结则包括双颈Ⅱ、Ⅲ区，N 阳性侧Ⅳ区；N_2 包括同侧Ⅰb 区和Ⅴ区；声门下喉癌除了下颈部及锁骨上淋巴结区域外，还需根据原发灶及淋巴结转移情况考虑气管及上纵隔淋巴引流区域。

3）CTVn50～54：Nancy Y. lee 推荐为无阳性淋巴结所在的Ⅱ～Ⅳ区淋巴结；中国科学院推荐 T_1～T_2，N_0 时无须行低危区预防照射；T_3～T_4，N_0 包括双侧Ⅳ区，N 阴性侧颈部Ⅳ区。

4）计划靶体积 PTV：PTV 根据各家医疗机构的经验及体位固定方式，结合摆位验证及质量控制等，制定适合本单位的外扩范围。一般是在 GTV70（GTVp + GTVnd）、CTV60、CTV50 的基础上外扩 3～5mm 形成 PGTV、PTV60 和 PTV50。对于活动度较大的肿瘤，如早期声门癌，GTVp 一般向上外扩 5～10mm，前方外扩 8mm，其余方向外扩 3～5mm 行程 PGTVp。

（3）术后放疗靶区勾画：GTVtb、GTVnd-tb：原发肿瘤、转移淋巴结术后所在的部位为瘤床。

需要结合术前的影像、手术记录及术后病理综合考虑进行靶区勾画，残留区域需给予根治性剂量。CTV60：一般包括镜下切缘阳性区域、淋巴结包膜外侵区域、肿瘤原发灶及转移淋巴结术后瘤床所在的淋巴引流区；CTV50：参考根治性放疗部分勾画相应淋巴引流区；如存在肿瘤残留区域，剂量应提高至根治性放疗剂量。

（三）放疗分割方式

1. **根治性放疗剂量** PGTV 66～70Gy/（33～35 次），CTV1（高风险亚临床病灶）：60～66Gy/（30～33 次）；CTV2（中风险和低风险亚临床病灶）：44～50Gy（2.0Gy/f）至 54～63Gy（1.6～1.8Gy/f）。

2. **术前放疗剂量** 50Gy（25 次）。

3. **术后放疗剂量** 根据术后情况决定，术后残留（肉眼残留 70Gy，镜下切缘阳性≥ 66Gy），无残留 60Gy。

4. 对于早期声门癌，目前主张分次剂量大于 2Gy，以进一步提高局部控制率，如 66Gy（2.2Gy/f）或 2.25Gy/ 次，总剂量 63Gy；对于 T_3～T_4 病变，主张采用超分割，如 79.2～81.6Gy/7 周（1.2Gy/f，2 次 /d），或加速超分割照射技术，如 72Gy/6 周（大野 1.8Gy/f，1.5Gy/ 天推荐剂量在治疗结束前 12 天做当天的第 2 次放疗剂量）。

六、循证医学证据

1. **激光治疗和放射治疗的疗效及不良反应** 见表 2-6-7。

表 2-6-7 激光治疗和放射治疗的疗效及不良反应比较

相应参考文献编号	单位和类型	研究对象	研究结论
[12]	伦敦，回顾性研究	57 例 T_{is} 或 T_{1a} 喉鳞状细胞癌患者纳入研究，34 例接受放疗，23 例接受激光治疗	70.2% 的患者完成语音相关生活质量调查问卷，两组患者在发音评分、复发率和生存率上差异无统计学意义，但是放疗组声带闭合等功能更好（90% vs. 80.2%）

续表

相应参考文献编号	单位和类型	研究对象	研究结论
[13]	德国阿根廷哥廷根大学，回顾性研究	444 例早期声门癌患者（pT_{1a} ~ pT_{2a}），其中 153 例前联合受累	T_{1a} 期的 5 年局部控制率为 73% vs. 89%，T_{1b} 为 68% vs. 86%，T_{2a} 5 年局部控制率为 86%，与前联合受累无关
[14]	以色列，回顾性研究	54 例 T_1 期喉癌患者，其中 38 例行放疗，16 例行激光治疗	治疗后放疗组 6 例复发，激光治疗组 5 例复发，放疗组有更高的 5 年无病生存率（87.3% vs. 74.9%，P = 0.037），两组的局部控制率（75% vs. 79%）和总生存率（78.9% vs. 87.5%，P = 0.26）基本类似。激光组有更高的局部复发率和更低的无病生存率
[15]	芬兰，回顾性研究	$T_{1a}N_0M_0$ 男性患者 60 例，其中激光治疗组 32 例，放疗组 28 例，照射剂量 66Gy/2Gy*33f	声学分析显示两组发音质量相似，但接受放疗的患者声带闭合更好，日常生活中因发音带来的不便少。研究认为对发音有更高要求的患者更适合放射治疗

综上，对于早期声带癌患者，激光治疗和放射治疗疗效差异无统计学意义，但需要严格把握适应证，大部分临床研究显示放射治疗组发声功能更好。

2. **常规放疗和大分割 / 超分割放疗的疗效及不良反应** 见表 2-6-8。

表 2-6-8 常规放疗和大分割放疗的疗效及不良反应比较

相应参考文献编号	单位和类型	研究对象	研究结论
[16]	佛罗里达大学，回顾性研究	250 例 T_2N_0 声门癌患者随机分为 70Gy/2Gy*35f 及 79.2Gy/1.2Gy* 每日 2 次 *33f 两组，中位随访时间 7.9 年，共 239 例患者纳入分析	超分割组和常规分割组的 5 年局部控制率分别为 78% 和 70%（P = 0.14，HR = 0.70），5 年无病生存率为 49% 和 40%（P = 0.13，HR = 0.79），5 年生存率为 72% 和 63%（P = 0.29，HR = 0.82）。3 级以上急性毒性反应超分割组更高（主要是喉水肿、黏膜和皮肤反应）（33.3% vs. 22.7%，P = 0.084），晚期毒性反应差异无统计学意义
[17]	日本大阪市立大学，回顾性研究	59 例 2 期喉癌患者纳入研究，32 例接受后程超分割放疗，前 3 周（15f）每天 2.0Gy，后 13 次每天上午 1.8Gy，下午 1.2Gy，总剂量 69Gy/41f；常规分割组剂量 70Gy/35f*2Gy，单次放疗每周时同步化疗	生存分析显示常规分割组和超分割组的 5 年的局部控制率、生存率和特异性疾病生存率分别为 80.6% 和 64.7%（P = 0.11），74% 和 68.2%（P = 0.68），90.4% 和 90.5%（P = 0.69），两组比较差异无统计学意义。进一步分析显示，在部分声门下癌患者中，后程超分割具有较高的局部控制率（100% vs. 41.7%，P = 0.02）。两组均无 4 级毒性反应，3 级黏膜炎常规分割组与超分割组基本类似为 29%，常规分割组具有更高的皮肤毒性和血液系统反应，约为 6%
[18]	国家癌症数据库，回顾性研究	$T_2N_0M_0$ 声门鳞状细胞癌进行放射治疗，分为 3 组：常规分割组（2 006 例）、大分割组（1 166 例）和超分割组（161 例）。常规分割组 1.5 ~ 2.1Gy/f（每周 4 ~ 6 次），中位总剂量 70Gy/2.0Gy*35f；大分割组为 2.11 ~ 3.5Gy/f（每周 4 ~ 6 次），中位总剂量 65.25Gy/2.25Gy*29f；超分割组为 1.0 ~ 2.5Gy/f（8 ~ 12 次每周），中位总剂量 74.4Gy/1.2Gy*45d	生存分析发现大分割组和超分割组对比常规分割组均改善了患者总生存（HR = 0.82，95%CI：0.69 ~ 0.97，P = 0.019）和（HR = 0.56，95%CI：0.38 ~ 0.82，P = 0.003）

续表

相应参考文献编号	单位和类型	研究对象	研究结论
[19]	日本，前瞻性临床研究	22 中心 360 例 T_1 ~ T_2,N_0M_0（AJCC 6#）的声门癌患者，分为加速分割放疗 2.4Gy/f 和常规分割组 2Gy/f。T_1 期常规分割总剂量 60Gy，T_2 期总剂量 70Gy；加速分割组 T_1 期总剂量 60Gy，T_2 期 64.8Gy	T_1 期患者 CTV 为整个声带，T_2 期为声带及声带外 1cm 的范围。研究显示 3 年无进展生存率为 81% vs. 85%，两组生存差异无统计学意义

综上，对于 T_1 ~ T_2 早期声带癌患者，系统性综述显示手术和放疗疗效相近，部分早期患者可选用激光治疗。放疗能更好地保全发音功能，选择何种治疗方式，主要取决于肿瘤的大小、位置（如累及前联合多采用放疗）、病理分级、患者意愿、医生的治疗水平和经验、患者的全身情况及有无合并症。结合上述临床研究显示，大分割或者超分割放射治疗可以改善患者的生存，但是目前最佳的剂量分割方案尚不明确。

3. **局部中晚期喉癌患者保留喉部功能相关研究** 见表 2-6-9。

表 2-6-9 局部中晚期喉癌患者保留喉部功能相关研究比较

相应参考文献编号	单位和类型	研究对象	研究结论
[21]	VALCSG，前瞻性研究	332 例局部晚期喉癌患者平均分入手术组和诱导化疗组（诱导化疗组后手术或放疗）	中位随访 33 个月，两组的 2 年生存率差异无统计学意义，手术组 60% ~ 75%，诱导化疗组 60% ~ 76%（P = 0.984 6），诱导化疗组的局部复发率更高（P = 0.000 5），远处转移率更低（P = 0.016），化疗组中 59 例（36%）患者需进行全喉切除术
[22]	多个中心 RTOG 9111，前瞻性研究	547 名Ⅲ / Ⅳ期喉癌 [T_2 ~ T_3，或 LN + 或部分 T_4（未侵犯甲状软骨及侵犯舌底 < 1cm）] 随机分为三组：单独 RT 组，诱导化疗联合 RT 组，同步放化疗组（所有患者放疗剂量为 35f*2Gy/70Gy）。520 例患者纳入分析	相对于单独放疗或诱导化疗，同步放化疗改善了 10 年的喉功能保留（64% vs. 68% vs. 82%）和局部区域控制率（47% vs. 49% vs. 65%）。任何化疗方式都有改善远处转移的倾向（76% vs. 83% vs. 84%）。三组间的 10 年生存率差异无统计学意义（32% vs. 39% vs. 28%）。三组间的晚期不良反应差异无统计学意义，但是同步放化疗组非肿瘤或治疗因素引起的死亡高于诱导化疗组和单纯放疗组（30.8% vs. 20.8% vs. 16.9%）。研究显示对于 T_3N_0，$T_{4a}N_0$ 的声门上癌以及大部分 T_3N_x 的声门癌患者所有治疗组生存率相似，同步放化疗组保喉率更高
[23]	多个中心，前瞻性研究	153 例分期为Ⅲ ~ Ⅳ喉鳞状细胞癌接受 3 周期诱导化疗 TPF。小于 50% 缩小的患者接受挽救性手术；超过 50% 缩小的患者随机分为 RT 组（2Gy*35f/70Gy）同时使用顺铂或西妥昔单抗同步	随访 18 个月，两组的喉部保留功能及 3 年生存率差异无统计学意义
[24]	美国国家癌症数据库，回顾性研究	969 例 T_{4a} 喉癌（M0，2003 ~ 2006 年），616 例接受根治性全喉切除术（total laryngectomy，TL），353 例接受保喉放化疗	TL 组和 LP-CRT 组的中位生存时间分别为 61 个月和 39 个月（P < 0.001），LP-CRT 组总生存时间更低（HR = 1.31，95%CI：1.10 ~ 1.57）

续表

相应参考文献编号	单位和类型	研究对象	研究结论
[25]	SEER 数据库，回顾性研究	487 例 T_3 期声门型鳞癌手术治疗和非手术治疗的预后及相关功能评估	5 年生存率非手术治疗组（包含放化疗组）、单独手术组和手术加辅助治疗组分别为 36%（95%*CI*：30% ~ 42%）、41%（95%*CI*：30% ~ 53%）和 41%（95%*CI*：32% ~ 51%），同步放化疗组更依赖气管造瘘术（37%），但 3 组之间差异无统计学意义
[26]	欧洲 EORTC 24954，前瞻性研究	450 例局部晚期喉癌和下咽癌患者随机分为续贯治疗组：PF 诱导（2C）+ 放疗（70Gy），交替组：PF（4C）与放疗交叉进行（60Gy）	中位随访时间为 10.2 年。喉部的功能在两组中间基本相似：18.7% vs. 18.3%；生存率：33.6% vs. 31.6%，晚期毒性也类似，但交替组观察到更好的保喉功能趋势

综上，基于上述研究，对于局部中晚期喉癌患者，放化疗结合的综合治疗模式可能带来更好的功能保护，诱导化疗可能增加保喉率，治疗后手术挽救治疗可以改善生存。但中晚期喉癌仍强调多学科讨论后综合治疗的重要性，主要在保证治疗疗效的前提下尽可能保留喉功能。基于 SEER 数据库、NCDB 数据库等回顾性研究显示同步放化疗增加了部分中晚期喉癌的死亡风险，最新发表的 ASCO 推荐对于广泛的 T_3 期、可手术切除的 T_4 期病灶，如治疗前患者已有喉功能严重受损，主张先行全喉切除术，再行后续辅助治疗。

4. **局部中晚期喉癌患者同步放化疗后挽救性手术的疗效** 见表 2-6-10。

表 2-6-10 局部中晚期喉癌患者同步放化疗后挽救性手术的疗效比较

相应参考文献编号	单位和类型	研究对象	研究结论
[30]	日本横滨大学，回顾性研究	645 例Ⅱ ~ ⅣB 期头颈部鳞癌（喉、口咽或下咽）患者，纳入研究的患者首先接受同步放化疗，放疗大部分为常规分割，总剂量 64 ~ 75.6Gy。4 ~ 8 周后对患者进行影像学评估，对于有残留的患者进行病理学确诊，放疗后 6 ~ 12 周进行挽救性手术	225 例患者有残留或出现局部复发，其中 78 例行挽救性手术。接受挽救性手术的患者的 5 年生存率和疾病特异性生存率分别为 61.0% 和 65.5%，147 例未接受挽救性手术患者的 5 年生存率和疾病特异性生存率分别为 9.8% 和 10.2%。研究证实采用挽救性手术可改善患者的生存
[31]	多个研究纳入，回顾性分析	对 10 个研究 T_3 期喉癌患者进行治疗优劣探索	同步放化疗、诱导化疗后行同步放化疗、西妥昔单抗联合放疗等多种治疗手段的开展并没有提高喉癌患者总的生存率。T_3 ~ T_4 期患者要有选择性地进行诱导化疗，对于化疗反应较好的患者可以首选同步放化疗保留喉功能，T_4 期患者如选择保留喉功能务必有良好的团队协作，患者依从性好并做密切随访
[32]	德克萨斯大学安德森癌症中心，回顾性研究	T_4 期（AJCC7#）喉鳞状细胞癌患者（46% ≥甲状腺软骨全层侵犯）纳入研究。其中 161 例采用全喉切除术联合放疗；60 例采用保留喉功能的放疗（85% 采用放化疗），放疗为常规分割，总剂量 72Gy	全喉切除术联合放疗组提高了 10 年局部区域控制率（72% vs. 58%），但放化疗后再行挽救性手术差异无统计学意义（73%）。两组相比，中位生存时间也差异无统计学意义（64 个月）。进一步研究发现，淋巴结阳性与预后密切相关，是 DM、DSS 和 OS 最大的预测因子

注：DM.distant metastasis，远处转移；DSS.disease specific survival，疾病特异性生存期；OS. 总生存时间。

综上，对于有意愿保喉可保喉的局部中晚期患者，放疗联合顺铂仍是最常用的治疗模式，采用挽救性手术可改善局部晚期喉癌患者的生存。但 T_4 期患者如选择保留喉功能务必慎重，绝对不能牺牲疗效，因此务必有良好的团队协作，患者依从性好并做密切随访。

（周琴　刘超　丁乾　陈静）

参考文献

[1] 罗京伟，徐国镇，高黎．头颈部肿瘤放射治疗图谱 [M]. 北京：人民卫生出版社，2012: 149-173.

[2] PETERSEN J F, TIMMERMANS A J, VAN DIJK B A C, et al. Trends in treatment, incidence and survival of hypopharynx cancer: A 20-year population-based study in the Netherlands[J]. Eur Arch Otorhinolaryngol, 2018, 275(1): 181-189.

[3] DOS SANTOS C R, GONÇALVES FILHO J, MAGRIN J, et al. Involvement of level I neck lymph nodes in advanced squamous carcinoma of the larynx[J]. Ann Otol Rhinol Laryngol, 2001, 110(10): 982-984.

[4] MENDENHALL W M, AMDUR R J, MORRIS C G, et al. T1-T2N0 squamous cell carcinoma of the glottic larynx treated with radiation therapy[J]. J Clin Oncol, 2001, 19(20): 4029-4036.

[5] AMIN M B, EDGE S B, GREENE F L, et al. AJCC cancer staging manual[M]. 8th ed. Cham: Springer, 2017.

[6] NCCN Clinical Practice Guidelines in Oncology：Head And Neck Cancer.(Version 1.2021)[EB/OL].[2021-02-02].https://www.nccn.org/professionals/physician_gls/pdf/head-and-neck_harmonized-africa.pdf.

[7] 中国临床肿瘤学会指南工作委员会．中国临床肿瘤学会 (CSCO) 头颈部肿瘤诊疗指南 -2022[M]. 北京：人民卫生出版社，2022:32-37, 74-83.

[8] GRÉGOIRE V, EVANS M, Le Q T, et al. Delineation of the primary tumour Clinical Target Volumes (CTV-P) in laryngeal, hypopharyngeal, oropharyngeal and oral cavity squamous cell carcinoma: AIRO, CACA, DAHANCA, EORTC, GEORCC, GORTEC, HKNPCSG, HNCIG, IAG-KHT, LPRHHT, NCIC CTG, NCRI, NRG Oncology, PHNS, SBRT, SOMERA, SRO, SSHNO, TROG consensus guidelines[J]. Radiother Oncol, 2018, 126(1): 3-24.

[9] LEE N Y, LU J J. Target Volume Delineation and Field Setup: A Pratical Guide for Confomal And Intensity-Modulated Radiation Therapy[M].Berlin:Springer,2013.

[10] 殷蔚伯，余子豪，徐国镇，等．肿瘤放射治疗学 [M].5 版．北京：中国协和医科大学出版社，2018: 525-553.

[11] 孙艳，王维虎，肖绍文，等．头颈部肿瘤放疗规范和靶区定义 [M]. 长沙：中南大学出版社，2019: 164-197.

[12] OSBORN H A, HU A, VENKATESAN V, et al. Comparison of endoscopic laser resection versus radiation therapy for the treatment of early glottic carcinoma[J]. J Otolaryngol Head Neck Surg, 2011, 40(3): 200-204.

[13] RÖDEL R M, STEINER W, MÜLLER R M, et al. Endoscopic laser surgery of early glottic cancer: Involvement of the anterior commissure[J]. Head Neck, 2009, 31(5): 583-592.

[14] ALKAN U, NACHALON Y, SHKEDY Y, et al. T_1 squamous cell carcinoma of the glottis with anterior commissure involvement: Radiotherapy versus transoral laser microsurgery[J]. Head Neck, 2017, 39(6): 1101-1105.

[15] AALTONEN L M, RAUTIAINEN N, SELLMAN J, et al. Voice quality after treatment of early vocal cord cancer: a randomized trial comparing laser surgery with radiation therapy[J]. Int J Radiat Oncol Biol Phys, 2014, 90(2): 255-260.

[16] TROTTI A, ZHANG Q, BENTZEN S M, et al. Randomized trial of hyperfractionation versus conventional fractionation in T_2 squamous cell carcinoma of the vocal cord (RTOG 9512)[J]. Int J Radiat Oncol Biol Phys, 2014, 89(5): 958-963.

[17] OKAZAKI E, MATSUSHITA N, TASHIRO M, et al. Efficacy and toxicity profiles of two chemoradiotherapies for stage Ⅱ laryngeal cancer - a comparison between late course accelerated hyperfractionation (LCAHF) and conventional fractionation (CF)[J]. Acta Otolaryngol, 2017, 137(8): 883-887.

[18] STOKES W A, STUMPF P K, JONES B L, et al. Patterns of fractionation for patients with $T_2N_0M_0$ glottic larynx cancer undergoing definitive radiotherapy in the United States[J]. Oral Oncol, 2017, 72: 110-116.

[19] NAKAMURA K, KODAIRA T, SHIKAMA N, et al. Accelerated fractionation versus conventional fractionation radiation

therapy for glottic cancer of $T_{1\sim2}N_0M_0$ Phase Ⅲ study: Japan Clinical Oncology Group study (JCOG 0701)[J]. Jpn J Clin Oncol, 2008, 38(5): 387-389.

[20] WARNER L, CHUDASAMA J, KELLY C G, et al. Radiotherapy versus open surgery versus endolaryngeal surgery (with or without laser) for early laryngeal squamous cell cancer[J]. Cochrane Database Syst Rev, 2014(12): D2027.

[21] WOLF G T, FISHER S G, HONG W K, et al. Induction chemotherapy plus radiation compared with surgery plus radiation in patients with advanced laryngeal cancer[J]. N Engl J Med, 1991, 324(24): 1685-1690.

[22] FORASTIERE A A, ZHANG Q, WEBER R S, et al. Long-term results of RTOG 91-11: a comparison of three nonsurgical treatment strategies to preserve the larynx in patients with locally advanced larynx cancer[J]. J Clin Oncol, 2013, 31(7): 845-852.

[23] LEFEBVRE J L, POINTREAU Y, ROLLAND F, et al. Induction chemotherapy followed by either chemoradiotherapy or bioradiotherapy for larynx preservation: the TREMPLIN randomized phase Ⅱ study[J]. J Clin Oncol, 2013, 31(7): 853-859.

[24] GROVER S, SWISHER-MCCLURE S, MITRA N, et al. Total laryngectomy versus larynx preservation for T_{4a} larynx cancer: Patterns of care and survival outcomes[J]. Int J Radiat Oncol Biol Phys, 2015, 92(3): 594-601.

[25] AL-GILANI M, SKILLINGTON S A, KALLOGJERI D, et al. Surgical vs nonsurgical treatment modalities for T_3 glottic squamous ccll carcinoma[J]. JAMA Otolaryngol Hcad Ncck Surg, 2016, 142(10): 940-946.

[26] HENRIQUES DE FIGUEIREDO B, FORTPIED C, MENIS J, et al. Long-term update of the 24954 EORTC phase Ⅲ trial on larynx preservation[J]. Eur J Cancer, 2016, 65: 109-112.

[27] HOFFMAN H T, PORTER K, KARNELL L H, et al. Laryngeal cancer in the United States: Changes in demographics, patterns of care, and survival[J]. Laryngoscope, 2006, 116: 1-13.

[28] CHEN A Y, HALPERN M. Factors predictive of survival in advanced laryngeal cancer[J]. Arch Otolaryngol Head Neck Surg, 2007, 133(12): 1270-1276.

[29] FORASTIERE A A, ISMAILA N, LEWIN J S, et al. Use of larynx-preservation strategies in the treatment of laryngeal cancer: American society of clinical oncology clinical practice guideline update[J]. J Clin Oncol, 2018, 36(11): 1143-1169.

[30] TAGUCHI T, NISHIMURA G, TAKAHASHI M, et al. Treatment results and prognostic factors for advanced squamous cell carcinoma of the head and neck treated with salvage surgery after concurrent chemoradiotherapy[J]. Int J Clin Oncol, 2016, 21(5): 869-874.

[31] YAMAZAKI H, SUZUKI G, NAKAMURA S, et al. Radiotherapy for locally advanced resectable $T_{3\sim4}$ laryngeal cancer-does laryngeal preservation strategy compromise survival?[J]. J Radiat Res, 2018, 59(1): 77-90.

[32] ROSENTHAL D I, MOHAMED A S, WEBER R S, et al. Long-term outcomes after surgical or nonsurgical initial therapy for patients with T_4 squamous cell carcinoma of the larynx: A 3-decade survey[J]. Cancer, 2015, 121(10): 1608-1619.

第七节 下咽癌

一、解剖及淋巴引流规律

1. 下咽上邻口咽，起源于会厌尖水平，下接食管入口即环状软骨下缘。包括梨状窝区、环后区、咽后壁区。

（1）梨状窝区：即杓状会厌襞的外下方，有前壁、内侧壁和外侧壁。内侧壁由杓会厌皱襞和喉侧壁组成，前壁和外侧壁由甲状软骨翼构成，后方开放与下咽相通。

（2）环后区：即环状软骨后缘的区域。其上至杓会厌皱襞，下至环状软骨下缘，外邻梨状窝。

（3）咽后壁区：会厌溪的底部（相当于舌骨上缘水平）至环状软骨下缘之间的咽后壁，由咽缩肌及其表面的黏膜组成。

2. 淋巴引流　下咽癌不仅可以通过皮下黏膜内扩散，侵犯多个相邻的黏膜区域，而且淋巴循环非常丰富，就诊时 50% ~ 60% 的患者有淋巴结转移，其中梨状窝癌转移率最高，其次是环后区癌。下咽癌的颈部淋巴结转移相当多且早期就易出现。常见的转移部位从下咽部淋巴区引流至颈内静脉淋巴链，最常见为同侧Ⅱ、Ⅲ、Ⅳ区和咽后淋巴结区域，其次是颈后淋巴结（Ⅴa 区），以及气管旁和食管旁的淋巴引流区（当肿瘤累及下咽部和环后状区域），对侧Ⅱa 区是最常见的对侧转移区域。

3. 发病部位　梨状窝最常见（65% ~ 85%），其次是咽后壁区（10% ~ 20%），环后区比较少见（5% ~ 15%）。

二、病理特点

组织病理类型：下咽癌约 95% 以上为鳞癌，且分化程度较低，容易发生转移。其他少见的病理类型有淋巴瘤、软组织肉瘤、腺癌等。

三、临床分期

本指南采用 UICC/AJCC TNM 分期系统（第 8 版），具体定义见表 2-7-1。

表 2-7-1　下咽癌的 TNM 分期（AJCC 第 8 版）

下咽癌	
原发肿瘤（T）	
T_x	原发病灶不能被确定
T_{is}	原位癌
T_1	肿瘤局限在下咽一个亚区，和 / 或最大径≤ 2cm
T_2	肿瘤侵犯一个以上亚区或者邻近区域，或 2cm ＜肿瘤最大径≤ 4cm，无半喉固定
T_3	肿瘤最大径＞ 4cm，或半喉固定，或累及食管黏膜
T_4	中晚期局部疾病
T_{4a}	中晚期局部病变：肿瘤侵犯甲状软骨 / 环状软骨，舌骨，甲状腺，食管肌层或中央区软组织（软组织的中央部分包括喉前带状肌和皮下脂肪）
T_{4b}	T_{4b} 晚期局部疾病：肿瘤侵犯椎前筋膜，包绕颈动脉，或累及纵隔结构
区域淋巴结（N）	
临床（cN）	
N_x	区域淋巴结不能评估
N_0	无区域淋巴结转移
N_1	同侧单个淋巴结转移，最大径≤ 3cm，ENE（－）
N_2	同侧单个淋巴结转移，3cm ＜最大径≤ 6cm；或者多个、双侧或者对侧淋巴结转移，最大径≤ 6cm，且 ENE（－）
N_{2a}	同侧单个淋巴结转移，3cm ＜最大径≤ 6cm，ENE（－）
N_{2b}	同侧多个淋巴结转移，最大径≤ 6cm，ENE（－）
N_{2c}	双侧或者对侧淋巴结转移，最大径≤ 6cm 且 ENE（－）
N_3	转移淋巴结最大径＞ 6cm 且 ENE（－） 或任何数目和大小的淋巴结转移，且临床明显呈 ENE（＋）
N_{3a}	转移淋巴结有一个最大径＞ 6cm 且 ENE（－）

续表

下咽癌	
N_{3b}	任何数目和大小的淋巴结转移，且临床明显呈 ENE（+）
病理（pN）	
N_x	区域淋巴结不能评估
pN_0	无区域淋巴结转移
pN_1	同侧单个淋巴结转移，最大径≤ 3cm，ENE（－）
pN_2	同侧单个淋巴结转移，最大径≤ 3cm 但 ENE（+） 或 3cm ＜最大径≤ 6cm，ENE（－） 或者同侧多个淋巴结转移，最大径≤ 6cm，ENE（－） 或者双侧或者对侧淋巴结转移，最大径≤ 6cm 且 ENE（－）
pN_{2a}	同侧单个淋巴结转移，最大径≤ 3cm 但 ENE（+） 同侧单个淋巴结转移，最大径＞ 3cm 但≤ 6cm，ENE（－）
pN_{2b}	同侧多个淋巴结转移，最大径≤ 6cm，ENE（－）
pN_{2c}	双侧或者对侧淋巴结转移，最大径≤ 6cm 且 ENE（－）
pN_3	转移淋巴结最大径＞ 6cm 且 ENE（－） 或者同侧单个淋巴结转移，最大径＞ 3cm 且 ENE（+） 或同侧多个、对侧或双侧淋巴结转移且 ENE（+） 或对侧单个淋巴结转移（无论淋巴结大小如何）且 ENE（+）
pN_{3a}	转移淋巴结最大径＞ 6cm 且 ENE（－）
pN_{3b}	同侧单个淋巴结转移，最大径＞ 3cm 且 ENE（+） 或同侧多个、对侧或双侧淋巴结转移且 ENE（+） 或对侧单个淋巴结转移（无论淋巴结大小如何）且 ENE（+） 无论区域淋巴结情况合并病理 ENE（+）
远处转移（M）	
cM_0	无远处转移
cM_1	有远处转移
pM_1	有远处转移，镜下确认
组织学分级	
Gx：无法评估，G1：高分化，G2：中分化，G3：低分化，G4：未分化	

下咽癌分期					
	N_0M_0	N_1M_0	N_2M_0	N_3M_0	N_xM_1
T_1	Ⅰ	Ⅲ	ⅣA	ⅣB	ⅣC
T_2	Ⅱ	Ⅲ	ⅣA	ⅣB	ⅣC
T_3	Ⅲ	Ⅲ	ⅣA	ⅣB	ⅣC
T_{4a}	ⅣA	ⅣA	ⅣA	ⅣB	ⅣC
T_{4b}	ⅣB	ⅣB	ⅣB	ⅣB	ⅣC

四、治疗原则

早期下咽癌的治疗目标除了控制病情和获得长期生存，同时应该保留器官功能（呼吸、喉功能和言语等）。只要有可能，应在保证治疗疗效的前提下，首选根治性放疗或保守性外科手术保留喉功能，晚期患者推荐采取多学科综合治疗模式。综合 2021 年《NCCN 肿瘤学临床实践指南：头颈部肿瘤》和《中国临床肿瘤学会（CSCO）头颈部肿瘤诊疗指南 2022》相关治疗建议（表 2-7-2）。

表 2-7-2　下咽癌的治疗指南推荐

分期	治疗方式
T_{is}	内镜下切除或根治性放疗
T_1N_0， 部分 T_2N_0	①根治性放疗：4 ~ 8 周后评估。a. 如有残留、病变持续或进展，CT/MRI 和 / 或 PET/CT 等影像学检查明确后可以考虑再次手术；b. 如治疗有效，评估缓解，行影像学检查后再明确后续治疗方案 * ②部分下咽喉切除术 + 同侧或双侧颈清 + 部分甲状腺切除 + 气管前以及同侧气管旁淋巴结清扫术：a. 如术后无不良因素则随访；b. 如伴有淋巴结包膜外侵 ± 切缘阳性，行术后同步放化疗（I 级证据），不能耐受顺铂可考虑联合西妥昔单抗；c. 如阳性切缘则再次手术或者放疗或者同步放化疗（T_2）；d. 如其他不良预后因素 ***，行术后放疗或者同期放化疗 ③参加临床研究
T_2 ~ T_3，N_+ 或 T_1N_+（可行部分咽喉或者全咽喉切除术）	①诱导化疗 ** 后综合治疗 ②部分咽喉或全咽喉切除术 + 颈部淋巴结清扫术 + 甲状腺、气管前和同侧气管旁淋巴结清扫术：a. 术后无不良预后因素，随访观察；b. 有切缘阳性和 / 或者伴有淋巴结包膜外侵，术后同步放化疗（I 级证据）；c. 其他不良预后因素 ***，行术后放疗或者同期放化疗 ③同步放化疗：4 ~ 8 周临床评估。a. 如原发灶残留，病变持续或进展，影像学评估明确病情后手术；b. 如果治疗有效，后续处理参见注 * ④临床研究
$T_{4a}N_x$	①全喉切除术 + 颈部淋巴结清扫术 + 部分或全部同侧甲状腺切除术 + 同侧或双侧气管旁淋巴结清扫术（手术 + 颈部淋巴结清扫术）：a. 如果淋巴结包膜外侵和 / 或切缘阳性：同步放化疗（I 类证据）；b. 其他不良预后因素 ***，则放疗或以放疗为主的综合治疗 ②诱导化疗 **（3 类证据）后综合治疗 ③同步放化疗（3 类证据）：4 ~ 8 周行临床评估。a. 如原发灶残留，病变持续或进展，影像学评估明确病情后手术；b. 如果治疗有效，后续处理参见注 * ④临床研究
T_{4b}，N_0 ~ N_3 和淋巴结不能切除者、不适合手术的患者	①首选临床研究 ②同步放化疗，如果化疗不能耐受，行根治性放疗 ③一般情况 > 3 分，给予姑息性放疗，单药全身化疗或最佳支持治疗
M_1 患者	①首选临床研究 ②根据原发灶部位及转移部位行多学科讨论，考虑局部区域治疗和全身治疗 ③根据一般状况评分给予全身治疗：0 ~ 1 分：顺铂 + 5- 氟尿嘧啶 + 西妥昔单抗（1 类证据）；或联合化疗或单药全身化疗；2 分：单药全身治疗或最佳支持治疗；3 分：最佳支持治疗

注：

①后续治疗方案 *：如果治疗有效，8 ~ 12 周进行 CT/MRI 评估，影像学检查结果为阴性，观察并随访；影像学检查结果为阳性，12 周后行 PET/CT 评估，如果 PET/CT 阴性，淋巴结无或 < 1cm，观察；如果 PET/CT 阳性，淋巴结 < 1cm，或 PET/CT 阴性，淋巴结 > 1cm，超声下穿刺或手术或观察；如果 PET/CT 阳性，淋巴结 > 1cm 则行颈清扫术。

②诱导化疗 **（见循证医学证据 1）：如果是原发灶 CR 且颈部淋巴结稳定或有缩小：根治性放疗（1 类证据）或同步放化疗（2B 类证据）；如果原发灶 PR 颈部淋巴结稳定或有缩小：行同步放化疗 / 放疗（2B 类证据）或手术，如无不良预后因素则放疗，有不良预后因素，如伴有淋巴结包膜外侵和 / 或切缘阳性，行术后同步放化疗（1 类证据），其他不良预后因素，则放疗或放疗为主的综合治疗；如果未达 PR，则手术，术后情况处理同前。

③其他不良预后因素 ***：pT_3 或 pT_4，pN_2 或 pN_3，神经周围浸润，血管侵犯，淋巴管侵犯。

五、放疗原则

1. 放射治疗指征

（1）T_1 ~ T_2，N_0 病变，尤其是肿物呈外生性生长的，可首选放射治疗。

（2）可以手术的 T_3 ~ T_4，N_0 ~ N_1 患者可行计划性的术前放射治疗。

（3）具有不良预后因素，如淋巴结结外侵犯，阳性切缘，pT_3 或 pT_4，pN_2 或 pN_3，神经周围浸润，血管侵犯，淋巴管侵犯，均应行术后放射治疗。

（4）对淋巴结体积较大，且质地硬而固定，或包膜外侵犯，单纯放射治疗的局部控制作用较差，可考虑诱导化疗，和/或术前放射治疗，再根据病情评估明确手术治疗指征。

（5）初诊不能手术的患者可行姑息性放射治疗，如放射治疗后肿瘤缩小明显，可争取手术治疗或根治性放疗。

（6）术后复发患者行姑息性放射治疗。

（7）病理类型为低分化癌或未分化癌者，可首选放射治疗。如放射治疗后有残存，行手术切除。

2. **放疗靶区勾画** 放射治疗主要有根治性放射治疗、术前放射治疗及术后放射治疗三种方式，根治性放射治疗和术前放射治疗肿瘤及淋巴结为 GTVp 及 GTVnd，术后放射治疗的瘤床称为 GTVtb。

（1）大体肿瘤 GTV 勾画

1）GTVp：内镜检查、临床查体和影像学检查所发现的原发肿瘤范围。在内镜及临床体查的基础上，将 CT 定位图像与放疗前定位平扫增强 MRI 的图像融合，可以结合 PET/CT 影像指导勾画。注意在定位 CT 上勾画靶区和危及器官时需要选择合适的窗宽和窗位，并同时显示横断面、冠状位和矢状位，以便准确勾画肿瘤范围。

2）GTVnd：影像学检查或者临床检查发现的转移淋巴结。

（2）临床靶体积 CTV 勾画

1）原发灶 CTV 勾画

CTVp：并非 GTVp 的简单外扩，需要考虑解剖因素如空腔、骨及肌肉筋膜等解剖屏障等进行适当修正。因下咽癌具有连续性生长的生物学行为，国内很多单位 CTVp60 均在 GTVp 的基础上外扩至少超过 1cm 再进行修正。

CTVp70：通常等同于 GTVp70，如肿瘤边界不确定则外扩 0.5cm。

CTVp60 中国科学院推荐在 GTVp 的基础上外扩不小于 2cm 并根据解剖屏障修改；Nancy Y Lee 推荐包括原发病灶 GTVp 的各个方向上外扩至少 1cm 的边界，并将从舌骨到环状软骨的喉结构、累及的下咽部位和邻近的上下结构、脂肪间隙如会厌前脂肪间隙和椎前筋膜全部包括在内，黏膜及黏膜下潜在的浸润病灶都应予以考虑并勾画在其中；国际指南的勾画推荐详见下表 2-7-3，目前国内大部分单位目前尚未予采用，采用共识时仍需视具体情况而定。

表 2-7-3 下咽癌行根治性放疗原发灶 CTVp 2018 全球共识推荐

下咽癌 T 分期	勾画建议：高剂量处方 CTVp1 为 GTVp 外扩 5mm，照射 70Gy；预防性/中间剂量 CTVp2 为 GTVp 外扩 10mm，如存在广泛的黏膜下浸润，CTVp2 在头脚方向上外扩 15mm，并包括下述相关结构。使用 2 级剂量处方的机构，CTVp2 为 50Gy；使用 3 级剂量处方的机构为 60Gy。CTVp1 始终包含在 CTVp2
T_1 期	根据 GTVp 的位置，CTVp2 包括咽旁间隙的后部（如梨状窝前角和内侧壁肿瘤），杓状软骨间区和杓状软骨（如环后区肿瘤），咽后壁（如肿瘤位于咽后壁），和下咽侧壁（如梨状窝侧壁肿瘤）。不应包括食管，除非 GTVp 邻近食管则包部分颈段食管。CTVp1 不包括甲状软骨、咽后间隙、环状软骨及舌骨。对于小的和/或浅表的 T_1 期下咽 SCC，可以只有一个靶区，不勾画 CTVp2 而只勾画 CTVp1
T_2 期	CTVp2 外侧包括喉旁间隙后部以及部分与 GTVp 相邻的甲状软骨，但不超出软骨；内侧包括同侧杓状软骨和部分环状软骨但不包括喉；后方包括部分咽缩肌，但不超过椎前筋膜至头长肌或颈长肌；前方包括部分会厌前间隙；脚侧，根据 GTVp 的位置决定，如 GTVp 靠近食管连接处，则应包括上颈段食管；头侧可能包括口咽，如咽后壁、口咽外侧壁及会厌谷
T_3 期	CTVp2 外侧包括喉旁间隙后部以及部分与 GTVp 相邻的甲状舌骨肌。若肿瘤累及甲状软骨，则包到软骨，但不超出带状肌；内侧至少包括同侧杓状软骨、同侧半喉和部分环状软骨；后方包括部分咽缩肌，但不穿过椎前筋膜外放至头长肌或颈长肌；前方可以包括部分会厌前间隙；脚侧，根据 GTVp 的位置决定，可能包括上颈段食管；头侧可能包括口咽，如咽后壁、口咽外侧壁及会厌谷

续表

T_4期	CTVp2外侧可外扩至喉部带状肌(胸骨-甲状肌或甲状舌骨肌),甚至外扩至带状肌外的皮下组织和同侧甲状腺,还有可能与淋巴结水平(Ⅱ)、Ⅲ或Ⅵb重叠;对于侵及椎前间隙的肿瘤(即T_{4b}),应包括椎前筋膜至头长肌或颈长肌,甚至包括部分椎体;脚侧可能包括部分上颈段食管

2）淋巴结CTV勾画

CTVn70：通常等同于GTVp70，对未行病理学检查影像学检查未转移标准的可疑的阳性淋巴结，可考虑给予66Gy的照射。

CTVn60：目前关于低危高危淋巴引流区并无统一定义，一般推荐包括同侧阳性淋巴结所在区域及邻近淋巴结区域预防1～2个区。

中国科学院推荐T_1～T_2，N_0包括同侧的Ⅱ～Ⅲ区及咽后淋巴结区，其余所有分期均应包括同侧的Ⅱ～Ⅴ区及咽后淋巴结区。T_3～T_4，N_0应包括对侧的Ⅱ～Ⅲ区及咽后淋巴结区，N_{2c}包括双侧的Ⅱ～Ⅴ区及咽后淋巴结区。N_+时，咽后淋巴结需包括颅底颈动脉管。N_0时，CTV对侧Ⅱ区上界可以到第1颈椎水平。

CTVn50～56：根据淋巴结的多少、转移部位、大小及侵犯特征进行调整。中国科学院推荐N_{2c}仅有CTVn60，T_1N_0～T_2N_0预防照射区域为同侧Ⅳ区，对侧Ⅱ～Ⅳ，T_3N_0～T_4N_0为同侧Ⅳ区，其余各期均为对侧Ⅳ～Ⅴ区。另有研究显示对于T_1～T_2及N_0～N_1，除中线位置肿瘤或具有双侧淋巴引流如咽后壁等部位的肿瘤外，对侧淋巴结发生较少见，可考虑缩小对侧淋巴引流区照射野。

除此以外，头颈部肿瘤颈部CTV勾画有2003、2006及2013更新版共识（表2-7-4），但基于CTVn60、CTVn50～56同CTVp一样，分别建立在外扩的5mm及10mm的基础上，目前国内采用较少，但器官与高危区域之间的关系、淋巴结包膜外侵的靶区处理经验等均值得借鉴。

表2-7-4　头颈部鳞癌行根治性放疗颈部淋巴引流区域CTV50～56相关共识指南推荐

N分期	CTV50～56淋巴引流区勾画推荐
N_0	包括双侧Ⅱ～Ⅳ区淋巴结区域及咽后淋巴结区域,如累及食管需包括Ⅵ区
N_+	①Ⅱ区如有淋巴结受侵,上界要包括至茎突后间隙至颅底;如Ⅱ区淋巴结出现包膜外侵或者直径超过3cm,推荐包括同侧Ⅰb区淋巴结 ②如Ⅱ～Ⅲ区血管鞘后方出现阳性淋巴结或Ⅳ区有阳性淋巴结转移,推荐包括同侧Ⅴ区淋巴结区域 ③如Ⅳ区或Ⅴb区有淋巴结阳性,则下界要包括至锁骨上区域 ④如肿瘤位于环后区或者梨状窝区,包括Ⅵ区淋巴结区域

注：在邻近或侵及周围结构（如胸锁乳突肌、椎旁肌或腮腺）的大淋巴结病例中，既往推荐包含所侵犯结构，2013版更新中推荐对淋巴结水平外扩到这些结构，即在可见淋巴结（GTVnd）三维方向外扩到这些结构1～2cm但不超过这些结构是合理的。

3）术后放疗靶区勾画：下咽癌术后靶区勾画，尤其是术区勾画需要结合术前的影像学资料，与手术医师沟通术中情况，并结合手术标本病理分析方可进行。

根据相关指南推荐，如术后有残留或切缘不够，该区域的照射剂量应至66～70Gy，CTV60一般包括术前肿瘤区域，有包膜外侵的时候还应包括全术后瘤床。

病理N_0时CTVn50至少为同侧Ⅱ～Ⅳ区淋巴结区域及咽后淋巴结区域，是否包括更远的淋巴引流区根据具体情况而定。淋巴结为N_+时，需包括完整的外科瘤床，Ⅱ区如有淋巴结受侵，上界要包括至茎突后间隙至颅底；Ⅳ区或Ⅴb区如有淋巴结阳性，则下界要包括至锁骨上区；当还有阳性淋巴结和术中有淋巴结包膜外侵未实施手术清扫时，建议延伸CTV至相邻的淋巴引流区；如果有周围肌肉或者其他结构受侵，可在三维方向上外扩1～2cm不超过该受侵结构。

4）计划靶体积PTV：根据各家医疗机构的经验及固定方式，结合摆位验证及质量控制等，制订适合本单位的外扩范围。一般是在GTV70（GTVp + GTVnd）、CTV60、CTV50 ~ 56的基础上外扩3 ~ 5mm形成PGTV、PTV60和PTV50 ~ 56，基于下咽癌在吞咽动作时是活动器官，CTVp部分方向可以外扩到1cm，建议计划实施过程中根据IGRT及时调整PTV限定标准校准误差。

（3）放射治疗剂量

1）根治性放疗：原发肿瘤 / 阳性淋巴结66 ~ 70Gy（2.12 ~ 2.2Gy/f）（33 ~ 35次）；原发肿瘤邻近区域、阳性淋巴结邻近高危侵袭区域CTV 60Gy；颈部预防区域CTV 50Gy，对于对原发肿瘤采用根治性放疗的患者，对颈部采用放疗。整个双侧颈部（包括咽后和锁骨上淋巴结）通常应是治疗靶区的一部分，即使是早期肿瘤和临床查体颈部淋巴结阴性的患者仍应如此。临床非受累淋巴结区的标准剂量通常是50Gy（分割为每日2Gy）。

2）术前放疗：50Gy/25次。

3）术后放疗一般在术后6周内开展：高风险（有不良预后因素）60 ~ 66Gy（2.0Gy/f，周一至周五）6 ~ 6.5周；低至中风险：44 ~ 50Gy（2.0Gy/f）至54 ~ 63Gy（1.6 ~ 1.8Gy/f）。

（4）放射治疗分割方式

1）常规分割：高风险为70Gy（2.0Gy/f）。

2）同步加速放疗：72Gy/6周（大野照射1.8Gy/f，1.5Gy在最后12个放疗日行2次加量照射）；66 ~ 70Gy（2.0Gy/f；6f/w）。

3）超分割：81.6 Gy/7周（1.2Gy/f，每天2次）。

六、循证医学证据

1. 局部晚期下咽癌行诱导化疗的相关研究　见表2-7-5。

表2-7-5　局部晚期下咽癌行诱导化疗的相关研究

相应参考文献编号	单位和类型	研究对象	研究结论
[10]	欧洲癌症研究与治疗组织，前瞻性研究	194例局部晚期下咽癌患者（94例接受手术及术后放疗，100例接受3周期PF诱导化疗，根据疗效评价结果选择放疗或者手术）	手术组和诱导化疗组的中位生存时间分别为25个月和44个月（HR = 0.86，P = 0.006）；诱导化疗组3年保喉率为42%，5年保喉率为35%
[11]	EORTC 24891，前瞻性研究	同上[10]	手术组和诱导化疗组的10年生存率分别为13.8%和13.1%，无进展生存率分别为8.5%和10.8%，诱导化疗组10年的无喉功能障碍生存率为8.7%
[12]	GORTEC 2000 ~ 01长期数据，前瞻性研究	213例局部晚期喉癌和下咽癌患者（110例TPF，103例PF），3周期诱导化疗后根据疗效分为手术组（SD/PD）和放疗组（CR/PR）	TPF组和PF组的5年保喉率分别为74.0%和58.1%，10年保喉率分别为70.3%和46.5%（P = 0.01）。5年无喉功能障碍生存率分别为67.2%和46.5%，10年无喉功能障碍生存率分别为63.7%和37.2%（P = 0.001）；两组的OS、DFS和LCR差异没有统计学意义，TPF组3 ~ 4级的晚期毒性更低（9.3% vs. 17.1%，P = 0.038）
[13]	14家医院（13家USA，1家欧洲）前瞻性研究	145例分期为T_3 ~ T_4或N_2 ~ N_3（T_1N_2除外）评估可保留喉功能的头颈部肿瘤患者（下咽癌15例，喉癌24例），分为TPF诱导化疗联合同步放化疗组和单纯同步放化疗组	中位随访49个月，诱导化疗组死亡20例，放化疗组死亡21例，研究提前终止。联合治疗组的3年生存率为73%，单独放化疗组的3年生存率为78%

续表

相应参考文献编号	单位和类型	研究对象	研究结论
[14]	20家中心，5个国家，前瞻性研究	285例N_2/N_3期头颈部肿瘤患者随机分为TPF诱导化疗联合同步放化疗组(142例)和单纯同步放化疗组(138例)	联合治疗组3～4级不良反应更严重(47% vs. 28%；P = 0.002)。两组OS和RFS差异均无统计学意义
[15]	GORTEC 2007～02多中心，前瞻性临床研究	370例局部晚期头颈部晚期患者(N_{2b}～N_3，下咽癌67例)，随机分为同步放化疗组(184例，卡铂+5-氟尿嘧啶)和诱导化疗组(186例，TPF+西妥昔联合放疗)	中位随访2.8年，两组2年PFS(HR = 0.93，95%CI:0.73～1.20，P = 0.58)、LRC(HR = 0.98，95%CI:0.74～1.3，P = 0.90)、OS(HR = 1.12，95%CI 0.86～1.46；P = 0.39)差异无统计学意义。TPF组远处转移率下降(HR = 0.54，95%CI:0.30～0.99，P = 0.05)，不良反应增加
[16]	EORTC 24954，多中心，前瞻性研究	450名局部晚期可切除的下咽癌或喉癌的患者，224名为诱导化疗及后续治疗，226名接受放化疗	中位随访10.2年，诱导化疗组和同步放化疗组10年的喉功能保留率为18.7% vs. 18.3%，10年生存率为33.6% vs. 31.6%，局部控制率及远期毒副反应差异无统计学意义，同步放化疗组有更高的远转概率，10年累计发生率为22.4% vs. 17.7%

综上，诱导化疗可以作为下咽癌患者提高器官保留的一种办法，但需注意其相关不良反应。诱导化疗2周期或者3周期后评估，如疗效评估达CR，可以选择根治性放疗或同步放化疗；若评估为部分缓解PR，可选择同步放化疗或手术治疗；若评价为疾病进展或病情稳定，推荐手术治疗。相比于同步放化疗，诱导化疗联合放疗的生存优势尚未被证实。

2. 早期下咽癌行根治性放疗与手术的疗效　见表2-7-6。

表2-7-6　早期下咽癌行根治性放疗与手术的疗效比较

相应参考文献编号	单位和类型	研究对象	研究结论
[17]	德国，前瞻性研究	172例下咽鳞癌患者纳入分析，15%患者为Ⅰ期和Ⅱ期，85%为Ⅲ期和ⅣA期。所有患者均采用经口激光手术，93%行选择性颈部淋巴结清扫术，52%的患者行术后放疗	pT_1的5年局部控制率为84%，pT_2为70%，pT_3为75%，pT_{4a}为57%。Ⅰ期和Ⅱ期的5年无复发生存率为73%，Ⅲ期为59%，ⅣA期为47%
[18]	佛罗里达大学，回顾性研究	123例T_1～T_2梨状窝鳞状细胞癌患者接受放疗，放疗后接受或不接受颈部淋巴结清扫术	5年局部控制率(T_1)、局部控制率(T_2)、无远处转移、原因特异性生存率和生存率分别为85%、70%、75%、61%和35%。T_1和T_2期患者的最终局部控制率分别为96%和94%。保喉治疗患者的整体局部控制率为83%
[19]	法国，回顾性研究	249例梨状窝鳞状细胞癌患者接受放疗	中位随访6.5年，123例患者复发。5年的区域控制率和生存率分别为69%和38%。5年的局域控制率在T_1～T_2期患者为85%。N_2～N_3期患者的淋巴结和远处复发率高

综上，对于早期下咽癌患者，根治性放疗的总体生存情况和疾病特异性生存情况与根治性手术（喉全切除术）或喉保留手术相当。

3. 局部中晚期下咽癌治疗方式的选择　见表2-7-7。

表 2-7-7　局部中晚期下咽癌治疗方式的选择

相应参考文献编号	单位和类型	研究对象	研究结论
[20]	德国科隆大学，回顾性研究	228 例未接受治疗的下咽鳞状细胞癌患者进行分析，136 例初始适合手术治疗，46 例采用保留喉部手术，54 例采用全喉切除术，36 例采用全咽喉切除术	5 年生存率：所有患者为 27.2%，136 例手术治疗患者为 39.5%，46 例采用喉保留手术治疗的患者为 61.1%。92.1% 最初保留喉功能的患者在 5 年后仍然功能完好
[21]	葡萄牙波尔图大学，回顾性研究	87 例晚期下咽鳞癌的患者纳入研究，60 例接受手术作为主要的治疗，27 例在术前接受放化疗或者放疗后接受挽救性手术	5 年生存率为 25.9%，根治性手术的 5 年无病生存率优于接受挽救性手术的患者（35.8% 和 11.7%，$P < 0.05$）。以咽喉切除术为主要治疗的患者局部复发率低于挽救性手术组（分别为 40.6% 和 83.3%，$P < 0.05$）
[22]	台湾台北市国防医学中心三军总医院，回顾性研究	47 例局部晚期下咽癌患者分为手术治疗组和同步放化疗组	两组具有相似的生存率，但同步放化疗似乎更好，手术组和 CCRT 组的 5 年无病生存率分别为 25% 和 41%（$P = 0.844$），5 年生存率为 33% 和 44%（$P = 0.788$）
[23]	法国，多中心前瞻性研究	163 例局部晚期头颈部肿瘤患者，分为放疗组 RT 和同步放化疗联合辅助化疗组 CCRT	同步放化疗组相对于单纯放疗组，具有更好的生存，RT 组和 CCRT 组的 2 年无病生存率分别为 25.2% 和 48.2%（$P = 0.002$），2 年生存率为 20.1% 和 37.8%（$P = 0.038$），3 ~ 4 级黏膜炎发生率为 69.5% 和 82.6%
[24]	佛罗里达大学，回顾性研究	295 例口咽癌及咽喉癌的患者（下咽癌 80 例）接受手术及术后放疗	下咽癌 5 年局部控制率：Ⅲ期患者为 76%（$n = 9$），ⅣA 期患者为 79%（$n = 83$）（$P = 0.72$）；5 年 DMFS：Ⅲ期患者为 100% ⅣA 期患者为 67%（$P = 0.05$）；5 年绝对生存率：Ⅲ期为 64%，ⅣA 期为 35%（$P = 0.46$）
[25]	中国医药大学附设医院，回顾性研究	202 例Ⅰ ~ Ⅳ期下咽癌患者纳入分析，72 例首先接受手术治疗，130 例首先接受同步放化疗	首选手术治疗的Ⅲ ~ Ⅳ期的患者有更好的局部控制率和生存率。Ⅲ期患者 5 年疾病特异性生存率 OP + CCRT 和 CCRT + OP 分别为 51% 和 38.3%（$P = 0.031$），Ⅳ期患者 5 年疾病特异性生存率 OP + CCRT 和 CCRT + OP 分别为 23.1% 和 11.4%（$P = 0.05$）
[26]	德国纽伦堡大学，回顾性研究	对 463 例 T_3 ~ T_{4a} 下咽癌（252 例）和喉癌（211 例）患者进行回顾性分析，研究分为 2 组，软组织侵犯组和甲状软骨侵犯组，初始选择手术治疗组和初始选择同步放化疗组	不管是软组织侵犯组还是甲状软骨侵犯组，手术治疗相对于同步放化疗均有更好的生存，软组织侵犯组患者 5 年生存率分别为 56.4% 和 30.6%（$P < 0.001$），疾病特异性生存率分别为 76.6% 和 46%（$P < 0.001$）。甲状软骨侵犯组患者 5 年生存率分别为 51.1% 和 28.5%（$P = 0.01$），疾病特异性生存率分别为 70.1% 和 38.4%（$P < 0.001$）。手术治疗组 5 年的局部控制率更高。研究显示最初选择同步放化疗组的患者是最初选择手术治疗组 1.92 倍的死亡风险
[27]	德克萨斯大学，前瞻性研究	70 例具有切缘阳性、淋巴结包膜外侵犯或者多个淋巴结阳性的高风险Ⅲ ~ Ⅳ期头颈部鳞状细胞癌进行术后化疗（3 周紫杉醇）和放化疗（放疗期间后 3 周 TP 方案化疗），65 例患者纳入研究	中位随访 3.3 年，26 例患者死亡。相对于 RTOG 9501 单纯放疗组，术后化疗联合放疗末期的同步放化疗局部控制率、无病生存率及生存率均有改善，其中 2 年生存率为 64.7%（$HR = 0.81$，95%CI：0.539 ~ 1.217，$P = 0.15$）

续表

相应参考文献编号	单位和类型	研究对象	研究结论
[28]	MD 安德森大学，前瞻性研究	410 例头颈部鳞癌切除术后高危患者接受放射治疗（RT：60Gy）或 RT 加顺铂（100mg / m^2，d1，22，43）	10 年生存率、无病生存率、局部无复发生存率在术后放化疗组及放疗组均差异无统计学意义。但亚组分析显示，对于阳性切缘或淋巴结包膜外侵犯的患者，局部无复发生存率为 33.1% 和 21%（P = 0.02），无病生存率为 12.3% 和 18.4%（P = 0.05），生存率为 19.6% 和 27.1%（P = 0.07），同步放化疗组显示出生存获益
[29]	法国，荟萃分析	87 个随机研究，16 485 例患者纳入统计，最后，50 个同步化疗研究，9 615 例患者纳入分析	中位随访 5.6 年，相对于诱导化疗组及其他组，同步放化疗组绝对获益 6.2%。同步放化疗较单纯放疗具有更好的生存获益，5 年生存率提高 4.5%（P < 0.000 1）

综上，对于中晚期下咽癌患者，综合治疗，包括同步放化疗，诱导化疗后再放疗、手术等均可考虑，建议经过多学科讨论后明确治疗方案。

4. **西妥昔单抗靶向治疗在局部晚期下咽癌的临床研究** 见表 2-7-8。

表 2-7-8 西妥昔单抗靶向治疗在局部晚期下咽癌的临床研究

相应参考文献编号	类型	研究对象	研究结论
[30]	前瞻性研究	424 例局部晚期头颈部鳞癌患者随机分为西妥昔单抗 + 放疗组，对比单纯放疗组	接受西妥昔单抗 + 放疗组患者局部控制中位时间为 24.4 个月，单纯放疗组为 14.9 个月（局部进展或死亡风险比为 0.68，P = 0.005）。中位随访时间为 54.0 个月，联合治疗组患者的总生存时间中位数为 49.0 个月，单纯放疗组为 29.3 个月（死亡风险比为 0.74，P = 0.03）。西妥昔单抗 + 放疗显著延长无进展生存期（疾病进展或死亡的风险比为 0.70，P = 0.006）
[31]	前瞻性研究	424 例局部晚期头颈部鳞癌（下咽癌占比 15%）患者随机分为西妥昔单抗 + 放疗组，对比单纯放疗组	西妥昔单抗联合放疗组对比单纯放疗组，中位生存时间更长（49.0 个月 vs. 29.3 个月，P = 0.018），5 年生存率更高（45.6% vs. 36.4%，P = 0.018）。毒性反应差异无统计学意义
[32]	前瞻性研究	153 例Ⅲ ~ Ⅳ期喉癌下咽癌患者，3 周期 TPF 方案化疗后，> 50% 缓解率者随机分为顺铂同步放化疗组（A 组：60 例）和西妥昔单抗同步放疗组（B 组：56 例）	两组患者保喉率相当，分别为 55 人和 54 人，喉功能：A 组和 B 组 87% vs. 82%，18 个月生存率：92% vs. 89%，但是靶向治疗组不良反应更少
[33]	前瞻性研究	局部晚期头颈部肿瘤患者，分为同步放化疗组和西妥昔单抗联合放疗组	70 例患者入组后研究终止，两组在生存方面差异无统计学意义，但西妥昔单抗组中急性反应更严重，且有 13% 患者出现超过 10 天的放疗中断

以上研究建议，对于不能耐受同步化疗的局部晚期下咽癌患者，选择西妥昔单抗替代顺铂可以作为同步治疗方案，但西妥昔单抗的急性期反应（如黏膜炎）仍需注意。

（周琴　刘超　丁乾）

参考文献

[1] 罗京伟 , 徐国镇 , 高黎 . 头颈部肿瘤放射治疗图谱 [M]. 北京 : 人民卫生出版社 , 2012: 149-173.

[2] HELLIWELL T R. Acp Best Practice No 169. Evidence based pathology: squamous carcinoma of the hypopharynx[J]. J Clin Pathol, 2003, 56(2): 81-85.

[3] AMIN M B, EDGE S B, GREENE F L, et al. AJCC cancer staging manual[M].8th ed. Cham: Springer, 2017.

[4] NCCN Clinical Practice Guidelines in Oncology：Head And Neck Cancer. (Version 1.2021)[EB/OL].[2021-02-02].https://www.nccn.org/professionals/physician_gls/pdf/head-and-neck_harmonized-africa.pdf..

[5] 中国临床肿瘤学会指南工作委员会 . 中国临床肿瘤学会 (CSCO) 头颈部肿瘤诊疗指南 -2022[M]. 北京 : 人民卫生出版社 , 2022:38-41, 84-92.

[6] 殷蔚伯 , 余子豪 , 徐国镇 , 等 . 肿瘤放射治疗学 [M].5 版 北京 : 中国协和医科大学出版社 , 2018: 506-524.

[7] LEE N Y, LU J J. Target Volume Delineation and Field Setup: A Pratical Guide for Confomal And Intensity-Modulated Radiation Therapy[M]. Berlin:Springer,2013.

[8] GRÉGOIRE V, EVANS M, LE Q T, et al. Delineation of the primary tumour Clinical Target Volumes (CTV-P) in laryngeal, hypopharyngeal, oropharyngeal and oral cavity squamous cell carcinoma: AIRO, CACA, DAHANCA, EORTC, GEORCC, GORTEC, HKNPCSG, HNCIG, IAG-KHT, LPRHHT, NCIC CTG, NCRI, NRG Oncology, PHNS, SBRT, SOMERA, SRO, SSHNO, TROG consensus guidelines[J]. Radiother Oncol, 2018, 126(1): 3-24.

[9] GRÉGOIRE V, ANG K, BUDACH W, et al. Delineation of the neck node levels for head and neck tumors: a 2013 update. DAHANCA, EORTC, HKNPCSG, NCIC CTG, NCRI, RTOG, TROG consensus guidelines[J]. Radiother Oncol, 2014, 110(1): 172-181.

[10] LEFEBVRE J L, CHEVALIER D, LUBOINSKI B, et al. Larynx preservation in pyriform sinus cancer: Preliminary results of a European organization for research and treatment of cancer phase Ⅲ trial. EORTC Head and Neck Cancer Cooperative Group[J]. J Natl Cancer Inst, 1996, 88(13): 890-899.

[11] LEFEBVRE J L, ANDRY G, CHEVALIER D, et al. Laryngeal preservation with induction chemotherapy for hypopharyngeal squamous cell carcinoma: 10-year results of EORTC trial 24891[J]. Ann Oncol, 2012, 23(10): 2708-2714.

[12] JANORAY G, POINTREAU Y, GARAUD P, et al. Long-term Results of a Multicenter Randomized Phase Ⅲ Trial of Induction Chemotherapy With Cisplatin, 5-fluorouracil, ± Docetaxel for Larynx Preservation[J]. J Natl Cancer Inst, 2016, 108(4): djv368.

[13] HADDAD R, O'NEILL A, RABINOWITS G, et al. Induction chemotherapy followed by concurrent chemoradiotherapy (sequential chemoradiotherapy) versus concurrent chemoradiotherapy alone in locally advanced head and neck cancer (PARADIGM): A randomised phase 3 trial[J]. Lancet. Oncol, 2013, 14(3): 257-264.

[14] COHEN E E, KARRISON T G, KOCHERGINSKY M, et al. Phase Ⅲ randomized trial of induction chemotherapy in patients with N2 or N3 locally advanced head and neck cancer[J]. J Clin Oncol, 2014, 32(25): 2735-2743.

[15] GEOFFROIS L, MARTIN L, DE RAUCOURT D, et al. Induction Chemotherapy Followed by Cetuximab Radiotherapy Is Not Superior to Concurrent Chemoradiotherapy for Head and Neck Carcinomas: Results of the GORTEC 2007-02 Phase Ⅲ Randomized Trial[J]. J Clin Oncol, 2018: JCO2017762591.

[16] HENRIQUES DE FIGUEIREDO B, FORTPIED C, MENIS J, et al. Long-term update of the 24954 EORTC phase Ⅲ trial on larynx preservation[J]. Eur J Cancer, 2016, 65: 109-112.

[17] MARTIN A, JÄCKEL MC, CHRISTIANSEN H, et al. Organ preserving transoral laser microsurgery for cancer of the hypopharynx[J]. Laryngoscope, 2008, 118(3): 398-402.

[18] RABBANI A, AMDUR R J, MANCUSO A A, et al. Definitive radiotherapy for $T_{1\sim2}$ squamous cell carcinoma of pyriform sinus[J]. Int J Radiat Oncol Biol Phys, 2008, 72(2): 351-355.

[19] BLANCHARD P, TAO Y, VERESEZAN O, et al. Definitive radiotherapy for squamous cell carcinoma of the pyriform sinus[J]. Radiother Oncol, 2012, 105(2): 232-237.
[20] ECKEL H E, STAAR S, VOLLING P, et al. Surgical treatment for hypopharynx carcinoma: feasibility, mortality, and results[J]. Otolaryngol Head Neck Surg, 2001, 124(5): 561-569.
[21] RODRIGUES J, BREDA E, MONTEIRO E. Surgically-Treated Locoregionally Advanced Hypopharyngeal Cancer: Outcomes[J]. Int Arch Otorhinolaryngol, 2018, 22(4): 443-448.
[22] HUANG W Y, JEN Y M, CHEN C M, et al. Intensity modulated radiotherapy with concurrent chemotherapy for larynx preservation of advanced resectable hypopharyngeal cancer[J]. Radiat Oncol, 2010, 5: 37.
[23] BENSADOUN R J, BÉNÉZERY K, DASSONVILLE O, et al. French multicenter phase Ⅲ randomized study testing concurrent twice-a-day radiotherapy and cisplatin/5-fluorouracil chemotherapy (BiRCF) in unresectable pharyngeal carcinoma: Results at 2 years (FNCLCC-GORTEC)[J]. Int J Radiat Oncol Biol Phys, 2006, 64(4): 983-994.
[24] HINERMAN R W, MORRIS C G, AMDUR R J, et al. Surgery and postoperative radiotherapy for squamous cell carcinoma of the larynx and pharynx[J]. Am J Clin Oncol, 2006, 29(6): 613-621.
[25] TSOU Y A, LIN M H, HUA C H, et al. Survival outcome by early chemoradiation therapy salvage or early surgical salvage for the treatment of hypopharyngeal cancer[J]. Otolaryngol Head Neck Surg, 2007, 137(5): 711-716.
[26] SCHERL C, MANTSOPOULOS K, SEMRAU S, et al. Management of advanced hypopharyngeal and laryngeal cancer with and without cartilage invasion[J]. Auris Nasus Larynx, 2017, 44(3): 333-339.
[27] ROSENTHAL D I, HARRIS J, FORASTIERE A A, et al. Early postoperative paclitaxel followed by concurrent paclitaxel and cisplatin with radiation therapy for patients with resected high-risk head and neck squamous cell carcinoma: Report of the phase Ⅱ trial RTOG 0024[J]. J Clin Oncol, 2009, 27(28): 4727-4732.
[28] COOPER J S, ZHANG Q, PAJAK T F, et al. Long-term follow-up of the RTOG 9501/intergroup phase Ⅲ trial: postoperative concurrent radiation therapy and chemotherapy in high-risk squamous cell carcinoma of the head and neck[J]. Int J Radiat Oncol Biol Phys, 2012, 84(5): 1198-1205.
[29] PIGNON J P, le Maître A, MAILLARD E, et al. meta-analysis of chemotherapy in head and neck cancer (MACH-NC): An update on 93 randomised trials and 17,346 patients[J]. Radiother Oncol, 2009, 92(1): 4-14.
[30] BONNER J A, HARARI P M, GIRALT J, et al. Radiotherapy plus cetuximab for squamous-cell carcinoma of the head and neck[J]. N Engl J Med, 2006, 354(6): 567-578.
[31] BONNER J A, HARARI P M, GIRALT J, et al. Radiotherapy plus cetuximab for locoregionally advanced head and neck cancer: 5-year survival data from a phase 3 randomised trial, and relation between cetuximab-induced rash and survival[J]. Lancet Oncol, 2010, 11(1): 21-28.
[32] LEFEBVRE J L, POINTREAU Y, ROLLAND F, et al. Induction chemotherapy followed by either chemoradiotherapy or bioradiotherapy for larynx preservation: The TREMPLIN randomized phase Ⅱ study[J]. J Clin Oncol, 2013, 31(7): 853-859.
[33] MAGRINI S M, BUGLIONE M, CORVÒ R, et al. Cetuximab and radiotherapy versus cisplatin and radiotherapy for locally advanced head and neck cancer: A randomized phase Ⅱ trial[J]. J Clin Oncol, 2016, 34(5): 427-435.

第八节 唾液腺癌

一、解剖及淋巴引流规律

1. 唾液腺肿瘤分为大唾液腺肿瘤和小唾液腺肿瘤，大唾液腺包括腮腺、颌下腺和舌下腺，小唾液腺主要位于口腔、咽部和鼻窦，多见于腭腺、唇腺和颊腺等部位。

（1）腮腺：上界为颧弓，下界为下颌角，内侧界为下颌支深面和咬肌，前外侧界为翼内肌后缘、咬肌浅面及下颌支内面后缘，后外侧界为外耳道的前下部延伸到乳突前缘。以面神经为界将腮腺分为深叶和浅叶。腮腺导管开口于上颌第二磨牙相对应的颊黏膜处。

（2）颌下腺：位于二腹肌前、后腹和下颌骨下缘所形成的颌下三角区，在舌侧（Ⅴ3）和舌下神经的外侧，面神经的下颌和颈部分支的内侧，其导管自腺体的内侧面发出，沿口腔底部黏膜深面前行，开口于舌下阜。

（3）舌下腺：位于口腔底舌下襞的深面。舌下腺导管有大小两种，大管有 1 条，与下颌下腺管共同开口于舌下阜，小管开口于舌下襞表面。通过 Rivinus 管或 Bartholin 管道进入口腔。

2. 腮腺是唾液腺肿瘤最常见的部位，占所有唾液腺肿瘤的 80% 或以上，其中约有 1/4 是恶性肿瘤。其余腺体如下颌下腺、舌下腺及小唾液腺的肿瘤相对比较少见。

3. 转移途径

（1）淋巴转移：①淋巴结转移最常见于小涎腺肿瘤，其次是颌下腺肿瘤，最后是腮腺肿瘤。恶性唾液腺癌易出现隐性淋巴结转移（参考循证医学证据 1）。②不同的唾液腺肿瘤淋巴引流不同。腮腺恶性肿瘤首先转移至腮腺内淋巴结和腮腺旁淋巴引流，其次是颈部同侧Ⅰ区、Ⅱ区和Ⅲ区淋巴结。颌下腺则先转移至邻近的血管周围淋巴结，再至颈部淋巴结Ⅰ区、Ⅱ区和Ⅲ区。从腮腺和下颌下腺到对侧淋巴结的引流很少见。舌下腺引流至颌下或者颏下淋巴结，口咽内的小唾液腺引流至咽后淋巴结。

（2）血行转移：唾液腺癌中远处转移的发生率相对较低。发生远处转移的可能性与高度恶性肿瘤相关，如：腺样囊性癌、唾液导管癌、高级黏液表皮样癌和位于下颌下腺的肿瘤，最常见的转移部位是骨和肝脏，腺样囊性癌有时转移可发生在 10 年之后。

二、病理特点

1. 唾液腺肿瘤基于组织学、生物学行为和原发灶的解剖部位都有相当大的差异，临床表现和预后也具有多样性。

2. 腮腺最常见的良性肿瘤是多形性腺瘤，有 5% ~ 10% 的恶性转化风险。可以发生在多形性腺瘤中，称为癌在多形性腺瘤中，应被视为高分级恶性肿瘤。最常见的是腺癌，也可以合并其他病理类型，如未分化癌、肉瘤等。浸润性癌在多形性腺瘤中的特点是常常由局部复发和远处转移，即使采用手术联合放疗等多种治疗方式，5 年的生存率仍不到 40%。

3. **黏液表皮样癌**　是最常见的唾液腺恶性肿瘤，肿瘤分期和组织学分级等都是预后因素，低分级患者较少出现远处转移和局部复发，高分级进展较快且预后不良，5 年生存率为 40% ~ 50%，手术联合辅助放疗是推荐的治疗模式。

4. **腺样囊性癌**　是颌下腺及小唾液腺肿瘤最常见的组织学类型，占所有唾液腺恶性肿瘤的 10% ~ 22%，约 1/4 患者会出现隐性淋巴结转移，其次是多形性低级别腺癌。其他恶性肿瘤包括原发性小细胞癌、唾液腺导管癌、腺泡细胞癌等。除来自唾液腺的原发肿瘤外，其他来自头颈部的恶性肿瘤（如头颈部鳞癌、淋巴瘤或黑色素瘤）也可因为淋巴结转移表现为唾液腺肿瘤，需详细询问患者既往病史或做详细检查以排除存在其他部位肿瘤。

三、临床分期

对于腮腺、下颌下腺、舌下腺恶性肿瘤适用，对于小唾液腺体肿瘤，根据原发病灶的解剖部位参照头颈部鳞状细胞癌分期系统进行分期（表 2-8-1）。

表 2-8-1　唾液腺肿瘤的 TNM 分期（AJCC 第 8 版）

唾液腺肿瘤	
原发肿瘤（T）	
T_x	原发病灶不能被确定
T_0	无原发肿瘤的证据
T_{is}	原位癌
T_1	肿瘤最大径≤ 2cm 且没有肿瘤实质外延 *
T_2	2cm ＜肿瘤最大径≤ 4cm 且没有肿瘤实质外延 *
T_3	肿瘤最大径＞ 4cm 和 / 或肿瘤有实质外延 *
T_4	
T_{4a}	中度晚期疾病，肿瘤侵犯皮肤、下颌骨、耳道和 / 或面神经
T_{4b}	晚期疾病，肿瘤侵犯颅底和 / 或翼板和 / 或颈动脉

注：* 肿瘤实质外延是软组织侵犯的临床或宏观证据。仅显微镜证据不构成用于分类目的的实质外延伸。

区域淋巴结（N）	
临床（cN）	
N_x	区域淋巴结无法评估
N_0	无区域淋巴结转移
N_1	同侧单个淋巴结，最大径≤ 3cm 且 ENE（－）
N_2	同侧单个淋巴结，3cm ＜最大径≤ 6cm 且 ENE（－） 或同侧多个淋巴结，最大径≤ 6cm 且 ENE（－） 或两侧或对侧淋巴结，最大径≤ 6cm 且 ENE（－）
N_{2a}	同侧单个淋巴结，3cm ＜最大径≤ 6cm 且 ENE（－）
N_{2b}	同侧多个淋巴结，最大径≤ 6cm 且 ENE（－）
N_{2c}	两侧或对侧淋巴结，最大径≤ 6cm 且 ENE（－）
N_3	淋巴结最大径＞ 6cm 且 ENE（－） 或任意淋巴结转移且临床 ENE（＋）
N_{3a}	淋巴结最大径＞ 6cm 且 ENE（－）
N_{3b}	任意淋巴结转移且临床 ENE（＋）
病理（pN）	
N_x	区域淋巴结无法评估
N_0	无区域淋巴结转移
N_1	同侧单个淋巴结，最大径≤ 3cm 且 ENE（－）
N_2	同侧单个淋巴结，3cm ＜最大径≤ 6cm 且 ENE（－） 或同侧多个淋巴结，最大径≤ 6cm 且 ENE（－） 或两侧或对侧淋巴结，最大径≤ 6cm 且 ENE（－）

续表

唾液腺肿瘤	
N_{2a}	同侧单个淋巴结，最大径≤ 3cm 且 ENE（－）
N_{2b}	同侧多个淋巴结，最大径≤ 6cm 且 ENE（－）
N_{2c}	两侧或对侧淋巴结，最大径≤ 6cm 且 ENE（－）
N_3	淋巴结最大径＞ 6cm 且 ENE（－） 或同侧单个淋巴结最大径＞ 3cm 且 ENE（＋） 或多个同侧、对侧或双侧淋巴结转移，其中 ENE（＋）
N_{3a}	淋巴结最大径＞ 6cm 且 ENE（－）
N_{3b}	同侧单个淋巴结最大径＞ 3cm 且 ENE（＋） 或多个同侧、对侧或双侧淋巴结转移，其中 ENE（＋）

注：“U”或“L”的名称可用于任何 N 的类别，以指示在环状软骨（U）的下界以上或环状软骨（L）的下界以下的转移。同样，临床和病理性的 ENE 应记录为 ENE（－）或 ENE（＋）。

远处转移（M）

M_0	无远处转移
M_1	远处转移

唾液腺肿瘤分期					
	N_0M_0	N_1M_0	N_2M_0	N_3M_0	N_xM_1
T_1	Ⅰ	Ⅲ	ⅣA	ⅣB	ⅣC
T_2	Ⅱ	Ⅲ	ⅣA	ⅣB	ⅣC
T_3	Ⅲ	Ⅲ	ⅣA	ⅣB	ⅣC
T_{4a}	ⅣA	ⅣA	ⅣA	ⅣB	ⅣC
T_{4b}	ⅣB	ⅣB	ⅣB	ⅣB	ⅣC

四、治疗原则

综合 2021 年《NCCN 肿瘤学临床实践指南：头颈部肿瘤》和《肿瘤放射治疗学》（第 5 版），治疗原则推荐如下，详见表 2-8-2。

1. 首先选择手术切除；对于不可手术和不可切除的肿瘤，考虑放疗或者同步放化疗；尽管远处转移的风险很高，到目前为止化疗的疗效尚未确定。

2. 高级别的肿瘤多采用腮腺全叶切除术治疗，较低级别恶性肿瘤和位于腮腺浅叶内周围的高级别肿瘤可行腮腺浅叶切除术治疗。

表 2-8-2　唾液腺肿瘤的治疗建议

分期	治疗建议			
T_1 ~ T_{4a}	手术	腺样囊性癌（完全切除）	中级别或者高级别，行放疗（T_1 是 2B 类证据）	
			低级别：如果肿瘤脱落或者神经周围浸润，考虑行放疗	
		大小唾液腺	临床 N_0	完全切除肿瘤和淋巴结清扫：有不良特征则辅助放疗或者全身治疗 / 放疗（2B 类证据），无不良特征则观察
			临床 N_+	完全切除肿瘤和 / 或淋巴结清扫：有不良特征则辅助放疗或者全身治疗 / 放疗（2B 类证据），无不良特征则观察
T_3 ~ T_{4b}	无手术切除可能或者不推荐进行手术切除：根治性放疗或者全身治疗 / 放疗（2B 类证据）			

续表

分期		治疗建议	
复发	局部复发(以前接受过放疗)	可切除	首选手术
			再放疗 ± 化疗(推荐临床研究)
		不可切除	再放疗 ± 化疗(推荐临床研究)
			不能再接受放疗,则化疗
	局部复发(以前未接受过放疗)	可切除	完整切除后放疗,如有不良预后特征,考虑辅助放疗或者全身治疗 / 放疗(2B 类证据)
		不可切除	放疗或全身治疗 / 放疗(2B 类证据)
远处转移		首选临床研究	
		PS 0 ~ 3 分	化疗;期待疗法(生长缓慢的肿瘤);选择性转移灶切除术(3 类证据);雄激素受体阳性患者给予雄激素受体治疗(如亮丙瑞林、比卡鲁胺);*HER2*(+)予以靶向治疗(如曲妥珠单抗);*NTRK* 基因融合阳性患者予以 *NTRK* 治疗(如拉罗替尼)或者最佳支持治疗

注：*不良特征.中级别或高级别，切缘距离肿瘤太近或切缘阳性，神经 / 神经周围浸润，淋巴结转移，淋巴结 / 脉管浸润，T_3 ~ T_4 期肿瘤。

五、放疗原则

1. 根治性放疗靶区勾画

（1）指征：不可手术和不可切除的肿瘤，晚期减症治疗。

（2）靶区：高危：原发灶及受侵犯淋巴结（包括原发灶和高危组淋巴结中可能存在的局部亚临床浸润部位）；低危：可疑亚临床扩散部位。

（3）靶区勾画

1）大体肿瘤体积 GTV70 勾画

GTVp70：临床查体和影像学检查所发现的原发肿瘤范围（将 CT 定位图像与放疗前定位平扫增强 MRI 的图像融合）。

GTVn70：影像学检查或者临床检查发现的阳性转移淋巴结。

2）临床靶体积 CTV 勾画

CTV70：一般在 GTV 基础上外扩 5mm，即 CTV70 = GTV70 + 5mm，对于可疑的阳性淋巴结（如 < 1cm），可考虑给予较低剂量（63 ~ 66Gy）。

CTVp60：一般为肿瘤再外扩 1 ~ 2cm。对于大或深的腮腺肿瘤，CTV60 包括咽旁间隙和茎突后结节。对于腺样囊性癌或临床 / 病理提示周围神经侵犯，在高危 CTV 中应覆盖相关神经（例如 V_3、Ⅶ、Ⅻ）至颅底。如果面神经受侵，则通过颞骨岩面覆盖面神经管。

（4）淋巴引流区域放疗：淋巴结放疗指征为高级别肿瘤或 T_3 ~ T_4 患者。腺样囊性癌和腺泡细胞癌由于淋巴结转移倾向低，故可不予照射；对于临床淋巴结阳性（cN_+）患者，靶区应包括同侧Ⅰb ~ Ⅴ区淋巴结，对于高风险的临床淋巴结阴性（cN_-）患者至少应包括同侧Ⅰb ~ Ⅲ区。对于肿瘤接近中线或广泛淋巴结受侵者考虑靶区包括对侧颈部Ⅰ ~ Ⅲ区。

（5）剂量分割：高危：66Gy（2.2Gy/f）至 70 ~ 70.2Gy（1.8 ~ 2.0Gy/f）；低危至中危：44 ~ 50Gy（2.0Gy/f）至 54 ~ 63 Gy（1.6 ~ 1.8Gy/f）。

2. 术后放疗

（1）术后放射治疗指征

1）原发灶术区照射：术后为切缘阳性或者安全距离 < 5mm 无再次手术可能、腺样囊性癌或者中

低分化肿瘤、中/高级别（高度恶性）、周围神经损伤、淋巴脉管腔隙侵犯（lymph-vascular space invasion，LVSI）、分期为 T_3 ~ T_4（见循证医学证据 2）；如有残留病灶或病理性淋巴结外侵犯，可以考虑放化疗结合治疗（见循证医学证据 3）。

2）淋巴引流区照射：颈部淋巴结阳性、T_3 ~ T_4、高度恶性易发生淋巴结转移的组织学、除腮腺癌之外的腺体癌（病理除腺样囊性癌和腺泡细胞癌 N_0 者）。

（2）时机：首选术后 6 周内进行放疗。注意体位固定后用钢丝标记手术瘢痕，放置标记物于皮肤侵犯、阳性切缘或者不可切除肿瘤的表面。

（3）术后放疗靶区勾画：高危：不良预后因素如切缘阳性；低危：可疑亚临床扩散部位。

GTVtb：结合体格检查、术前后增强 CT 和 MRI 以及术中情况确定。

CTV70：包括 GTVtb、残留肿瘤区域及可疑的肿瘤侵及范围外扩 5mm。

CTV60：一般包括整个手术瘤床 GTVtb 和 GTV 再外扩 1 ~ 1.5cm，根据解剖屏障、侵犯范围、术后改变区域、病理类型做适当修改，如腺样囊性癌需要包到受累神经入颅处。①腮腺癌：有神经侵犯或者累及深叶，包括全腮腺和咽旁间隙；单纯浅叶受侵，包括全腮腺；累及咽旁间隙，包含颞下窝区域；②颌下腺和舌下癌：包括全部的腺体区域及其邻近的肌肉，下颌骨根据肿瘤累及范围修改；③小唾液腺癌：参照不同部位鳞癌的靶区勾画。

淋巴引流区照 CTV50：唾液腺癌容易出现隐性淋巴结转移，除早期腺样囊性癌和腺泡细胞癌外，其余需要放疗的唾液腺癌患者均需行颈部淋巴结区域的选择性放疗。①腮腺癌：淋巴结 N_+ 者，包括同侧Ⅰb ~ Ⅴa 的淋巴结区域，淋巴结 N_0 者，包括同侧Ⅰb、Ⅱ和Ⅴa 区，Ⅲ区选择性照射；②颌下腺和舌下腺癌：淋巴结 N_+ 者，至少包括同侧Ⅰ ~ Ⅲ区的淋巴结区域，并且至少外放 1 个淋巴结区域；淋巴结 N_0 者，建议包括同侧Ⅰ ~ Ⅲ区的淋巴结区域，肿瘤靠近中线，行对侧颈部Ⅰ ~ Ⅲ区的放疗；③小唾液腺癌：淋巴结转移率较高，一般参照不同部位鳞癌的靶区勾画原则。

PTV：应根据各放疗中心的具体测量值而确定，一般是在 CTV 的基础上外扩 3mm 形成 PTV，根据 CBCT 予以调整。当靶区与危及器官邻近时，需综合考虑外扩范围。

（4）剂量分割

1）PGTVtb：R_0 切除时 60Gy，R_1 切除时 66Gy，肉眼残留阳性为 70Gy，2.0Gy/f，周一至周五，每天 1 次，6 ~ 7 周。

2）CTV：高危：58 ~ 60Gy（2.0Gy/f），低危至中危：44 ~ 50Gy（2.0Gy/f）至 54 ~ 63Gy（1.6 ~ 1.8Gy/f）。

六、循证医学证据

1. **cN_0 唾液腺癌患者** 行选择性颈部淋巴结清扫，隐匿性唾液腺癌淋巴结的转移规律见表 2-8-3。

表 2-8-3 隐匿性唾液腺癌淋巴结的转移规律

相应参考文献编号	单位和类型	研究对象	研究结论
[13]	波兰格但斯克大学，回顾性研究	66 例原发性 T_1 ~ T_4 唾液腺癌 cN0 患者行颈部淋巴结清扫	30.3% 患者出现颈部淋巴结转移，其中Ⅱ区 16 例，Ⅲ区 9 例，Ⅴ区 6 例
[14]	德国科隆大学，回顾性研究	58 例原发性 T_1 ~ T_4 唾液腺癌 cN0 患者行颈部淋巴结清扫	5.1% 患者出现颈部淋巴结转移，其中Ⅱ区 2 例，Ⅲ区 1 例
[15]	德国科隆大学，回顾性研究	90 例原发性 T_1 ~ T_4 唾液腺癌 cN_0 患者行颈部淋巴结清扫	31.2% 患者出现颈部淋巴结转移，其中Ⅰ区 12 例，Ⅱ区 18 例，Ⅴ区 6 例
[16]	德国科隆大学，回顾性研究	59 例原发性 T_3 ~ T_4 唾液腺癌 cN_0 患者行颈部淋巴结清扫	13.5% 患者出现颈部淋巴结转移，其中Ⅰ区 1 例，Ⅱ区 7 例

续表

相应参考文献编号	单位和类型	研究对象	研究结论
[17]	日本大阪医科大学，回顾性研究	51 例原发性 T_1 ~ T_4 唾液腺癌 cN_0 患者行颈部淋巴结清扫	7.8% 患者出现颈部淋巴结转移，其中Ⅱ区 4 例，Ⅲ区 1 例
[18]	纽约纪念斯隆 - 凯特琳癌症中心，回顾性研究	326 例原发性 T_3 ~ T_4 唾液腺癌 cN_0 患者行颈部淋巴结清扫	6.1% 患者出现颈部淋巴结转移，其中Ⅰ区 3 例，Ⅱ区 8 例，Ⅲ区 7 例，Ⅳ区 6 例，Ⅴ区 1 例

综上，隐匿性唾液腺癌淋巴结最常见的转移位置在Ⅱ区（约占 70%），其次是Ⅲ区和Ⅴ区，因此唾液腺癌即使淋巴结阴性，除腺样囊性癌或腺泡细胞癌外，均需要行选择性的淋巴区域预防照射。

2. **唾液腺癌患者单纯手术与手术联合放疗的疗效** 见表 2-8-4。

表 2-8-4 唾液腺癌患者单纯手术与手术联合放疗的疗效比较

相应参考文献编号	单位和类型	研究对象	研究结论
[19]	SEER 数据库，回顾性研究	4 068 例恶性唾液腺癌患者，67.1% 行术后放疗，32.9% 未接受术后放疗	术后放疗使 5 年生存率明显提高（56% vs. 50.6%），多因素分析显示，放疗和性别是可能的独立预后因素
[20]	丹尼尔·登赫德癌症中心，回顾性研究	186 例腮腺癌患者接受术后放疗	术后放疗使患者获得良好的生存。5 年局部控制率、无疾病生存率、肿瘤特异性生存率和生存率分别是 89%、83%、80% 和 68%。具有高危因素的患者进行预防性颈部淋巴结照射，无一例出现颈部复发
[21]	SEER 数据库，回顾性分析	分析 969 例分期明确的唾液腺腺泡细胞癌患者（手术组与术后联合放疗组）的生存获益	中位随访时间为 76.2 个月，Ⅰ、Ⅱ、Ⅲ、Ⅳ期患者的总生存均无获益（P ＞ 0.24）。病理类型 3 级患者仅为 35 例，可能会对数据产生影响，Ⅰ、Ⅱ期患者的生存曲线单纯放疗似乎优于联合治疗组
[22]	美国安德森癌症中心，回顾性研究	分析 83 例下颌下腺癌患者放疗的生存获益	与单纯手术组相比，术后放疗明显改善了 10 年的局部控制率（88% vs. 50%）。病理类型为高级别（未分化癌）、局部晚期、阳性切缘、神经侵犯、淋巴结阳性是不良预后因素
[23]	SEER 数据库，回顾性分析	分析 2 222 例小唾液腺癌患者放疗的生存获益	术后辅助放疗提高了 24% 的生存获益，小唾液腺癌的预后不良因素有：腺样囊性癌、病理类型为高级别、病变发生在鼻腔和鼻旁窦位置
[24]	加利福尼亚大学，回顾性研究	63 例多形性腺瘤患者分别行术后放疗和单纯手术	5 年局部控制率由 49% 提高至 75%，淋巴结转移是预后不良因素
[25]	荷兰头颈肿瘤协作组，回顾性研究	498 例唾液腺癌患者分为手术组（112 例）和手术加放疗组（398 例）	联合治疗组明显改善了局部控制率，手术组和联合治疗组的 5 年和 10 年局部控制率分别为 84% 和 94%，76% 和 91%（P = 0.000 5）。10 年局部控制率欠佳的高危因素包括：T_3 ~ T_4、未完全切除、手术切缘不够、骨侵犯和神经侵犯

综上，术后为切缘阳性或者安全距离不充分无再次手术可能、腺样囊性癌或者中低分化肿瘤、中/高级别（高度恶性）、周围神经损伤、脉管侵犯、有淋巴结转移、分期为 T_3 ~ T_4 的患者推荐行术后放疗。

3. **唾液腺癌患者术后放化疗与术后放疗的疗效** 见表 2-8-5。

表 2-8-5 唾液腺癌患者术后放化疗与术后放疗的疗效比较

相应参考文献编号	单位和类型	研究对象	研究结论
[26]	科罗拉多大学，回顾性研究	收集美国国家癌症数据库 2 210 例具有至少一个高危因素(T_3 ~ T_4,N_1 ~ N_3 期或阳性切缘)的唾液腺癌术后患者，分为同步放化疗组和单纯放疗组	同步放化疗无明显生存获益。中位随访时间 39 个月，未调整 2 年生存率，CRT 组和 RT 组分别为 71.3% 和 80.2%，5 年生存率分别为 38.5% 和 54.2%
[27]	加拿大多伦多大学，回顾性研究	具有高危因素的 140 例唾液腺癌患者随机分为以顺铂为基础的同步放化疗组(37 例)和单纯放疗组(103 例)	CRT 组和 RT 组的 3 年无进展生存率分别为 42.1% 和 73.8%(P < 0.001)，3 年生存率分别为 52.2% 和 78.1%(P = 0.004)，3 年局部控制率分别为 79.3% 和 91.2%(P = 0.031)，3 年无远处转移生存率分别为 52.7% 和 83.3%(P < 0.001)
[28]	SEER 数据库，回顾性研究	741 例局部晚期唾液腺癌患者，其中 100 例接受术后 CRT，641 例接受术后辅助放疗	术后 RT 组中位 OS 为 41 个月，CRT 组为 24 个月。且 CRT 组毒性反应更为明显
[29]	波士顿，Dana-Farber 癌症研究所，回顾性研究	35 例术后接受放疗或者放化疗(22 例)的唾液腺癌患者	同步放化疗的患者多选择 T_3 ~ T_4、淋巴结阳性、阳性切缘，术后单纯放疗和放化疗均有较好的局部控制率，CRT 组 3 年局部控制率为 92%，无 4 级不良反应出现，对于有高危因素的患者推荐行同步放化疗
[30]	H.Lee Moffitt 癌症中心肿瘤，队列分析	24 例唾液腺癌患者随机分为 2 组，12 例接受术后放化疗，12 例接受术后放疗	术后放化疗组和单纯放疗组的 3 年生存率分别为 83% 和 44%(P = 0.05)
[31]	匹兹堡大学癌症研究所，回顾性分析	128 例术后接受放疗或者放化疗(31 例)的唾液腺癌患者	中位随访 53.5 个月，整体 5 年无进展生存率为 61.2%，单变量分析显示同步放化疗相对于单纯放疗 PFS 下降(P = 0.002)，但即使针对 T 分期晚期、切缘阳性和淋巴结外侵的患者，OS 及整体毒副反应两组均差异无统计学意义
[32]	波兰格达斯克医科大学，回顾性研究	分析 1996—2015 年接受治疗的 40 例腮腺导管癌患者的治疗方式及预后	82.5% 患者为Ⅳ期，1/3 患者术前存在面神经受侵。所有患者接受手术和放疗(除外 1 例)，5 年无病生存率和生存率是 42.5% 和 41%。面神经麻痹是影响 5 年 OS 的主要因素(P = 0.003 3)，组织学类型合并多形性腺瘤、手术未全切、T 分期晚期等是预后不良因素

综上，目前并没有有利的数据说明术后同步放化疗能给患者带来生存获益，需要进一步开展前瞻性临床研究。患者如能耐受放化疗，明确有肿瘤残留，可以考虑行同步放化疗。

（周琴　刘超　丁乾）

参考文献

[1] EL-NAGGAR A. K, CHAN J. K. C, GRANDIS J. R, et al., Tumours of salivary glands, in WHO Classifification of Head and Neck Tumours (ed 4)[M]. Lyon, France: IARC Press, 2017: 159.

[2] BYRD S, MORRIS L G T. Neck dissection for salivary gland malignancies[J]. Oper Tech Otolayngol Head Neck Surg, 2018, 29(3): 157-161.

[3] SCHWENTNER I, OBRIST P, THUMFART W, et al. Distant metastasis of parotid gland tumors[J]. Acta Otolaryngol, 2006, 126(4): 340-345.

[4] NOURAEI S A, HOPE K L, KELLY C G, et al. Carcinoma ex benign pleomorphic adenoma of the parotid gland[J]. Plast Reconstr Surg, 2005, 116(5): 1206-1213.

[5] LIM C M, HOBSON C, KIM S, et al. Clinical outcome of patients with carcinoma ex pleomorphic adenoma of the parotid gland: A comparative study from a single tertiary center[J]. Head Neck, 2015, 37(4): 543-547.

[6] BOUKHERIS H, CURTIS R E, LAND C E, et al. Incidence of carcinoma of the major salivary glands according to the WHO classification, 1992 to 2006: A population-based study in the United States[J]. Cancer Epidemiol Biomarkers Prev, 2009, 18(11): 2899-2906.

[7] MCHUGH C H, ROBERTS D B, EL-NAGGAR A K, et al. Prognostic factors in mucoepidermoid carcinoma of the salivary glands[J]. Cancer, 2012, 118(16): 3928-3936.

[8] AMIT M, NA'ARA S, SHARMA K, et al. Elective neck dissection in patients with head and neck adenoid cystic carcinoma: an international collaborative study[J]. Ann Surg Oncol, 2015, 22(4): 1353-1359.

[9] AMIN M B, EDGE S B, GREENE F L, et al. AJCC cancer staging manual[M]. 8th ed. Cham: Springer, 2017.

[10] NCCN Clinical Practice Guidelines in Oncology：Head And Neck Cancer. (Version 1.2021)[EB/OL].[2021-02-02].https://www.nccn.org/professionals/physician_gls/pdf/head-and-neck_harmonized-africa.pdf.

[11] 殷蔚伯 , 余子豪 , 徐国镇 , 等 . 肿瘤放射治疗学 [M].5 版 . 北京 : 中国协和医科大学出版社 , 2018: 535-528.

[12] 南希・李，陆嘉德 . 肿瘤放射治疗靶区勾画与射野设置：适形及调强放射治疗实用指南 [M]. 章真，傅深，译 . 天津 : 天津科技翻译出版有限公司 ,2014:48-55.

[13] STODULSKI D, MIKASZEWSKI B, MAJEWSKA H, et al. Probability and pattern of occult cervical lymph node metastases in primary parotid carcinoma[J]. Eur Arch Otorhinolaryngol, 2017, 274(3): 1659-1664.

[14] STENNER M, MOLLS C, LUERS J C, et al. Occurrence of lymph node metastasis in early-stage parotid gland cancer[J]. Eur Arch Otorhinolaryngol, 2012, 269(2): 643-648.

[15] KLUSSMANN J P, PONERT T, MUELLER R P, et al. Patterns of lymph node spread and its influence on outcome in resectable parotid cancer[J]. Eur J Surg Oncol, 2008, 34(8): 932-937.

[16] SHINOMIYA H, OTSUKI N, YAMASHITA D, et al. Patterns of lymph node metastasis of parotid cancer[J]. Auris Nasus Larynx, 2016, 43(4): 446-450.

[17] KAWATA R, KOUTETSU L, YOSHIMURA K, et al. Indication for elective neck dissection for N0 carcinoma of the parotid gland: A single institution's 20-year experience[J]. Acta Otolaryngol, 2010, 130(2): 286-292.

[18] ARMSTRONG J G, HARRISON L B, THALER H T, et al. The indications for elective treatment of the neck in cancer of the major salivary glands[J]. Cancer, 1992, 69(3): 615-619.

[19] SAFDIEH J, GIVI B, OSBORN V, et al. Impact of Adjuvant Radiotherapy for Malignant Salivary Gland Tumors[J]. Otolaryngol Head Neck Surg, 2017, 157(6): 988-994.

[20] AL-MAMGANI A, VAN ROOJJ P, VERDUIJN G M, et al. Long-term outcomes and quality of life of 186 patients with primary parotid carcinoma treated with surgery and radiotherapy at the Daniel den Hoed Cancer Center[J]. Int J Radiat Oncol Biol Phys, 2012, 84(1): 189-195.

[21] ANDREOLI M T, ANDREOLI S M, SHRIME M G, et al. Radiotherapy in parotid acinic cell carcinoma: does it have an impact on survival?[J]. Arch Otolaryngol Head Neck Surg, 2012, 138(5): 463-466.

[22] STOREY M R, GARDEN A S, MORRISON W H, et al. Postoperative radiotherapy for malignant tumors of the submandibular gland[J]. Int J Radiat Oncol Biol Phys, 2001, 51(4): 952-958.

[23] ZEIDAN Y H, PEKELIS L, AN Y, et al. Survival benefit for adjuvant radiation therapy in minor salivary gland cancers[J]. Oral Oncol, 2015, 51(5): 438-445.

[24] CHEN A M, GARCIA J, BUCCI M K, et al. The role of postoperative radiation therapy in carcinoma ex pleomorphic adenoma of the parotid gland[J]. Int J Radiat Oncol Biol Phys, 2007, 67(1): 138-143.

[25] TERHAARD C H, LUBSEN H, RASCH C R, et al. The role of radiotherapy in the treatment of malignant salivary gland tumors[J]. Int J Radiat Oncol Biol Phys, 2005, 61(1): 103-111.
[26] AMINI A, WAXWEILER T V, BROWER J V, et al. Association of Adjuvant Chemoradiotherapy vs Radiotherapy Alone With Survival in Patients With Resected Major Salivary Gland Carcinoma: Data From the National Cancer Data Base[J]. JAMA Otolaryngol Head Neck Surg, 2016, 142(11): 1100-1110.
[27] MIFSUD M J, TANVETYANON T, MCCAFFREY J C, et al. Adjuvant radiotherapy versus concurrent chemoradiotherapy for the management of high-risk salivary gland carcinomas[J]. Head Neck, 2016, 38(11): 1628-1633.
[28] TANVETYANON T, FISHER K, CAUDELL J, et al. Adjuvant chemoradiotherapy versus with radiotherapy alone for locally advanced salivary gland carcinoma among older patients[J]. Head Neck, 2016, 38(6): 863-870.
[29] SCHOENFELD J D, SHER D J, NORRIS C M, et al. Salivary gland tumors treated with adjuvant intensity-modulated radiotherapy with or without concurrent chemotherapy[J]. Int J Radiat Oncol Biol Phys, 2012, 82(1): 308-314.
[30] TANVETYANON T, QIN D, PADHYA T, et al. Outcomes of postoperative concurrent chemoradiotherapy for locally advanced major salivary gland carcinoma[J]. Arch Otolaryngol Head Neck Surg, 2009, 135(7): 687-692.
[31] GEBHARDT B J, OHR J P, FERRIS R L, et al. Concurrent Chemoradiotherapy in the Adjuvant Treatment of High-risk Primary Salivary Gland Malignancics[J]. Am J Clin Oncol, 2018, 41(9): 888-893.
[32] STODULSKI D, MIKASZEWSKI B, MAJEWSKA H, et al. Parotid salivary duct carcinoma: A single institution's 20-year experience[J]. Eur Arch Otorhinolaryngol, 2019, 276(7): 2031-2038.

第九节 甲状腺癌

一、解剖

1. 甲状腺呈 H 形，左右各一个侧叶腺，中间为甲状腺峡部，20% ~ 50% 在峡部上方有第三个锥状叶。其位于甲状软骨下方，气管两旁，上极平甲状软骨中点，下极平第 6 气管软骨。

2. 甲状腺有两层被膜，外层被膜属气管前筋膜，腺体借该层被膜固定于气管和环状软骨上，内层被膜是甲状腺固有被膜，紧贴腺体。两层被膜之间为囊鞘间隙，具有疏松结缔组织，内有血管、神经、淋巴和甲状旁腺。

3. 甲状腺癌的转移途径

（1）淋巴转移：绝大部分甲状腺癌患者在确诊时即存在颈部淋巴结转移，多发生在颈部中央区和同侧颈部淋巴结，约 1/4 的乳头状癌可累及双侧颈部淋巴结。与其他头颈部肿瘤不同，甲状腺癌淋巴引流第一站是中央区淋巴结（Ⅵ）区，然后是Ⅲ、Ⅳ和Ⅱ区淋巴结，极少数可以发生跳跃式转移。Ⅵ区淋巴结包括咽后淋巴结、甲状腺周围淋巴结、环甲膜淋巴结及气管周围淋巴结，是其转移第一站。也有少数淋巴管可以直接流入Ⅶ区或者锁骨上淋巴结。

（2）血行转移：分化型甲状腺癌血行转移少见，转移患者中以肺转移癌最为多见，其次是骨转移；甲状腺髓样癌和未分化癌恶性程度较高，血行转移多见，主要部位为肺、骨及颅内。

二、病理特点

1. 组织病理类型

（1）原发性上皮恶性肿瘤：①分化型甲状腺癌（differentiated thyroid carcinoma，DTC）：甲状腺乳头状癌（papillary thyroid carcinoma，PTC）、滤泡状癌（follicular thyroid carcinoma，FTC）；②甲状腺髓样癌（medullary thyroid carcinoma，MTC），占 5% ~ 10%；③许特莱细胞腺瘤（Hurthle cell adenoma）；

④低分化甲状腺癌（poorly differentiated thyroid cancer，PDTC）；⑤未分化癌（anaplastic thyroid cancer，ATC）。

（2）原发性非上皮肿瘤：恶性淋巴瘤、肉瘤等。

2. 不同病理类型的甲状腺癌的发病机制、生物学行为、组织学形态、临床表现、治疗方法及预后均不相同，如 DTC 就诊时大部分合并淋巴结转移，但预后较好；ATC 恶性程度极高，就诊时大部分已无手术机会，预后差；MTC 与内分泌相关，预后介于两者之间。

3. **病理学检查** 超声引导下细针穿刺活检（ultrasound-guided fine needle aspiration biopsy，US-FNAB）、甲状腺手术可以获得病理。行超声内镜引导细针穿刺抽吸术（endoscopic ultrasound-guided fine needle aspiration，EUS-FNA）的超声特征：①实性结节：具有可疑超声特征（低回声、微小钙化、边缘呈浸润性生长、横切面中纵径大于横径），结节≥ 1.0cm；没有可疑超声特征结节≥ 1.5cm；②囊实性混合结节：具有可疑超声特征（低回声、微小钙化、边缘呈浸润性生长、横切面纵横径＞ 1cm），实性结节≥ 1.0cm；没有可疑超声特征，实性结节≥ 1.5cm；海绵状结节≥ 2.0cm。

三、临床分期

本指南采用 AJCC TNM 分期系统（第 8 版），具体定义见表 2-9-1。

表 2-9-1　甲状腺肿瘤的 TNM 分期（AJCC 第 8 版）

甲状腺癌	
原发肿瘤（T）	
T_x	原发肿瘤不能评估
T_0	无原发肿瘤的证据
甲状腺乳头状癌、滤泡癌、低分化癌、许特莱细胞腺瘤和未分化癌	
pT_1	T_1 期肿瘤局限在甲状腺内，最大径≤ 2cm
pT_{1a}	肿瘤局限在甲状腺内，最大径≤ 2cm
pT_{1b}	肿瘤最大径＞ 1cm，但≤ 2cm
pT_2	肿瘤 2 ～ 4cm
pT_3	肿瘤＞ 4cm，局限于甲状腺内或大体侵犯甲状腺外带状肌
pT_{3a}	肿瘤＞ 4cm，局限于甲状腺内
pT_{3b}	任何大小的肿瘤，大体侵犯甲状腺外带状肌（带状肌包括胸骨舌骨肌、胸骨甲状肌、甲状舌骨肌、肩胛舌骨肌）
pT_4	大体侵犯甲状腺外带状肌外
pT_{4a}	侵犯喉、气管、食管、喉返神经及皮下软组织
pT_{4b}	侵犯椎前筋膜，或包裹颈动脉、纵隔血管
甲状腺髓样癌	
pT_1	肿瘤局限在甲状腺内，最大径≤ 2cm
pT_{1a}	肿瘤最大径≤ 1cm
pT_{1b}	肿瘤最大径＞ 1cm，但≤ 2cm
pT_2	肿瘤 2 ～ 4cm

续表

甲状腺髓样癌	
pT_3	肿瘤 > 4cm，局限于甲状腺内或大体侵犯甲状腺外带状肌
pT_{3a}	肿瘤 > 4cm，局限于甲状腺内
pT_{3b}	任何大小的肿瘤，大体侵犯甲状腺外带状肌（带状肌包括胸骨舌骨肌、胸骨甲状肌、甲状舌骨肌、肩胛舌骨肌）
pT_4	进展期病变
pT_{4a}	中度进展，任何大小的肿瘤，侵犯甲状腺外颈部周围器官和软组织，如喉、气管、食管、喉返神经及皮下软组织
pT_{4b}	重度进展，任何大小的肿瘤，侵犯椎前筋膜，或包裹颈动脉、纵隔血管
区域淋巴结（N）	
pN_0	无淋巴结转移证据
pN_1	区域淋巴结转移
pN_{1a}	转移至Ⅵ、Ⅶ区（包括气管旁、气管前、喉前 /Delphian 或上纵隔）淋巴结，可以为单侧或双侧
pN_{1b}	单侧、双侧或对侧颈部淋巴结转移（包括Ⅰ、Ⅱ、Ⅲ、Ⅳ或Ⅴ区）淋巴结或咽后淋巴结转移
远处转移（M）	
M_0	无远处转移
M_1	远处转移

乳头状或滤泡状癌（分化型）			
年龄 > 55 岁			
Ⅰ期	Any T	Any N	M_0
Ⅱ期	Any T	Any N	M_1
年龄 ≥ 55 岁			
Ⅰ期	T_1/T_2	N_0/N_x	M_0
Ⅱ期	T_1/T_2	N_1	M_0
	T_{3a}/T_{3b}	Any N	M_0
Ⅲ期	T_{4a}	Any N	M_0
ⅥA 期	T_{4b}	Any N	M_0
ⅥB 期	Any T	Any N	M_1
未分化癌（所有年龄组）			
ⅥA 期	$T_1 \sim T_3$	N_0/N_x	M_0
ⅥB 期	$T_1 \sim T_3$	N_1	M_0
	$T_{3b} \sim T_4$	Any N	M_0
ⅥC 期	Any T	Any N	M_1

髓样癌　所有年龄组			
Ⅰ期	T_1	N_0	M_0
Ⅱ期	T_2/T_3	N_0	M_0
Ⅲ期	$T_1 \sim T_3$	N_{1a}	M_0
ⅥA 期	T_{4a}	Any N	M_0
	$T_1 \sim T_3$	N_{1b}	M_0
ⅥB 期	T_{4b}	Any N	M_0
ⅥC 期	Any T	Any N	M_1

注：any T 包括 T_1、T_2、T_3 或 T_4。

四、治疗原则

根据 2019 年《NCCN 肿瘤学临床实践指南：甲状腺癌》、《中国临床肿瘤学会（CSCO）分化型甲状腺癌诊疗指南 2021》、《中国临床肿瘤学会（CSCO）甲状腺髓样癌诊疗指南 2021》及《甲状腺癌诊疗指南（2022年版）》，治疗原则推荐如下。

1. 无论病理类型如何，如有手术指征，甲状腺癌首选治疗方式为手术治疗，其余治疗方式则根据病灶分期、肿瘤危险程度等选择放射性碘（radioactive iodine，RAI）治疗，促甲状腺素（thyroid stimulating hormone，TSH）抑制治疗、外放射治疗、化疗及靶向治疗。

2. 不同病理类型治疗原则

（1）分化型甲状腺癌

1）手术治疗：根据肿瘤大小、淋巴结转移情况、远处转移、既往有无射线暴露史明确行甲状腺全切、甲状腺侧叶切除+峡部切除、颈部淋巴结清扫等手术。

2）术后行TSH抑制治疗：术后6～12周检测TSH +甲状腺球蛋白、抗甲状腺球蛋白抗体，并行全身放射性碘成像（2B类证据），如果Tg＜0.1μg/L、Tg-Ab阴性，扫描阴性，可不行核素治疗，考虑左甲状腺素治疗抑制TSH水平降至0.1ml/L以下。服用左甲状腺素治疗期间，需同时服用钙片和维生素D。

3）RAI治疗：由于增强CT使用的碘造影剂对碘摄取的影响最长可持续6个月，如考虑患者随后需行RAI治疗，应避免碘造影剂增强CT检查（表2-9-2）。

表2-9-2　放射性碘（RAI）治疗甲状腺癌相关指南推荐

治疗推荐	2015ATA指南	2019NCCN指南
不推荐RAI治疗	符合以下全部：无远处转移，所有肉眼所见肿瘤均被彻底切除，肿瘤未侵犯周围组织，肿瘤不是侵袭性的组织学亚型及未侵犯血管，若行放射性碘治疗后全身显像，未见甲状腺床外摄碘转移灶显影，合并少量淋巴结转移（如cN_0，但是病理检查发现≤5枚微小转移淋巴结，即转移灶最大直径均≤0.2cm），甲状腺内的滤泡亚型甲状腺乳头状癌；甲状腺内的分化型甲状腺滤泡癌合并被膜侵犯及伴或不伴轻微血管侵犯（＜4处）甲状腺内微小乳头状癌不论是否多灶、是否伴有*BRAF* V600E突变阳性	经典甲状腺乳头状癌，最大原发肿瘤＜2cm，肿瘤局限于甲状腺内，单发病灶或多发病灶（但所有病灶≤1cm），未检测到抗Tg抗体，术后（6～12周）未刺激Tg＜1ng/ml，术后超声阴性
选择性行RAI治疗	符合以下任何1项：镜下见肿瘤侵犯甲状腺外软组织，侵袭性组织学表现（如高细胞、靴钉样、柱状细胞癌等），伴血管侵犯的甲状腺乳头状癌，若行放射性碘治疗后全身显像，可见颈部摄碘转移灶显影，淋巴结转移（cN_1，病理检查发现＞5枚转移淋巴结，转移灶最大直径均＜3cm），*BRAF* V600E突变阳性的甲状腺腺内乳头状癌（直径1～4cm），*BRAF* V600E突变阳性的多灶的甲状腺微小癌合并腺外浸润	最大原发肿瘤2～4cm，高组织学风险如分化不良柱状细胞、高细胞等，淋巴管受侵，颈部淋巴结转移，多病灶侵犯（单病灶＞1cm），术后未刺激Tg＞5～10ng/ml，镜下切缘阳性，术后超声检查呈阳性。除外经典的T_{1b}/T_2（1～4cm）cN_0或者小体积N_{1a}（＞3～5个转移淋巴结且淋巴结内病灶＜5mm）的乳头状癌尤其是术后在没有行抗Tg抗体治疗的情况下Tg＜1ng/ml
推荐RAI治疗	符合以下任何1项：明显的腺外浸润，癌肿未完整切除，证实存在远处转移，术后高Tg水平提示远处转移者，合并较大淋巴结转移（任何淋巴结转移灶直径≥3cm），甲状腺滤泡癌广泛侵犯血管（＞4处血管侵犯）	甲状腺外侵犯，或原发肿瘤＞4cm，或术后没有行抗Tg抗体治疗的情况下Tg＞5～10ng/ml，或＞5个阳性淋巴结；或怀疑/存在远处转移

4）其他治疗：分化型甲状腺癌一般不选用化疗，靶向药物主要为酪氨酸激酶抑制剂（tyrosine kinase inhibitor，TKI），血管内皮生长因子（vascular endothelial growth factor，VEGF）及其受体（vascular endothelial growth factor receptor，VEGFR）抑制剂如乐伐单抗、索拉非尼等。

（2）髓样癌

1）全甲状腺切除术（颈部淋巴结清扫）后行降钙素原、CEA、RET原癌基因突变筛查（外显子1、

11、13 ~ 16）以及颈部超声检查，如有原癌基因突变，明确是否为多发性内分泌肿瘤（multiple endocrine neoplasia type 2B，MEN2B），排除是否存在嗜铬细胞瘤：根据指征行颈部淋巴结清扫术，术后口服左甲状腺素治疗使 TSH 达正常水平；明确是否为家族性髓样癌 MEN2A/FMTC（RET 突变），进一步检测是否存在原发性甲状旁腺功能亢进，根据情况手术处理。

2）放射治疗：髓样癌中的地位不明确，对于手术不能全切或者复发的患者，可能提高局部控制率。

3）其他治疗：髓样癌化疗效果差，靶向药物主要为凡德他尼（vandetanib）和卡博替尼（cabozantinib）。

（3）未分化癌：恶性程度高，约 90% 患者就诊时就出现淋巴结和 / 或远处转移，综合治疗是其主要的治疗模式（表 2-9-3）。

表 2-9-3　未分化甲状腺癌治疗建议

组织学类型	治疗建议
ⅣA 或者ⅣB	全甲状腺切除及根治性淋巴结清扫（R_0/R_1），不完全切除（R_2 切除）或不可切除，行 EBRT/IMRT + 全身治疗
ⅣC	积极治疗：手术 / 放化疗（多采用多柔比星，每周 $10mg/m^2$；或多西他赛）/ 靶向治疗 姑息性治疗：重要转移部位局部放疗 / 手术，最佳支持治疗

五、放疗原则

1. **外放射治疗指征**　甲状腺癌对放射治疗敏感性差，仅有部分患者在综合治疗中使用，主要为术后放射治疗，不同中心的放射治疗指征也有所不同。

（1）分化型甲状腺癌：①术后明显残留或不可再次手术切除的患者，但除外 < 45 岁且可行 RAI 治疗者；②甲状腺全切术后，大于 45 岁及以上，pT_{4a} 和 pT_{4b}，极有可能存在显微镜下残留且对 RAI 反应低的患者（组织学不良病理亚型、年龄较大、复发性疾病、高 FDG 摄取和 / 或已知残留病灶中 RAI 摄取低），见循证医学证据 1。

（2）髓样癌：pT_{4a} 和 pT_{4b}，多个淋巴结转移，腺外侵犯。①术后有高复发风险：肉眼或者镜下残留，甲状腺外侵犯，淋巴结侵犯软组织、淋巴结外转移（参考循证医学证据 2）；②有症状的转移部位放疗：颅内转移、骨转移、肺转移、肝转移、皮肤转移、姑息性止痛治疗等。

（3）未分化癌：① R_0/R_1 切除后（甲状腺内微小病灶除外）无远处转移；②不可切除病灶。

2. **放疗靶区勾画**

（1）甲状腺癌靶区勾画：应根据病理类型、病变范围、淋巴结有无受侵、年龄、手术等具体情况而定，不同的单位靶区勾画仍有不同。

1）中国医学科学院北京协和医院推荐

GTVtb：包括术前肿瘤侵犯的区域，以及转移淋巴结累及的范围；CTV1：包括甲状腺区域，周围的淋巴引流区及所有病理证实的淋巴结阳性区域；CTV2：包括无病理证实但可能出现转移的Ⅱ ~ Ⅵ区和上纵隔淋巴结，如Ⅱa 区有大淋巴结时，Ⅰb 区应包括，CTV2 的上界一般为乳突尖水平，下界为主动脉弓水平，如果上纵隔有病理证实的阳性淋巴结时，下界应适当下移。

推荐处方剂量：肉眼残存区域：66 ~ 70Gy，切缘阳性病理区：63 ~ 66Gy；高度可疑受累区：59.4 ~ 63Gy，低危区：50 ~ 54Gy。

2）Nancy Y. Lee 和陆嘉德主编的靶区勾画指南有关甲状腺癌 CTV 勾画为两个靶区，推荐如下。

CTV66 ~ 70：如果原发灶边界明确则不需要外扩，包括原发灶及颈部阳性淋巴结，如果大体肿瘤体积的范围不确定，将 GTV66 ~ 70 外扩 3 ~ 5mm 作为 CTV66 ~ 70；建议大体肿瘤照射剂量为 70Gy，对需减少臂丛、喉、脊髓、肺或食管毒性者，可考虑降低剂量至 66Gy，术后切缘阳性高度怀疑手术残留者，瘤床或怀疑肿瘤残留区域给予照射剂量 66Gy。

CTV54～63：①原发灶应包括气管食管沟及CTV66～70外扩＞5mm边界区域；②术后病例：应包括患侧瘤床及气管食管沟，行气管造口术者还应包括气管造口至皮肤间区域，若上喉部（声带/杓状软骨及以上区域）和食管后部非邻近肿瘤/瘤床，则靶区应尽量避开这些区域；③颈部：包括Ⅱ～Ⅶ区淋巴引流区。淋巴结阳性者应考虑包括上纵隔（头臂静脉至隆突水平），邻近Ⅱ区淋巴结阳性者应包括Ⅰ区及咽后淋巴结区域。

3）美国头颈学会（American Head and Neck Society，AHNS）推荐：对于有肉眼残留的病灶，通常给予70Gy；镜下残留或者肿瘤经手术剔除的区域给予66Gy；高危微小病灶残留区域（包括甲状腺床、气管食管沟、Ⅵ区淋巴引流区）60Gy；低危小病灶区域（包括未受侵的Ⅲ～Ⅴ区、上纵隔淋巴结）54～56Gy。

（2）放射剂量及分割方式：一般按常规剂量分割方式，每日1次，每周5次。大野照射：50Gy/25f，2Gy/f，然后针对残留区域加量：10～20Gy/5～10f；淋巴引流区：54～56Gy/1.8～2.0Gy/f。也可以大分割。

3. 放疗时机

（1）分化型甲状腺癌：为综合治疗（手术＋RAI治疗）后。

（2）髓样癌：术后放疗；未分化癌；尽可能早实行，如果为术后患者，则术后2～3周。

六、循证医学证据

1. EBRT在局部晚期分化型甲状腺癌中的应用　见表2-9-4。

表2-9-4　EBRT在局部晚期分化型甲状腺癌中的应用

相应参考文献编号	研究类型	研究对象	研究结论
[3]	回顾性研究(MD安德森)	88例T_{4a}分化型甲状腺癌经手术治疗的患者(分组:RAI治疗对比EBRT＋RAI)	在RAI中加入EBRT可以更好地改善局部晚期分化型甲状腺癌的局部控制率和预后,尤其气管或食管受累患者(5年无病生存率:43% vs. 57%)
[9]	回顾性研究(加拿大,玛格丽特公主医院)	323例分化型甲状腺癌腺外侵犯患者	术后明显残留患者行放疗后,10年病因特异性生存率和局部无复发率分别为48%和90%;术后无明显残留或镜下残留的患者放疗后,10年病因特异性生存率和局部无复发率分别为92%和93%;年龄＞60岁且腺外微小浸润(T_3期)患者的5年LRFR在放疗组和观察组分别为96%和87.5%(P＝0.02)
[10]	回顾性研究(MD安德森)	131例年龄＞45岁具有高危因素的分化型甲状腺癌患者	放疗＋RAI治疗组4年局部无复发生存率、疾病特异性生存率、生存率分别为79%、76%、73%,多变量分析显示,高风险组织学特征、残留及转移病灶是影响预后的因素
[11]	回顾性研究(香港伊丽莎白皇后医院)	分析1 297例诊断为分化型甲状腺癌患者的治疗及预后	术后有明显残留的患者10年无局部区域生存率在放疗组和未放疗组分别为79.5%和39.4%,pT_{4a}分化型甲状腺癌联合治疗组有更高的10年局部无失败生存率(放疗组＋RAI组:88%,RAI组:72%,单纯放疗组:60%)
[12]	回顾性研究(加拿大,玛格丽特公主医院)	729例分化型甲状腺癌患者	60岁以上甲状腺外有侵犯但无明显残留的患者(n＝70),辅助性外放疗组病因特异性生存率(10年病因特异性生存率:81.0% vs. 64.6%,P＝0.04)和局部无复发率(10年局部无复发率:86.4% vs. 65.7%,P＝0.01)较RAI显著升高

综上，术后有明显残留的患者或甲状腺全切术后，≥45岁，pT_{4a}和pT_{4b}，极有可能存在显微镜下残留且对RAI反应低的患者术后放疗可改善生存获益。

2. **甲状腺髓样癌放疗相关研究** 见表 2-9-5。

表 2-9-5 甲状腺髓样癌放疗相关研究

相应参考文献编号	研究类型	研究对象	研究结论
[13]	回顾性研究（SEER 数据库）	534 例髓样癌术后患者，其中 66 例接受 EBRT，468 名观察	随访 12 年。单因素分析显示 EBRT 无总生存获益（P < 0.14），淋巴结阳性患者有生存获益（P < 0.05）；多因素分析显示淋巴结状态、年龄、肿瘤大小是 OS 的预后因素，是否做 EBRT 不是
[14]	回顾性研究（梅奥诊所）	17 例Ⅳ期髓样癌患者接受术后 EBRT	6 例接受术后辅助放疗的患者无一例在照射野内复发（中位剂量 60.8Gy），5 例出现术后局部复发的患者行 EBRT，3 例控制良好。5 年局部无复发生存率、无病生存率和生存率分别为 87%、62% 和 56%。有明显术后残留的患者 EBRT 后局部控制良好
[15]	回顾性研究（德克萨斯大学安德森癌症中心）	34 例Ⅳ期髓样癌患者接受术后 EBRT（中位剂量 60Gy）	5 年局部无复发生存率、无病生存率和生存率分别为 87%、62% 和 56%。有明显术后残留的患者 EBRT 后局部控制良好

综上，目前的研究显示，放射治疗能够改善甲状腺髓样癌的局部控制率，但生存并未获益。所以，仅推荐用于局部晚期不可切除或术后仍有明显腺外侵犯残留的患者。

3. **放化疗对甲状腺未分化癌患者预后的影响** 见表 2-9-6。

表 2-9-6 放化疗对甲状腺未分化癌患者预后的影响

相应参考文献编号	研究类型	研究对象	研究结论
[16]	回顾性研究（加拿大，玛格丽特公主医院）	47 例未分化癌（根治性放疗与姑息性放疗对比）	与姑息性放疗组比较，根治性放疗组 6 个月的局部控制率（94.1% vs. 64.6%）和 OS（11.1 个月 vs. 3.2 个月）均明显改善。每天 2 次的放疗模式相对每天 1 次的放疗模式有延长生存的趋势，但差异无统计学意义（13.6 个月 vs. 10.3 个月，P = 0.3）
[17]	回顾性研究（意大利，圣乔瓦尼巴蒂斯塔医院）	30 例未分化癌（术后放化疗 vs. 放化疗后手术 / 化疗 vs. 化疗）	27 例患者纳入统计分析，中位生存时间 3.9 个月。多因素分析显示最大限度地切除肿瘤联合术后放化疗可以改善预后（HR = 0.23，95%CI：0.07 ~ 0.79）
[18]	回顾性研究（荷兰，丹尼尔·登赫德癌症中心）	75 例Ⅳ期未分化癌（多种治疗方式比较）	中位生存时间 3 个月，1 年生存率为 9%。R0/R1 切除术联合放化疗组疗效最佳，中位生存 7 个月，1 年生存率为 32%，且有 3 例患者生存期超过 5 年
[19]	美国凯特琳癌症中心	37 例未分化癌（同步放化疗，化疗为每周多柔比星）	中位放疗剂量 57.6Gy，1 年局部无复发生存率为 45%，生存率为 28%

上述临床研究的证据等级较低，甲状腺未分化癌患者就诊时病情不一，如有机会治疗需要尽快争取治疗。

（周琴　刘超　丁乾）

参考文献

[1] CARON N R, TAN Y Y, OGILVIE J B, et al. Selective modified radical neck dissection for papillary thyroid cancer-is level Ⅰ, Ⅱ and Ⅴ dissection always necessary?[J]. World J Surg, 2006, 30(5): 833-840.

[2] SIPPEL R S, KUNNIMALAIYAAN M, CHEN H. Current management of medullary thyroid cancer[J]. Oncologist, 2008,

13(5): 539-547.
[3] TAM S, AMIT M, BOONSRIPITAYANON M, et al. Adjuvant External Beam Radiotherapy in Locally Advanced Differentiated Thyroid Cancer[J]. JAMA Otolaryngol Head Neck Surg, 2017, 143(12): 1244-1251.
[4] NCCN Clinical Practice Guidelines in Oncology：Head And Neck Cancer. (Version 1.2021)[EB/OL].[2021-02-02].https://www.nccn.org/professionals/physician_gls/pdf/head-and-neck_harmonized-africa.pdf.
[5] 中国临床肿瘤学会指南工作委员会 . 中国临床肿瘤学会 (CSCO) 分化型甲状腺癌诊疗指南 -2021[M]. 北京 : 人民卫生出版社 , 2021.
[6] 中国临床肿瘤学会指南工作委员会 . 中国临床肿瘤学会 (CSCO) 甲状腺髓样癌诊疗指南 -2021[M]. 北京 : 人民卫生出版社 , 2021.
[7] KIESS A P, AGRAWAL N, BRIERLEY J D, et al. External-beam radiotherapy for differentiated thyroid cancer locoregional control: A statement of the American Head and Neck Society[J]. Head Neck, 2016, 38(4): 493-498.
[8] 殷蔚伯 , 余子豪 , 徐国镇 , 等 . 肿瘤放射治疗学 [M]. 5 版 . 北京 : 中国协和医科大学出版社 , 2018: 577-597.
[9] 南希・李，陆嘉德 . 肿瘤放射治疗靶区勾画与射野设置：适形及调强放射治疗实用指南 [M]. 章真，傅深，译 . 天津 : 天津科技翻译出版有限公司 ,2014: 56-61.
[10] SIA M A, TSANG R W, PANZARELLA T, et al. Differentiated thyroid cancer with extrathyroidal extension: prognosis and the role of external beam radiotherapy[J]. J Thyroid Res, 2010, 2010: 183461.
[11] SCHWARTZ D L, LOBO M J, ANG K K, et al. Postoperative external beam radiotherapy for differentiated thyroid cancer: outcomes and morbidity with conformal treatment[J]. Int J Radiat Oncol Biol Phys, 2009, 74(4): 1083-1091.
[12] CHOW S M, YAU S, KWAN C K, et al. Local and regional control in patients with papillary thyroid carcinoma: specific indications of external radiotherapy and radioactive iodine according to T and N categories in AJCC 6th edition[J]. Endocr Relat Cancer, 2006, 13(4): 1159-1172.
[13] BRIERLEY J, TSANG R, PANZARELLA T, et al. Prognostic factors and the effect of treatment with radioactive iodine and external beam radiation on patients with differentiated thyroid cancer seen at a single institution over 40 years[J]. Clin Endocrinol, 2005, 63(4): 418-427.
[14] MARTINEZ S R, BEAL S H, CHEN A, et al. Adjuvant external beam radiation for medullary thyroid carcinoma[J]. J Surg Oncol, 2010, 102(2): 175-178.
[15] CALL J A, CAUDILL J S, MCIVER B, et al. A role for radiotherapy in the management of advanced medullary thyroid carcinoma: the mayo clinic experience[J]. Rare Tumors, 2013, 5(3): e37.
[16] SCHWARTZ D L, RANA V, SHAW S, et al. Postoperative radiotherapy for advanced medullary thyroid cancer--local disease control in the modern era[J]. Head Neck, 2008, 30(7): 883-888.
[17] WANG Y, TSANG R, ASA S, et al. Clinical outcome of anaplastic thyroid carcinoma treated with radiotherapy of once- and twice-daily fractionation regimens[J]. Cancer, 2006, 107(8): 1786-1792.
[18] BRIGNARDELLO E, GALLO M, BALDI I, et al. Anaplastic thyroid carcinoma: clinical outcome of 30 consecutive patients referred to a single institution in the past 5 years[J]. Eur J Endocrinol, 2007, 156(4): 425-430.
[19] SWAAK-KRAGTEN A T, de Wilt J H, SCHMITZ P I, et al. Multimodality treatment for anaplastic thyroid carcinoma--treatment outcome in 75 patients[J]. Radiother Oncol, 2009, 92(1): 100-104.
[20] SHERMAN E J, LIM S H, HO A L, et al. Concurrent doxorubicin and radiotherapy for anaplastic thyroid cancer: a critical re-evaluation including uniform pathologic review[J]. Radiother Oncol, 2011, 101(3): 425-430.

第十节 原发灶不明的头颈部转移性鳞癌

一、解剖

2013年11月，ESTRO官方杂志——*Radiotherapy & Oncology*在线发表了新的颈部淋巴结分区标准，颈部淋巴结区域的解剖边界见头颈部总论。

颈部淋巴结转移癌约3/4来源于头颈部，尤其是上中颈部的淋巴结转移，对于原发灶不明的颈部转移癌的诊断及治疗，最可能的头颈部原发部位需要考虑鼻咽、扁桃体、舌根及梨状窝等部位；“颈部淋巴结区域引流范围及相应的原发肿瘤”详见头颈部总论。

二、病理特点

大多数颈部淋巴结转移癌是鳞状细胞癌（约占60%）或低分化（未分化）癌（约占20%），其他病理类型包括恶性黑色素瘤、腺癌、淋巴瘤、肉瘤等。

经反复询问病史排除锁骨下来源的原发灶（如胸部、妇科及胃肠道肿瘤），并完善检查包括体格检查，纤维内镜检查，鼻咽、口咽、喉及下咽、影像学检查（如CT、MRI及PET/CT等），仍查不到原发灶的转移癌，往往需要进一步完善免疫组化或分子标志物来进一步寻找原发灶，如：EB病毒（EBER）、HPV病毒（p16）、S-100、NSE、TTF-1、EMA等。对于转移癌和正常咽部黏膜标本进行微卫星变异分析有助于寻找原发灶。

三、临床特点

原发灶不明的颈部转移癌，又称隐匿性原发灶的颈部转移癌，是指有病理证实的颈部淋巴结转移性癌，其临床症状首先为发现颈部有不明原因的肿块，大部分为进行性增大，不伴疼痛，当合并感染、坏死的情况出现局部疼痛，有些伴有体重下降、发热等全身不适。

大多数病例，尤其是颈部淋巴结Ⅱ区，是p16阳性/HPV相关的口咽癌，但Ⅱ区的p16阳性并不排除皮肤原发性肿瘤。

如果病变集中在颈部淋巴结Ⅲ或Ⅳ区，应将喉和下咽部视为潜在的原发部位。如果原发病灶以Ⅰ区为中心，则口腔（包括唇）应被视为潜在的原发部位。Ⅴ区病变可能与皮肤或鼻咽原发病有关。

下颈部区域或锁骨上窝淋巴结肿大可能与锁骨下方的原发病灶有关，预后较差，需要完善所有可能原发灶尤其是胸腹盆的相关检查。

颈部的腺癌多与锁骨下方的原发病灶相关，但必须排除唾液腺、甲状腺或甲状旁腺原发性肿瘤。孤立性锁骨上淋巴结肿大，常常起源于皮肤癌或锁骨下的原发部位。本章主要讨论的是原发灶不明的头颈部转移性鳞癌。

四、临床分期

头颈部的大多数亚部位使用相同的AJCC颈部分级系统，包括口腔、p16-口咽、下咽、喉和大唾液腺癌。p16+口咽癌有单独的颈部分期系统，鼻咽癌有不同的颈部分期系统（参照原发部位分期系统）。原发灶不明或无原发灶证据的T分期为T_x或T_0，详见表2-10-1。

表 2-10-1 原发灶不明的颈部淋巴结转移癌的 TNM 分期

区域淋巴结(N)	
临床(cN)	
N_x	区域淋巴结无法评价
N_0	未发现区域淋巴结转移
N_1	同侧单个淋巴结转移,最大径≤ 3cm,ENE(-)
N_2	同侧单个淋巴结转移,最大径 > 3cm, ≤ 6cm,ENE(-);或同侧多个淋巴结转移,最大径≤ 6cm,ENE(-);或双侧或对侧淋巴结转移,最大径≤ 6cm,ENE(-)
N_{2a}	同侧单个淋巴结转移,最大径 > 3cm,但≤ 6cm,ENE(-)
N_{2b}	同侧多个淋巴结转移,最大径≤ 6cm,ENE(-)
N_{2c}	双侧或对侧淋巴结转移,最大径≤ 6cm,ENE(-)
N_3	转移淋巴结最大径 > 6cm,ENE(-);或转移淋巴结伴有临床明显 ENE(+)
N_{3a}	转移淋巴结最大径 > 6cm,ENE(-)
N_{3b}	转移淋巴结伴有临床明显 ENE(+)
病理(pN)	
N_x	区域淋巴结无法评价
N_0	未发现区域淋巴结转移
N_1	同侧单个淋巴结转移,最大径≤ 3cm,ENE(-)
N_2	同侧单个淋巴结转移,最大径≤ 3cm,ENE(+);单个淋巴结转移,最大径 > 3cm, ≤ 6cm,ENE(-);或同侧多个淋巴结转移,最大径≤ 6cm, ,ENE(-);或双侧或对侧淋巴结转移,最大径≤ 6cm,ENE(-)
N_{2a}	同侧单个淋巴结转移,最大径≤ 3cm,ENE(+);同侧单个淋巴结转移,最大径 > 3cm,但≤ 6cm,ENE(-)
N_{2b}	同侧多个淋巴结转移,最大径≤ 6cm,ENE(-)
N_{2c}	双侧或对侧淋巴结转移,最大径≤ 6cm,ENE(-)
N_3	转移淋巴结,最大径 > 6cm,ENE(-);或同侧多个淋巴结转移,对侧、双侧淋巴结转移,直径大小不限,伴有 ENE(+)
N_{3a}	转移淋巴结,最大径 > 6cm,ENE(-)
N_{3b}	同侧多个淋巴结转移,对侧、双侧淋巴结转移,直径大小不限,伴有 ENE(+)
远处转移(M)	
M_x	无法判断远处转移情况
M_0	无远处转移
M_1	远处转移

由于患者均有淋巴结转移,因此原发灶不明颈部转移癌病变均为Ⅲ、Ⅳ期

	N_1M_0	N_2M_0	N_3M_0	N_xM_1
T_0	Ⅲ	ⅣA	ⅣB	ⅣC
T_1	Ⅲ	Ⅳ	Ⅳ	Ⅳ
T_2	Ⅲ	Ⅳ	Ⅳ	Ⅳ
T_3	Ⅲ	Ⅳ	Ⅳ	Ⅳ
T_4	Ⅲ	Ⅳ	Ⅳ	Ⅳ

五、治疗原则

原发灶不明的颈部淋巴结转移癌有两个主要治疗目标：控制颈部疾病和预防治疗后原发性肿瘤的出现。根据检查结果、循证医学证据及临床经验进行治疗。首选选择性或改良的根治性颈部淋巴结清扫术（可获得病理学并且降低放疗区域剂量），如果没有额外的淋巴结转移或 ECE，可以观察；若病理学≥ 2 个淋巴结或出现淋巴结包膜外侵犯，术后放疗或放化疗。

1. **未找到原发灶患者的诊断过程** 见表 2-10-2。

表 2-10-2 未找到原发灶患者的诊断过程

	相关检查		病理学	后续检查及治疗
颈部淋巴结	详细病史问诊(包含吸烟史等);完整的头颈部检查;注意皮肤、口咽视诊和触诊,纤维喉镜检查;根据临床表现检查鼻咽、口咽、下咽和喉等部位	细针穿刺活检	鳞状细胞癌,腺癌和间变性/未分化上皮肿瘤	头颈部 CT/MRI,PET/CT、对鳞状细胞癌或者未分化癌行 HPV/EBV 检测,对腺癌或者未分化癌行甲状腺球蛋白、降钙素、*PAX8* 和/或 TTF 染色检查,部位明确按照原发病灶处理原则处理,部位不明根据淋巴结区域及临床表现处理
			淋巴瘤、甲状腺癌、黑色素瘤等	按照原发病灶处理原则处理

2. **未找到原发灶患者诊断和治疗原则** 见表 2-10-3。

表 2-10-3 未找到原发灶患者的诊断和治疗原则

淋巴结区域	相关检查	治疗方案
Ⅰ～Ⅳ区淋巴结	EUA;触诊和视诊;临床可疑部位活检和扁桃体切除术 ± 舌扁桃体切除术;喉镜和鼻咽镜观察,头颈部 MRI 或 PET/CT	①找到原发灶:按相应部位原发肿瘤处理 ②颈部淋巴结腺癌/甲状腺球蛋白阴性/降钙素阴性 Ⅰ～Ⅲ区:颈部淋巴结清扫+腮腺切除术(如有指征) Ⅳ～Ⅴ区:评估锁骨下原发,颈部 ± 辅助治疗(如有指征) ③颈部淋巴结低分化/非角化鳞状细胞癌/其他非特异性癌/间变性癌/颈部淋巴结鳞状细胞癌:根治性治疗
Ⅳ～Ⅴ区淋巴结	EUA(包括直接喉镜、食管镜和支气管镜检查)胸部/腹部/盆腔 CT(或 PET/CT)	

3. **颈部淋巴结区域行清扫术后的治疗** 见表 2-10-4。

表 2-10-4 颈部淋巴结区域行清扫术后的治疗原则

淋巴结情况	治疗方案
N_1 转移但无淋巴结外转移	放疗(根据肿瘤大小、淋巴结区以及 HPV 和 EBV 状态决定靶区)或观察
N_2、N_3 转移但无淋巴结外侵犯	放疗(根据肿瘤大小、淋巴结区以及 HPV 和 EBV 状态决定靶区)或行同步放化疗(2B 类证据)
淋巴结外侵犯	同步放化疗(1 类证据) 或放疗(根据肿瘤大小、淋巴结区以及 HPV 和 EBV 状态决定靶区)

六、放疗原则

1. **放疗指征** pN_1/cN_1，病理和影像学显示无包膜外侵，可选择单纯放疗；N_1 伴有 ENE（+），$N_2 \sim N_3$，可选择术后放化疗或术前放化疗。

2. 放疗靶区勾画

（1）咽部放疗范围遵循个体化治疗原则，仍需进一步研究探讨。淋巴结转移模式可对咽部放疗范围进行指导，有研究提倡无下颈部转移的患者不照射喉部黏膜，是否应当照射全咽喉黏膜应具体情况而定（见循证医学证据 3）。

（2）靶区勾画

1）GTV 靶区勾画

GTVn70：包括所有可疑的阳性淋巴结，或者术后有 ECE 的淋巴结瘤床。

GTVp：原发灶不明的颈部淋巴结转移癌没有明确的 GTVp，可以根据颈部淋巴结的病理类型、区域以及临床经验进行可疑区域勾画，影像学存疑的可以根据其治疗后的疗效评估来进行靶区调整。对于 HPV 阳性且在影像学上存疑的患者，可选择性仅照射口咽，对 EBER 阳性患者且影像学有可疑的病灶，可仅照射鼻咽。

2）CTV 靶区勾画

CTVp：① CTV 鼻咽：上界颅底，下界软腭，前界后鼻孔，后界咽后壁，双侧壁须包括咽隐窝在内；② CTV 口咽：上界软腭表面，下界舌骨，前界需包括舌底，但无须外扩包括口腔舌内部，侧界需包括扁桃体在内，后界应包括完整的咽后壁在内；③ CTV 喉及下咽：上界舌骨，下界环状软骨下缘。

CTVnd：根据淋巴结部位、数量及病理类型等多方面因素明确单侧或双侧淋巴引流区。淋巴结阳性者放疗范围应包括颈部（Ⅰb ~ Ⅴ区）和咽后淋巴结，对侧颈部Ⅱ ~ Ⅳ区及咽后淋巴结应给予预防照射剂量。如淋巴结转移出现在Ⅳ或Ⅴb 区，需要包括锁骨下淋巴引流区；对于中线部位的肿瘤、淋巴结转移数量较多、病理类型为低分化或者未分化，一般采用双侧颈部淋巴引流区照射。

3）PTV：各医院根据测量值决定，一般外扩 3mm。

3. 放疗剂量

（1）单纯放疗：GTVnd：通常 70Gy（2.0Gy/f）；高危区域：66 ~ 70Gy（2.0 ~ 2.2Gy/f）；周一至周五，每日 1 次，共 6 ~ 7 周；低至中危：可疑亚临床扩散部位：44 ~ 50Gy（2.0Gy/f）至 54 ~ 63Gy（1.6 ~ 1.8Gy/f）。

（2）同步放化疗：GTVnd：通常 70Gy（2.0Gy/f）；黏膜剂量：一般黏膜部位 50 ~ 60Gy（2Gy/f），剂量取决于放疗野大小。对特别可疑的部位，可考虑给予更高剂量（60 ~ 66Gy）；低至中危：44 ~ 50Gy（2.0Gy/f）至 54 ~ 63Gy（1.6 ~ 1.8Gy/f）。

七、循证医学证据

1. **单纯手术治疗与术后放疗的疗效对比研究** 见表 2-10-5。

表 2-10-5 单纯手术治疗与术后放疗的疗效对比研究

相应参考文献编号	单位和类型	研究对象	研究结论
[10]	英国，前瞻性的随机对照非劣性研究	564 例 $N_2 \sim N_3$ 期患者随机分为计划手术组和 PET/CT 引导的监测组（放化疗结束后 12 周的 PET/CT 显示不完全反应才行颈部淋巴结清扫）	计划手术组进行了 221 次颈部淋巴结清扫术，监测组进行了 54 次。计划手术组 2 年生存率为 81.5%，监测组为 84.9%。提示接受 PET/CT 引导监测的患者和接受有计划颈部淋巴结清扫术患者的生存率相似，但监测组可显著减少手术次数

续表

相应参考文献编号	单位和类型	研究对象	研究结论
[11]	美国芝加哥，meta 分析	纳入 18 项研究，1 726 例原发灶不明头颈癌患者	整体 5 年生存率为 48.6%。接受术后放疗或放化疗的患者 5 年生存率为 52.4%，而单纯放化疗的患者 5 年生存率为 46.6%，两组比较无显著统计学差异。淋巴结包膜外侵犯（ENE）患者的 5 年特异性生存率为 56.9%，而非 ENE 患者的 5 年特异性生存率为 81.5%（$P = 0.01$）
[12]	美国佛罗里达州和威斯康星大学，回顾性研究	179 例接受单独放射治疗和放疗结合颈部淋巴结清扫术（109 例）的原发灶不明的颈部鳞状细胞癌患者，黏膜平均剂量为 5 670cGy，颈部平均剂量为 6 500cGy	5 年黏膜控制率为 92%。局限于鼻咽和口咽的 RT 患者黏膜控制率为 100%。5 年颈部控制率：N_1 为 94%，N_2 为 98%，N_{2b} 为 86%，N_{2c} 为 86%，N_3 为 57%。单纯放疗或合并颈部淋巴结清扫术可获得较高的治愈率，并且发生严重并发症的风险较低
[13]	日本京都，回顾性研究	80 例患者分别进行单纯淋巴结清扫术（33.8%），淋巴结清扫术联合放疗 / 放化疗（51.3%），放疗 / 放化疗联合后续淋巴结清扫术（15%）	中位随访 34 个月。N_1 ~ N_{2a} 期和 N_{2b} ~ N_3 期患者生存率差异显著，放疗明显改善了局部控制率。没有结外侵犯的 N_1 ~ N_{2a} 期患者行单纯手术或者放疗有较好的预后，N_{2b} ~ N_3 期患者需要联合治疗
[14]	丹麦，回顾性研究	352 例鳞状细胞或未分化肿瘤患者中，共有 277 例（79%）接受根治治疗，81% 患者接受颈部两侧的放射治疗，包括选择性照射鼻咽部、喉部、下咽部和喉部的黏膜部位	单独接受手术治疗的患者头颈部出现原发性的频率明显较高，与接受颈部和黏膜治疗的患者相比，接受同侧放疗的患者头颈部复发的相对风险为 1.9。5 年局部控制率为 27%（同侧）和 51%（双侧，$P = 0.05$）。单纯手术治疗组原发灶出现的概率为 54%。术后放疗组 15%，明显降低失败率

综上，对于 pN_1/cN_1，病理和影像学显示无包膜外侵，可选择单纯放疗，其余均推荐行术后放疗或者综合治疗。

2. **淋巴结行单侧治疗 / 双侧治疗研究**　见表 2-10-6。

表 2-10-6　淋巴结行单侧治疗 / 双侧治疗研究对比

相应参考文献编号	单位和类型	研究对象	研究结论
[15]	丹麦，回顾性研究	352 例原发灶不明的颈部转移鳞状细胞癌或未分化癌患者接受双侧颈部、鼻咽、口咽、下咽和喉部放疗的患者（81%），或 10% 仅接受同侧颈部放疗的患者，8% 患者仅接受手术治疗	原发灶出现在 15% 的放疗患者和 54% 的手术患者中。接受同侧放疗的患者与接受双侧放疗的患者相比，颈部控制率（43% vs. 52%）和黏膜控制率（77% vs. 87%），差异均无统计学意义
[16]	佛罗里达大学，回顾性研究	550 例接受放疗的淋巴结阳性头颈部肿瘤患者，其中 341 例患者接受放疗后颈部淋巴结清扫术	放疗后出现 CR 的患者阴性预测值为 94%，rCR 患者未行 RT 后颈部淋巴结清扫术。5 年颈部控制率（100%）和特异性生存率（72%）与放疗后阴性颈部淋巴结清扫术患者差异无统计学意义
[17]	芝加哥洛约拉大学，回顾性研究	71 例患者纳入研究，其中 52 例为中上颈部鳞癌，36 例接受双侧颈部和黏膜照射，16 例接受单侧颈部照射	两种放疗方式的肿瘤局部控制率差异无统计学意义，但是隐匿性原发病灶在单侧颈部照射中和双侧颈部（黏膜）出现率分别为 44% 和 8%（$P = 0.000\ 5$），亚临床病灶控制双侧颈部（黏膜）照射组更好（86% vs. 56%，$P = 0.03$）

续表

相应参考文献编号	单位和类型	研究对象	研究结论
[18]	华盛顿大学，回顾性研究	46 例患者纳入研究，一部分患者接受单侧颈部照射，另一部分患者接受双颈部和黏膜照射	随访时间为 4.6 年，5 年生存率为 77%。两组的局部控制率和生存率均差异无统计学意义
[19]	意大利，回顾性研究	113 例患者纳入研究，59 例患者接受术后放疗，54 例患者接受单纯放疗，67 例患者接受颈部和咽部黏膜放疗，45 例患者接受单颈部或双颈部放疗	5 年生存率为 40.7%。多因素分析显示，双颈部和咽部黏膜照射与良好预后相关

综上，治疗中需要根据淋巴结部位、数量及病理类型等多因素明确单侧或双侧淋巴引流区，以改善局部控制率，减小治疗范围。

3. **放疗时是否需要照射全咽部黏膜相关研究**　见表 2-10-7。

表 2-10-7　放疗时是否需要照射全咽部黏膜

相应参考文献编号	单位和类型	研究对象	研究结论
[20]	中国中山大学，回顾性研究	对 154 例原发灶不明的颈部转移癌患者进行相关分析，N_1 且无 ENE 的患者行手术或单纯放疗，分化较好、ENE、手术残留或 N_2 ~ N_3 行手术联合放疗，分化差或者未分化的患者，先放射治疗	中位随访 26.4 个月。多变量分析发现 N 分期、病理类型及淋巴结结外侵犯（ENE）是 OS 的独立预后因素。亚组分子显示接受放疗的患者放射野包含咽部黏膜有更好的 OS（P = 0.045），但 PFS 差异无统计学意义
[21]	皇家马斯登医院，单中心前瞻性研究	36 例患者被招募，25 例患者 p16 阳性，进行颈部放疗及全咽部黏膜照射	2 年咽部黏膜控制率及颈部淋巴结区域控制率为 97.1% 和 69.4%。12 例（33%）患者发生 3 级不良反应，TM-IMRT 的开展与良好的局部控制相关，毒性与黏膜照射体积相关
[12]	美国佛罗里达州和威斯康星大学，回顾性研究	179 例接受了单独放射治疗，或放疗结合颈部淋巴结清扫术（109 例）的原发灶不明的颈部鳞状细胞癌患者，黏膜平均剂量为 5 670cGy，颈部平均剂量为 6 500cGy	对咽部黏膜采用选择性放疗，仅仅包括鼻咽和口咽的黏膜，仅出现Ⅲ区淋巴结转移时，才包括下咽和喉部的黏膜，5 年局部控制率为 92%

综上，全咽部黏膜照射不良反应明显，IMRT 时可根据淋巴结转移情况对咽部黏膜进行选择性照射。

（周琴　刘超　丁乾）

参考文献

[1] GRÉGOIRE V, ANG K, BUDACH W, et al. Delineation of the neck node levels for head and neck tumors: a 2013 update. DAHANCA, EORTC, HKNPCSG, NCIC CTG, NCRI, RTOG, TROG consensus guidelines[J]. Radiother Oncol, 2014, 110(1): 172-181.

[2] 谭文勇，胡德胜．头颈部肿瘤颈部淋巴结分区指南——2013 版更新介绍 [J]. 肿瘤防治研究，2014, 41(1): 90-93.

[3] MOTZ K, QUALLIOTINE J R, RETTIG E, et al. Changes in unknown primary squamous cell carcinoma of the head and neck at initial presentation in the era of human papillomavirus[J]. JAMA Otolaryngol Head Neck Surg, 2016, 142(3): 223-228.

[4] MCDOWELL L J, YOUNG R J, JOHNSTON M L, et al. *p16*-positive lymph node metastases from cutaneous head and neck

squamous cell carcinoma: No association with high-risk human papillomavirus or prognosis and implications for the workup of the unknown primary[J]. Cancer, 2016, 122(8): 1201-1208.

[5] NCCN Clinical Practice Guidelines in Oncology：Head And Neck Cancer. (Version 1.2021)[EB/OL].[2021-02-02].https://www.nccn.org/professionals/physician_gls/pdf/head-and-neck_harmonized-africa.pdf.

[6] 殷蔚伯，余子豪，徐国镇，等．放射治疗学 [M]. 5 版．北京：中国协和医科大学出版社，2018: 624-644.

[7] LEE N Y, LU J J. Target Volume Delineation and Field Setup: A Pratical Guide for Confomal And Intensity-Modulated Radiation Therapy[M]. Berlin:Springer,2013.

[8] ANG K K, HARRIS J, WHEELER R, et al. Human papillomavirus and survival of patients with oropharyngeal cancer[J]. N Engl J Med, 2010, 363(1): 24-35.

[9] BOURHIS J, SIRE C, GRAFF P, et al. Concomitant chemoradiotherapy versus acceleration of radiotherapy with or without concomitant chemotherapy in locally advanced head and neck carcinoma (GORTEC 99-02): an open-label phase 3 randomised trial[J]. Lancet Oncol, 2012, 13(2): 145-153.

[10] MEHANNA H, WONG W L, MCCONKEY C C, et al. PET-CT Surveillance versus Neck Dissection in Advanced Head and Neck Cancer[J]. N Engl J Med, 2016, 374(15): 1444-1454.

[11] BALAKER A E, ABEMAYOR E, ELASHOFF D, et al. Cancer of unknown primary: Does treatment modality make a difference?[J]. Laryngoscope, 2012, 122(6): 1279-1282.

[12] WALLACE A, RICHARDS G M, HARARI P M, et al. Head and neck squamous cell carcinoma from an unknown primary site[J]. Am J Otolaryngol, 2011, 32(4): 286-290.

[13] MIZUTA M, KITAMURA M, TATEYA I, et al. Unknown primary squamous cell carcinoma of the head and neck: retrospective analysis of 80 cases[J]. Acta Otolaryngol, 2018, 138(6): 590-596.

[14] GRAU C, JOHANSEN L V, JAKOBSEN J, et al. Cervical lymph node metastases from unknown primary tumours. Results from a national survey by the Danish Society for Head and Neck Oncology[J]. Radiother Oncol, 2000, 55(2): 121-129.

[15] LIAUW S L, MANCUSO A A, AMDUR R J, et al. Postradiotherapy neck dissection for lymph node-positive head and neck cancer: the use of computed tomography to manage the neck[J]. J Clin Oncol, 2006, 24(9): 1421-1427.

[16] SIPPEL R S, KUNNIMALAIYAAN M, CHEN H. Current management of medullary thyroid cancer[J]. Oncologist, 2008, 13(5): 539-547.

[17] REDDY S P, MARKS J E. metastatic carcinoma in the cervical lymph nodes from an unknown primary site: results of bilateral neck plus mucosal irradiation vs. ipsilateral neck irradiation[J]. Int J Radiat Oncol Biol Phys, 1997, 37(4): 797-802.

[18] PERKINS S M, SPENCER C R, CHERNOCK R D, et al. Radiotherapeutic management of cervical lymph node metastases from an unknown primary site[J]. Arch Otolaryngol Head Neck Surg, 2012, 138(7): 656-661.

[19] BELDÌ D, JERECZEK-FOSSA B A, D'ONOFRIO A, et al. Role of radiotherapy in the treatment of cervical lymph node metastases from an unknown primary site: retrospective analysis of 113 patients[J]. Int J Radiat Oncol Biol Phys, 2007, 69(4): 1051-1058.

[20] WANG Y, HE S S, BAO Y, et al. Cervical lymph node carcinoma metastasis from unknown primary site: a retrospective analysis of 154 patients[J]. Cancer Med, 2018, 7(5): 1852-1859.

[21] RICHARDS T M, BHIDE S A, MIAH A B, et al. Total Mucosal Irradiation with Intensity-modulated Radiotherapy in Patients with Head and Neck Carcinoma of Unknown Primary: A Pooled Analysis of Two Prospective Studies[J]. Clin Oncol (R Coll Radiol), 2016, 28(9): e77-e84.

第三章 胸部肿瘤

第一节 概述

一、解剖

胸部上方以颈静脉切迹、胸锁关节、锁骨上缘、肩峰至第 7 颈椎棘突的连线与颈、项部分界，下方借膈肌与腹部结构相邻。胸部重要解剖结构包括乳房、胸壁、肺、气管、支气管、心脏大血管、食管、胸椎等，胸部肿瘤可发生在除心脏大血管以外的所有部位。胸部肿瘤容易通过纵隔淋巴结发生转移，为了便于定位和分析淋巴结转移规律，目前国内外一般采用国际肺癌研究协会（International Association for the Study of Lung Cancer，IASLC）纵隔淋巴结分区。

二、放疗前检查

胸部肿瘤影像学检查一般首选胸部 CT 平扫增强，其余检查包括支气管镜、乳腺超声、胸部 MRI 等，可进一步帮助明确病变范围。病理学检查是诊断的金标准，可通过手术、穿刺活检、支气管镜下活检等手段来获取组织学标本。

三、治疗原则

1. 早中期病变　一般优先手术治疗，术后根据具体情况决定是否行辅助放疗或化疗。如果患者不能耐受手术或者拒绝手术，可考虑行根治性放疗，如早期肺癌患者的根治性立体定向放射治疗（stereotactic radiotherapy，SRT）。

2. 局部晚期　可以手术的患者优先手术治疗。不能手术者，可行根治性放化疗（如不能手术的Ⅲ期非小细胞肺癌），或者行新辅助放疗和 / 或化疗后再决定能否手术。

3. 晚期病变　以全身系统化疗治疗为主。但非小细胞肺癌例外，驱动基因突变阳性者首选靶向治疗，*PD-L1* 表达阳性者可首选免疫治疗或免疫治疗联合化疗。

（周蓉蓉　李钐　申霖　孟睿　刘超）

参考文献

[1] EL-SHERIEF A H, C T LAU, C C WU, et al. International association for the study of lung cancer (IASLC) lymph node map: Radiologic review with CT illustration[J]. Radiographics, 2014. 34(6): 1680-1691.

第二节 原发性支气管肺癌

一、生物学行为及病理特点

肺癌淋巴结转移一般遵循由近及远、自下而上、由肺内经肺门再向纵隔的顺序转移。小细胞肺癌的淋巴结转移率高于非小细胞肺癌。淋巴结转移率随肿瘤增大而增加。肺上叶容易向上纵隔淋巴结转移，肺中叶和肺下叶可向上、下纵隔淋巴结转移。

病理特点：根据2015版WHO肺部肿瘤组织学分类，肺癌的病理类型包括腺癌、鳞癌、大细胞癌、腺鳞癌、神经内分泌癌、唾液腺型肿瘤、肉瘤样癌、未分类癌等。形态学诊断不明确时，可借助免疫组化辅助诊断，常见标志物包括：小细胞肺癌标志物CD56、Syn、CgA，腺癌标志物TTF-1、Napsin-A，鳞癌标志物P40、P63、CK5/6。肺癌的常见驱动基因包括：*EGFR*、*EML4-ALK*、*c-MET*、*ROS1*、*KRAS*、*BRAF*、*RET*等。

二、放疗前检查

考虑诊断肺癌时可根据具体情况行胸部X线片、胸腹部CT、骨扫描、头部MRI以及PET/CT等检查来帮助明确诊断及分期。

三、非小细胞肺癌

本指南采用AJCC TNM分期系统（第8版），具体定义见表3-2-1。

表3-2-1 非小细胞肺癌的TNM分期

非小细胞肺癌	
原发肿瘤(T)	
T_x	未发现原发肿瘤，或者通过痰细胞学或支气管灌洗发现癌细胞，但影像学及支气管镜无法发现
T_0	无原发肿瘤的证据
T_{is}	原位癌
T_1	肿瘤最大径≤3cm，周围包绕肺组织及脏胸膜，未侵及主支气管
T_{1a}(mi)	微浸润性腺癌（单发结节，肿瘤最大径≤3cm，贴壁型生长为主，病灶中任何一浸润病灶的最大径≤5mm）
T_{1a}	肿瘤最大径≤1cm
T_{1b}	肿瘤最大径>1cm但≤2cm
T_{1c}	肿瘤最大径>2cm但≤3cm
T_2	肿瘤最大径>3cm但≤5cm；侵犯主支气管，但未侵及隆突；侵及脏胸膜；有阻塞性肺炎或者部分或全肺不张。符合以上任何一个即归为T_2
T_{2a}	肿瘤最大径>3cm但≤4cm
T_{2b}	肿瘤最大径>4cm但≤5cm
T_3	肿瘤最大径>5cm但≤7cm；侵及以下任何一个器官，包括：胸壁、膈神经、心包；同一肺叶出现孤立性癌结节。符合以上任何一个即归为T_3
T_4	肿瘤最大径>7cm；无论大小，侵及以下任何一个器官，包括：纵隔、心脏、大血管、隆突、喉返神经、气管、食管、椎体、膈肌；同侧不同肺叶出现孤立癌结节

续表

非小细胞肺癌	
区域淋巴结（N）	
N_0	无区域淋巴结转移
N_1	转移到同侧支气管周围淋巴结和 / 或同侧肺门淋巴结，包括原发肿瘤的直接侵犯
N_2	转移到同侧纵隔和 / 或隆突下淋巴结
N_3	转移到对侧纵隔、对侧肺门、同侧或对侧斜角肌或锁骨上淋巴结
远处转移（M）	
M_0	无远处转移
M_{1a}	胸膜播散（恶性胸腔积液、心包积液或胸膜结节），对侧肺叶内有孤立的肿瘤结节
M_{1b}	远处单个器官单发转移
M_{1c}	多个器官或单个器官多处转移

非小细胞肺癌分期

	N_0	N_1	N_2	N_3	M_{1a} Any N	M_{1b} Any N	M_{1c} Any N
T_{1a}	ⅠA1	ⅡB	ⅢA	ⅢB	ⅣA	ⅣA	ⅣB
T_{1b}	ⅠA2	ⅡB	ⅢA	ⅢB	ⅣA	ⅣA	ⅣB
T_{1c}	ⅠA3	ⅡB	ⅢA	ⅢB	ⅣA	ⅣA	ⅣB
T_{2a}	ⅠB	ⅡB	ⅢA	ⅢB	ⅣA	ⅣA	ⅣB
T_{2b}	ⅡA	ⅡB	ⅢA	ⅢB	ⅣA	ⅣA	ⅣB
T_3	ⅡB	ⅢA	ⅢB	ⅢC	ⅣA	ⅣA	ⅣB
T_4	ⅢA	ⅢA	ⅢB	ⅢC	ⅣA	ⅣA	ⅣB

1. 治疗原则

根据《中国临床肿瘤学会（CSCO）非小细胞肺癌诊疗指南 2022》及 2022 年《NCCN 肿瘤学临床实践指南：非小细胞肺癌》，非小细胞肺癌整体治疗原则建议如下。

（1）Ⅰ期：可手术患者优先推荐手术，不可手术或拒绝手术患者可考虑行根治性放疗。

（2）Ⅱ期：可手术患者优先推荐手术，不可手术或拒绝手术患者可考虑行根治性放疗 / 放化疗。

（3）Ⅲ期：①可手术者：优先推荐手术，可辅以新辅助放 / 化疗、辅助放 / 化疗；②不可手术者：优先推荐根治性放化疗。

（4）Ⅳ期：①驱动基因阳性者：优先推荐靶向治疗，如针对 *EGFR* 突变、*ALK* 融合基因突变、*ROS1* 融合基因突变的靶向药物；②驱动基因阴性者：以化疗为主的综合治疗；③ *PD-L1* 表达阳性：可首选免疫治疗或免疫治疗 + 化疗。

2. 放疗

（1）SRT

1）适应证：不能耐受手术或拒绝手术的早期非小细胞肺癌（non-small cell lung cancer，NSCLC）（T_1 ~ T_2，N_0，M_0），见循证医学证据 1。

2）放疗技术：由于肺部呼吸运动的影响，肺部 SRT 相对复杂，推荐使用呼吸门控技术、4D-CT、实时追踪技术等手段。

3）剂量分割模式：目前无统一的剂量分割模式，BED ≥ 100Gy 者局部控制率及 OS 更好。根据 2022 年《NCCN 肿瘤学临床实践指南：非小细胞肺癌》，推荐剂量分割方式见表 3-2-2。

表 3-2-2 SRT 推荐剂量分割方式

总剂量	次数	可适用于
25 ~ 34Gy	1	周围型，小肿瘤（< 2cm），尤其距胸壁 > 1cm 者
45 ~ 60Gy	3	周围型肿瘤且距胸壁 > 1cm
48 ~ 50Gy	4	< 4 ~ 5cm 的中央型或周围型肿瘤，尤其距胸壁 < 1cm
50 ~ 55Gy	5	中央型或周围型肿瘤，尤其距胸壁 < 1cm
60 ~ 70Gy	8 ~ 10	中央型肿瘤

注：对于中央型肺癌或距离胸壁较近的肿瘤，推荐提高分割次数（4 ~ 10F）以降低毒副反应。

4）正常组织限量：根据 2022 年《NCCN 肿瘤学临床实践指南：非小细胞肺癌》，建议的各正常组织最大耐受剂量见表 3-2-3。

表 3-2-3 SRT 正常组织最大耐受剂量

	1 Fraction/Gy	3 Fraction/Gy	4 Fraction/Gy	5 Fraction
脊髓	14	18	26	30Gy
食管	15.4	27	30	PTV 给量的 105%
臂丛神经	17.5	24	27.2	32Gy
心脏 / 心包	22	30	34	PTV 给量的 105%
大血管	37	NS	49	PTV 给量的 105%
气管 / 主支气管	20.2	30	34.8	PTV 给量的 105%
肋骨	30	30	40	NS
皮肤	26	24	36	32Gy
胃	12.4	NS	27.2	NS

循证医学证据 1：早期非小细胞肺癌 SRT 与手术治疗的相关研究（表 3-2-4）

表 3-2-4 早期非小细胞肺癌 SRT 与手术治疗的相关研究

相应参考文献编号	研究类型	研究对象 / 研究设计	研究结果
[6]	前瞻性单臂研究 北美	55 例不能手术的 $T_1N_0M_0$，$T_2N_0M_0$ 非小细胞肺癌患者，接受 SRT（54Gy/3F）治疗	5 年局部控制率 80% 5 年局部区域控制率 62% 5 年远处转移发生率 31% 5 年生存率 40%
[7]	前瞻性单臂研究 日本	可手术或不可手术的 $T_1N_0M_0$ 非小细胞肺癌患者，接受 SBRT（48Gy/4F）治疗	100 例不可手术患者：3 年生存率为 59.9%，3 ~ 4 级不良反应发生率 12%，无 5 级不良反应 64 例可手术患者：3 年生存率为 76.5%，3 级不良反应发生率 8%，无 4 ~ 5 级不良反应
[8]	回顾性研究	124 例 T_1 ~ T_2，N_0 非小细胞肺癌患者，其中 SBRT 组 55 例、手术组 69 例。SRT 总剂量 48（T_1）/60（T2）Gy，分割次数为 4/5F，接受 SBRT 治疗患者中 95% 患者无法手术，5% 患者拒绝手术。手术组的手术方式包括开胸手术和胸腔镜下手术	中位随访时间 2.5 年。结果显示，SBRT 组和手术组在局部复发、区域复发、局部区域复发、远处转移、肿瘤特异性生存方面差异无统计学意义

续表

相应参考文献编号	研究类型	研究对象/研究设计	研究结果
[9]	两项前瞻性研究 ROSEL 和 STARS 的数据汇总分析	SRT 组 31 例、单纯手术组 27 例，SRT 组采用分割方式为 54Gy/3F（外周病灶）、50Gy/4F 或 60Gy/5F（中央病灶），手术方式为肺叶切除术联合纵隔淋巴结清扫	3 年生存率：SRT 组 95%，手术组 79%（P = 0.037）；3 年无复发生存率：SBRT 组 86%，手术组 80%（P = 0.537 9）；3 ~ 4 级不良反应发生率：SBRT 组 10%，手术组 44%；尽管该研究为随机对照研究，但鉴于该研究样本量较小、随访时间短，NCCN 指南并未因此更改手术作为早期 NSCLC 首选的建议

因而不可手术或拒绝手术的早期非小细胞肺癌患者推荐行 SRT。

（2）术后辅助放疗：①适应证：切缘阳性者，或术后 N_2 患者（老年患者慎用）（见循证医学证据 2）；②靶区范围：同侧肺门（残端）、同侧纵隔和隆突下等局部区域复发的高危区；③放疗剂量：推荐总剂量 50 ~ 54Gy，分次剂量 1.8 ~ 2.0Gy；对高危区（淋巴结包膜外侵犯或切缘阳性）可局部推荐剂量至总剂量 54 ~ 60Gy，分次剂量 1.8 ~ 2.0Gy；肉眼残留病灶者：总剂量 60 ~ 70Gy，分次剂量 2.0Gy；正常组织限量：详见根治性放疗部分。

循证医学证据 2：Ⅲ期 -N_2 患者术后放疗价值（post-operative radiotherapy，PORT）

美国 SEER 数据库的研究：一项针对 7 465 例接受手术治疗的Ⅱ ~ Ⅲ期非小细胞肺癌患者的回顾性研究显示，术后放疗对生存没有影响。但进一步亚组分析显示，对于 N_2 期患者，术后放疗者预后更好（HR = 0.855，P = 0.007 7）；对于 N_0 和 N_1 期患者，术后放疗者预后反而更差（HR 分别为 1.176 和 1.097，P 值分别为 0.043 5 和 0.019 6）。美国 NCDB 数据库的研究数据：一项针对 NCDB 数据库 2006—2010 年的 4 483 例 N_2 非小细胞肺癌患者的回顾性研究显示，在手术联合术后化疗的基础上，加上术后放疗比没加者的预后更好，中位 OS 分别为 45.2 个月和 40.7 个月，5 年生存率分别为 39.3% 和 34.8%（P = 0.014）。ANITA 研究的亚组分析数据：ANITA 是一项国际多中心随机对照研究，旨在比较ⅠB ~ ⅢA 期非小细胞肺癌完全切除术后辅助化疗的价值。亚组分析显示，pN_2 患者接受术后放疗能带来生存获益，在术后化疗组中，有放疗和无放疗患者的中位生存时间分别为 47.4 个月和 23.8 个月；在无术后化疗组中，分别为 22.7 个月和 12.7 个月。老年非小细胞肺癌的研究：一项回顾性分析 SEER 数据库 1992—2005 年Ⅲ期 N_2 的 1 307 例老年非小细胞肺癌数据显示，术后放疗并未带来生存获益（HR = 1.11，95%CI：0.97 ~ 1.27）。

因而Ⅲ期 N_2 患者推荐行术后放疗，但老年患者需慎重。

（3）根治性放疗

1）适应证：不可手术的局部晚期非小细胞肺癌。

2）靶区勾画：① GTV：肺内病变需在肺窗上勾画，纵隔病变需在纵隔窗上勾画；② CTV：GTV 基础上外扩（鳞癌扩 6mm，腺癌扩 8mm），包括受累的淋巴结区；③ ITV：由于呼吸运动导致 CTV 体积和形状变化的范围，可借助 4D-CT、模拟机测定、吸气 / 呼气末屏气快速 CT 明确范围；④ PTV：ITV 上外扩 3 ~ 5mm。

3）放疗剂量：60 ~ 66Gy/30 ~ 33 次 /6 ~ 7 周。

4）正常组织限量推荐见表 3-2-5。

表 3-2-5　根治性放疗正常组织限量

	单纯放疗	同步放化疗	术后放疗
脊髓	D_{max} < 45Gy	D_{max} < 45Gy	D_{max} < 45Gy

续表

	单纯放疗	同步放化疗	术后放疗
肺	V20 < 30% D_{mean} < 20Gy	V20 < 28% D_{mean} < 20Gy	肺叶切除 V20 < 20% 全肺切除 V10 < 10%
心脏	V30 < 40% V40 < 30%	V30 < 40% V40 < 30%	V30 < 40% V40 < 30%
食管	D_{mean} < 34Gy	D_{mean} < 34Gy	D_{mean} < 34Gy

5）局部晚期非小细胞肺癌可考虑在放疗基础上联合免疫治疗或靶向治疗。见循证医学证据 3（表 3-2-6）和循证医学证据 4。

表 3-2-6　局部晚期非小细胞肺癌患者放疗联合免疫治疗

相应参考文献编号	研究类型	研究对象 / 研究设计	研究结果
[15]	国际多中心随机对照研究	713 例Ⅲ期非小细胞肺癌患者，均接受标准同步放化疗，之后试验组：度伐利尤单抗（durvalumab）巩固治疗，对照组：安慰剂巩固治疗	在试验组和对照组的中位 PFS 分别为 16.8 个月和 5.6 个月（P < 0.001），客观缓解率（ORR）分别为 28.4% 和 16.0%（P < 0.001），至远处转移或死亡时间分别为 23.2 个月和 14.6 个月（P < 0.001），3 ～ 4 级不良反应发生率分别为 29.9% 和 26.1%，3 ～ 4 级肺炎发生率分别为 4.4% 和 3.8%
[16]	多中心Ⅱ期单臂试验	93 例不可手术的Ⅲ期非小细胞肺癌患者，均接受标准同步放化疗，之后辅以帕博利珠单抗（pembrolizumab）巩固治疗	初步结果显示：中位 PFS 为 15.4 个月，1 年、2 年生存率分别为 80.5% 和 68.7%，3 ～ 4 级肺炎发生率为 5.4%，1 例发生肺炎相关性死亡
[17]	多中心Ⅱ期单臂试验	Ⅲ期非小细胞肺癌，均接受标准放化疗，同时予以纳武利尤单抗（nivolumab）与放疗同步	初步数据显示，对于已入组的 21 例患者，放疗结束后 3 个月内≥ 3 级肺炎发生率为 0，初步证实了该方案的安全性和耐受性

建议局部晚期非小细胞肺癌患者同步放化疗后，条件允许者可予以度伐利尤单抗巩固治疗，其他抗 *PD1/PD-L1* 药物有待进一步研究证实其疗效及安全性。

循证医学证据 4：局部晚期非小细胞肺癌患者放疗联合 TKI 靶向治疗

SWOG S0023 试验：美国进行的一项Ⅲ随机对照试验，共纳入 243 例Ⅲ期非小细胞肺癌患者（均为已接受 EP 方案同步放化疗 + 3 周期多西他赛巩固化疗后无进展者），试验组予以吉非替尼（250mg，每日 1 次）维持治疗，对照组予以安慰剂，直至疾病进展。结果显示，中位随访时间 27 个月，试验组和对照组的中位生存时间分别为 23 个月和 35 个月（P = 0.013），5 级不良反应（死亡）发生率分别为 2% 和 0。提示对于未选择的Ⅲ期非小细胞肺癌患者，放化疗后吉非替尼维持治疗不能带来生存获益。RECEL 试验：山东省肿瘤医院进行的一项Ⅱ期多中心随机对照试验，共纳入 41 例Ⅲ A/ Ⅲ B 期不可手术的 *EGFR* 突变阳性的非小细胞肺癌初治患者，试验组予以放疗同步厄洛替尼（150mg，每日 1 次）+ 厄洛替尼（150mg，每日 1 次）维持治疗（最长 2 年），对照组予以 EP 方案的同步放化疗。结果显示，试验组和对照组的中位 PFS 分别为 27.86 个月和 6.41 个月（P < 0.001），不良反应发生率两组相似。提示对于 *EGFR* 突变阳性的Ⅲ期不可手术的非小细胞肺癌患者，放疗联合 TKI 靶向治疗可以提高 PFS。

综上，*EGFR* 突变状态不明者，不建议放疗联合 TKI 靶向治疗；对于 *EGFR* 突变阳性者，初步研究结果提示放疗联合 TKI 靶向治疗可改善 PFS，但有待长期 OS 数据及大样本的随机对照研究结果进一步证实。

（4）放疗相关不良反应：主要为放射性肺损伤。

1）放射性肺损伤早期表现为放射性肺炎，晚期则为放射性肺纤维化，两者之间的时间界限从数周到6个月不等。

2）诊断放射性肺损伤需满足：①有肺部放疗史；②CT上表现为局限在照射区域内的斑片影、通气支气管征、条索影、肺实变影或蜂窝样改变，少数患者可伴有放射区域外的影像学改变；③有咳嗽、气短、发热等临床表现之一，且为放疗后新出现的或较放疗前加重的；④排除其他原因所致的肺部病变。

3）放射性肺损伤分级（CTCAE 4.0）：具体分级见表3-2-7。

表3-2-7 放射性肺损伤分级（CTCAE 4.0）

	1级	2级	3级	4级	5级
肺炎	无症状;仅有临床或影像学改变;无须治疗	有症状;需要药物治疗;工具性日常生活活动受限(如做饭、购物、使用电话等)	有严重症状;个人日常生活活动受限(如洗澡、穿脱衣、吃饭、洗漱、服药、并卧床不起);需吸氧	有危及生命的呼吸症状;需紧急处理(如气管切开或气管插管)	死亡
肺纤维化	轻度乏氧;影像学上肺纤维化改变不超过全肺体积25%	中度乏氧;有肺动脉高压证据;肺纤维化改变范围占全肺的25%～50%	重度乏氧;有右心衰竭证据;肺纤维化改变范围占全肺的50%～75%	危及生命的并发症(如血液动力学或肺并发症);需要插管机械通气支持;肺部明显蜂窝状改变,范围超过全肺体积的75%	死亡

4）按照放射性肺损伤治疗分级，推荐治疗原则如下。

1级：观察。

2级：无发热，密切观察 ± 对症治疗 ± 抗生素；伴发热、CT上有急性渗出性改变或者有中性粒细胞比例升高，对症治疗+抗生素 ± 糖皮质激素。

3级：糖皮质激素+抗生素+对症治疗，必要时吸氧。

4级：糖皮质激素+抗生素+对症治疗+机械通气支持。

5）其他放疗相关不良反应：肺癌放疗患者，还需警惕其他不良反应，如放射性心脏反应、放射性食管炎、放射性脊髓炎、放射性皮肤损伤、臂丛神经损伤等。

四、小细胞肺癌

1. 分期 小细胞肺癌（small cell lung cancer，SCLC）分期有AJCC TNM分期和退伍军人肺研究组分期（Veterans Administration Lung Study's Group，VALG）两种方法，建议两者相结合。

（1）AJCC TNM分期：详见非小细胞肺癌章节。

（2）VALG分期

1）局限期：局限期疾病是病变局限于一侧胸腔，可安全地包含在一个放射野内。相当于AJCC分期中Ⅰ～Ⅲ期（任何T，任何N，M_0），除外部分T_3～T_4（由于肺部多发结节或者肿瘤/结节体积太大而不能被包含在一个可耐受的放疗计划中）。

2）广泛期：病变超出一侧胸腔，包括恶性胸腔或心包积液或血行转移。相当于AJCC分期中Ⅳ期（任何T，任何N，$M_{1a/b}$）或部分T_3～T_4（由于肺部多发结节或者肿瘤/结节体积太大而不能被包含在一个可耐受的放疗计划中）。

2. 治疗原则 根据《中国临床肿瘤学会（CSCO）小细胞肺癌诊疗指南2022》及2022年《NCCN肿瘤学临床实践指南：小细胞肺癌》，推荐治疗原则见表3-2-8。

表 3-2-8　小细胞肺癌推荐治疗原则

分期		分层	治疗策略
局限期	cT_1N_0 ~ cT_2N_0	纵隔镜或纵隔分期为阴性	肺叶切除 + 肺门 / 纵隔淋巴结清扫术 术后 N_0 :化疗 + PCI 术后 N_+ :同步放化疗 + PCI
		纵隔镜或纵隔分期为阳性	PS 0 ~ 2 :同步放化疗后 + PCI(CR 或 PR 者) PS 3 ~ 4 :化疗 ± 放疗后 + PCI(CR 或 PR 者)
	超过 T_1N_0 ~ T_2N_0	PS 0 ~ 2	放化疗后 + PCI(CR 或 PR 者)
		PS 3 ~ 4(由 SCLC 所致)	化疗 ± 放疗后 + PCI(CR 或 PR 者)
		PS 3 ~ 4(非 SCLC 所致)	最佳支持治疗
广泛期	无局部症状且无脑转移	PS 0 ~ 2 PS 3 ~ 4(由 SCLC 所致)	化疗 + 免疫治疗(CR 或 PR 者可行胸部放疗、PCI)
		PS 3 ~ 4(非 SCLC 所致)	最佳支持治疗
	有局部症状	上腔静脉综合征	临床症状严重者:放疗 + 化疗 临床症状轻者:化疗 + 放疗
		脊髓压迫症	局部放疗控制压迫症状 + 化疗
		骨转移	化疗 + 局部姑息外照射放疗
		阻塞性肺不张	化疗 + 胸部放疗
	伴脑转移	无症状	化疗 / 化疗联合免疫治疗后 + 全脑放疗(CR 或 PR 者可行胸部放疗)
		有症状	全脑放疗 + 化疗 / 化疗联合免疫治疗(CR 或 PR 者可行胸部放疗)

3. 放疗

（1）局限期小细胞肺癌胸部放疗

1）靶区勾画：① GTV：行诱导化疗者，原发灶按诱导化疗后的病变范围勾画，淋巴结则按诱导化疗前的范围勾画；② CTV：GTV 外扩 5 ~ 8mm，包括全诱导化疗前受累的淋巴结区；③ ITV：由于呼吸运动导致 CTV 体积和形状变化的范围，可借助 4D-CT、模拟机测定、吸气 / 呼气末屏气快速 CT 等技术明确范围；④ PTV：ITV 上外扩 5mm。

2）放疗剂量：45Gy/1.5Gy，每日 2 次（间隔 6h 以上）或总剂量 60 ~ 70Gy，每次 1.8 ~ 2.0Gy，每日 1 次。

3）放疗时机：尽早开始，肿瘤体积太大者可先行 1 ~ 2 周期化疗。

4）正常组织限量：①采用常规分割者：可参考非小细胞肺癌；②采用 45Gy/1.5Gy 者：2019 年《NCCN 肿瘤学临床实践指南：小细胞肺癌》建议该分割方案的正常组织剂量限制应比常规分割更谨慎，如脊髓 D_{max} 分割方案。

（2）广泛期小细胞肺癌胸部放疗：①指征：全身治疗后 PR 或 CR 者；②剂量：30Gy/10F ~ 60Gy/30F；③靶区勾画：尚无明确指南推荐，建议参考相关临床试验。

（3）头部放疗

1）有脑转移者：推荐行全脑放疗，剂量：30Gy/3Gy/10F。

2）预防性脑照射（prophylactic cranial irradiation，PCI）：①指征：局限期小细胞肺癌同步放化疗后 CR 或 PR 者；广泛期小细胞肺癌全身治疗有效者（见循证医学证据 5）；②靶区：全脑放疗；③剂量：25Gy/2.5Gy/10F。

循证医学证据 5：广泛期小细胞肺癌预防性脑照射是否必要？

研究 1：EORTC 进行的一项多中心Ⅲ期随机对照研究，286 例对系统治疗有效的广泛期小细胞肺癌随机分组到 PCI 组（20 ~ 30Gy/5 ~ 12F）和观察对照组。结果显示，PCI 组和对照组的 1 年内脑转移累积发生率分别为 14.6%（95%*CI*：8.3 ~ 20.9）和 40.4%（95%*CI*：32.1 ~ 48.6），中位 DFS 分别为 14.7 周和 12 周（$P = 0.02$），1 年生存率分别为 27.1% 和 13.3%。乏力、脱发、食欲缺乏、恶心呕吐、下肢无力的发生率，PCI 组均高于对照组。

研究 2：日本进行的一项多中心Ⅲ期随机对照研究，224 例对含铂双药化疗有效的广泛期小细胞肺癌患者随机分入 PCI 组（25Gy/10F）和观察对照组，所有患者 1 年内每 3 个月复查 MRI，随后每 6 个月复查 MRI。结果显示，PCI 组和对照组的中位 OS 分别为 11.6 个月和 13.7 个月（$HR = 1.27$，95%*CI*：0.96 ~ 1.68，$P = 0.094$）；常见 3 级及以上的不良反应发生率分别为：神经性厌食（6% vs. 2%），心神不安（3% vs. < 1%），下肢肌肉无力（< 1% vs. 5%），两组均无治疗相关性死亡发生。

建议广泛期小细胞肺癌全身治疗有效者行 PCI 或者密切观察。

（周蓉蓉　李钐　申霖　孟睿　刘超）

参考文献

[1] TRAVIS W D, E BRAMBILLA, A G NICHOLSON, et al. The 2015 World Health Organization classification of lung tumors: Impact of genetic, clinical and radiologic advances since the 2004 classification[J]. J Thorac Oncol, 2015, 10(9): 1243-1260.

[2] DETTERBECK F C, D J BOFFA, A W KIM, et al. The Eighth edition lung cancer stage classification[J]. Chest, 2017, 151(1): 193-203.

[3] NCCN Clinical Practice Guidelines in Oncology: Non-small-cell lung cancer. Version 3.2022. Available from: https://www.nccn.org/.

[4] POSTMUS P E, K M KERR, M OUDKERK, et al. Early and locally advanced non-small-cell lung cancer (NSCLC): ESMO Clinical Practice Guidelines for diagnosis, treatment and follow-up[J]. Ann Oncol, 2017, 28(suppl_4): iv1-iv21.

[5] 中国临床肿瘤学会指南工作委员会 . 中国临床肿瘤学会 (CSCO) 非小细胞肺癌诊疗指南 -2022[M]. 北京：人民卫生出版社，2022.

[6] TIMMERMAN R D, C HU, J MICHALSKI, et al. Long-term results of RTOG 0236: A phase Ⅱ trial of stereotactic body radiation therapy (SBRT) in the treatment of patients with medically inoperable stage Ⅰ non-small cell lung cancer[J]. Int J Radiat Oncol Biol Phys, 2014, 90(1): S30.

[7] NAGATA Y, M HIRAOKA, T SHIBATA, et al. Prospective trial of stereotactic body radiation therapy for both operable and inoperable $T_1N_0M_0$ non-small cell lung cancer: Japan clinical oncology group study JCOG0403[J]. Int J Radiat Oncol Biol Phys, 2015, 93(5): 989-996.

[8] GRILLS I S, V S MANGONA, R WELSH, et al. Outcomes after stereotactic lung radiotherapy or wedge resection for stage Ⅰ non-small-cell lung cancer[J]. J Clin Oncol, 2010, 28(6): 928-935.

[9] CHANG J Y, S SENAN, M A PAUL, et al. Stereotactic ablative radiotherapy versus lobectomy for operable stage Ⅰ non-small-cell lung cancer: A pooled analysis of two randomised trials[J]. Lancet Oncol, 2015, 16(6): 630-637.

[10] LALLY B E, D ZELTERMAN, J M COLASANTO, et al. Postoperative radiotherapy for stage Ⅱ or Ⅲ non-small-cell lung cancer using the surveillance, epidemiology, and end results database[J]. J Clin Oncol, 2006, 24(19): 2998-3006.

[11] ROBINSON C G, A P PATEL, J D BRADLEY, et al. Postoperative radiotherapy for pathologic N_2 non-small-cell lung cancer treated with adjuvant chemotherapy: A review of the National Cancer Data Base[J]. J Clin Oncol, 2015, 33(8): 870-876.

[12] DOUILLARD J Y, R ROSELL, M DE LENA, et al. Impact of postoperative radiation therapy on survival in patients with complete resection and stage Ⅰ, Ⅱ, or $Ⅲ_A$ non-small-cell lung cancer treated with adjuvant chemotherapy: the Adjuvant

Navelbine International Trialist Association (ANITA) Randomized Trial[J]. Int J Radiat Oncol Biol Phys, 2008, 72(3): 695-701.
[13] WISNIVESKY J P, E A HALM, M BONOMI, et al. Postoperative radiotherapy for elderly patients with stage Ⅲ lung cancer[J]. Cancer, 2012, 118(18): 4478-4485.
[14] NESTLE U, D DE RUYSSCHER, U RICARDI, et al. ESTRO ACROP guidelines for target volume definition in the treatment of locally advanced non-small cell lung cancer[J]. Radiother Oncol, 2018, 127(1): 1-5.
[15] ANTONIA S J, A VILLEGAS, D DANIEL, et al. Durvalumab after chemoradiotherapy in stage Ⅲ non-small-cell lung cancer[J]. N Engl J Med, 2017, 377(20): 1919-1929.
[16] DURM G A, S K ALTHOUSE, A A SADIQ, et al. Phase Ⅱ trial of concurrent chemoradiation with consolidation pembrolizumab in patients with unresectable stage Ⅲ non-small cell lung cancer: Hoosier cancer research network lun 14-179[J]. Cancer, 2020, 126(19): 4353-4361.
[17] PETERS S, D DE RUYSSCHER, U DAFNI, et al. Safety evaluation of nivolumab added concurrently to radiotherapy in a standard first line chemo-RT regimen in unresectable locally advanced NSCLC: The ETOP NICOLAS phase Ⅱ trial[J]. Lung Cancer, 2019, 133: 83-87.
[18] KELLY K, K CHANSKY, L E GASPAR, et al. Phase Ⅲ trial of maintenance gefitinib or placebo after concurrent chemoradiotherapy and docetaxel consolidation in inoperable stage Ⅲ non-small-cell lung cancer: SWOG S0023[J]. J Clin Oncol, 2008, 26(15): 2450-2456.
[19] XING L, WU G, WANG L, et al. A multicenter, randomized, open-label, phase Ⅱ trial of erlotinib versus etoposide plus cisplatin with concurrent radiotherapy in unresectable stage Ⅲ non-small cell lung cancer (NSCLC) with epidermal growth factor receptor (EGFR) activating mutation[J]. J Clin Oncol, 2017, 35(15_suppl): 8531.
[20] 王绿化 , 傅小龙 , 陈明 , 等 . 放射性肺损伤的诊断及治疗 [J]. 中华放射肿瘤学杂志 , 2015, 24(1): 4-9.
[21] 中国临床肿瘤学会指南工作委员会 . 中国临床肿瘤学会 (CSCO) 小细胞肺癌诊疗指南 -2022[M]. 北京 : 人民卫生出版社，2022.
[22] NCCN Clinical Practice Guidelines in Oncology:Small-Cell Lung Cancer. (Version 3.2022).[EB/OL].[2022-12-21]. https://www.nccn.org/professionals/physician_gls/pdf/sclc.pdf.
[23] VAN LOON J, D DE RUYSSCHER, R WANDERS, et al. Selective nodal irradiation on basis of (18)FDG-PET scans in limited-disease small-cell lung cancer: A prospective study[J]. Int J Radiat Oncol Biol Phys, 2010, 77(2): 329-336.
[24] SHIRVANI S M, R KOMAKI, J V HEYMACH, et al. Positron emission tomography/computed tomography-guided intensity-modulated radiotherapy for limited-stage small-cell lung cancer[J]. Int J Radiat Oncol Biol Phys, 2012, 82(1): e91-e97.
[25] SLOTMAN B, C FAIVRE-FINN, G KRAMER, et al. Prophylactic cranial irradiation in extensive small-cell lung cancer[J]. N Engl J Med, 2007, 357(7): 664-672.
[26] TAKAHASHI T, T YAMANAKA, T SETO, et al. Prophylactic cranial irradiation versus observation in patients with extensive-disease small-cell lung cancer: A multicentre, randomised, open-label, phase Ⅲ trial[J]. Lancet Oncol, 2017,18(5): 663-671.

第三节 胸腺肿瘤

一、病理特点

根据 2015 版 WHO 胸腺上皮性肿瘤分类，其分类包括：A 型胸腺瘤、AB 型胸腺瘤、B_1 型胸腺瘤、B_2 型胸腺瘤、B_3 型胸腺瘤、胸腺癌。

A 型胸腺瘤：梭形 / 卵圆形细胞、缺乏核异型性，核分裂活性低。以往 A 型胸腺瘤被认为是良性，但因其也可能出现远处转移和完全切除后复发，现被视作恶性肿瘤。

AB 型胸腺瘤：为混合型。

B_1 型胸腺瘤：富含淋巴细胞，整体呈胸腺样结构、髓质岛持续出现，组织学特征为高密度的未成熟 T 淋巴细胞及散在分布的肿瘤性上皮细胞。

B_2 型胸腺瘤：肿瘤性上皮明显增多，呈多角形、散在或成簇状分布于丰富的未成熟淋巴细胞中，髓质岛少见。

B_3 型胸腺瘤：片、巢排列的上皮细胞为主，上皮细胞轻、中度异型，混杂有少量非肿瘤性未成熟 T 淋巴细胞。

胸腺癌：类似于胸腺外的其他恶性肿瘤，因其组织学表现完全不同于胸腺瘤而被单独区分开来，最常见的胸腺癌为鳞状细胞癌。

二、临床分期

胸腺肿瘤分期常采用 Masaoka 分期，详见表 3-3-1。

表 3-3-1　胸腺肿瘤分期

胸腺肿瘤	
Ⅰ期	肉眼所见完整的包膜,镜下包膜未受侵
ⅡA 期	镜下包膜受侵
ⅡB 期	肉眼见周边脂肪组织浸润,或明显与纵隔胸膜或心包膜粘连但未穿透
ⅢA 期	肉眼见侵及周围器官,没有大血管受侵
ⅢB 期	肉眼见侵及周围器官,有大血管受侵
ⅣA 期	胸膜或心包扩散
ⅣB 期	淋巴或血行转移

三、治疗原则

根据 2022 年《NCCN 肿瘤学临床实践指南：胸腺瘤和胸腺癌》及《胸腺肿瘤的诊疗：基于中国胸腺肿瘤协作组多中心回顾性研究的共识》，推荐治疗原则见表 3-3-2。

表 3-3-2　胸腺肿瘤推荐治疗原则

分层		治疗策略
可手术切除者	R_0 切除	Ⅰ期:观察 Ⅱ ~ Ⅳ期:考虑术后放疗
	R_1 切除	胸腺瘤:术后放疗 胸腺癌:术后放疗 ± 化疗
	R_2 切除	胸腺瘤:术后放疗 ± 化疗 胸腺癌:术后放疗 + 化疗
不可手术切除者	局部晚期	不可切除:同步放化疗 潜在可切除:化疗后再评估
	单发转移或同侧胸膜转移	潜在可切除:化疗后再评估 可切除者:手术 + 术后放疗或化疗
	胸腔外转移	化疗

四、放疗原则

1. 放疗指征

（1）不可手术切除的局部晚期胸腺肿瘤。

（2）未全切者或术后分期为Ⅱ～Ⅳ期的 R_0 切除者（见循证医学证据 1）。

2. 放疗靶区

（1）GTV：胸腺肿瘤或术后残留病变。

（2）CTV：GTV 外扩 1cm（对于部分切除者应包括全部胸腺及所有可能的潜在残余）。

（3）PTV：CTV 外扩 0.5cm。

3. 放疗剂量

（1）根治性放疗：60～70Gy/6～7 周。

（2）术后放疗：R_0 切除 45～50Gy/4～5 周，R_1 切除者提高至 54Gy，R_2 切除者提高至 60～70Gy。

4. 注意事项　合并重症肌无力者，因放疗有可能加重肌无力症状，放疗需谨慎，放疗前应由神经内科医师评估肌无力程度，放疗剂量从 1Gy/F 开始，逐渐增加至 2Gy/F，放疗过程中密切观察病情变化。

循证医学证据 1　完全切除（R0 切除）的Ⅰ期胸腺癌是否需要行术后辅助治疗?

研究 1：一项关于 1973—2005 年美国 SEER 数据库的 901 例胸腺瘤/胸腺癌的回顾性研究显示，对于 Masaoka Ⅰ期，术后放疗没有带来生存获益，反而降低 5 年肿瘤特异性生存（91% vs. 98%，P = 0.03）；但是对于Ⅱ～Ⅲ期，术后放疗提高了 5 年 OS（76% vs. 66%，P = 0.01）。

研究 2：一项关于 2004—2012 年美国 NCDB 数据库的 4 056 例胸腺瘤/胸腺癌的回顾性研究显示，术后放疗可以给ⅡB 期（HR = 0.61，P = 0.035）、Ⅲ期（HR = 0.69，P = 0.020）和切缘阳性ⅡB（HR = 0.53，P < 0.001）患者带来 OS 获益，但对于Ⅰ～ⅡA 期的影响无统计学意义（HR = 0.76，P = 0.156）。

综上，完全切除（R0）的Ⅰ期胸腺癌不需要行术后辅助治疗。

（周蓉蓉　李钐　申霖　孟睿　刘超）

参考文献

[1] 杜军，周晓军．新版 WHO(2015) 胸腺上皮性肿瘤分类解读 [J]. 诊断病理学杂志，2015, 22(8): 449-451,495.

[2] NCCN Clinical Practice Guidelines in Oncology: Thymomas and Thymic Carcinomas. (Version1.2022)[EB/OL].[2022-12-15].https://www.nccn.org/professionals/physician_gls/pdf/thymic.pdf.

[3] FANG W, J FU, Y SHEN, et al. Management of thymic tumors-consensus based on the Chinese alliance for research in thymomas multi-institutional retrospective studies[J]. J Thorac Dis, 2016. 8(4): 641-645.

[4] FORQUER J A, N RONG, A J FAKIRIS, et al. Postoperative radiotherapy after surgical resection of thymoma: Differing roles in localized and regional disease[J]. Int J Radiat Oncol Biol Phys, 2010, 76(2): 440-445.

[5] JACKSON M W, D A PALMA, D R CAMIDGE, et al. The impact of postoperative radiotherapy for thymoma and thymic carcinoma[J]. J Thorac Oncol, 2017, 12(4): 734-744.

第四节　乳腺癌

一、生物学行为及病理特点

乳腺癌转移途径主要包括淋巴转移和血行转移。腋窝淋巴结转移是主要的淋巴转移途径，一般由第一组顺序向上转移，跳跃转移少见；此外也存在内乳淋巴结转移，一般内象限肿块、原发灶

> 5cm、已有腋窝淋巴转移者的内乳淋巴结转移发生率较大。常见血行转移部位为骨、肺、脑、肝等。

乳腺癌的病理分类包括组织学分类、组织学分级和分子分型。

1. 组织学分类

（1）原位癌：导管原位癌（ductal carcinoma in situ，DCIS）、佩吉特病（Paget disease）伴浸润性癌者除外。

（2）浸润性乳腺癌：①浸润性非特殊类型：浸润性导管癌、浸润性小叶癌；②浸润性特殊类型：髓样癌（伴大量淋巴细胞浸润）、小管癌、黏液癌、乳头状癌、大汗腺癌等。

（3）其他特殊或罕见类型癌：如炎性乳癌。

2. **组织学分级** 分为 1 ~ 3 级（$G_{1 \sim 3}$），分级越高，预后越差。

3. **分子分型** 见表 3-4-1。

表 3-4-1 乳腺癌分子分型

分子分型	标志物
Luminal A 型	*ER/PR* 阳性 * 且 *PR* 高表达 **,*Her-2* 阴性,*Ki-67* 低表达(< 14%)
Luminal B 型	1. *ER/PR* 阳性,*Her-2* 阴性,*Ki-67* 高表达(≥ 14%)或 *PR* 低表达 2. *ER/PR* 阳性,*Her-2* 阳性 ***,*Ki-67* 任何水平
ERBB2 + 型	*ER* 和 *PR* 阴性,*Her-2* 阳性
基底样型	三阴性(非特浸润性导管癌):*ER* 阴性,*PR* 阴性,*Her-2* 阴性

注：**ER/PR* 阳性：*ER/PR* 免疫组织化学染色肿瘤细胞阳性率≥ 1%；***PR* 高低表达以 20% 为界；****HER-2* 阳性：免疫组化 3 +、FISH 或 CISH 阳性，免疫组化 2 + 者需进一步性 FISH 或 CISH 检测 *HER-2* 基因是否扩增。

二、放疗前检查

针对乳腺局部检查可采用乳腺 X 线、乳腺超声、乳腺 MRI，全身评估可根据实际情况选择腹部彩超、胸腹盆 CT、骨扫描、头部 MRI 及 PET/CT 等检查。空芯针穿刺活检、乳腺肿块切除术可帮助获得组织学诊断。

三、临床分期

TNM 分期见表 3-4-2。

表 3-4-2 乳腺癌的 TNM 分期

乳腺癌	
原发肿瘤(T)	
T_x	原发肿瘤无法评估
T_0	无原发肿瘤证据
T_{is}(DCIS)	导管原位癌
T_{is}(Paget)	与浸润性乳腺癌和 / 或乳腺实质下导管原位癌无关的乳头佩吉特病
T_1	肿瘤最大径≤ 20mm
T_{1mi}	肿瘤最大径≤ 1mm
T_{1a}	肿瘤最大径 > 1mm 但≤ 5mm
T_{1b}	肿瘤最大径 > 5mm 但≤ 10mm

续表

乳腺癌	
T_{1c}	肿瘤最大径 > 10mm 但≤ 20mm
T_2	肿瘤最大径 > 20mm 但≤ 50mm
T_3	肿瘤最大径 > 50mm
T_4	任何大小的肿瘤直接侵犯胸壁和 / 或皮肤，仅单纯侵犯真皮不归为 T4
T_{4a}	肿瘤侵犯胸壁
T_{4b}	皮肤溃疡和 / 或同侧皮肤乳房的卫星结节和 / 或水肿且未达到炎性乳癌标准
T_{4c}	T_{4a} 和 T_{4b} 同时存在
T_{4d}	炎性乳癌
区域淋巴结（N）	
临床（cN）	
N_x	区域淋巴结无法评估
N_0	无区域淋巴结转移（影像学及临床）
N_1	可移动的同侧Ⅰ、Ⅱ区腋窝淋巴结
N_2	固定及融合的Ⅰ、Ⅱ区腋窝淋巴结（cN_{2a}）；或不伴有腋窝淋巴结转移的同侧内乳淋巴结转移（cN_{2b}）
N_3	同侧Ⅲ区腋窝淋巴结（cN_{3a}）；同侧内乳淋巴结伴Ⅰ、Ⅱ区腋窝淋巴结转移（cN_{3b}）；同侧锁骨上淋巴结（cN_{3c}）
病理（pN）	
N_x	区域淋巴结无法评估
pN_0	无区域淋巴结转移或仅有孤立肿瘤细胞（isolated tumor cells，ITC）
pN_0（i +）	仅有 ITC（区域淋巴结肿瘤细胞聚集≤ 0.2mm）
pN_0（mol +）	逆转录 PCR 发现阳性分子但无 ITC
pN_1	微转移；或 1 ～ 3 个腋窝淋巴结转移；和 / 或临床内乳淋巴结阴性但前哨淋巴结活检显示微转移或大体转移
pN_1mi	微转移（约 200 个细胞，> 0.2mm 但≤ 2.0mm）
pN_{1a}	1 ～ 3 个腋窝淋巴结转移，至少有一个 > 2.0mm
pN_{1b}	同侧内乳前哨淋巴结，ITC 除外
pN_{1c}	N_{1a} 与 N_{1b} 结合
pN_2	4 ～ 9 个腋窝淋巴结转移；或影像学显示同侧阳性内乳淋巴结且无腋窝淋巴结转移
pN_{2a}	4 ～ 9 个腋窝淋巴结转移（至少一个 > 2mm）
pN_{2b}	临床检测阳性内乳淋巴结，腋窝淋巴结病理阴性
pN_3	10 个或 10 个以上腋窝淋巴结；或Ⅲ区腋窝淋巴结；或影像学阳性同侧内乳淋巴结伴 1 个或 1 个以上Ⅰ、Ⅱ区腋窝淋巴结转移；或 > 3 个腋窝淋巴结且临床阴性但前哨淋巴结活检显示微转移或大体转移的内乳淋巴结转移；或同侧锁骨上淋巴结
pN_{3a}	10 个或 10 个以上腋窝淋巴结（至少一个 > 2mm）；或Ⅲ区腋窝淋巴结
pN_{3b}	pN_{1a} 或 pN_{2a} 伴 cN_{2b}；或 pN_{2a} 伴 pN_{1b}
pN_{3c}	同侧锁骨上淋巴结转移

续表

乳腺癌					
远处转移（M）					
M_0	无远处转移				
M_1	有远处转移				
乳腺癌分期					
	N_0M_0	N_1M_0	N_2M_0	N_3M_0	N_xM_1
T_0	Ⅰ	ⅡA	ⅢA	ⅢC	Ⅳ
T_1	Ⅰ	ⅡA	ⅢA	ⅢC	Ⅳ
T_2	ⅡA	ⅡB	ⅢA	ⅢC	Ⅳ
T_3	ⅡB	ⅢA	ⅢA	ⅢC	Ⅳ
T_4	ⅢB	ⅢB	ⅢB	ⅢC	Ⅳ

四、治疗原则

综合《中国临床肿瘤学会（CSCO）乳腺癌诊疗指南 2022》和 2022 年《NCCN 肿瘤学临床实践指南：乳腺癌》，治疗原则推荐如下（表 3-4-3）。

表 3-4-3　乳腺癌治疗原则推荐

分期	治疗建议
T_{is}，N_0，M_0	乳房肿瘤切除术 * + 全乳放疗 或全乳切除 ± 前哨淋巴结活检 ± 乳房重建 或乳房肿瘤切除术 + 加速部分乳房放疗（accelerated partial breast irradiation，APBI） 或仅乳房肿瘤切除术
T_0 ~ T_3，N_1，M_0 T_1 ~ T_3，N_0 ~ N_1，M_0	乳房肿瘤切除术 + 手术确定腋窝淋巴结分期 + 术后放疗 或全乳切除 + 手术确定腋窝淋巴结分期 ± 乳房重建 ± 放疗 必要时予以辅助化疗 **，内分泌治疗 ***，靶向治疗 **** 等
T_0 ~ T_4，N_1 ~ N_3，M_0 T_2 ~ T_4，N_0，M_0	新辅助治疗 ***** + 乳房肿瘤切除术 + 手术确定腋窝淋巴结分期 + 术后放疗 或新辅助治疗 + 全乳切除 + 手术确定腋窝淋巴结分期 ± 乳房重建 ± 放疗 必要时予以辅助化疗、内分泌治疗、靶向治疗等
T_0 ~ T_4，N_0 ~ N_3，M_1	全身治疗为主的综合治疗，包括内分泌治疗、化疗、靶向治疗及局部姑息放疗等

注：* 乳房肿瘤切除术（保乳术）指征：①临床Ⅰ～Ⅱ期的早期乳腺癌（肿瘤与乳房体积比例适当，术后能够保持良好乳房外形者）；②Ⅲ期患者（炎性乳腺癌除外）经术前化疗或术前内分泌治疗后达到保乳手术标准时也可慎重考虑；** 有以下因素之一者，可考虑辅助化疗：①腋窝淋巴结阳性者；②三阴性乳腺癌；③ *HER-2* 阳性（T_{1b} 以上）；④肿瘤 > 2cm；⑤组织学分级为 3 级；*** 内分泌治疗指征：*ER/PR* 阳性者；**** 靶向治疗指征：*HER-2* 阳性者且原发肿瘤≥ 1cm，推荐曲妥珠单抗治疗，原发肿瘤 0.5～1.0cm 时可考虑使用；***** 新辅助治疗指征：①肿块较大（> 5cm）；②腋窝淋巴结转移；③ *HER-2* 阳性；④三阴性乳腺癌；⑤有保乳意愿，但肿瘤大小与乳房体积比例大难以保乳者。

五、放疗原则

1. 保乳术后放疗

（1）指征：所有保乳术后患者（> 70 岁、肿块≤ 2cm、pN_0 且 *ER/PR* 阳性者可考虑单纯内分泌治疗而不行放疗）。

（2）靶区：保乳术后放疗靶区照射范围见表 3-4-4，RTOG 乳腺癌靶区解剖定义见表 3-4-5。

表 3-4-4 保乳术后放疗靶区照射范围

照射范围	适应人群
全乳腺（患侧）	所有患者
锁骨上下区	腋窝淋巴结阳性者可考虑
腋窝	腋窝未清扫或清扫不彻底者
内乳区	内乳淋巴结阳性，或腋窝淋巴结 1 ~ 3 个且肿瘤位于内侧象限，或腋窝淋巴结≥ 4 个的患者可推荐照射（注意评估心脏剂量）

表 3-4-5 RTOG 乳腺癌靶区解剖定义

	上界	下界	前界	后界	外侧界	内侧界
乳腺	可触及或 CT 上可见的腺体上缘（第二肋）	下皱褶处	皮肤表面	胸大肌筋膜表面（不包括胸肌、胸壁、肋骨）	乳房外侧皱褶 + 腋中线，除外背阔肌	胸骨肋骨交界处
胸壁	锁骨头下缘	对侧乳房下缘	皮肤表面	肋骨胸膜交界处（包括胸大肌、胸小肌、肋骨、肋间肌）	腋中线，除外背阔肌	胸肋关节
腋窝Ⅰ群	腋血管与胸小肌外侧缘相交处	胸大肌插入肋骨处	胸大肌前缘与背阔肌所确定的平面	肩胛下肌前缘	背阔肌内侧缘	胸小肌内侧缘
腋窝Ⅱ群	腋血管与胸小肌内侧缘相交处	腋血管与胸小肌外侧缘相交处	胸小肌前缘	肋骨、肋间肌	胸小肌外侧缘	胸小肌内侧缘
锁骨下区（腋窝Ⅲ群）	胸小肌止点	腋血管内侧与胸小肌相交处	胸大肌背面	肋骨、肋间肌前缘	胸小肌内侧缘	胸廓入口
锁骨上区	环状软骨下缘	锁骨头下缘	胸锁乳突肌	斜角肌前缘	头侧：胸锁乳突肌侧缘 脚侧：第一肋骨 / 锁骨交界处	体中线，不包括甲状腺和气管
内乳	第 1 肋骨内侧上缘	第 4 前肋内侧上缘	—	—	—	—

（3）剂量分割

1）常规分割：①全乳剂量 45 ~ 50Gy/25 ~ 28F，1.8 ~ 2.0Gy/F；②瘤床加量 10 ~ 16Gy/5 ~ 8F；③淋巴引流区 50Gy/1.8Gy ~ 2.0Gy/F。

2）大分割：无淋巴引流区照射者优先推荐（见循证医学证据 1）。全乳放疗：40 ~ 42.5Gy/15 ~ 16F；瘤床加量：10 ~ 12.5Gy/4 ~ 5F 瘤床补量。

3）加速部分乳房放疗：不作为常规推荐（见循证医学证据 2）。

循证医学证据 1：保乳术后大分割放疗与常规分割放疗比较。

大分割放疗：与常规分割放疗模式相比，大分割放疗是通过增加每次照射剂量（ > 2Gy/fx），减少照射总剂量，从而使治疗总时间缩短的放射治疗新模式，具有时间短、治疗费用少的优势。

加拿大研究（NEJM 2010）：加拿大进行的一项针对 pT_1N_0 ~ pT_2N_0 保乳术后患者的随机对照研究：全乳放疗常规分割组（612 例，50Gy/25F，治疗时间为 35 天）和全乳放疗大分割组（622 例，

42.5Gy/16F，治疗时间为 22 天）。结果显示，常规分割组和大分割组的 10 年局部复发率分别为 6.7% 和 6.2%（绝对差值 0.5%，95%*CI*：−2.5 ~ 3.5），美容效果为优秀 + 良好（EORTC 美容评分标准）的比例分别为 71.3% 和 69.8%（绝对差值 1.5%，95%*CI*：−6.9 ~ 9.8）。提示大分割放疗的局部控制率和美容效果与常规分割相似。

START 研究（Lancet Oncology 2013）：英国进行的两项（START A 和 START B）随机对照研究，研究对象为 pT_1 ~ pT_{3a}，N_0 ~ N_1，M_0 的保乳术后（占 85%）或乳房全切术后患者。START A（共 2 236 例）：50Gy/25F vs. 41.6Gy 或 39Gy/13F。START B（共 2 216 例）：50Gy/25F vs. 40Gy/15F。START A 的结果显示，在 41.6Gy 组和 50Gy 组中，10 年局部区域失败率分别为 6.3% 和 7.4%（P = 0.65），正常组织反应两者无区别；在 39Gy 组和 50Gy 组中，10 年局部区域失败率分别为 8.8% 和 7.4%（P = 0.41），39Gy 组的中度或明显乳房硬结、毛细血管扩张和乳房水肿发生率低于 50Gy 组。START B 的结果显示，在 40Gy 组和 50Gy 组中，10 年局部区域失败率分别为 4.3% 和 5.5%（P = 0.21），40Gy 组的乳房萎缩、毛细血管扩张和乳房水肿发生率低于 50Gy 组。提示保乳术后大分割放疗的局部控制率与常规分割相似，且不良反应更少。

MD 安德森的研究（JCO 2018）：一项针对 287 例 0 ~ Ⅱ期保乳术后患者多中心、随机、非劣效性临床试验，分组为常规分割全乳照射组（50Gy/25F + 10 ~ 14Gy/5 ~ 7F 瘤床补量）和大分割全乳照射组（42.56Gy/16F + 10 ~ 12.5Gy/4 ~ 5F 瘤床补量）。中位随访时间 4.1 年。两组的 3 年无局部复率均为 99%（P = 0.37）；大分割组和常规分割组的 3 年美容不良反应风险分别为 8.2% 和 13.6%（非劣效性 P = 0.002）。提示对于全乳放疗 + 瘤床补量，大分割放疗不劣于常规分割。

综上，早期乳腺癌保乳术后无淋巴引流区照射的患者可优先推荐大分割放疗。

循证医学证据 2：加速部分乳房照射（accelerate partial breast irradiation，APBI）

APBI 只对乳房瘤床及周围组织进行照射，具有照射范围小、治疗时间短的优点，包括无创的外照射和有创的组织间插植放疗或腔内近距离放疗。

ELIOT 研究（Lancet Oncology 2013）：欧洲肿瘤研究所（意大利米兰）的进行的一项随机对照等效性研究，研究对象为 1 305 例 48 ~ 75 岁的早期乳腺癌适合接受保乳术的患者，试验分组为：术后常规外照射组（先予以 50Gy/25fx 照射，再予以 10Gy/5fx 加量）和术中电子线照射组（术中对瘤床予以 21Gy 剂量电子线照射）。中位随访时间为 5.8 年。结果显示：在术中照射组和术后常规外照射组中，5 年同侧乳房肿瘤复发率分别为 4.4% 和 0.4%（*HR* = 9.3，95%*CI*：3.3 ~ 26.3），5 年生存率分别为 96.8%（95%*CI*：95.3 ~ 98.3）和 96.9%（95%*CI*：95.5 ~ 98.3）；术中照射组的皮肤不良反应发生率明显低于术后常规外照射（P = 0.000 2）。结果提示术中照射组的不良反应发生率低，但局部复发率高于常规外照射组。

TAGRIT-A 研究（Lancet 2014）：一项多中心（11 个国家 33 个中心）随机非劣效性临床试验，研究对象为 45 岁以上的 3 451 例早期乳腺癌患者，风险调剂术中照射组（TAGRIT 组）：瘤床表面局部照射 20Gy（若最终病理报告显示有未预知的某些风险因素，则再予以无局部加量的外照射），常规外照射组（EBRT 组）：常规保乳术后外照射剂量。中位随访时间为 2 年 5 个月。结果显示：TAGRIT 组和 EBRT 组的 5 年局部复发率分别为 3.3% 和 1.3%（P = 0.042），总死亡率分别为 3.9% 和 5.3%（P = 0.099），两组的伤口相关并发症发生率无明显区别，但 TAGRIT 组 3 ~ 4 级皮肤毒副作用显著低于 EBRT 组（P = 0.029）。结果提示术中照射组的不良反应小但局部复发率更高，鉴于该研究随访时间短，结论有待进一步的长期随访数据来确认。

GEC-ESTRO 研究（Lancet 2016，Lancet Oncology 2018）：欧洲肿瘤放射治疗协会（欧洲 7 个国家的 16 家医院及中心）的一项随机 3 期非劣效性临床试验。40 岁以上 0 ~ ⅡA 期保乳术后乳腺癌患者随机分为两组：全乳放疗组（551 例，50Gy 再予以 10Gy 加量）和加速部分乳房照射组 /APBI（633 例，组织间多导管内照射）。结果显示，在 APBI 组和全乳照射组中，5 年局部复发率分别为 1.44% 和 0.92%（P = 0.42），两组患者的皮肤不良反应（2 ~ 3 级皮肤晚反应、皮下组织晚反应、严重纤维化）无明显差别，但全乳照射组在放疗后及随访 3 个月时的乳腺症状评分明显差于 APBI 组（$P < 0.000\,1$）。提示保乳术后 APBI（组织间多导管内照射）不劣于常规放疗，且不良反应更小。

IMPORT LOW 研究：英国进行是一项多中心、随机对照、3 期非劣效研究，研究对象为 2 018 例保乳术后患者（≥ 50 岁，$pT_1 \sim pN_2$，$pN_0 \sim pN_1$，单病灶的浸润性导管癌，切缘阴性≥ 2mm），分组：对照组（40Gy 全乳放疗）、减量组（36Gy 全乳放疗＋ 40Gy 部分乳腺放疗）、APBI 组（40Gy 加速部分乳腺放疗）。中位随访时间为 72.2 个月。结果显示，在对照组、减量组和 APBI 组中，5 年局部复发率分别为 1.1%（95%*CI*：0.5 ~ 2.5）、0.2%（95%*CI*：0.02 ~ 1.2）和 0.5%（95%*CI*：0.2 ~ 1.4），减量组和 ABPI 组较全乳放疗均达到了非劣性（对于减量组 $P = 0.003$，对于局部放疗组 $P = 0.016$）；而且与对照组相比，APBI 组的乳房硬结发生率显著减少（$P < 0.000\,1$）。提示对于特定的早期保乳术后患者，APBI 不劣于常规全乳放疗。

针对导管内原位癌（DCIS）的 APBI：目前尚无随机对照研究验证 APBI 对于 DCIS 的价值。既往回顾性研究显示，对于低 / 中度核分级、≤ 2.5cm，且切缘阴性≥ 3mm 的导管原位癌，单纯性保乳术者 7 年同侧乳房复发率（ipsilateral breast tumor recurrence，IBTR）为 6% ~ 7%。2011 年 *Cancer* 发表的一项研究显示，满足上述条件的且接受 APBI 的 41 例早期乳腺癌患者的 5 年 IBTR 为 0。2013 年 Ann Surg Oncol 上发表的另一项汇总分析结果显示，满足上述条件且接受 APBI 的 300 例早期乳腺癌患者的 5 年 IBTR 为 2.6%。这些研究提示满足上述条件的 DCIS 患者单纯保乳术治疗可取得很好的预后，辅以 APBI 可以进一步带来生存获益。

综上，APBI 目前证据尚不充分，仅在符合以下条件的两类患者中可考虑：①＞ 50 岁的浸润性导管癌患者，单发病灶且直径≤ 2cm，切缘阴性≥ 2mm，经腋窝清扫或前哨淋巴结活检证实无腋窝淋巴结转移，无脉管侵犯，*ER* 受体阳性，*BRCA* 阴性；②低 / 中度核分级的导管原位癌，肿瘤≤ 2.5cm，切缘阴性≥ 3mm。

（4）放疗时机：无辅助化疗指征者，推荐术后 4 周以后、8 周以内开始放疗；有辅助化疗指征者，末次化疗后 2 ~ 4 周内开始放疗；内分泌治疗与放疗可以同期进行，也可以放疗后开始；曲妥珠单抗靶向治疗可与放疗同时使用（注意心脏毒性）。

（5）正常组织限量

1）常规分割方案正常组织限量推荐如下：①患侧肺：V20 ＜ 25%，$D_{mean} < 15Gy$；②双侧肺：V20 ＜ 20%；③心脏：左侧乳腺癌 D_{mean} 腺癌正常组织限量，右侧乳腺癌 D_{mean} 腺癌正常组织限量。

2）大分割方案：目前尚无指南明确推荐，建议参考相关临床试验。

2. 全乳切除术后放疗

（1）放疗指征：① $T_3 \sim T_4$ 期；②腋窝淋巴结转移≥ 4 枚；③腋窝淋巴结转移 1 ~ 3 枚的 $T_1 \sim T_2$ 期。有以下风险因素者可推荐放疗：≤ 40 岁、腋窝淋巴结清扫＜ 10 枚时转移比例＞ 20%、激素受体阴性、*HER-2* 过表达、脉管阳性等（见循证医学证据 3）。

（2）靶区：全乳切除术后放疗靶区照射范围见表 3-4-6。

表 3-4-6　乳房全切术后放疗靶区照射范围

照射范围	适应人群
胸壁	所有患者
锁骨上下区	所有患者
腋窝	腋窝未清扫或清扫不彻底
内乳区	内乳淋巴结阳性，或腋窝淋巴结 1 ~ 3 个且肿瘤位于内侧象限，或腋窝淋巴结≥ 4 个的患者可推荐照射（注意评估心脏剂量）

（3）剂量分割：50Gy/25F，有瘢痕补量指征者可补量至 60Gy。

（4）放疗时机：同保乳术后放疗。

（5）正常组织限量：同保乳术后放疗。

循证医学证据 3：T_1 ~ T_2 期，1 ~ 3 个阳性腋窝淋巴结患者，是否需行乳房切除术后放疗（post-mastectomy radiotherapy，PMRT）（表 3-4-7）？

表 3-4-7　T_1 ~ T_2 期 1 ~ 3 个阳性腋窝淋巴结患者的 PMRT 相关研究

相应参考文献编号	研究类型	研究对象	研究结论
[16]	回顾性研究	125 例 1 ~ 3 个阳性腋窝淋巴结的乳房切除术后患者	< 40 岁、肿瘤 ≥ 3cm、激素受体阴性、脉管阳性等患者局部区域复发率更高
[17]	回顾性研究	821 例 T_1 ~ T_2，1 ~ 3 个阳性腋窝淋巴结的乳房切除术后患者（均未接受 PMRT）	< 45 岁、> 25% 淋巴结阳性、内侧象限肿瘤、ER 阴性者局部区域复发率更高
[18]	meta 分析	22 个随机对照试验共 8 135 例乳腺癌患者，乳房切除术 + PMRT 与乳房切除术（无 PMRT）进行比较	1 314 例 1 ~ 3 个阳性腋窝淋巴结，PMRT 可降低总复发率（RR = 0.68，95%CI：0.57 ~ 0.82，P = 0.000 06）和乳腺癌相关死亡率（RR = 0.8，95%CI：0.67 ~ 0.95，P = 0.01）
[19]	回顾性研究	207 例 T_1 ~ T_2，1 ~ 3 个阳性腋窝淋巴结的乳房切除术后患者	< 40 岁、*Her-2* 过表达、脉管阳性、激素受体阴性者预后差；PMRT 显著改善脉管阳性组的局部复发率及生存率
[20]	回顾性研究	1 087 例 T_1 ~ T_2，1 ~ 3 个阳性腋窝淋巴结的乳房全切术后患者（924 例未接受 PMRT，163 例接受 PMRT）	< 40 岁、脉管阳性组，未接受 PMRT 者局部区域复发率更高
SUPREMO 试验	多中心非盲平行随机对照 3 期临床试验	1 688 例 N_0 或 1 ~ 3 个阳性淋巴结患者，随机分为 PMRT 组和非 PMRT 组	长期生存结果尚未报道

因而，腋窝淋巴结转移 1 ~ 3 枚的 T_1 ~ T_2，有以下风险因素者全乳切除术后可推荐放疗：≤ 40 岁、腋窝淋巴结清扫 < 10 枚时转移比例 > 20%、激素受体阴性、*HER-2* 过表达、脉管阳性等。

3. 新辅助化疗后放疗　新辅助化疗后放疗指征及照射范围应参照新辅助化疗前及术后的肿瘤分期决定，并参考患者的年龄和肿瘤特征。放疗剂量、时机参考未做新辅助化疗者。

（周蓉蓉　李钐　申霖　孟睿　刘超）

参考文献

[1] 杨文涛，步宏．乳腺癌雌、孕激素受体免疫组织化学检测指南 [J]. 中华病理学杂志，2015，(4): 237-239.

[2] 中国临床肿瘤学会指南工作委员会．中国临床肿瘤学会 (CSCO) 乳腺癌诊疗指南 -2022 [M]. 北京：人民卫生出版社，2022.

[3] NCCN Clinical Practice Guidelines in Oncology: Breast Cancer. (Version 4.2022)[EB/OL].[2022-6-21]. https://www.nccn.org/professionals/physician_gls/pdf/breast.pdf.

[4] WHELAN T J, PIGNOL J P, LEVINE M N, et al. Long-term results of hypofractionated radiation therapy for breast cancer[J]. N Engl J Med, 2010, 362(6): 513-520.

[5] HAVILAND J S, OWEN J R, DEWAR J A, et al. The UK standardisation of breast radiotherapy (START) trials of radiotherapy hypofractionation for treatment of early breast cancer: 10-year follow-up results of two randomised controlled

trials[J]. Lancet Oncol, 2013, 14(11): 1086-1094.
[6] SHAITELMAN S F, LEI X, THOMPSON A, et al. Three-Year outcomes with hypofractionated versus conventionally fractionated whole-breast irradiation: Results of a randomized, noninferiority clinical trial[J]. J Clin Oncol, 2018: Jco1800317.
[7] VERONESI U, ORECCHIA R, MAISONNEUVE P, et al. Intraoperative radiotherapy versus external radiotherapy for early breast cancer (ELIOT): a randomised controlled equivalence trial[J]. Lancet Oncol, 2013, 14(13): 1269-1277.
[8] VAIDYA J S, WENZ F, BULSARA M, et al. Risk-adapted targeted intraoperative radiotherapy versus whole-breast radiotherapy for breast cancer: 5-year results for local control and overall survival from the TARGIT-A randomised trial[J]. Lancet, 2014, 383(9917): 603-613.
[9] STRNAD V, OTT O J, HILDEBRANDT G, et al. 5-year results of accelerated partial breast irradiation using sole interstitial multicatheter brachytherapy versus whole-breast irradiation with boost after breast-conserving surgery for low-risk invasive and in-situ carcinoma of the female breast: A randomised, phase 3, non-inferiority trial[J]. Lancet, 2016, 387(10015): 229-238.
[10] SCHäFER R, STRNAD V, POLGáR C, et al. Quality-of-life results for accelerated partial breast irradiation with interstitial brachytherapy versus whole-breast irradiation in early breast cancer after breast-conserving surgery (GEC-ESTRO): 5-year results of a randomised, phase 3 trial[J]. Lancet Oncol, 2018, 19(6): 834-844.
[11] COLES C E, GRIFFIN C L, KIRBY A M, et al. Partial-breast radiotherapy after breast conservation surgery for patients with early breast cancer (UK IMPORT LOW trial): 5-year results from a multicentre, randomised, controlled, phase 3, non-inferiority trial[J]. Lancet, 2017, 390(10099): 1048-1060.
[12] CORREA C, HARRIS E E, LEONARDI M C, et al. Accelerated partial breast irradiation: Executive summary for the update of an ASTRO evidence-based consensus statement[J]. Pract Radiat Oncol, 2017, 7(2): 73-79.
[13] GOYAL S, VICINI F, BEITSCH P D, et al. Ductal carcinoma in situ treated with breast-conserving surgery and accelerated partial breast irradiation: Comparison of the mammosite registry trial with intergroup study E5194[J]. Cancer, 2011, 117(6): 1149-1155.
[14] VICINI F, SHAH C, BEN WILKINSON J, et al. Should ductal carcinoma-in-situ (DCIS) be removed from the ASTRO consensus panel cautionary group for off-protocol use of accelerated partial breast irradiation (APBI)? A pooled analysis of outcomes for 300 patients with DCIS treated with APBI[J]. Ann Surg Oncol, 2013, 20(4): 1275-1281.
[15] TEH A Y M, WALSH L, PURDIE T G, et al. Concomitant intensity modulated boost during whole breast hypofractionated radiotherapy–A feasibility and toxicity study[J]. Radiother Oncol, 2012. 102(1): 89-95.
[16] CHENG J C, CHEN C M, LIU M C, et al. Locoregional failure of postmastectomy patients with 1-3 positive axillary lymph nodes without adjuvant radiotherapy[J]. Int J Radiat Oncol Biol Phys, 2002, 52(4): 980-988.
[17] TRUONG P T, OLIVOTTO I A, KADER H A, et al. Selecting breast cancer patients with T1-T2 tumors and one to three positive axillary nodes at high postmastectomy locoregional recurrence risk for adjuvant radiotherapy[J]. Int J Radiat Oncol Biol Phys, 2005, 61(5): 1337-1347.
[18] EBCTCG (Early Breast Cancer Trialists' Collaborative Group), MCGALE P, TAYLOR C, et al. Effect of radiotherapy after mastectomy and axillary surgery on 10-year recurrence and 20-year breast cancer mortality: meta-analysis of individual patient data for 8135 women in 22 randomised trials[J]. Lancet, 2014, 383(9935): 2127-2135.
[19] SU Y L, LI S H, CHEN Y Y, et al. Post-mastectomy radiotherapy benefits subgroups of breast cancer patients with $T_{1\sim2}$ tumor and 1 ~ 3 axillary lymph node(s) metastasis[J]. Radiol Oncol, 2014, 48(3): 314-322.
[20] MUHSEN S, MOO T A, PATIL S, et al. Most breast cancer patients with $T_{1\sim2}$ tumors and one to three positive lymph nodes do not need postmastectomy radiotherapy[J]. Ann Surg Oncol, 2018, 25(7): 1912-1920.

第五节 食管癌

一、生物学行为及病理特点

食管癌浸润、转移途径包括：①直接浸润：因食管外膜为疏松结缔组织，食管癌可直接侵犯至邻近结构，其中气管支气管最常见；②淋巴结转移：因食管黏膜下层富含淋巴网，食管癌可沿其向上、向下或者跳跃式转移。食管的上 2/3 主要向上引流至食管旁、锁骨上及颈深淋巴结，下 1/3 主要向下引流入贲门旁及胃左动脉旁淋巴结；③血行转移：常见部位为肺、肝、胸膜、骨和肾。

食管癌常见类型为鳞癌和腺癌，其他少见类型包括未分化癌、黏液表皮样癌、神经内分泌癌等。鳞状细胞癌：好发于食管中段和下段，与烟草、乙醇或头颈部癌症病史有关。腺癌：75% 发生于食管下段，25% 发生于食管上段和中段，与巴雷特食管、胃食管反流病及食管裂孔疝有关。

二、放疗前检查

1. **钡餐** 可评估肿瘤的长度、食管的狭窄程度、溃疡等情况。
2. **碘油造影** 可评估食管的狭窄程度、有无瘘道等情况。
3. **食管镜** 可显示管腔内肿瘤情况和活检。
4. **超声内镜检查术（endoscopic ultrasonography，EUS）** 可评估肿瘤侵犯深度和异常淋巴结，但受梗阻程度的限制。
5. **胸部和腹部 CT** 可评估食管壁和淋巴结情况。
6. **PET/CT 扫描** 可检测到 15% ~ 20% CT 和 EUS 未发现的转移灶。
7. **支气管镜检查法** 可帮助排除隆凸上方肿瘤的气管食管瘘。
8. **肺功能检查** 评估是否可进行手术，评估基础肺功能。

三、临床分期

本指南采用 UICC/AJCC TNM 分期系统（第 8 版），具体定义见表 3-5-1。

表 3-5-1 食管癌的 TNM 分期（AJCC 第 8 版）

食管癌	
原发肿瘤（T）	
T_x	原发肿瘤无法评价不能评估
T_0	无原发肿瘤证据
T_{is}	高级别上皮内瘤变 / 异型增生
T_1	肿瘤浸润固有层、黏膜肌层或黏膜下层
T_{1a}	肿瘤浸润固有层或黏膜肌层
T_{1b}	肿瘤浸润黏膜下层
T_2	肿瘤浸润固有肌层
T_3	肿瘤浸润外膜
T_4	肿瘤浸润邻近结构
T_{4a}	肿瘤侵及胸膜、心包、奇静脉、膈肌或腹膜

续表

食管癌	
T_{4b}	肿瘤侵及其他邻近结构，如主动脉、椎体或气管等
区域淋巴结（N）	
N_x	区域淋巴结不能评价
N_0	无区域淋巴结转移
N_1	1 ~ 2 个区域淋巴结转移
N_2	3 ~ 6 个区域淋巴结转移
N_3	≥ 7 个区域淋巴结转移
远处转移（M）	
M_0	无远处转移
M_1	有远处转移
组织学分级	
Gx：无法评估，G1：高分化，G2：中分化，G3：低分化、未分化	

食管癌鳞癌分期					
	N_0M_0	N_1M_0	N_2M_0	N_3M_0	N_xM_1
T_1	Ⅰ	Ⅰ	Ⅲ	ⅣA	ⅣB
T_2	Ⅱ	Ⅱ	Ⅲ	ⅣA	ⅣB
T_3	Ⅱ	Ⅲ	Ⅲ	ⅣA	ⅣB
T_4	ⅣA	ⅣA	ⅣA	ⅣA	ⅣB

食管癌腺癌分期					
	N_0M_0	N_1M_0	N_2M_0	N_3M_0	N_xM_1
T_1	Ⅰ	ⅡA	ⅣA	ⅣA	ⅣB
T_2	ⅡB	Ⅲ	ⅣA	ⅣA	ⅣB
T_3	Ⅲ	Ⅲ	ⅣA	ⅣA	ⅣB
T_{4a}	Ⅲ	Ⅲ	ⅣA	ⅣA	ⅣB
T_{4b}	ⅣA	ⅣA	ⅣA	ⅣA	ⅣB

四、治疗原则

根据《中国临床肿瘤学会（CSCO）食管癌诊疗指南 2022》和 2022 年《NCCN 肿瘤学临床实践指南：食管癌》，食管癌和食管胃交界部癌治疗原则推荐见表 3-5-2。

表 3-5-2 食管癌和食管胃交界部癌推荐治疗原则

分层		治疗
可切除	cT_{is} ~ cT_{1a}，N_0，M_0	内镜下切除 或食管癌根治术
	cT_{1b} ~ cT_{4a}，N_0，M_0 cT_1 ~ cT_{4a}，N_+，M_0	食管癌根治术 或新辅助同步放化疗 + 食管癌根治术 或新辅助化疗 + 食管癌根治术

续表

分层			治疗
不可切除局部晚期	cT_{1b} ~ cT_{4b},N_0,M_0 cT_1 ~ cT_{4b},N_+,M_0 （包括不可切除或有手术禁忌或拒绝手术患者）	PS:0 ~ 1	根治性同步放化疗 或系统性药物治疗 + 放疗 或系统性药物治疗 或根治性放疗（不能耐受同步放化疗者）
		PS:2	最佳支持治疗 / 对症处理 或系统性药物治疗 或姑息性放疗
转移性	cTany,Nany,M_1		全身治疗为主的综合治疗

五、放疗原则

1. **放疗技术** 颈段食管癌或者用3D计划不能实现正常组织（例如，心脏、肺）的保护时推荐使用IMRT，有条件者可考虑参加质子放疗临床试验（表3-5-3，见循证医学证据1）。

表3-5-3 IMRT与质子放疗的相关研究

相应参考文献编号	研究类型	研究设计	研究结果
[4]	剂量学研究	10例食管癌患者,4套放疗计划: ① IMRT计划 ② IMPT计划:前后射束(AP) ③ IMPT计划:左后 / 右后射束(LPO/RPO) ④ IMPT计划:前后 / 左后 / 右后射束(AP/LPO/RPO)	① IMPT(AP) vs. IMRT 肺 D_{mean}:3.18Gy vs. 8.27Gy(P < 0.001) 肺 V5Gy/V10Gy/V20Gy,IMPT(AP)组显著减少(P < 0.000 6) ② IMPT(LPO/RPO) vs. IMRT 肺 D_{mean}:4.9Gy vs. 8.2Gy(P < 0.001) 心脏剂量:D_{mean}/V10Gy/V20Gy/V30Gy,IMPT(LPO/RPO)显著减少(P ≤ 0.02) 肝脏 D_{mean}:5Gy vs. 14.9Gy,P < 0.000 1 ③ IMPT(AP/LPO/RPO) vs. IMRT IMPT(AP/LPO/RPO)组肺部剂量(P ≤ 0.005)、心脏剂量(P ≤ 0.003)、肝脏剂量(P ≤ 0.04)均显著下降
2014 Cancers (Basel)	剂量学研究	10例食管癌患者,做质子放疗/3D-CRT/IMRT三套放疗计划	质子放疗 vs. IMRT 肺部:D_{mean} 6Gy vs. 9.5Gy(P = 0.016),V5Gy 21.4% vs. 46.9%(P = 0.001) 肝脏:D_{mean} 3.6Gy vs. 18.1Gy(P = 0.001) 脊髓:D_{max} 11.6Gy vs. 36.9Gy(P = 0.001) 心脏:D_{mean} 12.6Gy vs. 28.5Gy(P = 0.001)
[5]	剂量学研究	21例食管癌患者,做质子放疗和光子放疗两套放疗计划	相比于光子放疗计划,质子放疗计划的肺部 D_{mean} 减少51.4%,心脏 D_{mean} 减少40.9%
[6]	回顾性分析	美国3个肿瘤中心2007—2013年收治的580例接受新辅助放化疗 + 手术的食管癌患者,3D-RT 214例,IMRT 255例,PBT 111例	3D-RT vs. IMRT vs. PBT 肺 / 胃肠道 / 心脏等部位术后并发症发生率:4.2% vs. 4.3% vs. 0.9%

注：IMRT. 调强适形放射治疗；IMPT.intensity modulated proton therapy，调强质子治疗；PBT.proton beam therapy，质子束疗法。

综上，剂量学研究显示质子放疗可以更好地保护肺、心、肝等正常器官。

2. **放疗指征** ①术前放疗：可切除的局部晚期食管癌（见循证医学证据2）；②根治性放疗：拒绝手术或者不可切除的食管癌；③术后放疗：R1/R2切除，且未接受过术前放疗的患者；R0切除，pN_+

或 pT_4，且未接受过术前放疗的患者（见循证医学证据3）。术前放化疗与单纯手术治疗效果见表3-5-4，食管癌术后放疗是否能带来生存获益见表3-5-5。

表3-5-4　术前放化疗与单纯手术治疗效果

相应参考文献编号	研究类型	研究对象+分组	研究结果
[7]	Ⅲ期/多中心/随机对照研究（NEOCRTEC5010）	541例局部晚期（Ⅱb～Ⅲ,AJCC第6版）食管鳞癌； 术前放化疗+手术 vs. 单纯手术	在术前放化疗+手术组和单纯手术组中， R0切除率分别为98.4% vs. 91.2%（P = 0.002） 中位生存时间分别为100.1个月 vs. 66.5个月（P = 0.025） 中位无病生存时间分别为100.1个月 vs. 41.7个月（P < 0.001） 围手术期死亡率2.2% vs. 0.4%（P = 0.212）
[8,9]	Ⅲ期/多中心/随机对照研究（CROSS）	368例 T_1N_1 或 T_2～T_3，N_0～N_1（AJCC第6版）食管癌或胃食管结合部癌； 术前放化疗+手术 vs. 单纯手术	在术前放化疗+手术组和单纯手术组中， 对于整体，中位生存时间分别为48.6个月 vs. 24个月（P = 0.03） 对于鳞癌，中位生存时间分别为81.6个月 vs. 21.1个月（P = 0.08） 对于腺癌，中位生存时间分别为43.2个月 vs. 27.1个月（P = 0.038） 住院期间死亡率分别为：4% vs. 4%（P = 0.70） 术后30天内死亡率：2% vs. 3%（P = 0.85）
[10]	Ⅲ期/多中心/随机对照研究（FFCD 9901）	195例早期（Ⅰ～Ⅱ，AJCC第5版）食管癌； 术前放化疗+手术 vs. 单纯手术	在术前放化疗+手术组和单纯手术组中， R0切除率分别为93.8% vs. 92.1%（P = 0.749） 3年生存率分别为47.5% vs. 53.0%（P = 0.94） 术后死亡率11.1% vs. 3.4%（P = 0.049）
[11]	Ⅱ期单臂前瞻性研究	93例Ⅱ～Ⅲ期（AJCC第6版）食管腺癌； 单臂：术前放化疗+手术	术前治疗相关死亡2例(2.2%) 手术治疗相关死亡2例(2.2%) R0切除率：67.7% 中位生存时间：28.3个月 3年生存率：45.1% ERCC-1基因表达与PFS/OS负相关
[12]	Ⅲ期随机对照研究 CALGB 9781	56例可切除（T_1～T_3，N_x,M_0）食管癌； 术前放化疗+手术 vs. 单纯手术	术前放化疗+手术组和单纯手术组， 中位生存时间分别为4.48年和1.79年（P = 0.002） 5年生存率分别为39%和16%

综上，局部晚期患者，相比单纯手术，术前放化疗+手术可以提高OS和DFS，同时未显著增加围手术期死亡率。

表3-5-5　食管癌术后放疗是否能带来生存获益

相应参考文献编号	研究类型	研究对象+分组	研究结果
[13]	meta分析	2 165例食管癌术后患者	有术后放化疗 vs. 无术后放化疗 1年、3年、5年生存率的 OR（odds ratios）分别为1.66 [1.30～2.11]，1.50 [1.24～1.81] 和1.54 [1.22～1.94] 局部区域复发的 OR 为0.58 [0.46～0.72]
[14]	回顾性研究	美国NCDB数据库，4 893例 pT_3～pT_4,N_x～N_0,M_0 或 pT_1～pT_4,N_1～N_3,M_0 食管鳞癌或腺癌术后患者	有术后放疗 vs. 无术后放疗 对于整体，3年生存率分别为35.2% vs. 32.3%（P = 0.007） 对于 N_+，3年生存率分别为34.3% vs. 27.8%（P < 0.001） 对于切缘+，3年生存率分别为36.4% vs. 18%（P < 0.001）

续表

相应参考文献编号	研究类型	研究对象+分组	研究结果
[15]	回顾性研究	中国医学科学院肿瘤医院678例 $pT_3N_0M_0$ 胸部食管鳞癌（R0切除术后）	手术+术后放化疗 vs. 单纯手术 5年生存率分别为75.7% vs. 58.8%（P = 0.017） 5年无病生存率分别为71.7% vs. 50.3%（P = 0.009）
[16]	回顾性研究	台湾肿瘤登记中心的1 095例食管鳞癌	有术后放化疗 vs. 无术后放化疗 对于整体，3年生存率分别为44.9% vs. 28.1%（P = 0.004 3） $pT_{3/4}$，3年生存率分别为39.2% vs. 19.3%（P = 0.000 7） 对于 N_+，3年生存率分别为40.1% vs. 18.4%（P = 0.002 5） 对于R1/2，3年生存率分别为35.9% vs. 0%（P < 0.001 1）
[17]	回顾性研究	福建肿瘤医院945例胸部食管鳞癌根治术后淋巴结阳性患者	手术+术后放疗 vs. 单纯手术 5年生存率分别为38% vs. 29.6%（P = 0.001）
[18]	回顾性研究	美国SEER数据库，1 046例 pT_3 ~ pT_4，N_0，M_0 或 pT_1 ~ pT_4，N_1，M_0 食管鳞癌或腺癌术后患者	手术+术后放疗 vs. 单纯手术 $T_3N_1M_0$/$T_4N_{0\sim1}M_0$，术后放疗组中位OS和3年OS显著延长， $T_3N_0M_0$/$T_1N_1M_0$/$T_2N_1M_0$，术后放疗未带来生存获益
[19]	随机对照研究	495例食管癌根治术后患者 手术+术后放疗 vs. 单纯手术	手术+术后放疗 vs. 单纯手术 对于整体，5年生存率分别为41.3% vs. 31.7%（P = 0.447 4） 对于 N_+，5年生存率分别为29.2% vs. 14.7%（P = 0.069 8） 对于Ⅲ期，5年生存率分别为35.1% vs. 13.1%（P = 0.002 7）

综上，多项大型回顾性研究提示，对于R1/R2切除，或R0切除的 pN_+ 或 pT_4 患者，术后放疗能带来生存获益；对于 $pT_3N_0M_0$ 患者，术后放疗价值尚有争议。

3. 靶区勾画

（1）GTV：通过钡剂、内镜、EUS、CT以及PET/CT显示的原发病灶和淋巴结。

（2）CTV

1）原发灶：向前后左右外放0.6 ~ 0.8cm，上下外放3 ~ 5cm（见循证医学证据4），并根据解剖屏障适当调整。对于近端食管病变，CTV上界不应超过环状软骨，除非已有病变。对于远端食管病变或胃食管结合部肿瘤，下界应包括至少3cm的临床未受累的胃黏膜。

2）淋巴结：GTVnd外放0.6 ~ 0.8cm，上下外放1 ~ 1.5cm，如考虑淋巴引流区预防照射，可加上相应高危淋巴引流区域。

上段：锁骨上、食管旁、2区、4区、5区、7区。

中段：食管旁、2区、4区、5区、7区。

下段：食管旁、4区、5区、7区和胃左、贲门旁。

（3）PTV：CTV外扩0.3 ~ 0.5cm。

循证医学证据4见表3-5-6。

表3-5-6　原发灶CTV上下外放距离依据

相应参考文献编号	研究方法	研究结果
[20]	34例食管鳞癌和32例胃食管结合部腺癌的手术标本，测量大体肿瘤（GTV）远端和近端镜下侵犯范围	94%的食管鳞癌患者镜下侵犯范围 < 3cm， 94%的胃食管结合部腺癌患者镜下侵犯范围 < 5cm
[21]	回顾性分析142例食管癌根治性放化疗后复发部位（放疗靶区勾画：周围外扩1.5cm，上下外扩3cm）	随访18个月，单纯局部复发88例，其中85例（96.6%）为野内复发，3例野外复发（其中2例复发部位距离GTV 6.5 ~ 14cm）

续表

相应参考文献编号	研究方法	研究结果
[22]	55 例患者术前行 FDG PET/CT，勾画 GTV，对比术后病理标本亚临床病灶范围	为了覆盖 94.5% 食管鳞癌的亚临床病灶范围，CTVp 需在 GTV（基于 PET/CT）上下扩 3cm

因而，CTVp 推荐在 GTVp 的头尾方向外扩 3 ~ 5cm。

4. **处方剂量**

（1）术前放疗：41.4 ~ 50.4Gy，1.8 ~ 2Gy/F。

（2）根治性同步放化疗：50 ~ 60Gy，1.8 ~ 2Gy/F。

（3）根治性单纯放疗：60 ~ 70Gy，1.8 ~ 2Gy/F。

（4）术后放疗：45 ~ 50.4Gy，1.8 ~ 2Gy/F；对于术后有残留的可给予更高的剂量。

（5）颈段食管癌：54 ~ 66Gy，1.8 ~ 2Gy/F。

5. **剂量限制** ①脊髓：$D_{max} \leqslant 45Gy$；②肺：$D_{mean} < 20Gy$，$V20 \leqslant 25\%$，$V5 \leqslant 50\%$；③心脏：$D_{mean} < 30Gy$，$V30 \leqslant 30\%$；④肝脏：$D_{mean} < 25Gy$，$V30 \leqslant 20\%$，$V20 \leqslant 30\%$；⑤肾脏：$D_{mean} < 18Gy$，$V18 \leqslant 33\%$；⑥胃：$D_{mean} < 30Gy$，$D_{max} < 54Gy$。

6. **并发症**

（1）常见急性并发症：乏力、恶心呕吐、放射性食管炎、放射性气管炎等。

（2）食管穿孔：被认为肿瘤消退速度和正常组织修复速度不同所致，常表现为胸背疼痛、发热、出血和白细胞数增高等。

（3）食管梗阻：晚期可出现食管梗阻，良性梗阻者可进行食管扩张，恶性梗阻者扩张治疗效果差。

（4）肺炎：亚急性反应，多发生于放疗后 6 周内，表现为咳嗽、呼吸困难和发热。

（5）气管食管瘘：在近距离放疗和/或外照射治疗期间，5% ~ 10% 的患者局部可形成气管食管瘘。

7. **同步化疗方案** 紫杉醇 + 卡铂或顺铂，顺铂 + 5- 氟尿嘧啶或卡培他滨或替吉奥，长春瑞滨 + 顺铂，奥沙利铂 + 5- 氟尿嘧啶或卡培他滨或替吉奥，紫杉醇 + 5- 氟尿嘧啶或卡培他滨或替吉奥等。

（周蓉蓉 李钐 申霖 孟睿 刘超）

参考文献

[1] JAIN S, DHINGRA S. Pathology of esophageal cancer and Barrett's esophagus[J]. Ann Cardiothorac Surg, 2017, 6(2): 99-109.

[2] RICE T W, PATILEH BLACKSTONE D T. 8th edition AJCC/UICC staging of cancers of the esophagus and esophagogastric junction: application to clinical practice[J]. Ann Cardiothorac Surg, 2017, 6(2): 119-130.

[3] 中国临床肿瘤学会指南工作委员会 . 中国临床肿瘤学会 (CSCO) 食管癌诊疗指南 -2022 [M]. 北京 : 人民卫生出版社, 2022.

[4] WELSH J, GOMEZ D, PALMER M B, et al. Intensity-modulated proton therapy further reduces normal tissue exposure during definitive therapy for locally advanced distal esophageal tumors: A dosimetric study[J]. Int J Radiat Oncol Biol Phys, 2011, 81(5): 1336-1342.

[5] WARREN S, PARTRIDGE M, BOLSI A, et al. An analysis of plan robustness for esophageal tumors: Comparing volumetric modulated arc therapy plans and spot scanning proton planning[J]. Int J Radiat Oncol Biol Phys, 2016, 95(1): 199-207.

[6] LIN S H, MERRELL K W, SHEN J, et al. Multi-institutional analysis of radiation modality use and postoperative outcomes of neoadjuvant chemoradiation for esophageal cancer[J]. Radiother Oncol, 2017, 123(3): 376-381.

[7] YANG H, LIU H, CHEN Y, et al. Neoadjuvant chemoradiotherapy followed by surgery versus surgery alone for locally

advanced squamous cell carcinoma of the esophagus (NEOCRTEC5010): A phase Ⅲ multicenter, randomized, open-label clinical trial[J]. J Clin Oncol, 2018, 36(27): 2796-2803.

[8] SHAPIRO J, VAN LANSCHOT J J B, HULSHOF M, et al. Neoadjuvant chemoradiotherapy plus surgery versus surgery alone for oesophageal or junctional cancer (CROSS): Long-term results of a randomised controlled trial[J]. Lancet Oncol, 2015, 16(9): 1090-1098.

[9] VAN HAGEN P, HULSHOF M C, VAN LANSCHOT J J, et al. Preoperative chemoradiotherapy for esophageal or junctional cancer[J]. N Engl J Med, 2012, 366(22): 2074-2084.

[10] MARIETTE C, DAHAN L, MORNEX F, et al. Surgery alone versus chemoradiotherapy followed by surgery for stage Ⅰ and Ⅱ esophageal cancer: Final analysis of randomized controlled phase Ⅲ trial FFCD 9901[J]. J Clin Oncol, 2014, 32(23): 2416-2422.

[11] LEICHMAN L P, GOLDMAN B H, BOHANES P O, et al. S0356: a phase Ⅱ clinical and prospective molecular trial with oxaliplatin, fluorouracil, and external-beam radiation therapy before surgery for patients with esophageal adenocarcinoma[J]. J Clin Oncol, 2011, 29(34): 4555-4560.

[12] TEPPER J, KRASNA M J, NIEDZWIECKI D, et al. Phase Ⅲ trial of trimodality therapy with cisplatin, fluorouracil, radiotherapy, and surgery compared with surgery alone for esophageal cancer: CALGB 9781[J]. J Clin Oncol, 2008, 26(7): 1086-1092.

[13] KANG J, CHANG J Y, SUN X, et al. Role of postoperative concurrent chemoradiotherapy for esophageal carcinoma: A meta-analysis of 2165 Patients[J]. J Cancer, 2018, 9(3): 584-593.

[14] WONG A T, SHAO M, RINEER J, et al. The impact of adjuvant postoperative radiation therapy and chemotherapy on survival after esophagectomy for esophageal carcinoma[J]. Ann Surg, 2017, 265(6): 1146-1151.

[15] YANG J, ZHANG W, XIAO Z, et al. The impact of postoperative conformal radiotherapy after radical surgery on survival and recurrence in pathologic $T_3N_0M_0$ esophageal carcinoma: A propensity score-matched analysis[J]. J Thorac Oncol, 2017, 12(7): 1143-1151.

[16] HWANG J Y, CHEN H S, HSU P K, et al. A propensity-matched analysis comparing survival after esophagectomy followed by adjuvant chemoradiation to surgery alone for esophageal squamous cell carcinoma[J]. Ann Surg, 2016, 264(1): 100-106.

[17] CHEN J, PAN J, ZHENG X, et al. Number and location of positive nodes, postoperative radiotherapy, and survival after esophagectomy with three-field lymph node dissection for thoracic esophageal squamous cell carcinoma[J]. Int J Radiat Oncol Biol Phys, 2012, 82(1): 475-482.

[18] SCHREIBER D, RINEER J, VONGTAMA D, et al. Impact of postoperative radiation after esophagectomy for esophageal cancer[J]. J Thorac Oncol, 2010, 5(2): 244-250.

[19] XIAO Z F, YANG Z Y, LIANG J, et al. Value of radiotherapy after radical surgery for esophageal carcinoma: a report of 495 patients[J]. Ann Thorac Surg, 2003, 75(2): 331-336.

[20] GAO X S, QIAO X, WU F, et al. Pathological analysis of clinical target volume margin for radiotherapy in patients with esophageal and gastroesophageal junction carcinoma[J]. Int J Radiat Oncol Biol Phys, 2007, 67(2): 389-396.

[21] BUTTON M R, MORGAN C A, CROYDON E S, et al. Study to determine adequate margins in radiotherapy planning for esophageal carcinoma by detailing patterns of recurrence after definitive chemoradiotherapy[J]. Int J Radiat Oncol Biol Phys, 2009, 73(3): 818-823.

[22] HAN D, YUAN Y, CHAI J, et al. Subclinical lesions of the primary clinical target volume margin in esophageal squamous cell carcinoma and association with FDG PET/CT[J]. Front Oncol, 2019, 9: 336.

第四章 腹部肿瘤

第一节 概述

腹部肿瘤是指发生于腹部的恶性肿瘤。腹部包括胃、肠道、肝脏、胆囊、胰腺等消化系统器官以及肾脏、膀胱、前列腺、子宫、卵巢等泌尿生殖系统器官。常见的消化系统肿瘤有胃癌、原发性肝癌、胰腺癌、直肠癌、肝门区癌等；泌尿生殖系统肿瘤常见的为肾细胞癌、膀胱癌、前列腺癌、睾丸癌、宫颈癌、子宫内膜癌、卵巢癌、阴道癌以及外阴癌等。国家肿瘤中心统计的数据显示，2015 年，我国胃癌发病率为 679.1/10 万，结直肠癌发病率为 376.3/10 万，肝癌发病率为 466.1/10 万，胰腺癌发病率为 90.1/10 万，肾细胞癌发病率为 66.8/10 万，膀胱癌发病率为 80.5/10 万，前列腺癌发病率为 60.3/10 万，睾丸癌发病率为 4/10 万，宫颈癌发病率为 98.9/10 万，子宫癌发病率为 63.4/10 万，卵巢癌发病率为 52.1/10 万。我国胃癌的发病率及死亡率（498.0/10 万）仅次于肺癌。根据全球肿瘤研究机构公布的结果，2018 年在全球范围内，结直肠癌、胃癌、肝癌的死亡率仅次于肺癌，分别为 861.7/10 万、782.7/10 万、781.6/10 万。因此，腹部肿瘤是威胁人们身体健康的主要肿瘤。主要治疗原则及方法见各章节。

一、临床特点

1. 腹部肿瘤的一般症状可表现与其他疾病类似，包括：腹痛、疲劳、发热、皮肤发痒、食欲减退、盗汗及体重减轻等。

2. 腹部肿瘤引起的消化道症状，包括：腹胀、排便习惯改变、便秘、腹泻、恶心、直肠出血或大便带血以及呕吐等。

3. 腹部肿瘤引起的泌尿道症状，包括：尿流缓慢、尿流中断、尿频、尿急、尿痛、排尿困难、血尿、盆腔疼痛等。

4. 女性生殖系统肿瘤引起的症状，包括：白带增多、阴道接触性出血或不规则出血、阴道排液、下腹疼痛等。

5. 其他症状　腹部肿块、贫血、黄疸、皮肤苍白、呼吸困难等。

二、解剖

腹部及盆腔淋巴结分区见表 4-1-1。

表 4-1-1　腹部及盆腔淋巴结分区

淋巴结区	上界	下界	前界	后界	外界	内界
1 贲门右	贲门上缘	贲门下缘	肝	上:心脏 下:腹主动脉	上:肝 下:左侧膈脚	心脏

续表

淋巴结区	上界	下界	前界	后界	外界	内界
2 贲门左	贲门上缘	贲门下缘	肝	上:心脏 下:腹主动脉	胃	心脏
3 胃小弯 7 胃左	胃体和胃底的上缘	胃体和胃底的下缘	脂肪组织	胃	胃小弯	肝左叶
4 胃大弯	胃体和胃底的上缘	胃体和胃底的下缘	肠道	脾、10 组淋巴结前缘	肠道和左侧脾曲	胃大弯
5 幽门上	幽门区上缘	肝门区下缘	肠道	幽门	升结肠或肝(靠近胆囊)	脂肪组织
6 幽门下	十二指肠上缘	幽门下 1 ~ 1.5cm	肠道	十二指肠	升结肠肝曲或肝(近胆囊)	脂肪组织
8 肝总动脉 12 肝十二指肠韧带	腹腔干发出水平层面	Th11 ~ Th12 之间	上:肝左叶 下:幽门	下腔静脉	肝总	上:腹腔干 下:胰腺
9 腹腔干周围	腹腔干发出水平层面	肠系膜上血管发出层面	胃	腹主动脉	右:肝 左:胃	—
10 脾门淋巴结	脾门血管上缘	脾门血管下缘	4 站淋巴结后缘	脾	脾	上:胃体 下:胰尾
11 脾动脉淋巴结	脾动脉上缘	脾动脉下缘	胰体	脾门	脂肪组织	腹主动脉
13 胰十二指肠后淋巴结	胰头上层面	胰头下层面	胰头	下腔静脉	十二指肠降部	腹主动脉
14 沿肠系膜上血管淋巴结	肠系膜上血管上缘($T_{11\sim12}$)	胃肠系膜上血管发出层面(T_{12})	胰头和颈	腹主动脉	胰头	—
16 腹主动脉周围淋巴结	腹腔干上缘	腹主动脉分叉	—	椎体	—	—
17 胰十二指肠前淋巴结	胰头上层面	胰头下层面	肠道	胰头	十二指肠上部和降部	肠道
18 胰腺下淋巴结	胰体上缘封面	胰体和胰尾下缘	胰头和胰尾	腹主动脉 左肾和肾上腺	—	—
20 食管膈裂孔淋巴结 110 下胸段食管旁淋巴结 111 横膈上淋巴结 112 后纵隔淋巴结	隆突	食管膈裂孔	支气管(上) 心脏和肝(下)	椎体	右:肺(上) 下腔静脉(下) 左:左肺门(上) 胸主动脉和腹主动脉(下)	—
髂总淋巴结	腹腔干分左右髂总血管水平(L_4下缘)	髂总血管分为髂内外水平(L_5下缘)	髂总血管前 7mm	L_5 椎体	腰大肌	软组织
髂外淋巴结	髂总动脉分叉处	髂外血管变为股血管水平(骨盆内),或股骨头上缘水平	髂外血管前 7mm	髂内区前缘	髂腰肌	膀胱壁或血管周 7m 左右

续表

淋巴结区	上界	下界	前界	后界	外界	内界
髂内淋巴结	髂总动脉分叉水平（L_5 ~ S_1 间隙）	肛提肌纤维进入闭孔筋膜和闭孔内肌水平 / 闭膜管水平 / 闭孔内肌与中线器官间隙消失水平	上部分：包括髂内血管周围 7mm 下部分：闭孔内肌或达骨盆	—	闭孔内肌和盆骨的内缘 / 髂腰肌内缘	上部分：包括髂内血管周围 7mm 下部分：直肠系膜和骶前区外缘
闭孔淋巴结	闭膜管上 3 ~ 5mm	闭膜管，闭孔动脉出骨盆处	闭孔内肌前缘	髂内淋巴区前缘	闭孔内肌	膀胱壁
骶前淋巴结	骶骨岬，L_5 ~ S_1 椎间隙	尾骨下缘	骶前 10mm	骶骨前界	骶髂关节	—
腹股沟淋巴结	髂外动脉离开骨盆移行变为股动脉水平	大隐静脉进入股静脉水平 或缝匠肌和长收肌交叉水平 或坐骨结节下缘水平	血管前 20mm	股三角床（以缝匠肌、髂腰肌耻骨肌 / 长收肌为界）	缝匠肌或髂腰肌内缘	股血管周围 10 ~ 20mm 或耻骨肌或长收肌外缘

三、正常器官勾画原则

正常器官勾画原则见表 4-1-2。

表 4-1-2　正常器官勾画原则

器官组织名称	勾画要点
脊髓	椎管骨性结构基础上，勾画包括整个脊髓软脊膜以内的区域
肝脏	勾画区域包括肝实质和肝门部，肝门部包括肝动脉、门静脉、肝管、神经和淋巴管
胃	推荐口服造影剂，勾画区域包括整个胃，起于贲门，止于胃窦
肾脏	勾画区域包括两侧肾实质、肾盂及肾门，肾门包括肾门区肾动静脉
小肠	推荐服用造影剂，以与结肠区别
十二指肠	推荐口服造影剂，勾画区域包括含造影剂的十二指肠，起于幽门远端，止于空肠
结肠	根据放疗靶区不同，可包括部分或全部升结肠、横结肠、降结肠以及乙状结肠
乙状结肠	勾画区域介于降结肠和直肠之间
直肠	起于直肠与乙状结肠过渡层面，止于肛提肌汇合层面
膀胱	勾画充盈后的膀胱壁外侧缘
股骨头	包括股骨头和股骨颈
精囊	勾画整个精囊
前列腺	勾画区域不包括邻近肌肉及纤维结缔组织
卵巢	两侧卵巢一般位于两侧子宫阔韧带内

四、腹部常见并发症及处理

1. 放射性胃炎

（1）症状：恶心、呕吐、食欲减退等。

（2）处理：改善饮食习惯，服用维生素 B_6、解痉、止吐药可缓解。

2. 放射性肠炎

（1）症状：恶心、呕吐、痉挛性腹痛及腹泻，可有出血、梗阻、穿孔或瘘管形成。

（2）处理：止泻药，并发感染时可用黄连素等。

3. 迟发性直肠反应

（1）症状：里急后重、直肠内灼痛、排便障碍、大便性状改变、黏液血便、肛区坠痛等，严重者可发生穿孔。

（2）处理：黏膜保护剂，便血者应用止血药，保留灌肠，可适当应用激素以防止肠壁过度纤维化。

4. 放射性膀胱炎

（1）症状：膀胱刺激症状、血尿，严重者可有膀胱阴道（直肠）瘘。

（2）处理：膀胱冲洗，甲醛灌注疗法，高压氧疗法，手术等。

5. 放射性肝病

（1）症状：乏力、肝大、腹水、碱性磷酸酶或转氨酶明显升高等。

（2）处理：放疗前对于患者状态以及发生放射性肝病危险的预测，预防作为关键；应用保肝药物。

6. 放射性肾炎

（1）症状：蛋白尿、高血压、贫血、水肿、心力衰竭等。

（2）处理：护肾、降压及对症治疗，尿毒症时给予透析治疗。

（李寰　马虹　刘超）

参考文献

[1] CHEN W, ZHENG R, BAADE P D, et al. Cancer statistics in China, 2015[J]. CA Cancer J Clin, 2016, 66(2): 115-132.

[2] FERLAY J, COLOMBET M, SOERJOMATARAM I, et al. Estimating the global cancer incidence and mortality in 2018: Globocan sources and methods[J]. Int J Cancer, 2019, 144(8): 1941-1953.

[3] CEFARO G A, PEREZ C A, GENOVESI D, et al. A guide for delineation of lymph nodal clinical target volume in radiation therapy[M]. Springer, 2008.

[4] NG M, LEONG T, CHANDER S, et al. Australasian gastrointestinal trials group (AGITG) contouring atlas and planning guidelines for intensity-modulated radiotherapy in anal cancer[J]. Int J Radiat Oncol Biol Phys, 2012, 83(5): 1455-1462.

[5] JABBOUR S K, HASHEM S A, BOSCH W, et al. Upper abdominal normal organ contouring guidelines and atlas: A radiation therapy oncology group consensus[J]. Pract Radiat Oncol, 2014, 4(2): 82-89.

[6] GAY H A, BARTHOLD H J, O’MEARA E, et al. Pelvic normal tissue contouring guidelines for radiation therapy: A radiation therapy oncology group consensus panel atlas[J]. Int J Radiat Oncol Biol Phys, 2012, 83(3): e353-362.

[7] MARKS L B, YORKE E D, JACKSON A, et al. Use of normal tissue complication probability models in the clinic[J]. Int J Radiat Oncol Biol Phys, 2010, 76 (3 Suppl): S10-S19.

[8] GAROFALO J M, HONG T, BENDELL J, et al. CRANE RTOG 0822: A phase Ⅱ study of preoperative (PREOP) chemoradiotherapy (CRT) utilizing IMRT in combination with capecitabine (C) and oxaliplatin (O) for patients with locally advanced rectal cancer[J]. Int J Radiat Oncol Biol Phys, 2011, 81(2): S3-S4.

[9] LING T C, SLATER J M, MIFFLIN R, et al. Evaluation of normal tissue exposure in patients receiving radiotherapy for pancreatic cancer based on RTOG 0848[J]. J Gastrointest Oncol, 2015, 6(2): 108-114.

[10] KACHNIC L A, WINTER K, MYERSON R J, et al. RTOG 0529: A phase 2 evaluation of dose-painted intensity modulated radiation therapy in combination with 5-fluorouracil and mitomycin-C for the reduction of acute morbidity in carcinoma of the anal canal[J]. Int J Radiat Oncol Biol Phys, 2013, 86(1): 27-33.

第二节 胃癌

一、解剖

肿瘤好发部位：35% 发生在胃食管结合部，贲门，胃底（弥漫性亚型，发病率上升）；20% 发生在胃体；40% 发生在胃窦和远端胃（肠亚型，发病率下降）。Siewert Ⅲ型肿瘤（肿瘤中心位于食管胃交界部（esophagogastric junction，GEJ）下方 2 ~ 5cm 浸润 GEJ 也被视为胃癌，Siewert 分型详见表 4-2-1。

表 4-2-1 Siewert 分型

分型	定义	分期及治疗原则
Ⅰ	起源于下段食管的腺癌，多由肠上皮化生发展而来（如巴雷特食管；肿瘤中心位于胃食管交界线以上 1 ~ 5cm）	分期及治疗原则同食管癌
Ⅱ	胃食管交接腺癌，起源于此部位的腺上皮或肠上皮化生，肿瘤中心位于胃食管界限上 1 至交界线下 2cm	
Ⅲ	胃食管交界以下腺癌，肿瘤中心位于胃食管交界线下 2 ~ 5cm	分期同食管癌，治疗原则同胃癌

好发年龄：肠亚型好发于 40 岁以上的患者，恶性程度较低。弥漫性亚型好发于青年患者，恶性程度较高。

主要淋巴结：主要位于胃大弯及小弯，包括胃十二指肠旁淋巴结，腹主动脉旁淋巴结，腹腔干淋巴结，肝门淋巴结，胰周淋巴结，脾门淋巴结。若是胃食管结合部癌，食管周围淋巴结。

分组：日本胃癌协会（Japanese Gastric Cancer Association，JGCA）于 2010 年发表的胃癌治疗指南对胃癌淋巴结进行了分组（表 4-2-2）。1 ~ 12 和 14v 组淋巴结定义为区域淋巴结，若侵犯了食管下段，19、20、110、111 也可定义为区域淋巴结，其他区域淋巴结转移定义为 M1。

表 4-2-2 JGCA 胃癌淋巴结分组

JGCA 胃癌淋巴结分组			
1	右贲门旁	12a	肝十二指肠韧带，沿肝固有动脉
2	左贲门旁	12b	肝十二指肠韧带，沿胆总管
3a	胃小弯，沿胃左动脉	12p	肝十二指肠韧带，沿门静脉
3b	胃小弯，沿胃右动脉	13	胰十二指肠后
4sa	胃大弯，沿胃短动脉	14v	肠系膜上静脉
4sb	胃大弯，沿胃网膜左动脉	15	结肠中动脉
4d	胃大弯，沿胃网膜右动脉	16a	腹主动脉旁，膈肌主动脉裂孔至左肾静脉下缘
5	幽门上	16b	腹主动脉旁，左肾静脉下缘至腹主动脉分叉
6	幽门下	17	胰头前
7	胃左动脉	18	胰体下缘
8a	肝总动脉前上方	19	膈下动脉
8p	肝总动脉后方	20	食管裂孔
9	腹腔干	110	下段食管旁

续表

JGCA 胃癌淋巴结分组			
10	脾门淋巴结	111	膈上（远离食管）
11p	脾动脉近端	112	纵隔后部（远离食管及裂孔）
11d	脾动脉远端		

二、病理特点

90% 为腺癌，其他病理类型有：肉瘤，肠胃间质瘤，类癌，小细胞，未分化，MALT 淋巴瘤，平滑肌肉瘤。

三、临床特点

1. **常见症状** 吞咽困难，消化不良，上腹饱胀不适，食欲减退，恶心，腹痛，体重减轻，梗阻（幽门病变），贫血，呕血（10% ~ 15%），黑便。

2. **体格检查** 注意颈部，锁骨上窝，腋窝和脐周。

3. **实验室检查** 血常规，肝肾功能，癌胚抗原（1/3 升高），幽门螺杆菌。

4. **特殊检查** 上消化道内镜检查，EUS（评估穿透深度和 LN 受累），胸腹盆 CT。临床上可能需要进行 PET 扫描，但 PET 扫描可能不适合 T_1 病变。

5. ***HER2-neu* 检测** 通过 *HER2-neu* 检测是否存在转移性腺癌。

6. **腹腔镜细胞学检查** 可评估 cT_{1b} 或更高阶段的疾病程度、腹膜植入物和可切除性，特别是 cT3 和 / 或 cN_+。也可以评估是否进行术前放化疗。

四、临床分期

本指南采用 UICC/AJCC TNM 分期系统（第 8 版），具体定义见表 4-2-3。

表 4-2-3 胃癌的 TNM 分期（AJCC/UICC 第 8 版）

胃癌	
原发肿瘤（T）	
T_x	原发肿瘤无法评估
T_0	无原发肿瘤的证据
T_{is}	原位癌：上皮内肿瘤，未侵及固有层，高度不典型增生
T_1	肿瘤侵犯固有层，黏膜肌层或黏膜下层
T_{1a}	肿瘤侵犯固有层或黏膜肌层
T_{1b}	肿瘤侵犯黏膜下层
T_2	肿瘤侵犯固有肌层 *
T_3	肿瘤穿透浆膜下结缔组织，而尚未侵犯脏腹膜或邻近结构 **，***
T_4	肿瘤侵犯浆膜（脏腹膜）或邻近结构 **，***
T_{4a}	肿瘤侵犯浆膜（脏腹膜）
T_{4b}	肿瘤侵犯邻近结构
区域淋巴结（N）	
N_x	区域淋巴结无法评估
N_0	区域淋巴结无转移

续表

胃癌	
N_1	1 ~ 2 个区域淋巴结有转移
N_2	3 ~ 6 个区域淋巴结有转移
N_3	7 个或 7 个以上区域淋巴结有转移
N_{3a}	7 ~ 15 个区域淋巴结有转移
N_{3b}	16 个或 16 个以上区域淋巴结有转移
远处转移(M)	
M_0	无远处转移
M_1	有远处转移
组织学分级(G)	
Gx:分级无法评估;G1 :高分化;G2 :中分化;G3 :低分化,未分化	

注：* 肿瘤可以穿透固有肌层达胃结肠韧带或肝胃韧带或大小网膜，但没有穿透覆盖这些结构的脏腹膜。在这种情况下，原发肿瘤的分期为 T_3 期。若穿透覆盖胃韧带或网膜的脏腹膜，则应当被分为 T_4 期；** 胃的邻近结构包括脾、横结肠、肝脏、膈肌、胰腺、腹壁、肾上腺、肾脏、小肠以及后腹膜；*** 经胃壁内扩展至十二指肠或食管的肿瘤不考虑为侵犯邻近结构，而是应用任何这些部位的最大浸润深度进行分期。

1. 临床分期　见表 4-2-4。

表 4-2-4　临床分期

0 期	T_{is}	N_0	M_0
Ⅰ期	T_1	N_0	M_0
	T_2	N_0	M_0
ⅡA 期	T_1	N_1 ~ N_3	M_0
	T_2	N_1 ~ N_3	M_0
ⅡB 期	T_3	N_0	M_0
	T_{4a}	N_0	M_0
Ⅲ期	T_3	N_1 ~ N_3	M_0
	T_{4a}	N_1 ~ N_3	M_0
ⅣA 期	T_{4b}	任何 N	M_0
ⅣB 期	任何 T	任何 N	M_1

2. 病理分期　见表 4-2-5。

表 4-2-5　病理分期

0 期	T_{is}	N_0	M_0
ⅠA 期	T_1	N_0	M_0
ⅠB 期	T_1	N_1	M_0
	T_2	N_0	M_0
ⅡA 期	T_1	N_2	M_0
	T_2	N_1	M_0

续表

	T_3	N_0	M_0
ⅡB 期	T_1	N_{3a}	M_0
	T_2	N_2	M_0
	T_3	N_1	M_0
	T_{4a}	N_0	M_0
ⅢA 期	T_2	N_{3a}	M_0
	T_3	N_2	M_0
	T_{4a}	N_1	M_0
	T_{4a}	N_2	M_0
	T_{4b}	N_0	M_0
ⅢB 期	T_1	N_{3b}	M_0
	T_2	N_{3b}	M_0
	T_3	N_{3a}	M_0
	T_{4a}	N_{3a}	M_0
	T_{4b}	N_1	M_0
	T_{4b}	N_2	M_0
ⅢC 期	T_3	N_{3b}	M_0
	T_{4a}	N_{3b}	M_0
	T_{4b}	N_{3a}	M_0
	T_{4b}	N_{3b}	M_0
Ⅳ期	任何 T	任何 N	M_1

3. 新辅助治疗后分期　见表 4-2-6。

表 4-2-6　新辅助治疗后分期

Ⅰ期	T_1	N_0	M_0
	T_2	N_0	M_0
	T_1	N_1	M_0
Ⅱ期	T_3	N_0	M_0
	T_2	N_1	M_0
	T_1	N_2	M_0
	T_{4a}	N_0	M_0
	T_3	N_1	M_0
	T_2	N_2	M_0
	T_1	N_3	M_0
Ⅲ期	T_{4a}	N_1	M_0
	T_3	N_2	M_0
	T_2	N_3	M_0

续表

	T_{4b}	N_0	M_0
	T_{4b}	N_1	M_0
	T_{4a}	N_2	M_0
	T_3	N_3	M_0
	T_{4b}	N_2	M_0
	T_{4b}	N_3	M_0
	T_{4a}	N_3	M_0
Ⅳ期	任何 T	任何 N	M_1

注：①要达到准确分期，区域淋巴结的数目应该≥ 16 个，最好≥ 30 个；②若肿瘤累及食管胃交界部，肿瘤中心在食管胃交界部食管侧者或在胃侧 2cm 之内者（Siewert 分型Ⅰ型和Ⅱ型），按食管癌分期；肿瘤中心在近端胃 2cm 之外（Siewert 分型Ⅲ型）按胃癌分期。肿瘤中心虽在近端胃 2cm 之内但未累及食管胃交界部者，按胃癌分期；③胃的神经内分泌瘤（neuroendocrine tumor, NET）分期参照胃神经内分泌瘤的 TNM 分期；④本分期不适用于非上皮性肿瘤，如淋巴瘤、肉瘤、胃肠道间质瘤等。

五、治疗原则

1. **局部可切除胃癌的治疗**　选择性的 $cT_{1a}N_0M_0$ 患者（局限于黏膜，分化好，≤ 2cm，非溃疡型）（ESMO），在有经验的中心可推荐考虑行内镜下黏膜切除术（endoscopic mucosal resection，EMR）或内镜下黏膜下剥离术（endoscopic submucosal dissection，ESD）。原则上内镜治疗适用于淋巴结转移可能性极低的肿瘤。而日本胃癌规约将适应证扩大，EMR 和 ESD 适应证：直径≤ 2cm 的黏膜内癌（cT_{1a}），分化型癌，不伴溃疡。ESD 适应证：直径 > 2cm 黏膜内癌（cT_{1a}），分化型癌，不伴溃疡；直径≤ 3cm 肉眼可见的黏膜内癌（cT_{1a}），分化型癌，伴有溃疡。ESD 的扩大适应证：直径≤ 2cm 肉眼可见的黏膜内癌（cT_{1a}），未分化型，不伴有溃疡。不适合 EMR/ESD 的ⅠA 期患者或者ⅠB 期患者推荐单纯手术治疗（部分或全部胃切除术，至少行 D1 淋巴结清扫）。

cT_2 及以上患者（无论 N），推荐手术，或者手术 + 围手术期化疗或术前 / 术后放化疗。术后辅助化疗方案包括 XELOX，S-1 单药等；新辅助化疗方案包括 FLOT4，PF 等；放疗剂量：45 ~ 50.4Gy，同步化疗可用 5- 氟尿嘧啶，铂类或者紫杉醇类。

2. **不可手术切除的胃癌的治疗**　PS 0 ~ 1 分患者可采取同步放化疗策略，并在同步放化疗后评估完全切除可能性，若能完全切除则考虑手术治疗。PS 2 分患者可采取最佳支持治疗 / 对症处理。

3. **晚期转移性胃癌的治疗**　M_1 患者推荐姑息性化疗 ± 放疗（5- 氟尿嘧啶或卡培他滨 + 45Gy）。50% ~ 75% 患者可缓解改善胃幽门梗阻、疼痛、出血或胆道梗阻。缓解时间为 4 ~ 18 个月。或者，行姑息性手术或者最佳的支持治疗。*HER2* 过表达转移性腺癌患者可联合使用曲妥珠单抗和化疗。

六、放疗原则

1. **模拟定位**　放疗前确保足够营养，进行营养咨询，建议至少 1 500cal/d。患者可能需要放置胃管（优选在手术时放置）。在模拟定位和每次放疗前，患者应禁食 3 小时。

2. **靶区勾画**　靶区勾画主要参考中国医学科学院肿瘤医院的靶区勾画建议。

GTV：术前可视的肿瘤病灶（原发肿瘤和淋巴结）；术后定义为可视或定位明确的肿瘤残存病灶（切缘不净、肿瘤或淋巴结残存、周围受侵组织或器官等）。

CTV：术前包括 GTV 和高危淋巴引流区；术后包括 GTV、吻合口、残端、瘤床和高危淋巴引流区。

PTV：为在 CTV 的基础上形成，一般前后左右方向外放 5 ~ 7mm。头侧和脚侧外放 10mm。

PGTV：若需要同步加量，建议在 GTV 的基础上直接外放 5 ~ 7mm。

根据肿瘤原发部位定义的区域淋巴引流区照射范围见表 4-2-7。

表 4-2-7　区域淋巴引流区照射范围

肿瘤原发部位	淋巴引流区照射范围
胃上 1/3 或胃食管交界	110 组，20 组，1 ~ 3 组，7 ~ 12 组，16a2 组
胃中 1/3	1 ~ 3 组，5 ~ 13 组，14 组 *，16a 组
胃下 1/3	3 组，5 ~ 9 组，11p 组，12 ~ 13 组，14 组 *，16a 组

注：*12、13 组淋巴结转移或胰腺被膜、实质受侵时包括。

3. 处方剂量

（1）R1 和 R2 切除术后：95%PTV：40 ~ 45Gy，95%PGTV：50 ~ 55Gy。单次剂量 1.8 ~ 2Gy，每周 5 次。可同步或序贯加量。

（2）R0 切除术后：95%PTV：45Gy，1.8Gy/ 次，每周 5 次。

术前放疗：95%PTV：40Gy，95%PGTV：45Gy。单次剂量 1.8 ~ 2Gy，每周 5 次，可同步或序贯加量。

4. 剂量限制

（1）脊髓：D_{max} ≤ 45Gy。

（2）心脏：V30Gy < 20%，平均剂量 < 30Gy。

（3）肝脏：V30Gy ≤ 33%，平均剂量≤ 25Gy。

（4）肾脏：单侧 V20Gy < 33%，平均剂量 < 18Gy。

（5）小肠：V45Gy < 195cc。

七、循证医学证据

1. 术前放化疗　目前关于胃癌的术前同步放化疗的研究大多为Ⅰ / Ⅱ期临床研究（表 4-2-8）。

表 4-2-8　术前放化疗相关研究

相关参考文献编号	例数	分组	结果
[3]	43 例可切除的局部进展期胃癌患者	诱导化疗（2 周期 5-FU + 亚叶酸钙 + 顺铂）→同步放化疗（45Gy + 同步 5-FU 和紫杉醇周方案）→ 5 ~ 6 周后手术（50% 行 D2 解剖切除）	R0 切除率为 77%，pCR 率为 26%。pCR 患者 1 年 OS 率为 82%，未达 pCR 患者 1 年 OS 率为 69%
[4]	中期纳入 120 名患者	术前行 3 周期 ECF（表柔比星 + 顺铂 + 5-FU）化疗→手术→术后 3 周期 ECF 化疗 vs. 术前 2 周期 ECF 化疗后同步放化疗→手术→术后 3 周期 EC 化疗	术前放化疗是可行且可耐受的，其中 92% 的人接受了术前治疗，3 级或以上的手术并发症或胃肠道毒性在两组间差异无统计学意义。目前仍在入组中

综上，新辅助放化疗 + 手术 + 辅助化疗模式显示可以达到肿瘤降期，提高 R0 切除并有很好的整体生存率。而新辅助放化疗患者耐受性良好，与术前化疗相比，3 级及以上不良反应均差异无统计学意义，但疗效仍需要更多的临床试验验证。

2. 术后放化疗　见表 4-2-9。

表 4-2-9　术后放化疗相关研究

相关参考文献编号	例数	分组	结果
[5]	559 例可切除的ⅠB ~ Ⅳ期 M_0 胃癌和胃食管结合部腺癌(20%)	术后观察 vs. 术后放化疗	放化疗组 41% 患者出现 3 级毒性和 30% 患者出现 4 级毒性。术后放化疗组的中位 OS 为 36 个月,优于单纯手术的 27 个月(P = 0.005)。此研究中仅有极少部分(10%)的患者接受了胃癌 D2 清扫淋巴结手术
[6]	78 例胃癌术后患者	放化疗序贯紫杉醇 / 顺铂 / 5- 氟尿嘧啶(PCF)组 vs. 序贯紫杉醇 / 顺铂(PC)组	PCF 组 59% 患者出现 3 级或以上毒性,后 PCF 组关闭,其中 PCF 组中位 DFS 为 14.6 个月。PC 组的 2 年无病生存率为 52%
[7]	458 例胃切除术及 D2 切除术后患者	卡培他滨和顺铂(XP)×6 周期 vs. XP ×2 周期→放化疗(45Gy,同步卡培他滨化疗)→ XP×2 周期	两组 5 年无病生存率(68% vs. 74%)和生存率相似(73% vs. 75%)。局部复发率放化疗组低于化疗组(7% vs. 13%),进一步亚分组分析显示,对于具有淋巴结阳性(HR = 0.7)和肠型(HR = 0.442)患者可从放化疗中获益
[8]	788 例ⅠB ~ ⅣA 期胃癌术后患者	术前 3 周期 ECX(表柔比星,顺铂或奥沙利铂,卡培他滨)→手术→同步放化疗(45Gy,同步顺铂和卡培他滨化疗)组 vs. 术前 3 周期 ECX →手术→ 3 周期 ECX	两组的 5 年生存率相似。CT 组的中位 OS 和 CRT 组中位 OS 分别为 43 个月和 37 个月。化疗组 3 级血液学毒性更高(34% vs. 44%),但放化疗组的 GI 毒性较高(42% vs. 37%)

综上，大部分患者可以从术后辅助放化疗得到获益，降低局部复发率，尤其是手术未能达到 R0 切除的患者，但放化疗组的毒性可能较围手术期化疗更高。

3. 围手术期化疗　见表 4-2-10。

表 4-2-10　围手术期化疗相关研究

相应参考文献编号	例数	分组	结果
[9]	503 例可切除胃腺癌(74%)、胃食管结合部癌、低位食管癌患者	单纯手术组 vs. 术前 ECF×3 周期→手术→术后 ECF×3 周期组	两组间术后发病率和死亡率相似。围手术期化疗组中位 OS 较单纯手术组得到延长(24 个月 vs. 20 个月)
[10]	224 例可切除的低位食管腺癌(11%),胃食管结合部癌(64%),胃癌(25%)	单纯手术 vs. 术前化疗(顺铂 + 连续输注 5- 氟尿嘧啶)×2 ~ 3 个周期→手术→术后化疗 ×3 ~ 4 周期组	围手术期化疗组 5 年生存率优于单纯手术组(38% vs. 24%),5 年无病生存率同样存在优势(38% vs. 19%)。同时围手术期化疗组有更高的手术切除率(84% vs. 73%;P = 0.04)。
[11]	144 例局部晚期胃癌或 GEJ 患者	单纯手术组 vs. 术前化疗组(顺铂,亚叶酸钙,连续 5- 氟尿嘧啶)×2 周期	4.4 年的中位随访期并未发现两组的复发风险差异或生存差异
[12]	临床分期≥ cT_2 或淋巴结阳性可切除胃癌或胃食管结合部癌患者	术前和术后 3 周期 ECF/ECX 化疗组(表柔比星,顺铂,5- 氟尿嘧啶或卡培他滨)vs. 术前和术后 4 周期 FLOT 组(多西他赛,奥沙利铂,亚叶酸钙,5- 氟尿嘧啶)	FLOT 组显著提高了中位 OS(35 个月 vs. 50 个月)和 PFS(18 个月 vs. 30 个月)。ECF/ECX 组对比 FLOT 组,3 ~ 4 级恶心、呕吐、血小板事件和贫血的发生率显著增高;而 FLOT 组 3 ~ 4 级感染、中性粒细胞减少、腹泻和外周神经毒性的发生率更高

综上，数个研究证实了围手术期化疗在一定程度上能够提高患者的疾病控制率并因此带来相应的生存获益，但目前化疗方案及周期数仍然需要更多的研究探索。

（李寰　马虹　刘超）

参考文献

[1] 中国临床肿瘤学会指南工作委员会 . 中国临床肿瘤学会 (CSCO) 胃癌诊疗指南 2021[M]. 北京 : 人民卫生出版社 , 2021.

[2] 李晔雄 . 肿瘤放射治疗学 [M]. 5 版 . 北京 : 中国协和医科大学出版社 , 2018: 1138-1181.

[3] AJANI J A, WINTER K, OKAWARA G S, et al. Phase Ⅱ trial of preoperative chemoradiation in patients with localized gastric adenocarcinoma (RTOG 9904): Quality of combined modality therapy and pathologic response[J]. J Clin Oncol, 2006, 24(24): 3953-3958.

[4] LEONG T, SMITHERS B M, HAUSTERMANS K, et al. TOPGEAR: A randomized, phase Ⅲ trial of perioperative ECF chemotherapy with or without preoperative chemoradiation for resectable gastric cancer: Interim results from an international, intergroup trial of the AGITG, TROG, EORTC and CCTG[J]. Ann Surg Oncol, 2017, 24(8): 2252-2258.

[5] MACDONALD J S, SMALLEY S R, BENEDETTI J, et al. Chemoradiotherapy after surgery compared with surgery alone for adenocarcinoma of the stomach or gastroesophageal junction[J]. N Engl J Med, 2001, 345(10): 725-730.

[6] SCHWARTZ G K, WINTER K, MINSKY B D, et al. Randomized phase Ⅱ trial evaluating two paclitaxel and cisplatin-containing chemoradiation regimens as adjuvant therapy in resected gastric cancer (RTOG-0114)[J]. J Clin Oncol, 2009, 27(12): 1956-1962.

[7] PARK S H, SOHN T S, LEE J, et al. Phase Ⅲ trial to compare adjuvant chemotherapy with capecitabine and cisplatin versus concurrent chemoradiotherapy in gastric cancer: Final report of the adjuvant chemoradiotherapy in stomach tumors trial, including survival and subset analyses[J]. J Clin Oncol, 2015, 33(28): 3130-3136.

[8] CATS A, JANSEN E, van GRIEKEN N, et al. Chemotherapy versus chemoradiotherapy after surgery and preoperative chemotherapy for resectable gastric cancer (CRITICS): An international, open-label, randomised phase 3 trial[J]. Lancet Oncol, 2018, 19(5): 616-628.

[9] CUNNINGHAM D, ALLUM W H, STENNING S P, et al. Perioperative chemotherapy versus surgery alone for resectable gastroesophageal cancer[J]. N Engl J Med, 2006, 355(1): 11-20.

[10] YCHOU M, BOIGE V, PIGNON J P, et al. Perioperative chemotherapy compared with surgery alone for resectable gastroesophageal adenocarcinoma: An FNCLCC and FFCD multicenter phase Ⅲ trial[J]. J Clin Oncol, 2011, 29(13): 1715-1721.

[11] SCHUHMACHER C, GRETSCHEL S, LORDICK F, et al. Neoadjuvant chemotherapy compared with surgery alone for locally advanced cancer of the stomach and cardia: European organisation for research and treatment of cancer randomized trial 40954[J]. J Clin Oncol, 2010, 28(35): 5210-5218.

[12] AL-BATRAN S E, HOMANN N, PAULIGK C, et al. Perioperative chemotherapy with fluorouracil plus leucovorin, oxaliplatin, and docetaxel versus fluorouracil or capecitabine plus cisplatin and epirubicin for locally advanced, resectable gastric or gastro-oesophageal junction adenocarcinoma (FLOT4): a randomised, phase 2/3 trial[J]. Lancet, 2019, 393(10184): 1948-1957.

第三节 原发肝细胞性肝癌

一、解剖及淋巴引流规律

1. 解剖位置和毗邻

（1）肝脏主要位于右季肋区和腹上区，只有小部分延伸到左季肋区，大部分被肋弓覆盖，仅在腹上区左右肋弓间漏出部分。

（2）膈面与横膈相连，右顶部与右肺相邻，左顶部与心包与心脏及左肺底相毗邻。

（3）肝脏左侧脏面与食管腹段、胃、胰腺毗邻，右侧脏面与十二指肠、胆囊、横结肠、右肾及肾上腺毗邻。

2. 淋巴引流　肝脏淋巴引流分深浅两层，浅层淋巴管位于肝被膜深面，形成淋巴管网，与深淋巴管相通。由于肝脏淋巴转移较少见，故不予详细叙述。

3. 肝癌的转移途径

（1）肝内转移：占70%，肝癌易出现门静脉及分支瘤栓，脱落后在肝内引起多发转移。

（2）肝外转移：占30%，血行转移以肺转移最为多见，其次为肾上腺和骨骼；淋巴转移则以肝门淋巴结转移最常见，也可转移至胰腺、脾和主动脉旁淋巴结，偶尔累及心包、纵隔和锁骨上淋巴结；种植转移比较少见，偶可种植在腹膜、横膈及胸腔等处，女性还可发生卵巢种植转移。

二、病理特点

1. 大体分型

（1）肝细胞性肝癌约占原发性肝癌的90%以上。

（2）大体分型可分为结节型、巨块型和弥漫型。

2. 分子类型　目前肝癌暂无明确的分子分型，但有一些代表性的免疫组化标志物：如肝细胞抗原（Hep Par1）、多克隆性癌胚抗原（pCEA）、CD34、Arg-1等。对于小病灶的肝活检组织病理学检查，可以进行磷脂酰肌醇蛋白3（glypican-3，GPC-3）、热休克蛋白70（heat shock protein 70，HSP70）和谷氨酰胺合成酶（glutamine synthase，GS）染色，如上述3项中有2项阳性即可诊断为HCC。

三、放疗前检查

1. 实验室检查　血常规、肝肾功能、凝血功能、乙肝及丙肝病毒感染相关检测、血清AFP等，其中AFP是诊断肝癌最重要、特异性最强的肿瘤标志物，用于肝癌的普查、早期诊断、术后监测和随访。

2. 特殊检查　腹部超声、腹盆腔CT、肝脏MRI、选择性动脉造影（digital subtraction angiography，DSA）以及必要时PET/CT等。

3. 病理学检查　可通过超声引导下经皮肝穿刺空芯针活检或细针穿刺进行组织学或细胞学检查。

4. 肝脏储备功能评估　主要采用Child-Pugh分级和15分钟吲哚菁绿潴留率（ICG-R15）等综合评价肝实质功能。

（1）肝功能Child-Pugh分级（表4-3-1）。

表 4-3-1 肝功能 Child-Pugh 分级

	评分		
	1	2	3
总胆红素 /(μmol·L^{-1})	< 34	34 ~ 51	> 51
清蛋白 /(g·L^{-1})	> 35	28 ~ 35	< 28
凝血酶原时间延长	1 ~ 3 秒	4 ~ 6 秒	> 6 秒
腹水	无	轻度	中、重度
肝性脑病(级)	无	1 ~ 2	3 ~ 4

注：按积分法，A 级 .5 ~ 6 分，B 级 .7 ~ 9 分，C 级 .10 ~ 15 分。

（2）15 分钟吲哚菁绿潴留率（indocyanine green retention rate at 15min，ICG-R15）：主要反映肝细胞摄取能力（有功能的肝细胞量）及肝血流量。一次静脉注射 0.5mg/kg，测定 15min 时 ICG 在体内的潴留率，正常 < 12%，或通过清除曲线可测定肝血流量。

四、诊断标准

1. 病理学诊断为金标准。

2. **临床诊断标准** 在所有实体瘤中，唯有 HCC 可以采用临床诊断标准，满足以下条件中的（1）+（2）①两项或（1）+（2）②+（2）③三项时，可以确立 HCC 的临床诊断。

（1）具有肝硬化及 HBV 和 / 或 HCV 感染的证据。

（2）典型的原发性肝癌（hepatic cell carcinoma，HCC）影像学特征：同期多排 CT 扫描和 / 或动态对比增强 MRI 检查显示肝脏占位在动脉期快速不均质血管强化，而静脉期或延迟期快速洗脱。①如果肝脏占位直径 ≥ 2cm，CT 和 MRI 两项影像学检查中有一项显示肝脏占位具有上述肝癌的特征，即可诊断 HCC；②如果肝脏占位直径为 1 ~ 2cm，则需要 CT 和 MRI 两项影像学检查都显示肝脏占位具有上述肝癌特征，方可诊断 HCC；③血清 AFP ≥ 400μg/L 持续 1 个月或 ≥ 200μg/L 持续 2 个月，并能排除其他原因导致的 AFP 升高。

五、临床分期

1. TNM 分期系统（TNM 前加前缀 c、p、m、r 和 y 分别代表临床、组织病理学、多发性原发肿瘤、复发性肿瘤和治疗后肿瘤的 TNM 分期），TMN 分期具体定义及分期预后分组见表 4-3-2。

表 4-3-2 肝细胞肝癌 TNM 分期（AJCC / UICC 第 8 版）

原发肿瘤(T)	
Tx	原发肿瘤无法评估
T_0	无原发肿瘤证据
T_1	单发肿瘤最大径 ≤ 2cm 或单发肿瘤最大径 > 2cm，无血管侵犯
T_{1a}	单发肿瘤最大径 ≤ 2cm
T_{1b}	单发肿瘤最大径 > 2cm，无血管侵犯
T_2	单发肿瘤最大径 > 2cm 伴血管侵犯或多发肿瘤且最大径均 ≤ 5cm
T_3	多发肿瘤，至少有一个最大径 > 5cm
T_4	任意大小的单发或多发肿瘤，累及门静脉的主要分支或肝静脉；肿瘤直接侵及除胆囊以外的邻近器官，或穿透腹膜

续表

区域淋巴结(N)			
N_x	区域淋巴结不能评价		
N_0	无区域淋巴结转移		
N_1	有区域淋巴结转移		
远处转移(M)			
M_0	无远处转移		
M_1	有远处转移		
C/pTNM:肝细胞肝癌分期			
	N_0M_0	N_1M_0	N_xM_0
T_1	Ⅰ	ⅣA	ⅣB
T_2	Ⅱ	ⅣA	ⅣB
T_3	ⅢA	ⅣA	ⅣB
T_4	ⅢB	ⅣA	ⅣB

2. 中国肝癌的分期方案（China liver cancer staging，CNLC）

中国肝癌的分期方案见表4-3-3。

表4-3-3　中国肝癌的分期方案表（CNLC）

ⅠA期	PS 0 ~ 2分,肝功能Child-Pugh A/B级,单个肿瘤、直径≤ 5cm,单个,无血管侵犯和肝外转移
ⅠB期	PS 0 ~ 2分,肝功能Child-Pugh A/B级,单个肿瘤、直径> 5cm,或2 ~ 3个肿瘤、最大直径≤ 3cm,无血管侵犯和肝外转移
ⅡA期	PS 0 ~ 2分,肝功能Child-Pugh A/B级,2 ~ 3个肿瘤、最大直径> 3cm,无血管侵犯和肝外转移
ⅡB期	PS 0 ~ 2分,肝功能Child-Pugh A/B级,肿瘤数目≥ 4个、肿瘤直径不论,无血管侵犯和肝外转移
ⅢA期	PS 0 ~ 2分,肝功能Child-Pugh A/B级,肿瘤情况不论、有血管侵犯而无肝外转移
ⅢB期	PS 0 ~ 2分,肝功能Child-Pugh A/B级,肿瘤情况不论、血管侵犯不论、有肝外转移
Ⅳ期	PS 3 ~ 4分,或肝功能Child-Pugh C级,肿瘤情况不论、血管侵犯不论、肝外转移不论

注：体力活动状态评分（performance status, PS）。

六、治疗原则

根据2022年《NCCN肿瘤学临床实践指南：肝癌》、《中国临床肿瘤学会（CSCO）原发性肝癌诊疗指南2022》，治疗原则推荐见表4-3-4。

表4-3-4　肝细胞肝癌治疗原则推荐表

分期	治疗建议
可切除肿瘤 （Ⅰ、Ⅱ期及部分ⅢA/ ⅢB期）	手术切除 *
局限性肝癌,但肝功能失代偿	肝移植 **,等待供肝期间可以进行桥接治疗(RFA或TACE或SBRT,见循证医学证据1)

续表

分期	治疗建议
不可切除(Ⅲ、Ⅳ期)	消融治疗:射频消融(RFA)、微波消融(MWA)、冷冻治疗等 肝动脉介入治疗(肝动脉栓塞化疗 TACE) 适形放疗 ± 化疗 立体定向放疗(SBRT) 系统治疗(索拉非尼,仑伐替尼以及瑞戈非尼,信迪利单抗联合贝伐单抗,阿帕替尼联合卡瑞利珠单抗,度伐利尤单抗联合替西单抗,阿可拉定以及具有肝癌适应证的现代重要制剂等) 肝移植 ** 最佳支持治疗(具有肝癌适应证)

注:* ⅢA/ⅢB 可能切除的情况:①肿瘤数目 > 3 个,但局限在同一段或同侧半肝者,或可同时行术中射频消融处理切除范围外的病灶;②合并门静脉主干或分支癌栓者,若肿瘤局限于半肝,且预期术中癌栓可完整地切除或取净,可考虑手术切除肿瘤并门静脉取栓,术后再结合 TACE、门静脉化疗或其他全身治疗措施;③合并胆管癌栓且伴有梗阻性黄疸,肝内病种亦可切除者;④伴肝门部淋巴结转移者,切除肿瘤的同时行淋巴结清扫或术后治疗;⑤周围脏器受累但可以一并切除者。** 肝移植术的选择标准,我国最新发布的 2019 年版《原发性肝癌诊疗规范》推荐采用美国加州大学旧金山分校(UCSF)标准:即单个肿瘤直径≤ 6.5cm;多发肿瘤数目≤ 3 个,其中最大肿瘤直径≤ 4.5cm,肿瘤直径总和≤ 8cm;无大血管和淋巴结侵犯。同时提出:CNLC Ⅳ期可考虑肝移植,术后推荐多学科综合治疗,可延长患者生存时间。

七、放疗原则

参考 2022 年《NCCN 肿瘤学临床实践指南:肝癌》、《中国临床肿瘤学会(CSCO)原发性肝癌诊疗指南 2022》和《中国原发性肝细胞癌放射治疗指南(2020 年版)》,肝癌放疗除了外照射光子放疗外,质子外照射以及内放疗(包括 90Y 微球疗法、131-I 粒子植入等)也在部分人群中取得了较好疗效,但由于设备限制,大部分医疗单位无法开展,因此本书仅对外照射光子放疗进行阐述。

1. 放疗适应证

(1)对于早中期肝癌,小肝癌不宜手术或消融治疗,或不愿接受有创治疗者,可考虑外照射放疗,特别是 SBRT(对于小肝癌,SBRT 是有效治疗手段,其生存获益可与手术切除或消融相似,IB 类证据,见循证医学证据 1)。NCCN 指南中指出外照射放疗适用于肝脏几乎所有位置的肿瘤。

(2)对于中晚期肝癌患者,可联合 TACE 治疗(TACE 术后碘油沉积不佳,肝脏肿块 > 5cm 的病灶,可以联合局部放疗,以提高局部控制率,延长生存期,IB 类证据);另外,SBRT 可作为不适合消融 / TACE 等治疗手段的替代方案。

(3)门静脉癌栓:多个临床研究证实放疗是肝癌合并门静脉癌栓的有效治疗手段,多数研究报道的客观反应率为 40% ~ 50%,相较未放疗组可明显延长 PFS 和 OS(见循证医学证据 2)。CSCO 指南推荐可切除门脉癌栓:术前新辅助放疗或术后辅助放疗可显著延长生存期;不可切除门静脉 / 下腔静脉癌栓:姑息放疗可延长患者生存期。

2018 版肝细胞癌合并门静脉癌栓多学科诊治中国专家共识中建议:①原发病灶可切除、PVTT Ⅲ型部分患者如癌栓不超过门静脉主干起始处 2cm,给予术前小剂量放疗可实现 PVTT 降期,在降低复发率同时不增加手术风险及术后肝功能衰竭的发生率;②原发灶不能切除、PVTT Ⅰ / Ⅱ / Ⅲ / Ⅳ型、肝功能为 Child - Pugh A 级或 B 级的患者可行放疗。放疗技术和剂量:①靶区包括原发灶和 PVTT。②三维适形放疗 / 调强放疗 95% 计划靶区 40 ~ 60Gy,每次 2 ~ 3Gy。③立体定向放疗 36 ~ 40Gy/5 ~ 6Gy。④肝功能为 Child - Pugh A 级,PVTT Ⅰ、Ⅱ、Ⅲ型建议放疗联合 TACE,疗效优于单独 TACE 或放疗。并建议 TACE 和放疗的间隔时间≤ 1 个月。先放疗的疗效优于先 TACE 者且对肝功能的影响较小。放疗靶区可包括原发灶和 PVTT 或仅 PVTT。

(4)等待供肝期间可以进行桥接治疗:根据 NCCN 肝癌治疗指南当肝源等待时间超过 6 个月时,就需要进行局部桥接治疗以最小化肿瘤进展和减少移植后复发。TACE 和 RFA 是最常见的桥接治疗手段，但对于肝代偿功能不好的患者其应用受限。近期研究表明外照射放疗是一种有效的替代治疗手段，可获得非常好的局控，使肿瘤降期，提高手术病理缓解率，且毒副作用较小（见循证医学证据3）。

（5）中央型肝癌术后窄切缘（≤ 1cm）、术后阳性切缘、术后病理可见微血管侵犯（MVI）时，术后可行放疗，可降低局部复发或远处转移率，延长无瘤生存。

（6）放疗还可以和 TACE 或肝动脉灌注化疗或全身药物治疗联合，以提高治疗效果。

（7）对晚期伴有远处转移的肝癌患者，放疗可以作为姑息减症手段，提高患者生活质量，延长生存期。

2. **SBRT 的可能适应证** 肝内 1 ~ 3 个肿瘤，无肝外转移者（通常适用于肿瘤直径≤ 4cm，但若存在足够的剩余正常肝体积，更大的肝脏肿瘤亦可尝试 SBRT）、肿瘤邻近肝被膜者、邻近大血管者以及邻近横膈者（射频消融风险高或者疗效不佳时）；门静脉癌栓放疗。对于邻近胃肠的肝脏肿瘤，选择 SBRT 需谨慎。SBRT 可取得与其他局部治疗方式相似的局部控制率（64% ~ 96%）和生存率（2 年生存率 34% ~ 72%），见循证医学证据 4。但由于缺乏 1 类证据支撑，目前在多数指南中 SBRT 还只是作为替代治疗方式。

开展肝脏 SBRT 必须满足的条件：有四维 CT 的影像设备引导或肿瘤追踪系统。非常精确的患者体位固定，放射治疗前的个体化图像校正，放射治疗设备能聚焦到肿瘤且肿瘤之外的射线梯度下降快。

3. **放疗定位** 推荐有条件的单位尽可能采用四维 CT 扫描，特别是 SBRT，要求四维 CT 定位扫描和图像引导下的放疗，以保证治疗的精确性。

4. **靶区勾画**

（1）大体肿瘤体积（GTV）：在增强 CT 中定义，参考动脉相与静脉相的表现，MRI 显示肝内病灶较清楚，必要时也须参考。PET/CT 扫描对肝内病灶较 MRI 无优势，但有助于了解肝外病灶情况。采用四维 CT 扫描的图像，GTV 勾画需包含每个时相序列所显示的肿瘤体积（即 iGTV）。

（2）临床靶体积（CTV）：由 GTV（影像可见病灶：肝内原发灶、血管癌栓、淋巴结 / 骨 / 肾上腺 / 脑等转移灶）外扩 2 ~ 4mm；由于 HCC 出现淋巴引流区转移较少，一般不包括淋巴引流区，但对于已出现淋巴结转移的，建议 CTV 包括下一站淋巴引流区。

（3）计划靶体积（PTV）：在常规放疗技术情况下，一般在 CTV 基础上外放 5 ~ 15mm；肝内原发灶、肾上腺 / 肺转移灶须考虑肿瘤移动度（ITV），ITV 可通过透视或四维 CT 评估。

5. **剂量分割**

（1）SBRT：推荐大于等于 30 ~ 60Gy/3 ~ 6 次（具体分割参照表 4-3-5）。门静脉癌栓：36 ~ 40Gy，5 ~ 6Gy/ 次。

（2）常规分割：50 ~ 70Gy，1.8 ~ 2.0Gy/ 次，取决于全肝和 / 或周围胃肠道的耐受量；门静脉癌栓：40 ~ 60Gy，2 ~ 3Gy/ 次。新辅助放疗门静脉癌栓的剂量可为 3Gy × 6 次。

（3）非 SBRT 的低大分割外放疗，可利用 LQ 模式将其放疗剂量换算为 BED，有乙型肝炎病毒感染患者的肝细胞 α/β 比值取 8Gy，肿瘤细胞 α/β 比值取 10 ~ 15Gy，作为剂量换算参考。

表 4-3-5 SBRT 治疗肝细胞肝癌剂量分割表

SBRT 处方剂量	平均肝脏剂量（全肝体积 -GTV）
50Gy/5 次	13
45Gy/5 次	15
40Gy/5 次	15
35Gy/5 次	15.5
30Gy/5 次	16
27.5Gy/5 次	17

6. 危及器官剂量限量

（1）正常肝组织：根据 QUANTEC 规定，放射性肝病（radiation induced liver disease，RILD）的发生率应小于 5%。

1）SBRT：一般推荐肝脏平均剂量（须减去肿瘤体积）< 13Gy/3f，< 18Gy/6f。肝功能 Child-Pugh A 级，正常肝体积 > 700ml 时，放疗分次为 3 ~ 5 次时，正常肝接受照射剂量 < 15Gy；正常肝体积 > 800ml 时，放疗分次为 3 ~ 5 次时，正常肝接受照射剂量 < 18Gy；对于肝功能 Child-Pugh B 级患者处方剂量为 4 ~ 6Gy/f 时，肝脏平均剂量（须减去肿瘤体积）< 6Gy。

2）常规分割放疗：肝功能 Child-Pugh A 级：肝脏平均剂量（肝总体积 -GTV）< 28 ~ 30Gy，2Gy/fx，V30 ≤ 60%；非常规大分割放疗（单次剂量 4 ~ 8Gy），肝脏平均剂量 < 23Gy；Child-Pugh B 级：肝脏平均剂量 < 6Gy；避免对 Child-Pugh C 级患者进行肝脏放疗。

3）姑息性全肝照射：< 28Gy，2Gy/f 或 < 21Gy，3Gy/f。

（2）胃和小肠：SBRT：亚洲 HCC 患者常伴有肝硬化和脾功能亢进导致的胃肠道淤血和凝血功能差，故我国 CSCO 推荐的胃肠道耐受剂量低于 RTOG 推荐的剂量：①当放疗分次为 3 ~ 5 次时，胃肠道的最大耐受剂量为 < 22.2 ~ 35Gy，最佳 < 30Gy；②常规分割：最大耐受剂量为 < 54Gy，胃 V45 < 45%，小肠 V50 < 5%（RTOG 0418），V15 ≤ 120ml。

（3）肾脏和脊髓：① SBRT：当放疗分次为 3 ~ 5 次时，双肾 D_{mean} 最佳 < 10Gy；脊髓 D_{max} < 21.9 ~ 30Gy，最佳 < 20Gy；②常规分割：双肾 D_{mean} ≤ 15Gy 且 V20 ≤ 33%，若一侧肾脏平均剂量 > 19Gy，则另一侧肾脏尽量避开；脊髓 D_{max} < 45Gy（RTOG 0623）。

八、循证医学证据

循证医学证据 1：SBRT vs. RFA

Rajyaguru 等（JCO 2018）利用美国国家癌症数据库的数据进行了一项回顾性分析：分别有 3 684 例（93%）和 296 例（7%）未手术的Ⅰ期或Ⅱ期 HCC 患者接受了 RFA 或 SBRT 治疗，经过倾向分组配对，分别有 521 例接受 RFA 治疗和 275 例接受 SBRT 治疗的患者纳入该研究，其结果显示 5 年生存率 RFA 组优于 SBRT 组（30% vs. 19%）。

Wahl 等（JCO 2016）报道了一项用 SBRT 或 RFA 治疗无法手术非转移性 HCC 的单中心前瞻性临床研究。其中 RFA 治疗了 161 例患者的 249 个病灶，SBRT 治疗了 63 例患者的 83 个病灶。结果显示大肿瘤（> 2cm）在 RFA 组相较 SBRT 显示出较高的局部进展率，而小肿瘤两组间局部进展率无差别。两组急性 3 级以上的毒性反应和 1 年、2 年生存率相似。

Hara K 等（Hepatology2020）的研究则比较 SBRT 与射频治疗的生存差异，结果发现 SBRT 与射频治疗的 3 年生存率相似，分别为 70.4% 与 69.1%，但 3 年局部复发率分别为 5.3% 与 12.9%，显示了 SBRT 较射频治疗更具有优势。

因而，尽管 Rajyaguru 的研究显示 RFA 的总生存时间优于 SBRT，但存在很多可导致结论偏倚的问题：①该研究两组患者存在基线的显著性偏倚差异，如 SBRT 组较 RFA 组患者体内状态较差、肿瘤大小更大、合并门静脉癌栓、位置更靠近大血管，这些参数均未纳入配对模型中进行校正，从而导致结果偏差；②由于国家癌症数据库中收集的数据无法进行系统回顾，其准确性和可靠性相对较差；③ SBRT 和 RFA 均属于局部治疗，而总生存时间不仅跟局部控制率相关，还与肝内外转移的发生相关，因此该总生存数据还受到了局部治疗之外其他后续和系统治疗的影响，因而无法完全代表两种局部治疗的疗效差异；④该研究纳入了 2004—2014 年接受 SBRT 治疗的患者，而在 2010 年之前 SBRT 处于早期发展阶段，技术尚不成熟，且剂量分割方式不统一，36% 的患者未接受标准剂量的放疗，因此其疗效亦受到影响。结合 Hara K 等研究，笔者认为 SBRT 可获得与 RFA 相似的局部控制疗效，但由于缺乏头对头随机对照研究的证据，在局部治疗方式的选择上，SBRT 目前仍只作为不适合进行

RFA 的替代治疗，尤其肿瘤较大（ > 2cm ）的患者。

循证医学证据 2：门静脉癌栓放疗相关临床研究（表 4-3-6 ）

表 4-3-6　门静脉癌栓放疗相关临床研究

相关参考文献编号	研究类型	研究对象	研究结论
[7]	回顾性	412 例伴有门静脉癌栓的原发性肝癌患者，接受 TACE 和三维适形放疗	3.6% 患者得到完全反应，24.3% 患者得到部分反应。门静脉癌栓对治疗的反应率和疾病无进展率分别为 39.6% 和 85.6%。患者中位生存时间为 10.6 个月，1 年和 2 年生存率分别为 42.5% 和 22.8%。影响生存率的因素为肿瘤分级、甲胎蛋白水平、门静脉癌栓分级和对放化疗的敏感性
[8]	回顾性	45 例伴有门静脉主干癌栓的原发性肝癌患者，接受经皮肝门静脉支架置入和经动脉化疗栓塞(PTPVS-TACE)后，16 例患者接受 3-DCRT(30 ～ 60Gy，2Gy/ 次)，余 29 例患者不接受放疗	总体客观反应率为 35.6%，60d、180d 和 360d 支架通畅率以及患者平均生存时间，放疗组都明显优于非放疗组
[9]	回顾性	32 例伴有门静脉癌栓的原发性肝癌患者，16 例接受 5- 氟尿嘧啶和 INFU 联合 3D-CRT 治疗，对照组 16 例接受 5- 氟尿嘧啶和 INFU 治疗	放疗组的完全反应率、部分反应率、疾病稳定率和疾病进展率均优于非放疗组。平均生存时间，两者差异无统计学意义(放疗组 7.5 个月，非放疗组 7.9 个月)
[10]	回顾性	38 例伴有门静脉癌栓的原发性肝癌患者接受 23.4 ～ 59.5Gy(中位剂量 50.7Gy)	反应率(整体反应率 + 部分反应率)为 44.7%，门静脉癌栓大小和放疗剂量是治疗反应显著影响因素。患者 1 年中位生存时间为 9.6 个月，生存率为 39.4%，Child-Pugh 评分和放疗剂量是生存率的影响因素
[11]	回顾性	59 例伴有门静脉癌栓的原发性肝癌患者接受剂量 2 ～ 3Gy/ 次，总剂量 30 ～ 54Gy，生物剂量 39 ～ 70.2Gy	放疗可以产生 45.8% 的客观反应率。推荐剂量为 ≥ 58Gy
[12]	回顾性	70 例原发性肝癌患者中 41 例伴有门静脉癌栓接受剂量 2 ～ 3Gy(6 或 15MV X 线)总剂量 44 ～ 54Gy	患者对放疗的客观反应率为 39%。原发性肝癌和门静脉癌栓对放疗的反应性是患者 OS 的重要影响因素。提示放疗是对 TACE 无反应患者的一个选择
[13]	回顾性	46 例进展期原发性肝癌患者中 30 例伴有门静脉主干或双侧癌栓。接受总剂量 50Gy(35 ～ 60Gy)，日中位剂量 2Gy(2.0 ～ 2.5Gy)放疗	门静脉癌栓反应率 - 完全反应 3 例(6.5%)，部分反应 12 例(26.1%)，疾病稳定 19 例(41.3%)，疾病进展率 12 例(26.1%)。12 例(总计 15 例)对放疗反应的患者接受至少 50Gy 剂量的治疗，无反应的患者 84% 接受低于 50Gy 剂量的治疗。反应组 1 年患者存活率为 66.8%，无反应组为 27.4%，差异有统计学意义。建议该类患者接受至少放疗剂量大于等于 50Gy 的治疗
[14]	回顾性	20 例伴有门静脉癌栓的原发性肝癌患者接受 5- 氟尿嘧啶和干扰素动脉介入治疗合并放疗与 20 例伴有门静脉癌栓的原发性肝癌患者仅接受 5- 氟尿嘧啶和干扰素动脉介入治疗的对照研究	合并放疗组门静脉癌栓完全反应率、部分反应率、疾病稳定率、疾病进展率均优于无放疗组。患者整体生存时间和肿瘤进展时间合并放疗组明显长于无放疗组
[15]	回顾性	326 例伴有门静脉癌栓的原发性肝癌患者接受总剂量为 60Gy(2 ～ 3Gy 每分割)的放疗	反应率为 25.2%(82 例)，对放疗反应与不反应的患者生存率有显著性差异(P = 0.02)，放疗剂量和患者身体状态是影响生存率的主要因素

续表

相关参考文献编号	研究类型	研究对象	研究结论
[16]	前瞻性	19例伴有门静脉癌栓的原发性肝癌患者被纳入该研究，接受10-MV加速器总剂量60Gy的治疗	客观反应率57.9%，中位生存时间7个月，1年和2年生存率分别为40.6%和10.2%。肝脏V30 > 40%导致的Child-Pugh评分恶化的比例明显高于对照组
[17]	回顾性研究	20例伴有门静脉癌栓的原发性肝癌患者接受TACE治疗（盐酸表柔比星、碘化罂粟籽油和明胶海绵颗粒）后，接受5周总剂量50Gy，25个分割的放疗	16例患者完成全程治疗，反应率50%，1年生存率为25%，中位生存时间为5.3个月
[18]	回顾性研究	24例伴有门静脉癌栓的原发性肝癌患者接受总剂量50Gy，25个分割的放疗后，每3月进行30 ~ 60mg表柔比星TACE治疗	仅Child-Pugh评分对患者治疗后生存率有影响。患者1年和2年生存率分别为：Child A级73%和21%；B级或C级，10%和0；反应或部分反应患者达61%和21%。Child-Pugh评分是局部反应的唯一影响因素（P = 0.006）
[19]	前瞻性、多中心、随机对照研究	164例可切除HCC伴有门脉癌栓的患者随机分为新辅助放疗+手术组和单纯手术组，比较总生存	接受了新辅助放疗组的患者OS明显延长（HR0.35，P < 0.001），且ILD-6升高提示对放疗抵抗

循证医学证据3：放疗用于肝移植前桥接治疗的循证医学证据（表4-3-7）

表4-3-7 放疗用于肝癌移植前桥接治疗的临床研究列表

相应参考文献编号	研究类型	研究对象	研究结果及结论
[20]	回顾性	10例接受立体定向放疗的肝细胞癌患者（其中1位患者有两个病灶，10例患者共计11个病灶）SBRT剂量的中位值为51Gy/3f；SBRT至肝移植时间间期的中位天数为113d	5年生存率和无病生存率均为100%；11个肝细胞肿瘤病灶中有3个肿瘤病灶达CR（27%），剩下的8个肿瘤病灶稳定或缩小；10例患者中有4例有1 ~ 2级急性毒性反应。结论：SBRT在肝细胞癌患者等待器官移植期间是有利的
[21]	回顾性	18例接受大分割立体定向放疗（SHORT）的肝细胞癌患者（18例患者共计21个病灶）；中位剂量为50Gy/10f；在接受SHORT之前，1例患者接受了化疗栓塞，2例接受了射频消融。18例患者中有6例患者退组（其中3例进展，3例因为其他原因）。12例患者在完成SHORT之后接受肝切除（1例）或肝移植（11例）的中位时间6.3个月	没有患者有≥3级的胃肠道反应或放疗引起的肝损伤；10例患者（共计11个病灶）进行了疗效评估，其中有2个病灶完全坏死，3个病灶有50%以上的坏死，4个病灶的坏死程度 < 50%，2个病灶没有坏死。结论：SHORT是肝细胞癌患者等待肝移植期间有效的治疗手段
[22]	回顾性	29例经病理或放射学诊断为HCC的患者，每位患者至少有一处病灶直径 > 3cm（29例患者共计39个病灶），接受立体定向消融放疗。放疗剂量为36 ~ 48Gy/3 ~ 5f	15个病灶（52%）达到CR，10个病灶（34%）达到PR，3个病灶（11%）为SD。达到CR的平均时间为5.8个月；1年和2年的精确局部控制率为100%。1年和2年无进展生存率、肿瘤特异性生存率及总生存率分别为57.9%和41.2%、80.7%和63.3%、71.7%和56.2%。共计发生了6例大的毒性反应（3 ~ 4级），2例患者出现了RILD。结论：对于病灶 > 3cm的肝细胞癌患者来说，比起其他局部治疗方法，SABR在发生可接受的不良反应的情况下，提供了更好的局部控制率和生存率

续表

相应参考文献编号	研究类型	研究对象	研究结果及结论
[23]	回顾性	23例不适合手术切除和/或局部治疗，而接受了SBRT治疗早期肝癌患者(平均肿瘤体积12.7cm³),70%的携带肝炎病毒,100%有肝硬化。肝功能57%为Child-Pugh A级,43%为Child-Pugh B级。中位处方剂量54Gy	16名接受桥接治疗的患者有11名最终接受了肝移植,移植前均未发生局部进展,无放疗相关的手术困难或并发症。仅1例发生RILD,无SBRT相关的死亡率。结论:SBRT是一种安全有效的桥接治疗
[24]	回顾性	379例接受了SBRT(n = 36)、TACE(n = 99)或RFA(n = 244)桥接治疗的早期肝癌患者	三组最终接受肝移植的患者比例和术后并发症概率都相似,1年、3年、5年生存率和移植术后1年、3年、5年生存率三组间差异无统计学意义。放疗可以作为桥接治疗的替代手段

因而，对于肝代偿功能不好的患者，放疗是一种有效的替代治疗手段

循证医学证据4：SBRT治疗肝细胞肝癌的研究（表4-3-8）

表4-3-8　SBRT治疗肝细胞肝癌临床研究列表

相关参考文献编号	研究类型	研究对象	研究结论
[25]	Ⅰ/Ⅱ期临床	8例原发性肝癌患者,接受SBRT放疗(剂量/分割:25 ~ 37.5/3 ~ 5f)	患者中位随访时间为12.9个月,1年局部控制率为75%,1年和2年生存率分别为75%和40%。影响生存率的因素为CP分级、肿瘤直径和有无门静脉癌栓
[26]	Ⅱ期临床	47例原发性肝癌患者,接受SBRT放疗(剂量/分割:42 ~ 60/3f)	患者中位随访时间为17个月,2年局部控制率为95%,2年生存率为69%。影响生存率的因素为CP分级、肿瘤直径和有无门静脉癌栓
[27]	Ⅰ/Ⅱ期临床	102例原发性肝癌患者,接受SBRT放疗(剂量/分割:24 ~ 54/6f)	患者中位随访时间为31.4个月,1年局部控制率为87%,1年和2年生存率分别为55%和34%。影响生存率的因素为肿瘤直径和有无门静脉癌栓
[28]	Ⅰ/Ⅱ期临床	59例原发性肝癌患者,接受SBRT放疗(剂量/分割:CPA级36 ~ 48/3f;CPB级40/5f)	患者中位随访时间CPA级为33.3个月,CPB级为46.3个月,3年局部控制率CPA级和CPB级分别为91%和82%,2年生存率CPA级和CPB级分别为72%和33%。3年生存率CPA级和CPB级分别为61%和26%。影响生存率的因素为CP分级、肿瘤直径和有无门静脉癌栓
[29]	观察性研究	43例原发性肝癌患者,接受SBRT放疗(剂量/分割:肿瘤直径 < 3cm:48 ~ 75/3f;肿瘤直径3 ~ 6cm:36 ~ 60/6f)	患者中位随访时间为8个月,1年和2年局部控制率为86%和64%,1年和2年生存率分别为78%和45%。影响生存率的因素为CP分级、肿瘤直径和有无门静脉癌栓
[30]	Ⅱ期临床	90例原发性肝癌患者,接受SBRT放疗(剂量/分割:35 ~ 40/5f)	患者中位随访时间为41.7个月,3年局部控制率为95%,3年生存率分别为67%。影响生存率的因素为CP分级和肿瘤直径
[31]	Ⅱ期临床	74例不可手术原发性肝癌患者,接受SBRT放疗(剂量/分割:45 ~ 60/3f)	中位随访时间为41个月,≥3级以上毒性发生率3%,2年和3年局部控制率分别为97%、95%,2年无进展生存率和生存率分别为48%、84%,3年无进展生存率和生存率分别为36%、76%

续表

相关参考文献编号	研究类型	研究对象	研究结论
[32]	回顾性研究	81 名接受了≥2 程 SBRT 的 HCC 患者(病灶处方剂量的中位值为 40/5f)	中位随访时间为 41.5 个月,第 1 次和第 2 次 SBRT 后≥3 级以上毒性发生率差异无统计学意义,分别为 11% 和 15%。第 1 次 SBRT 的 5 年生存率和肝脏相关死亡率分别为 60.4% 和 32.9%,第 2 次 SBRT 的 3 年生存率分别为 61.0% 和 34.5%。肝内无复发间隔是影响 OS 的唯一重要因素

小结：SBRT 可取得与其他局部治疗方式相似的局部控制率和生存率，已获得 Ib 类证据支持，在多数指南中 SBRT 作为不宜手术或消融治疗的替代治疗方式被推荐。

（张莹莹　马虹　刘超）

参考文献

[1] 国家卫生健康委办公厅 . 原发性肝癌诊疗指南（2022 版）[J]. 临床肝胆病杂志，2022,38(2):288-303.

[2] NCCN Clinical Practice Guidelines in Oncology: Hepatobiliary Cancers. (Version 4.2022)[EB/OL].[2022-12-9]. https://www.nccn.org/professionals/physician_gls/pdf/hepatobiliary.pdf.

[3] 中国临床肿瘤学会指南工作委员会 . 中国临床肿瘤学会 (CSCO) 肝癌诊疗指南 2022[M]. 北京 : 人民卫生出版社 , 2022:71-81.

[4] 中国医师协会肝癌专业委员会精确放疗学组 , 原发性肝癌放射治疗专家共识（2020 年版）[J]. 临床肿瘤学杂志 . 2020,25(10): 935-946.

[5] RAJYAGURU D J, BORGERT A J, SMITH A L, et al. Radiofrequency ablation versus stereotactic body radiotherapy for localized hepatocellular carcinoma in nonsurgically managed patients: Analysis of the national cancer database[J]. J Clin Oncol, 2018, 36(6): 600-608.

[6] WAHL D R, STENMARK M H, TAO Y, et al. Outcomes after stereotactic body radiotherapy or radiofrequency ablation for hepatocellular carcinoma[J]. J Clin Oncol, 2016, 34(5): 452-459.

[7] YOON S M, LIM Y S, WON H J, et al. Radiotherapy plus transarterial chemoembolization for hepatocellular carcinoma invading the portal vein: Long-term patient outcomes[J]. Int J Radiat Oncol Biol Phys, 2012, 82(5): 2004-2011.

[8] ZHANG X B, WANG J H, YAN Z P, et al. Hepatocellular carcinoma with main portal vein tumor thrombus: Treatment with 3-dimensional conformal radiotherapy after portal vein stenting and transarterial chemoembolization[J]. Cancer, 2009, 115(6): 1245-1252.

[9] KATAMURA Y, AIKATA H, TAKAKI S, et al. Intra-arterial 5-fluorouracil/interferon combination therapy for advanced hepatocellular carcinoma with or without three-dimensional conformal radiotherapy for portal vein tumor thrombosis[J]. J Gastroenterol, 2009, 44(5): 492-502.

[10] TOYA R, MURAKAMI R, BABA Y, et al. Conformal radiation therapy for portal vein tumor thrombosis of hepatocellular carcinoma[J]. Radiother Oncol, 2007, 84(3): 266-271.

[11] KIM D Y, PARK W, LIM D H, et al. Three-dimensional conformal radiotherapy for portal vein thrombosis of hepatocellular carcinoma[J]. Cancer, 2005, 103(11): 2419-2426.

[12] KIM T H, KIM D Y, PARK J W, et al. Three-dimensional conformal radiotherapy of unresectable hepatocellular carcinoma patients for whom transcatheter arterial chemoembolization was ineffective or unsuitable[J]. Am J Clin Oncol, 2006, 29(6): 568-575.

[13] LEE J H, KIM D H, KI Y K, et al. Three-dimensional conformal radiotherapy for portal vein tumor thrombosis alone in advanced hepatocellular carcinoma[J]. Radiat Oncol J, 2014, 32(3): 170-178.

[14] CHUMA M, TAGUCHI H, YAMAMOTO Y, et al. Efficacy of therapy for advanced hepatocellular carcinoma: Intra-arterial 5-fluorouracil and subcutaneous interferon with image-guided radiation[J]. J Gastroenterol Hepatol, 2011, 26(7): 1123-1132.

[15] HUANG Y J, HSU H C, WANG C Y, et al. The treatment responses in cases of radiation therapy to portal vein thrombosis in advanced hepatocellular carcinoma[J]. Int J Radiat Oncol Biol Phys, 2009, 73(4): 1155-1163.

[16] YAMADA K, IZAKI K, SUGIMOTO K, et al. Prospective trial of combined transcatheter arterial chemoembolization and three-dimensional conformal radiotherapy for portal vein tumor thrombus in patients with unresectable hepatocellular carcinoma[J]. Int J Radiat Oncol Biol Phys, 2003, 57(1): 113-119.

[17] ISHIKURA S, OGINO T, FURUSE J, et al. Radiotherapy after transcatheter arterial chemoembolization for patients with hepatocellular carcinoma and portal vein tumor thrombus[J]. Am J Clin Oncol, 2002, 25(2): 189-193.

[18] TAZAWA J, MAEDA M, SAKAI Y, et al. Radiation therapy in combination with transcatheter arterial chemoembolization for hepatocellular carcinoma with extensive portal vein involvement[J]. J Gastroenterol Hepatol, 2001, 16(6): 660-665.

[19] WEI X, JIANG Y, ZHANG X, et al. Neoadjuvant three-dimensional conformal radiotherapy for resectable hepatocellular carcinoma with portal vein tumor thrombus: a randomized, open-label, multicenter controlled study[J]. J Clin Oncol, 2019,37: 2141-2151.

[20] O'CONNOR J K, TROTTER J, DAVIS G L, et al. Long-term outcomes of stereotactic body radiation therapy in the treatment of hepatocellular cancer as a bridge to transplantation[J]. Liver Transpl, 2012, 18(8): 949-954.

[21] KATZ A W, CHAWLA S, QU Z, et al. Stereotactic hypofractionated radiation therapy as a bridge to transplantation for hepatocellular carcinoma: Clinical outcome and pathologic correlation[J]. Int J Radiat Oncol Biol Phys, 2012, 83(3): 895-900.

[22] GUARNERI A, FRANCO P, TRINO E, et al. Stereotactic ablative radiotherapy in the treatment of hepatocellular carcinoma > 3 cm[J]. Med Oncol, 2016, 33(10): 104.

[23] MOORE A, COHEN-NAFTALY M, TOBAR A, et al. Stereotactic body radiation therapy (SBRT) for definitive treatment and as a bridge to liver transplantation in early stage inoperable Hepatocellular carcinoma[J]. Radiat Oncol, 2017, 12(1): 163.

[24] SAPISOCHIN G, BARRY A, DOHERTY M, et al. Stereotactic body radiotherapy vs. TACE or RFA as a bridge to transplant in patients with hepatocellular carcinoma. An intention-to-treat analysis[J]. J Hepatol, 2017, 67(1): 92-99.

[25] MENDEZ ROMERO A, WUNDERINK W, HUSSAIN SM, et al. Stereotactic body radiation therapy for primary and metastatic liver tumors: A single institution phase I-II study[J]. Acta Oncol, 2006, 45(7): 831-837.

[26] KANG J K, KIM M S, CHO C K, et al. Stereotactic body radiation therapy for inoperable hepatocellular carcinoma as a local salvage treatment after incomplete transarterial chemoembolization[J]. Cancer, 2012, 118(21): 5424-5431.

[27] BUJOLD A, MASSEY C A, KIM J J, et al. Sequential phase Ⅰ and Ⅱ trials of stereotactic body radiotherapy for locally advanced hepatocellular carcinoma[J]. J Clin Oncol, 2013, 31(13): 1631-1639.

[28] LASLEY F D, MANNINA E M, JOHNSON C S, et al. Treatment variables related to liver toxicity in patients with hepatocellular carcinoma, child-pugh class A and B enrolled in a phase 1 ~ 2 trial of stereotactic body radiation therapy[J]. Pract Radiat Oncol, 2015, 5(5): e443-e449.

[29] SCORSETTI M, COMITO T, COZZI L, et al. The challenge of inoperable hepatocellular carcinoma (HCC): results of a single-institutional experience on stereotactic body radiation therapy (SBRT)[J]. J Cancer Res Clin Oncol, 2015, 141(7): 1301-1309.

[30] TAKEDA A, SANUKI N, TSURUGAI Y, et al. Phase 2 study of stereotactic body radiotherapy and optional transarterial chemoembolization for solitary hepatocellular carcinoma not amenable to resection and radiofrequency ablation[J]. Cancer, 2016, 122(13): 2041-2049.

[31] JANG W I, BAE S H, KIM M S, et al. A phase 2 multicenter study of stereotactic body radiotherapy for hepatocellular carcinoma: Safety and efficacy[J]. Cancer, 2020, 126(2): 363-372.

[32] KIMURA T, TAKEDA A, TSURUGAI Y,et al. A Multi-Institutional Retrospective Study of Repeated Stereotactic Body Radiation Therapy for Intrahepatic Recurrent Hepatocellular Carcinoma[J]. Int J Radiat Oncol Biol Phys, 2020, 108(5): 1265-1275.

[33] PAN C C, KAVANAGH B D, DAWSON L A, et al. Radiation-associated liver injury[J]. Int J Radiat Oncol Biol Phys, 2010, 76(3 Suppl): S94- S100.
[34] MARKS L B, YORKE E D, JACKSON A, et al. Use of normal tissue complication probability models in the clinic[J]. Int J Radiat Oncol Biol Phys, 2010, 76(3 Suppl): S10-S19.

第四节 胰腺癌

一、解剖及淋巴引流规律

1. 解剖位置和毗邻

（1）胰腺深位于腹膜后肾旁前间隙内，横位于腹上区及左季肋区，平对第 1、2 腰椎，体表投影为：下缘约平脐上 5cm，上缘约平脐上 10cm。

（2）左侧端接触脾门；右侧端位于十二指肠环内。

（3）前壁隔网膜囊与胃后壁相邻；后壁为腹膜后大血管中线区域结构，如腹主动脉。

2. 淋巴引流

对于胰腺癌淋巴结分组，目前文献及指南以日本胰腺协会（Japanese Pancreas Society）的分组命名，详见表 4-4-1。

表 4-4-1 胰腺癌淋巴结分组

No.5	幽门上淋巴结	No.12b	胆总管旁淋巴结
No.6	幽门下淋巴结	No.12c	胆囊管周围淋巴结
No.7	胃左动脉旁淋巴结	No.13a	胰头背侧上缘淋巴结
No.8a	肝总动脉上前淋巴结	No.13b	胰头背侧下缘淋巴结
No.8p	肝总动脉后方淋巴结	No.14a ~ b	肠系膜上动脉右侧淋巴结
No.9	腹主动脉干周围淋巴结	No.14d ~ c	肠系膜上动脉左后侧淋巴结
No.10	脾门淋巴结	No.15	结肠中动脉旁淋巴结
No.11p	脾动脉近侧旁淋巴结	No.16	腹主动脉周围淋巴结
No.11d	脾动脉远侧旁淋巴结	No.17a	胰头腹侧上缘淋巴结
No.12a	肝动脉旁淋巴结	No.17b	胰头腹侧下缘淋巴结
No.12p	门静脉旁淋巴结	No.18	胰头下缘淋巴结

注：胰头癌高危淋巴结包括第 13、14、12、8、16 组，胰体尾癌为第 8、9、14a ~ d 组。

二、生物学行为及病理特点

1. 病理类型

（1）最常见的类型是导管腺癌（具有强烈基质反应），占胰腺肿瘤的 80%，大约 75% 的胰管癌发生在胰头或胰颈，15% ~ 20% 在体内，5% ~ 10% 在胰尾。

（2）其他类型为囊腺癌、导管内癌、实性和囊性乳头状瘤（又称 Hamoudi 肿瘤）病程较长。腺泡细胞癌和巨细胞瘤侵袭性强，预后差。5% 是胰腺内分泌肿瘤，这些肿瘤比较罕见，生长缓慢，病史长；同时胰腺黏液性病变可能具有恶性进展。

2. 分子生物学

（1）胰腺癌的经典前体病变显示出导管表型，最常见的前体是胰腺上皮内瘤变（pancreatic intraepithelial neoplasia，PanIN：＜ 5mm 的黏液性乳头状病变，可导致浸润性癌），其次是胰腺导管内乳头状黏液瘤（intraductal papillary mucinous neoplasm，IPMN）和黏液性囊性肿瘤。

（2）常表现为多种基因突变的组合；约 90% 的导管胰腺癌表现出 *K-ras* 基因突变，主要是 *G12V* 或 *G12D* 突变；相关灭活肿瘤抑制基因突变（*TP53*，*P16/CDKN2A* 和 *SMAD4*）；及部分基因组维持基因的失活（*hMLH1/MSH2*）。

3. 最常见的转移部位是腹膜和肝脏，最常见的腹部外转移部位是肺。

三、放疗前检查

1. 实验室检查　CA19-9、CEA、CA125、淀粉酶、脂肪酶、胆红素、碱性磷酸酶、LDH 和转氨酶等，其中 CA19-9 的变化水平可用于胰腺癌的指导治疗和随访，术前 CA19-9 ＞ 500U/ml 明显表明病情恶化（CA19-9 在 Lewis 抗原阴性的患者中无法检测出）。

2. 特殊检查

（1）选择时应遵循“完整、精细、动态、立体”的基本原则。

（2）初步诊断首选增强 CT/MRI；临床分期首选肺腹盆腔增强 CT/MRI；必要时行 ECT 及头颅 MRI；对疑似远处转移而增强 CT/MRI 仍无法确诊时，推荐行 PET。

（3）EUS 主要用于腺癌分期、检测转移性淋巴结（Se 69%、Sp 81%）、检测血管浸润（Se 85%、Sp 91%）、可切除性预测（Se 90%、Sp 86%）。

3. 病理学检查

（1）可通过 EUS、ERCP、腹腔镜或 CT 引导下活检。

（2）难以确诊时可考虑 EUS-FNA、腹腔镜或手术探查。

四、临床分期

本指南采用 UICC/AJCC TNM 分期系统（第 8 版）（TNM 前加前缀 c、p、m、r 和 y 分别代表临床、组织病理学、多发性原发肿瘤、复发性肿瘤和治疗后肿瘤的 TNM 分期）[《中国临床肿瘤学会（CSCO）胰腺癌诊疗指南 2021》]，具体定义见表 4-4-2。

表 4-4-2　胰腺癌的 TNM 分期（AJCC 第 8 版）

胰腺癌	
原发肿瘤（T）	
T_x	原发肿瘤无法评估
T_0	无原发肿瘤证据
T_{is}	原位癌，包括胰腺高级别胰腺上皮内肿瘤（PanIN-3）、导管内乳头状黏液性肿瘤（IPMN）伴高级别上皮内瘤变、导管内管状乳头状肿瘤伴高级别上皮内瘤变以及黏液性囊性肿瘤伴高级别上皮内瘤变
T_1	肿瘤最大径≤ 2cm
T_{1a}	肿瘤最大径≤ 0.5cm
T_{1b}	肿瘤最大径＜ 1cm 且＞ 0.5cm
T_{1c}	肿瘤最大径 1 ～ 2cm
T_2	肿瘤最大径＞ 2cm，≤ 4cm
T_3	肿瘤最大径＞ 4cm
T_4	任何大小肿瘤，累及腹腔干、肠系膜上动脉和 / 或肝总动脉

续表

胰腺癌				
区域淋巴结（N）				
N_x	无法评估			
N_0	无区域淋巴结转移			
N_1	1 ~ 3 个区域淋巴结转移			
N_2	≥ 4 个区域淋巴结转移			
远处转移（M）				
M_0	无远处转移			
M_1	有远处转移			
C/pTNM：胰腺癌分期				
	N_0M_0	N_1M_0	N_2M_0	N_xM_1
T_1	ⅠA	ⅡB	Ⅲ	Ⅳ
T_2	ⅠB	ⅡB	Ⅲ	Ⅳ
T_3	ⅡA	ⅡB	Ⅲ	Ⅳ
T_4	Ⅲ	Ⅲ	Ⅲ	Ⅳ

五、治疗原则

综合我国《中国临床肿瘤学会（CSCO）胰腺癌诊疗指南 2021》，治疗原则推荐如下。

1. 可切除胰腺癌治疗原则（表 4-4-3）。

表 4-4-3　可切除胰腺癌治疗原则

可切除胰腺癌治疗原则 *
外科治疗原则（主要目的是达到 R0 切除切缘）： 体能状态较差，不能耐受手术治疗者穿刺明确病理，姑息化疗，根治性放疗或最佳支持治疗等；体能状态良好且能够耐受手术治疗者建议手术。 ①胰头癌：推荐根治性胰十二指肠切除术，包括完整切除胰头部及钩突，并行区域淋巴结清 ②胰体尾癌：推荐根治性胰体尾联合脾脏切除术 ③部分胰腺颈部癌或者胰腺多中心病灶：全胰腺切除
化疗原则： ①明确可切除胰腺癌患者不常规推荐新辅助化疗，新辅助化疗仅用于存在高危因素患者 ** ②根治术后胰腺癌患者均应行辅助化疗 ***，辅助化疗起始时间建议在术后 8 周内，疗程应至少达到 6 个疗程 ③新辅助化疗后行根治性手术且术后无复发或转移证据的可切除胰腺癌患者建议 MDT 讨论后决定是否继续行辅助化疗
放疗原则： ①不推荐根治术后常规进行辅助放疗 ②推荐辅助放化疗应用于存在高危复发因素患者 **** ③新辅助放化疗尚存争议（吉西他滨为基础的同步放化具有获益） ④术后放疗照射范围建议包括瘤床、吻合口及邻近淋巴引流区，但需避免胆肠吻合口和胃空肠吻合口。术后放疗总剂量 45.0 ~ 50.4Gy，1.8 ~ 2.0Gy/ 次，高位复发区可加量 5.0 ~ 9.0Gy

注：* 可切除胰腺癌定义 . ①肿瘤无远处转移；②肠系膜上静脉（superior mesenteric vein, SMV）- 门静脉（portal vein, PV）系统无肿瘤接触；③腹腔干（celiac artery, CA）、肠系膜上动脉（superior mesenteric artery, SMA）或肝总动脉（common hepatic artery, CHA）无肿瘤接触；④肿瘤侵犯 SMV-PV < 180 度且无静脉轮廓不规则。** 高危因素包括 . 高水平 CA19-9（≥ 1 000U/ml）；巨大的肿瘤原发病灶；广泛淋巴结转移；严重消瘦和极度疼痛等。*** 辅助化疗方案推荐以吉西他滨或 5- 氟尿嘧啶类药物的单药治疗，体能状态较好患者建议联合化疗，如吉西他滨 + 卡培他滨，mFOLFIRINOX。**** 高危复发因素患者包括：淋巴结转移，特别是淋巴结包膜外浸润；切缘阳性（R1）；局部病灶残留（R2）。

2. 临界可切除胰腺癌辅助治疗原则（表 4-4-4）。

表 4-4-4 临界可切除胰腺癌辅助治疗原则

临界可切除胰腺癌 * 治疗原则
外科治
化疗原则： ①该类型患者治疗缺乏Ⅲ期临床研究支持，推荐体能状态较好患者开展术前新辅助治疗 **，必要时参与临床试验 ②术后是否需要辅助化疗建议行 MDT 讨论后决定 ③新辅助治疗后仍无法手术切除者，按照晚期胰腺癌化疗原则继续化疗
放疗原则： ①推荐存在高危复发因素患者采用新辅助放化疗，复发危险因素同前 ②建议 2 ~ 6 疗程诱导化疗后行 5-FU/ 吉西他滨为基础的同期放化疗，目前推荐采用吉西他滨为基础的放化疗方案 ③新辅助放化疗后 4 ~ 8 周进行手术，值得提出的是放疗所致纤维化能增加手术难度 ④新辅助放化疗放疗剂量推荐：总剂量 45.0 ~ 50.4Gy，1.8 ~ 2.0Gy/ 次，每周 5 次或者总剂量 36Gy，2.4Gy/ 次，每周 5 次

注：* 临界可切除胰腺癌定义：肿瘤无远处转移；肠系膜上静脉 - 门静脉系统肿瘤侵犯有节段性狭窄、扭曲或闭塞，但切除后可安全重建；胃十二指肠动脉侵犯达到肝动脉水平，但未累及腹腔干；肿瘤侵犯肠系膜上动脉未超过周径的 180° 。** 对于临界可切除的胰腺癌新辅助化疗、放化疗可能提高 R0 切除率，并可改善患者生存，对体能状况良好的患者采取新辅助治疗以争取降期后再行手术治疗。新辅助化疗方案包括吉西他滨，吉西他滨 + 替吉奥，吉西他滨 + 白蛋白紫杉醇，mFOLFIRINOX。

3. 局部进展期胰腺癌治疗原则（表 4-4-5）。

表 4-4-5 局部进展期胰腺癌治疗原则

局部进展期胰腺癌 * 治疗原则
外科治疗原则： ①对穿刺活检检查无法病理学诊断该类型患者，可手术探查行活组织检查明确诊断 ** ②合并胆道及消化道梗阻的该类型患者考虑内支架解除梗阻，必要时行胃 - 空肠吻合术或胆囊空肠吻合术
化疗原则： ①因局部进展期胰腺癌预后很差，目前治疗方案客观有效率不高，建议首先入组临床试验 ②根据体能状态选择一线化疗或者同步放化疗（见循证医学证据 1） ③一线化疗后出现进展或者严重并发症，不良反应等，选择非重叠药物开展二线化疗
放疗原则： ①该类型患者同步放化疗要求患者体能较好（ECOG 0 ~ 1 分），4 ~ 6 周期化疗后评估无远处转移者可行同步放化疗或者立体定向放射治疗（SBRT）*** ②同步放化疗放疗总剂量 45 ~ 54Gy，1.8 ~ 2.0Gy/ 次，每周 5 次；推荐肿瘤累及肠道或胃壁患者接受 SBRT，SBRT 总剂量和分割剂量建议 30 ~ 45Gy/3 次或者 25 ~ 45Gy/5 次 **** ③单纯放疗仅用于无法耐受化疗患者 *****（见循证医学证据 2）

注：* 局部进展期胰腺癌定义 . ①肿瘤无远处转移；②肿瘤侵犯肠系膜上动脉超过周径的 180° ；③肿瘤侵犯腹腔干超过周径的 180° ；④肿瘤侵犯肠系膜上动脉空肠分支 [《中国临床肿瘤学会（CSCO）胰腺癌诊疗指南 2019》]。** 考虑对可获取的肿瘤组织进行微卫星不稳定（microsatellite instability, MSI）检测和 / 或错配修复（mismatch repair, MMR）检测（2B 类，2019 年《NCCN 肿瘤学临床实践指南：胰腺癌》）；*** 对于全身状况良好的局部晚期胰腺癌，采用常规剂量放疗同步化疗或序贯放化疗可缓解症状和改善患者生存期。高剂量放疗较常规剂量放疗提高局部控制率，可延长患者总生存时间。高剂量少分次放疗采用 IMRT 或 SBRT 推荐仅照射原发肿瘤和转移淋巴结，不包括高危淋巴引流区。**** 同步放化疗中常规放疗总量为 50 ~ 54Gy，每次剂量为 1.8 ~ 2.0Gy。高剂量少分次放疗采用 IMRT 或 SBRT 尚无统一剂量模式标准，目前剂量模式根据设备技术可选范围为 40 ~ 70Gy/5 ~ 30f 不等，存在梗阻性黄疸的患者，先行胆道引流待黄疸消退后再行放疗。***** 同步放化疗与化疗及单纯放疗比较见循证医学证据 1、2，基于现有研究建议。对于局部晚期，不可手术切除的胰腺癌，无论何种治疗，效果均比较差，同步放化疗是优于单纯放疗，但是否完全优于化疗暂无绝对定论，但目前研究仍然推荐该分类患者采取同步放化疗。

4. 转移性胰腺癌治疗原则（表 4-4-6）。

表 4-4-6 转移性胰腺癌治疗原则

转移性胰腺癌 * 治疗原则
外科治疗原则： ①不推荐合并远处转移的胰腺癌患者采取减瘤手术 ②远处孤立性转移经过系统化疗后若缩退至预计可达 R0 切除，推荐参加手术切除的临床研究 ③合并胆道及消化道梗阻的该类型患者优先建议采用内支架，支架置入失败且患者体能状态良好者可采取姑息性旁路手术
化疗原则：同局部进展期胰腺癌
放疗原则 **： ①主要作为姑息放疗，适用于：胰腺癌患者伴严重腹背痛，即使合并远处转移者，予以姑息放疗镇痛或者 ②转移性病变引起局部剧烈疼痛如骨转移 ③局部姑息治疗放疗剂量：25 ~ 36Gy，分割剂量 2.4 ~ 5.0Gy/ 次

注：* 转移性胰腺癌治疗目的和原则．①对于转移性胰腺癌，以化学治疗为基础的综合治疗有利于减轻症状、延长生存期和提高生活质量；②对于寡转移胰腺癌，以化疗为基础，放疗对病灶选择性治疗的综合治疗更有利减症、提高局部控制率和延长生存。** 对于远处转移（转移灶数目及器官有限）的胰腺癌患者，可通过照射原发灶或转移灶，实施缓解梗阻、压迫或疼痛以及提高肿瘤局部控制为目的的放射治疗：25 ~ 36Gy，分割剂量 2.4 ~ 5.0Gy/ 次，对于因骨转移引起的疼痛，可考虑姑息放疗剂量 30Gy/10 次。

六、放疗原则

1. **放疗方式** 手术切除时发现淋巴结和边缘阳性时推荐常规分次 RT，术后患者仅在临床试验推荐使用辅助性 SBRT。

2. **定位 CT** 患者仰卧位，双手置于头顶，扫描范围自膈肌顶部上缘 5cm 至髂棘水平，扫描层厚 0.3cm；对于接受常规分次 RT 或 SBRT 而无屏气的患者，建议行 4D-CT。

3. **术后辅助放疗**

（1）GTV：在胰腺增强 CT 上可见的阳性边界区域（根据手术病理报告）或者任何残留，复发的肿瘤。

（2）CTV：包括瘤床、吻合口（术后）及腹腔淋巴结区 [包括腹主动脉旁淋巴结（从肝门静脉、腹腔干、肠系膜上动脉的最上端到第二腰椎，低位肿瘤可至第三椎体），胰腺空肠造口术（pancreaticojejunostomy，PJ，沿胰腺在内侧及前面的残留部分直至空肠残端的吻合部分为止），门静脉段（PV，沿着下腔静脉前面和内侧走向静脉部分，止于 SMV 或脾静脉汇合处前），腹腔干（CA，血管近端 1 ~ 1.5cm），肠系膜上动脉（SMA，血管近端 2.5 ~ 3cm）]，术后瘤床（术前扫描时被肿瘤占据区域）。Ao 向右侧扩 2.0 ~ 2.5cm，左侧扩 1.0cm，向后外扩至椎前 0.2cm，向前扩 2.0 ~ 2.5cm，PJ，PV，SMA，CA，瘤床均外扩 1cm，以上融合成 CTV，调节区域确保淋巴引流区覆盖并避免和肾脏重叠，胰尾部肿瘤 PV 的覆盖应该被脾门淋巴结取代。

（3）剂量分割：PTV5040，CTV 外扩 0.5cm，50.4Gy/1.8Gy；PTV5600，CTV 外扩 0.3 ~ 0.5cm，56Gy/2Gy。

4. **无法切除的胰腺癌放疗**

（1）GTV：胰腺内和活检病理证实的肿块相对应的 CT 低密度灶以及 CT 上可见的阳性淋巴结。

（2）CTV：包括所有相关淋巴结区域，包括肝门，腹腔干 / 肠系膜上动脉，主动脉旁 / 腹膜后（T_{11} 至 L_2 下缘，根据原发肿瘤部位调整）。

（3）剂量分割：PTV：CTV 外扩 0.5cm，50.4Gy/1.8Gy；PGTV：GTV 外扩 0.3 ~ 0.5cm，56Gy/2Gy。

5. **正常器官组织限量** 肝脏 D_{mean} 量：≤ 30Gy；双侧肾脏 $D_{33\%}$ ≤ 25Gy，平均剂量≤ 15Gy；小肠 $D_{50\%}$ < 20 ~ 30Gy，D_{max} ≤ 45 ~ 50Gy；十二指肠 D_{max} ≤ 45 ~ 50Gy。

6. **放射治疗不良反应** 恶心、呕吐、食欲缺乏、腹泻、消化道溃疡、出血、穿孔、胆管炎、急性胰腺炎等。

七、循证医学证据

循证医学证据 1：同步放化疗与化疗比较（表 4-4-7）

表 4-4-7 同步放化疗与化疗

相应参考文献编号	治疗分组	病例数	放疗剂量	结果
[21]	吉西他滨	60	—	中位 OS：14.3 个月 vs. 8.4 个月 $P < 0.05$
	RT + 5-FU + 顺铂 d1 ~ 5/ 周 CRT 后：吉西他滨	59	60Gy	
[18]	吉西他滨	37	—	中位 OS：9.2 个月 vs. 11.1 个月 $P = 0.017$
	RT + 吉西他滨	34	50.4Gy	
[17]	所有患者接受了吉西他滨 ± 厄洛替尼治疗，选取 4 个月无进展患者随机分组： 接受 2 个月同样化疗	136	—	中位 OS：16.5 个月 vs. 15.2 个月 $P > 0.05$ 局部进展发生率：46% vs. 32%， $P = 0.03$
	接受 RT + 吉西他滨放化疗	133	54Gy	

循证医学证据 2：同步放化疗与放疗比较（表 4-4-8）

表 4-4-8 同步放化疗与放疗

作者及年份	治疗分组	病例数	结果
Moertel C；1969 （梅奥诊所）	RT（35 ~ 37.5Gy/4 周）	32	中位 OS：6.3 个月 vs. 10.4 个月，$P < 0.05$
	RT（35 ~ 37.5Gy/4 周）+ 5- 氟尿嘧啶	32	
Moertel C；1981 （GITSG）	RT（60Gy/10 周）	25	中位 OS：5.7 个月 vs. 9.1 个月 vs. 12.4 个月；单纯高剂量放疗 vs. 放化疗 $P < 0.01$；高剂量放疗 + 化疗 vs. 中等剂量放疗 + 化疗，$P = 0.19$
	RT（40Gy/6 周）+ 5- 氟尿嘧啶	83	
	RT（60Gy/10 周）+ 5- 氟尿嘧啶	86	

（李寰　马虹　刘超）

参考文献

[1] RYAN D P, HONG T S, BARDEESY N. Pancreatic adenocarcinoma[J]. N Engl J Med, 2014, 371(22): 2140-2141.

[2] 中华医学会外科学分会胰腺外科学组 . 胰腺癌诊治指南 (2014)[J]. 中国实用外科杂志 , 2014, 34(11): 1011-1017.

[3] DUCREUX M, CUHNA A S, CARAMELLA C, et al. Cancer of the pancreas: ESMO clinical practice guidelines for diagnosis, treatment and follow-up[J]. Ann Oncol, 2015, 26（Suppl 5）: v56-v68.

[4] 中国临床肿瘤学会指南工作委员会 . 中国临床肿瘤学会 (CSCO) 胰腺癌诊疗指南 2021[M]. 北京：人民卫生出版社 , 2021.

[5] KONSTANTINIDIS I T, WARSHAW A L, ALLEN J N, et al. Pancreatic ductal adenocarcinoma: Is there a survival difference for R1 resections versus locally advanced unresectable tumors? What is a "true" R0 resection?[J]. Ann Surg, 2013, 257(4): 731-736.

[6] IQBAL N, LOVEGROVE R E, TILNEY H S, et al. A comparison of pancreaticoduodenectomy with extended pancreaticoduodenectomy: A meta-analysis of 1909 patients[J]. Eur J Surg Oncol, 2009, 35(1): 79-86.

[7] CONROY T, HAMMEL P, HEBBAR M, et al. FOLFIRINOX or gemcitabine as adjuvant therapy for pancreatic cancer[J]. N Engl J Med, 2018, 379(25): 2395-2406.

[8] VERSTEIJNE E, SUKER M, GROOTHUIS K, et al. Preoperative chemoradiotherapy versus immediate surgery for resectable and borderline resectable pancreatic cancer: Results of the dutch randomized phase Ⅲ PREOPANC trial[J]. J Clin Oncol, 2020: O1902274.

[9] GILLEN S, SCHUSTER T, MEYER Z B C, et al. Preoperative/neoadjuvant therapy in pancreatic cancer: A systematic review and meta-analysis of response and resection percentages[J]. PLoS Med, 2010, 7(4): e1000267.

[10] ROLAND C L, YANG A D, KATZ M H, et al. Neoadjuvant therapy is associated with a reduced lymph node ratio in patients with potentially resectable pancreatic cancer[J]. Ann Surg Oncol, 2015, 22(4): 1168-1175.

[11] MICHELAKOS T, PERGOLINI I, CASTILLO C F, et al. Predictors of resectability and survival in patients with borderline and locally advanced pancreatic cancer who underwent neoadjuvant treatment with FOLFIRINOX[J]. Ann Surg, 2019, 269(4): 733-740.

[12] OKADA K I, SHIMOKAWA T, HIRONO S, et al. Effect of neoadjuvant nab-paclitaxel plus gemcitabine therapy on overall survival in patients with borderline resectable pancreatic cancer: A prospective multicenter phase Ⅱ trial (NAC-GA Trial)[J]. Oncology, 2017, 93(5): 343-346.

[13] MASUI T, DOI R, KAWAGUCHI Y, et al. Concurrent gemcitabine + S-1 neoadjuvant chemotherapy contributes to the improved survival of patients with small borderline-resectable pancreatic cancer tumors[J]. Surg Today, 2016, 46(11): 1282-1289.

[14] VARADHACHARY G R, WOLFF R A, CRANE C H, et al. Preoperative gemcitabine and cisplatin followed by gemcitabine-based chemoradiation for resectable adenocarcinoma of the pancreatic head[J]. J Clin Oncol, 2008, 26(21): 3487-3495.

[15] IKEDA M, IOKA T, ITO Y, et al. A multicenter phase Ⅱ trial of S-1 with concurrent radiation therapy for locally advanced pancreatic cancer[J]. Int J Radiat Oncol Biol Phys, 2013, 85(1): 163-169.

[16] KRISHNAN S, CHADHA A S, SUH Y, et al. Focal radiation therapy dose escalation improves overall survival in locally advanced pancreatic cancer patients receiving induction chemotherapy and consolidative chemoradiation[J]. Int J Radiat Oncol Biol Phys, 2016, 94(4): 755-765.

[17] HAMMEL P, HUGUET F, van LAETHEM J L, et al. Effect of Chemoradiotherapy vs chemotherapy on survival in patients with locally advanced pancreatic cancer controlled after 4 months of gemcitabine with or without erlotinib: The LAP07 randomized clinical trial[J]. JAMA, 2016, 315(17): 1844-1853.

[18] LOEHRER P S, FENG Y, CARDENES H, et al. Gemcitabine alone versus gemcitabine plus radiotherapy in patients with locally advanced pancreatic cancer: An eastern cooperative oncology group trial[J]. J Clin Oncol, 2011, 29(31): 4105-4112.

[19] HUGUET F, GOODMAN K A, AZRIA D, et al. Radiotherapy technical considerations in the management of locally advanced pancreatic cancer: American-French consensus recommendations[J]. Int J Radiat Oncol Biol Phys, 2012, 83(5): 1355-1364.

[20] WANG-GILLAM A, LI C P, BODOKY G, et al. Nanoliposomal irinotecan with fluorouracil and folinic acid in metastatic pancreatic cancer after previous gemcitabine-based therapy (NAPOLI-1): A global, randomised, open-label, phase 3 trial[J]. Lancet, 2016, 387(10018): 545-557.

[21] CHAUFFERT B, MORNEX F, BONNETAIN F, et al. Phase III trial comparing intensive induction chemoradiotherapy (60 Gy, infusional 5-FU and intermittent cisplatin) followed by maintenance gemcitabine with gemcitabine alone for locally advanced unresectable pancreatic cancer. Definitive results of the 2000-01 FFCD/SFRO study[J]. Ann Oncol，2008，19(9):1592-1599.

第五节 直肠癌

一、解剖及淋巴引流规律

1. 直肠为结肠的终末段，长 12 ~ 15cm，上界在第 3 骶椎水平的直肠乙状结肠交界处，下界为齿状线。直肠癌的定义为：硬性肠镜下距肛缘 15cm 以内的癌性病变。2018 年《NCCN 肿瘤学临床实践指南：直肠癌》中直肠癌定义更新为：MRI 上骶岬与耻骨联合上缘连线以下的癌性病变。直肠癌位置判断多以距肛缘距离作为标准，至今尚无统一标准，《2017 ESMO 直肠癌指南》提出：以肿瘤下缘距肛缘的距离分为低位直肠癌（0 ~ 5cm），中位直肠癌（5 ~ 10cm）和高位直肠癌（10 ~ 15cm）。而极低位直肠癌目前尚无明确诊断标准。随着研究证据的积累，腹膜反折、耻骨直肠肌等解剖标志可能成为临床决策的依据。

2. 直肠癌转移途径

（1）淋巴转移：直肠癌可引流至直肠旁、骶前、髂内、闭孔、髂外淋巴引流区，甚至向上引流至肠系膜下及副主动脉旁淋巴引流区；低位直肠肿瘤跨越齿状线达肛管时则还可能引流至浅表腹股沟淋巴结。

（2）血行转移：直肠肿瘤细胞可通过上直肠静脉沿门脉系统引流至肝脏；也可以经直肠中或下静脉通过体循环到达肺脏形成肺转移。其余常见血行转移部位还有脑、骨等。

二、放疗前检查

1. 病史和体格检查，包括直肠指检，妇女需行完整的盆腔体查。记录大小、部位、有无溃疡、活动或粘连、固定，以及直肠的括约肌功能。

2. 实验室检查：血常规、肝功能以及 CEA。

3. 病理活检：肠镜并内镜下活检，病理诊断。

4. 影像学检查

（1）腹盆腔和肺部 CT 平扫或增强。若 CT 无法确认的肝转移，则需行肝脏平扫增强 MRI。

（2）盆腔高分辨 MRI：评估 T 分期（经直肠超声内镜也可用于明确 T 分期，特别是 T_2 及以下分期，其优于 MRI）、肿块距离肛门缘及括约肌的距离，肿瘤的位置（上 / 中 / 下），与前方腹膜反折的关系（骑跨 / 在下方），肿瘤环周侵犯范围（表盘表示法），是否有黏蛋白，肠壁外侵深度，距离直肠系膜筋膜的最短距离，环周血管侵犯，直肠系膜淋巴结，以及直肠系膜外淋巴结。

（3）PET/CT 可以选择，但不能替代增强 CT 或 MRI。

三、临床分期

本手册采用 AJCC TNM 分期系统（第 8 版），具体定义见表 4-5-1。

表 4-5-1　直肠癌 TNM 定义（AJCC 第八版）

直肠癌	
原发肿瘤(T)*	
T_x	原发肿瘤无法评估
T_0	无原发肿瘤的证据
T_{is}	原位癌，黏膜膜内癌(侵犯固有层，未穿透黏膜肌层)
T_1	肿瘤侵及黏膜下(可侵犯肌层黏膜，但未侵犯固有肌层)
T_2	肿瘤侵及固有肌层
T_3	肿瘤侵透固有肌层，侵至浆膜层或直肠周围组织
T_{4a}	肿瘤侵犯至脏腹膜表面(包括肿瘤部位的肠道穿孔，或通过脏腹膜炎症区域与浸润性肿瘤相延续)
T_{4b}	肿瘤直接侵犯或粘连于其他器官或结构
区域淋巴结(N)	
N_x	区域淋巴结无法评估
N_0	无区域淋巴结转移
N_1	1 ~ 3 个直肠或结肠周围淋巴结转移(转移灶≥ 0.2mm)，或者任何数量的癌结节存在且所有可识别的淋巴结均阴性
N_{1a}	1 个直肠或结肠周围淋巴结转移

续表

直肠癌	
N_{1b}	2 ~ 3 个直肠或结肠周围淋巴结转移
N_{1c}	无区域淋巴结转移，但浆膜下或肠周脂肪出现癌结节
N_2	≥ 4 个直肠或结肠周围淋巴结转
N_{2a}	4 ~ 6 个直肠或结肠周围淋巴结转移
N_{2b}	≥ 7 个直肠或结肠周围淋巴结转移
远处转移（M）	
M_0	无远处转移
M_1	有远处转移
M_{1a}	远处转移局限于单个器官或部位（如肝、肺、卵巢，区域外淋巴结）
M_{1b}	远处转移分布于 1 个以上器官 / 部位，无腹膜转移
M_{1c}	出现腹膜转移，伴或不伴其他部位转移

C/pTNM：直肠癌分期

	N_0M_0	N_1M_0	$N_{2a}M_0$	$N_{2b}M_0$	N_xM_{1a}	N_xM_{1b}	N_xM_{1c}
T_1	Ⅰ	ⅢA	ⅢA	ⅢB	ⅣA	ⅣB	ⅣC
T_2	Ⅰ	ⅢA	ⅢB	ⅢB	ⅣA	ⅣB	ⅣC
T_3	ⅡA	ⅢB	ⅢB	ⅢC	ⅣA	ⅣB	ⅣC
T_{4a}	ⅡB	ⅢB	ⅢC	ⅢC	ⅣA	ⅣB	ⅣC
T_{4b}	ⅡC	ⅢC	ⅢC	ⅢC	ⅣA	ⅣB	ⅣC

注：① T_4 被细分成了 T_{4a} 和 T_{4b}，但需要指出的是位于腹膜反折以下的直肠肿瘤，由于不再被覆浆膜而是被直肠系膜所包绕，这部分侵犯周围系膜的直肠肿瘤新分期认为仍可理解为 T_3（尚存在争议）。另外，随着磁共振作为常规术前分期手段广泛应用于临床后，目前也对 T_3 分期提出了更精确的要求，根据肿瘤侵出外膜的距离分成了 T_{3a}（＜1mm），T_{3b}（1 ~ 5mm），T_{3c}（＞5 ~ 15mm），T_{3d}（＞15mm），从而可使部分患者避免术前过度的新辅助治疗，这点已在 NCCN 及我国 CSCO 指南中提出，但尚未正式列入 TNM 分期中。②指南也提出应进一步细分评估环周切缘（circumferential resection margin, CRM）的情况。应在肿瘤与直肠系膜筋膜最近距离测量的 CRM。CRM 阳性：直肠系膜筋膜 1mm 内；或，对于下三分之一直肠肿瘤，距离肛提肌 1mm 内；或，对于肛管病变，侵入或超过括约肌间平面。CRM 的准确评估不单是局部复发的预测指标，也是总生存的直接预测因子，对于术后治疗决策也起到重要作用。但这依赖于外科医生和病理科医生精密配合，尚未写入 TMN 分期。③淋巴结外肿瘤种植（extra-nodal tumor deposit, ENTD）指沉积于远离原发肿瘤边缘的结肠或直肠周围脂肪组织内的不规则肿瘤实性结节，没有残留淋巴组织的证据，但分布于肿瘤的淋巴引流途径上。多数种植结节源于淋巴血管浸润，或者源于周围神经浸润。由于这些肿瘤种植灶与无病生存期和 OS 的缩短相关，因此在病理报告中应当对其数目进行记录。

* 关于低位直肠癌的 T 分期，至今尚无统一标准，CSCO 指南的定义为：

低位 T_1：肿瘤限于直肠壁内但未侵犯肠壁全层；

低位 T_2：肿瘤侵至固有肌层及内括约肌全层；

低位 T_3：侵至直肠系膜内或内外括约肌间隙，但未见侵犯周围结构及器官；

低位 T_4：肿瘤侵至外括约肌、肛提肌、周围结构或器官。

四、治疗原则

参考《中国临床肿瘤学会（CSCO）结直肠癌诊疗指南 2022》、2022 年 V1 版《NCCN 肿瘤学临床实践指南：直肠癌》，2017 年 “Rectal cancer: ESMO clinical practice guidelines for diagnosis, treatment and follow-up” 和 2020 年 “Radiation therapy for rectal cancer: executive summary of an ASTRO clinical practice guideline”，治疗原则推荐如下。

1. 非转移直肠癌治疗原则

（1）局部早期直肠癌的治疗原则（表 4-5-2）。

表 4-5-2　局部早期直肠癌的治疗原则

分期	分层	治疗推荐	辅助治疗
cT_1N_0	不可保肛	经肛门局部切除 *·** 或直肠癌根治术 - 如患者有强烈保肛意愿：同步放化疗（Ⅱ级推荐），后续治疗见注释 ****	cCR***- 观察等待 ycT_1- 经肛门局部切除
	可保肛	直肠癌根治术； 也可考虑（Ⅱ级推荐）： ①内镜下切除 ②经肛门局部切除（含 TEM）	
cT_2N_0	不可保肛	直肠癌根治术； 若有强烈保肛意愿：则行术前同步放化疗，后续治疗见注释 *****	cCR***- 观察等待 **** ycT_1- 经肛门局部切除 ycT_2- 直肠癌根治术
	可保肛	直肠癌根治术	
$cT_{1,2}N_0$	存在无法手术切除的医学因素或拒绝手术	同步放化疗 + 密切随访（Ⅱ级推荐）； 短程放疗 ± 化疗（Ⅲ级推荐）	

注：* 局部切除适用于患者对保肛有强烈愿望、不愿意接受 APR 者；** 局部切除后具有高危因素者（T_2，切缘阳性，LVI，分化差，侵犯到黏膜下层的下 1/3）应接受术后同步放化疗或直肠癌根治术；***cCR：complete clinical regression，完全临床缓解。目前对于 cCR 的国际公认标准为如下三点：①肛门指诊原肿瘤区域正常，没有肿瘤性肿块可触及；②内镜下可以发现白色、扁平的黏膜瘢痕，伴周围毛细血管扩张，未见肿瘤性溃疡或结节，黏膜活检为癌细胞阴性；③盆腔高分辨率 MRI 检查，T_2 加权图像仅表现为黑的 T_2 信号而没有中等强度的 T_2 信号，且无肿大的淋巴结征象；DW 图像在 B800～B1 000 期间无可视化信号，伴或不伴 ADC 图上无信号或低信号、肿瘤区域的肠管肠壁表现为均质、线性的信号；**** 已有临床研究报道在部分选择性的患者中采用非手术的放化疗治疗可以获得临床完全缓解，局部复发风险 26%～38%。很多患者可以避免后续手术治疗，即使出现复发，挽救性手术也可取得良好的治疗效果，目前更多的临床试验正在进行中（如 OPRA NCT02008656）。我们认为对于手术无法保肛且前期放化疗敏感，达到 CR 的患者，在充分告知风险（鉴于目前诊断手段的局限性，cCR 与 pCR 之间的判断符合率仍然不尽如人意，存在肿瘤残留（包括黏膜以外的直肠壁以及系膜内淋巴结）以及随之而来的肿瘤原位再生长乃至远处转移的风险）和严密随访的前提下可以考虑等待观察，以期达到保留器官功能提高患者生存质量，避免不必要手术。***** 如果患者考虑非根治性手术治疗，推荐常规分割同步放化疗，50～54Gy/25～30 次，有条件的单位推荐常规分割同步放化疗之后的间歇期巩固化疗。关于治疗反应的评价，强烈推荐治疗结束 2～3 个月，采用盆腔 MRI、腹部 / 盆腔 CT、结直肠镜和肛诊进行评估。如果患者接受了非根治性手术治疗，推荐密切随访检查，治疗结束后 2 年内每 3 个月行结直肠镜和肛诊检查，随后每 6～12 个月检查一次；MRI 检查在治疗结束后年内每 3～6 个月检查一次，随后每 6～12 月检查一次；随访需要至少持续 5 年时间。由于肛诊检查简单方便无痛苦，有条件的患者可增加检查频率。

（2）cT_3/cT_4，N_+直肠癌的治疗原则（表 4-5-3）。

适用于经 MRI 评估肿瘤下极距肛缘 10cm 以下的中低位直肠癌，10cm 以上的高位直肠癌，治疗原则参考结肠癌。在对危险度分层 MRI 有很好质控的情况下，可考虑分层治疗（分层因素见表 4-5-4），术前同步放化疗的治疗策略仍是中低位局部晚期直肠癌（Ⅱ、Ⅲ期）的标准治疗策略。术前放疗前后加强全身化疗强度是总趋势，多项研究表明可带来生存获益或提高 pCR，但具体何种方式最佳尚不清楚。不建议临床试验以外直肠癌放疗同时应用贝伐珠单抗或西妥昔单抗等靶向药物。而对于保肛存在技术难度但保肛意愿强烈的患者，可考虑术前给予更高强度的治疗方案以追求高 pCR 率，如卡培他滨联合伊立替康的同步放化疗的 CinClare 研究方案，或 FOLFOX 同步放疗的 FOWARC 研究方案或在间隔期联合化疗，以及包括全程新辅助治疗（total neoadjuvant therapy，TNT）的方式。

表 4-5-3　局晚期直肠癌的治疗原则

分期	分层	Ⅰ级推荐	Ⅱ级推荐	Ⅲ级推荐
cT_3，任何 N 且 MRF-；cT_1～cT_2，N_+	保留肛门括约肌无困难	同步放化疗 + / − 间隔期化疗（再评估）+ 直肠癌根治术 + 辅助化疗（1A 类证据）	短程放疗 *** + 直肠癌根治术 * + 术后辅助化疗 ****（1B 类）	直肠癌根治术 * + / − 辅助治疗 ***

续表

分期	分层	Ⅰ级推荐	Ⅱ级推荐	Ⅲ级推荐
cT_3，任何N且MRF－；cT_1～cT_2，N_+	保留肛门括约肌有困难	同步放化疗＋/－间隔期化疗（再评估）＋直肠癌根治术＋辅助化疗（1A类证据）	化疗＋同步放化疗（再评估）＋直肠癌根治术＋/－化疗（1B类）； 强化同期放化疗方案 （卡培他滨联合伊立替康的同步放化疗）（再次评估）＋直肠癌根治术＋辅助化疗（1B类证据）	
cT_3，任何N且MRF－；cT_4，任何N		同步放化疗＋/－间隔期化疗（再评估）＋直肠癌根治术＋辅助化疗（1A类证据）	化疗＋同步放化疗（再评估）＋直肠癌根治术＋/－化疗－（1B类）； 强化同期放化疗方案 （卡培他滨联合伊立替康的同步放化疗）（再次评估）＋直肠癌根治术＋辅助化疗（1B类）； 短程放疗＋12～16周化疗＋直肠癌根治术（1B类）	
cT_3，cT_4或N_+，新辅助放化疗后达cCR者	保肛不存在技术难度	直肠癌根治术＋/－辅助化疗 观察等待	观察等待	
cT_3，cT_4或N_+，存在综合治疗禁忌或其他原因未行术前放疗者	直肠癌根治术后pT_1～pT_2，N_0	观察		
	直肠癌根治术后pT_3～pT_4，N_0或N_+	无放化疗禁忌者，辅助化疗**＋辅助放化疗＋辅助化疗**（1A类证据）	辅助放化疗＋辅助化疗**（1B类证据）	
cT_3～cT_4，任何N	存在无法手术的医学原因		同步放化疗＋/－化疗	

注：*增加放化疗后肿瘤退缩的处理措施：①等待6～11周的间歇期后手术治疗，以便患者能从术前放化疗毒性中恢复和肿瘤得到充分退缩。放化疗后需再评估是否可以手术。②巩固化疗：放疗后在间隔期可考虑巩固化疗，采用FOLFOX CAPEOX 5-FU/LV或者卡培他滨。术前再行评估。③采用TNT的治疗模式（PRODIGE23，体力状况佳者）。对于经直肠指检、直肠MRI及直接的内镜评估临床上已经获得完全缓解（cCR）的患者，可以考虑进行“等待和观察”。**辅助化疗方案考虑单药5-氟尿嘧啶或卡培他滨或联合化疗方案（FOLFOX/CAPEOX），方案选择需基于分期，年龄，基础疾病等；***尽管已报道的几大随机研究都未显示出长程和短程放疗在疗效上的显著差异。目前美国长程放疗仍为主流。主要是考虑长程放疗肿瘤消退和保肛效果更佳。短程放疗的优势在于时间短、费用低，且不影响化疗周期，探讨短程放疗后接续辅助化疗是否能取得更好疗效的临床试验正在进行中。目前我们认为：选择长短程放疗需经过MDT多学科讨论，根据手术有无降期和保肛需求、延迟系统治疗对疾病控制的影响、可能的长期毒性反应以及患者的意愿等综合考虑，一般认为，初始原发灶可切除的患者优先选择短程放疗，原发灶可切除需降期或保肛的患者优先选择长程同步放化疗。不推荐同期应用化疗药物和靶向药物。对于低复发风险（T_3期）、无器官保留需求的患者，可考虑短程放疗后　周内手术。对于高复发风险（MRI评估存在以下情况之一者：cT_{4a}/cT_{4b}、EMVI＋、cN_2、MRF＋、侧方淋巴结阳性）的患者，建议短程放疗后行巩固化疗，再给予手术治疗（RAPIDO研究）。另外对于原发灶可切除但转移灶不可切除的同时性转移性结直肠癌，也可考虑短程放疗＋全身治疗的治疗策略，以最小代价针对原发灶进行姑息性治疗；****接受术前新辅助放化疗的患者，若无禁忌应接受术后辅助治疗，总的辅助治疗（包括放化疗）的疗程推荐为6个月。对于接受新辅助放化疗，术后病理显示退缩程度大于ypStage Ⅱ的患者，与患者充分沟通后，可考虑5-氟尿嘧啶类单药辅助化疗；考虑到放化疗带来的毒性，对于局部复发低风险（有腹膜覆盖、MRF−、EMVI−、T_{3a}/T_{3b}且保肛无困难）的直肠癌患者可采用手术＋辅助化疗的治疗方案；术后辅助治疗建议及早开始，不迟于8周，而术后辅助放疗开始时间如有会阴部伤口愈合不良、肠道功能恢复差等术后情况，可适当延迟，建议不超过12周。

表4-5-4　直肠癌风险度分层

风险等级	分层因素
极低度风险	cT_1，SM_1，cN_0
低度风险	cT_1～cT_2，中/高位T_{3a}/T_{3b}，cN_0（或高位cN_1）；MRF－；EMVI－
中度风险	极低位/中/高位cT_{3a}/T_{3b}，未累及肛提肌；cN_1～cN_2（结外种植）MRF－；EMVI＋

续表

风险等级	分层因素
高度风险	cT_3/T_4 或极低位，未累及肛提肌；cN_1 ~ cN_2（结外种植）；MRF -；EMVI +
极高度风险	cT_3 并 MRF +；cT_{4b}，累及肛提肌；侧方淋巴结 +

2. 转移及复发直肠癌治疗原则

（1）转移性直肠癌治疗原则（表 4-5-5）。

同时性转移性直肠癌，由于直肠原发瘤和远处转移瘤同时并存，因此，针对原发瘤的局部治疗和针对远处转移的全身治疗都是必须的，应该在 MDT 框架下讨论如何安排局部治疗和全身治疗的顺序问题，总体来说，优先处理对健康威胁最大的方面。

表 4-5-5 同时性转移性直肠癌的治疗原则

分层		Ⅰ级推荐	Ⅱ级推荐
原发灶	转移瘤		
可切除，≤中度复发风险 *	可切除	同期或分期行直肠切除术及转移灶切除 + 术后辅助化疗	新辅助化疗 + 直肠切除术 + 同期或分期切除 / 射频等局部治疗手段治疗转移灶 + 术后辅助化疗；直肠切除术 + 新辅助化疗 + 转移灶切除 / 射频等局部治疗 + 术后辅助化疗；原发灶症状解除后新辅助化疗 + 直肠切除术 + 同期或分期切除 / 射频等局部治疗手段治疗转移灶 + 术后辅助化疗
	不可切除	局部无症状全身系统治疗，治疗后评估可否进行局部治疗（原发灶及转移灶）；原发灶存在梗阻出血、穿孔症状切除原发病灶或局部解除梗阻，继而全身系统治疗，针对转移灶以减症	切除原发灶，针对转移灶以减症为目的的局部治疗；局部解除梗阻后，全身系统治疗后适当时机切除原发灶；切除原发病灶，继而全身系统治疗
可切除，高度及极高度复发风险	可切除	同步放化疗 ** + 全身治疗 *** + 手术 ****	全身治疗 ± 同步放化疗 + 手术
	不可切除	全身治疗 MDT 评估可切除性	短程放疗 + 全身治疗
不可切除	可切除	全身治疗 + 同步放化疗 MDT 评估可切除性	全身治疗 ± 放疗
	不可切除	全身治疗 ± 放疗	

注：* 直肠原发瘤局部复发风险评估采用 ESMO 分类方法参考表 4-5-4。

** 关于放疗的详细内容，参见前述 cT/cT_4N_+ 患者的治疗。

*** 关于全身治疗的详细内容，参见 2022CSCO 指南结肠癌的相关部分。另基于 KEYNOTE 177 研究结果，MSI-H/dMMR 的患者，在转化治疗或姑息性治疗中可考虑使用 PD-I 抑制剂免疫治疗。

**** 手术可以是直肠原发瘤和远处转移瘤的同期切除或分期切除。

（2）复发直肠癌治疗原则（表 4-5-6）

表 4-5-6 直肠癌术后局部复发的诊疗原则

目的	Ⅰ级推荐	Ⅱ级推荐
不伴远处转移的局部复发的治疗（可切除，未接受过放化疗）	同步放化疗，然后手术 ± 术后化疗 直接手术（不耐受放化疗者） 单纯放化疗（不耐受手术者）	手术 ± 术后放疗 / 化疗

续表

目的	Ⅰ级推荐	Ⅱ级推荐
不伴远处转移的局部复发的治疗(可切除,接受过放化疗)	直接手术 ± 术后化疗 单纯化疗(不耐受手术者)	姑息性治疗
不伴远处转移的局部复发的治疗(不可切除)	既往接受过放化疗者:姑息性治疗; 既往未接受过放化疗者:放化疗 所有患者治疗后应再次评估切除的可能性	姑息性治疗
直肠癌局部复发伴远处转移	参见前述“同时性转移性直肠癌的治疗原则”	

注：关于再程放疗的利弊见循证医学证据1。

五、放疗原则

1. 直肠癌放疗适应证

（1）术前：cT_3、cT_4 或 cN_+，肿瘤下缘距肛缘10cm以内低位直肠癌。

（2）术后：局部切除后具有高危因素者（T_2，切缘阳性，LVI，分化差，侵犯到黏膜下层的下1/3）；或 pT_3、pT_4，pN_+者。（辅助放疗及其时机选择术前或术后见循证医学证据2、3）。

2. 放疗定位

（1）定位前1小时排空膀胱，饮水1 000ml并憋尿，充盈膀胱，定位时建议患者俯卧于有孔腹盆定位架，年老体弱或者不能维持俯卧位者，可采用仰卧位建议体膜固定。

（2）直肠癌术前放疗或行Dixon术后放疗者，建议肛门缘放置铅点以标记，直肠癌Mile术后放疗者，用细铅丝标记会阴部瘢痕。

（3）CT模拟定位扫描范围：增强扫描上界自膈顶，下界至股骨上中段，层厚5mm。

3. IMRT靶区勾画

参考《直肠癌术前/术后适形/调强放疗靶区勾画共识与图谱》和RTOG盆腔轮廓图谱（在线获取 http: //www.rtog.org/CoreLab/Contouring Atlases.aspx）。

（1）GTV：包含直肠MRI/盆腔CT显示的直肠肿瘤、肠壁EMVI（壁外受侵血管），使用MRI-CT或PET/CT融合图像进行勾画可以提高勾画的准确性。

（2）CTV：该部分勾画指引和建议主要参考V.Valentini等2016年发表的直肠癌临床靶区（CTV）勾画指南以及中国医学科学院肿瘤放疗科金晶团队撰写的《直肠癌术前/术后适形/调强放疗靶区勾画共识与图谱》。

CTV需要勾画的分区包括：骶前淋巴结区（PN），系膜区（M），侧方淋巴结区（LLN），髂外淋巴结区（EIN），腹股沟淋巴结区（IN），坐骨直肠窝（IRF）和肛门括约肌复合体（SC）。

不论原发肿瘤的分期的侵犯范围，始终需要勾画的区域：盆腔骶前区（PN），系膜区（M）及后部侧方淋巴结区（pLLN，即髂内淋巴引流区）。

根据原发灶分期和位置，术前CTV勾画的总体建议见表4-5-7。

表4-5-7 术前CTV勾画建议

分期/位置	原发灶及M、PN、LLN-P区	闭孔淋巴结区(LLN-A)	髂外淋巴结区(EIN)	肛门括约肌(SC)	坐骨直肠窝(IRF)
cT_3(腹膜反折以上)	+				
cT_3(腹膜反折以下)	+	+		肛管受侵时	直接侵犯
任何T(髂内LN转移	+	+		肛管受侵时	直接侵犯
任何T闭孔LN转移	+	+	+	肛管受侵时	直接侵犯
cT_4	+	+	侵犯前方结构时	肛管受侵时	直接侵犯

术后放疗靶区：包括瘤床、吻合口（Dixon 术）、会阴瘢痕（Mile 术）、术后高危淋巴引流区及高危复发区（1 级证据）。术后高危淋巴引流区及高危复发区的定义请参照术前放疗定义。CTV 勾画总体建议见表 4-5-8，直肠癌淋巴引流区靶区解剖定义见表 4-5-9。

表 4-5-8 术后 CTV 勾画建议

勾画部位	Dixon 术后	Mile 术后
吻合口 / 会阴瘢痕	吻合口	会阴瘢痕
瘤床	+	+
骶前 + 直肠系膜 + 髂内	+	+
闭孔	+	+
髂外	–	–
腹股沟淋巴引流	–	–
坐骨直肠窝	+（肿瘤中心距肛缘 6cm 以内）	+
肛门括约肌	同上	已切除

表 4-5-9 直肠癌淋巴引流区靶区解剖定义

分区	亚分区	上界	下界	前界	后界	内侧界	外侧界
骶前区（PN）	腹部骶前区	腹主动脉分叉为左右髂总动脉处或该区域内转移淋巴结上方至少 5mm	骶岬	腰椎前方 1cm/ 髂总血管前 1cm	腰椎前壁	—	髂总血管外侧 0.7 ~ 1cm
	盆腔骶前区	髂总动脉分叉为髂内、髂外动脉处	肛提肌插入外括约肌处 / 直肠周围系膜脂肪组织消失处	腰椎前方 1cm/ 骶骨尾骨前缘前方 1cm	腰椎前壁 / 骶骨尾骨前缘	—	骶髂关节 / 髂肌内缘
侧方淋巴结区前部（LLN-A）即闭孔淋巴区		股骨头顶	闭孔动脉离开骨盆层面	中：髂外血管后壁 下：髂外血管离开骨盆或闭孔动脉前缘	闭孔内肌后缘或髂内淋巴结区前缘	直肠系膜筋膜，盆腔器官	闭孔内肌的内侧缘
侧方淋巴结区后部（LLN-P）即髂内淋巴结区		髂总分成髂内外血管处	肛提肌插入外括约肌处 / 骨盆底	上：血管外 0.7cm； 中：输尿管进入膀胱的虚拟冠状平面，髂外血管上段的后方； 下：闭孔内肌后缘	骶髂关节外侧缘	上：血管周围 0.7cm（直肠系膜以上）； 中 / 下：直肠系膜，筋膜，盆腔器官	上：髂腰肌，骨盆； 中 / 下：盆壁肌肉（梨状肌和闭孔内肌）的内侧缘
髂外淋巴结区（EIN）		髂总分成髂内外血管处	旋髂深动脉与髂外动脉交叉处或者髋臼顶部与耻骨上支连接之处	血管前 0.7cm 髂腰肌 1.5cm	髂外静脉后缘	血管内侧 0.7cm	髂腰肌
腹股沟淋巴结区（IN）		旋髂深动脉与髂外动脉交叉处或者髋臼顶部与耻骨上支连接之处	大隐静脉进入股静脉处 / 坐骨结节下缘	腹股沟血管前 2cm	股三角床区域，由髂腰肌、耻骨肌和长收肌组成	腹股沟血管周围至少 1 ~ 2cm，包括所有可见淋巴结	缝匠肌或髂腰肌内侧缘

续表

分区　亚分区	上界	下界	前界	后界	内侧界	外侧界
坐骨直肠窝(IRF)	下阴部动脉离开盆腔处	肛门括约肌复合体下缘和坐骨结节的虚拟斜面	闭孔内肌和肛门外括约肌围成	中上：臀中肌；下：臀大肌内缘的虚拟切线	肛门外括约肌	上/中：闭孔内肌；下：坐骨结节、臀大肌
肛门括约肌复合体(SC)	肛提肌插入肛门外括约肌处/直肠肛管交界处	放松位的肛门缘	肛门外括约肌围成	肛门外括约肌围成	肛门外括约肌围成	肛门外括约肌围成

4. 放疗处方剂量及分割方式

（1）术前同步放化疗：盆腔：45～50.4Gy/25～28 次；瘤床补量：5.4Gy/3 次。IMRT 同步加量：盆腔 45Gy ＋瘤床 50Gy/25f。

（2）术前短程：盆腔 25Gy/5fx。

（3）术后同步放化疗：盆腔：45～50.4Gy/25～28 次；瘤床补量：5.4～9Gy/3-5 次。

（4）不能切除或不适合手术患者同步放化疗：①盆腔：45Gy/25fx；原发肿瘤病灶补量至 56～60Gy；② IMRT 推荐（可以减少小肠受量）：盆腔 45Gy，肿瘤＋骶骨 50.4Gy，原发肿瘤 56～60Gy。

（5）术中放疗：剂量个体化，经过 45～54Gy 术前放疗，一般术中对 R0～R1 切除瘤床给予 10～12.5Gy，对 R2 切除病灶瘤床给予 15～20Gy。

5. 危及器官剂量限制

（1）小肠：＞ 35Gy 的小肠体积≤ 180cc，＞ 40Gy 的小肠体积≤ 100cc，＞ 45Gy 的小肠体积≤ 65cc，D_{max} ＜ 50Gy。

（2）结肠：＞ 35Gy 的结肠体积≤ $180cm^3$，＞ 40Gy 的结肠体积≤ $100cm^3$，＞ 45Gy 的结肠体积≤ $65cm^3$，D_{max} ＜ 50Gy。

（3）膀胱：50% 膀胱体积的照射剂量＜ 50Gy。

（4）股骨头：照射＞ 50Gy 的股骨头体积＜ 5%。

（5）会阴：＞ 40Gy 的外阴体积＜ 5%，＞ 30Gy 的外阴体积＜ 35%，＞ 20Gy 的外阴体积＜ 50%。

6. 同步化疗方案　短程放疗不推荐同步化疗。常规同步放化疗推荐卡培他滨或持续滴注 5-Fu，不建议应用奥沙利铂、伊立替康、贝伐珠单抗、西妥昔单抗或帕尼单抗。为保留肛门括约肌需增加肿瘤退缩或观察等待策略，可采用卡培他滨联合伊立替康的同步放化疗的 CinClare 研究方案。具体如下。

（1）同步 5- 氟尿嘧啶灌注化疗：$225mg/m^2$，放疗期间持续静脉滴注，每周 5 天。

（2）卡培他滨 $825mg/m^2$ 一天两次口服是被接受的 5- 氟尿嘧啶灌注化疗的替代方案（基于两项随机非劣性临床试验）。

（3）CinClare 方案：卡培他滨 $825mg/m^2$ 一天两次口服，伊立替康需要在 UGTIAI 基因分型指导下，基因分型 UGTIAI *I *I（6/6 型）或 UGTIAI *I *28（6/7 型）患者推荐伊立替康的剂量分别为 $80mg/m^2$（每周 1 次）、$65mg/m^2$（每周 1 次）。

六、循证医学证据

循证医学证据 1：局部复发疾病是否进行再程放疗？

根据现有研究研究证据，再程放疗应谨慎进行，有术中放疗条件的单位可以选择术中放疗（表 4-5-10）。

表 4-5-10 直肠癌复发再程放疗的研究列表

相关参考文献编号	研究类型	研究对象	研究结论
[17]	回顾性	103 例直肠癌复发患者，之前接受过 5- 氟尿嘧啶化疗及 50.5Gy 的盆腔放疗，后接受 38.4Gy（15 ~ 49.2Gy）的再程放疗，两次放疗之间的中位间隔时间为 19 个月。其中 34 例患者还接受了后续残留病灶切除术	5 年生存率为 19%，22 例患者出现了晚期并发症患者。其中，18 例患者出现持续性的严重腹泻，15 例出现小肠梗阻，4 例发生肠瘘，2 例发生结肠肛管吻合口狭窄
[18]	回顾性	256 例局部复发的直肠癌病例，这些患者之前接受过针对原发灶的新辅助放化疗。复发后接受了手术切除及放疗或术中电子线放疗	结果显示这些患者的中位再放疗剂量为 30Gy（5 ~ 39.6Gy），且绝大多数患者接受 5- 氟尿嘧啶为基础的同步化疗。首次新辅助放疗与术中再放疗之间的中位间隔时间为 41d。术中放疗的剂量为 15 ~ 20Gy，使用的电子线能量为 8 ~ 12Mev。3 年局部再次复发率为 46%。不良反应和并发症可接受

循证医学证据 2 新辅助治疗是否可以去放疗？

建议新辅助治疗中去放疗目前尚无足够临床证据支持，建议谨慎选择。根据各大指南和我单位经验：术前同步放化疗仍是局部晚期直肠癌的标准治疗方式（表 4-5-11）。

表 4-5-11 直肠癌辅助治疗去放疗的重要研究列表

相关参考文献及研究	研究类型	研究对象	研究结论
PROSPECT 研究（NCT01515787）	多中心 Ⅱ ~ Ⅲ 期临床试验	针对高位直肠癌患者，采用新辅助 FOLFOX 方案化疗，选择性进行放疗	进行中
[19]	Ⅱ期临床试验	32 例临床分期为 Ⅱ ~ Ⅲ期的直肠癌患者给予新辅助化疗（FOLFOX + 贝伐珠单抗）	2 例患者因无法耐受化疗改予新辅助同步放化疗（50.4Gy + 5- 氟尿嘧啶）。其余 30 例患者获得缓解而未接受放疗，术后 pCR 率为 25%，无局部复发患者，4 年无病生存率为 84%
[20]	多中心 Ⅰ / Ⅱ 期临床试验	46 例分期为 T_3N_0 的中危组患者接受 4 周期新辅助化疗（FOLFOX + 贝伐珠单抗），其中 2 例患者在新辅助治疗期间因肺动脉栓塞和腹泻死亡，1 例术后吻合口瘘	44 例患者获得 R0 切除，吻合口瘘的发生率为 13%。2 年局部复发率为 2%，无病生存率为 75%。各研究中心的毒副反应率都较高

循证医学证据 3 放化疗的时机：术前与术后哪个更优？

研究发现，与术后放疗比较，术前放疗降低局部复发风险，提高保肛率，同时降低细胞毒性。因此对于术前评估为 T_3、T_4 或淋巴结阳性的肿瘤，术前同步放化疗是标准治疗（表 4-5-12）。

表 4-5-12 直肠癌辅助治疗时机：术前 vs. 术后的重要研究

相关参考文献编号	研究类型	研究对象	研究结论
[21,22]	Ⅲ期临床试验	823 例 T_3 ~ T_4 或淋巴结阳性结肠癌患者被随机分为术前（50.4Gy + 5- 氟尿嘧啶）和术后（54Gy + 5- 氟尿嘧啶）放化疗组。所有的患者接受了另外 4 个周期的 5- 氟尿嘧啶治疗	术前放化疗组与术后放化疗组的 5 年局部复发率分别为 6% 和 13%，保肛比例（39% vs. 19%），3 ~ 4 级肿瘤的降级，晚期的药物毒性，以及晚期吻合口狭窄均得到改善。25% 术前放化疗与 40% 术后放化疗的患者具有阳性的淋巴结，同时 8% 的术前放化疗组患者具有 pCR。在术后放化疗组中，18% 的患者肿瘤等级在术中被确认为 pT_1N_0 ~ pT_2N_0，被排除出该研究。生存率差异无统计学意义

续表

相关参考文献编号	研究类型	研究对象	研究结论
[23,24]	Ⅲ期临床试验	1 350 例可切除的直肠癌患者，被随机入组为小分割术前放疗(25Gy/5fx)联合手术组与手术联合术后放化疗组(45Gy 和 5-氟尿嘧啶)	术前放疗联合手术组降低 3 年 LR(4.4% vs. 10.6%)。整体生存率没有变化。进一步从检查标本的手术解剖层面分析，3 年局部复发率分别为：4%(直肠系膜完整)，7%(直肠系膜不完整有破损)，以及 13%(直肠系膜完整固有肌层破损)。所有组别均从术前放疗治疗获益
[25]	Ⅲ期临床试验	267 例 T_3 ~ T_4 期或淋巴结阳性患者被随机分为术前放化疗组和术后放疗组(50.4Gy + 5-氟尿嘧啶 /LV)。两组患者均接受 TME 和额外的辅助化疗	由于疗效差被提前终止。术前放化疗组的 5 年无瘤生存率明显改善(64.7% vs. 53.4%)，另外，患者整体生存率趋势也得到提高(74.5% vs. 65.6%)。术前放化疗的 pCR 率为 15%。两组患者长期随访后发现局部复发的比例均为 10%

（张莹莹　马虹　刘超）

参考文献

[1] 中国临床肿瘤学会指南工作委员会 . 中国临床肿瘤学会 (CSCO) 直肠癌诊疗指南 2022[M]. 北京 : 人民卫生出版社 , 2022:100-125.

[2] NCCN Clinical Practice Guidelines in Oncology: Rectal Cancers. (Version 1.2021)[EB/OL].[2021-08-12].https://www.nccn.org/professionals/physician_gls/pdf/rectal_basic.pdf.

[3] SMITH J J, CHOW O S, GOLLUB M J, et al. Organ Preservation in Rectal Adenocarcinoma: a phase Ⅱ randomized controlled trial evaluating 3-year disease-free survival in patients with locally advanced rectal cancer treated with chemoradiation plus induction or consolidation chemotherapy, and total mesorectal excision or nonoperative management[J]. BMC Cancer, 2015, 15: 767.

[4] HABR-GAMA A, GAMA-RODRIGUES J, SAO JULIAO G P, et al. Local recurrence after complete clinical response and watch and wait in rectal cancer after neoadjuvant chemoradiation: impact of salvage therapy on local disease control[J]. Int J Radiat Oncol Biol Phys, 2014, 88(4): 822-828.

[5] APPELT A L, PLOEN J, HARLING H, et al. High-dose chemoradiotherapy and watchful waiting for distal rectal cancer: a prospective observational study[J]. Lancet Oncol, 2015, 16(8): 919-927.

[6] RENEHAN A G, MALCOMSON L, EMSLEY R, et al. Watch-and-wait approach versus surgical resection after chemoradiotherapy for patients with rectal cancer (the OnCoRe project): a propensity-score matched cohort analysis[J]. Lancet Oncol, 2016, 17(2): 174-183.

[7] MOHIUDDIN M, MARKS G, MARKS J. Long-term results of reirradiation for patients with recurrent rectal carcinoma[J]. Cancer, 2002, 95(5): 1144-1150.

[8] HOLMAN F A, BOSMAN S J, HADDOCK M G, et al. Results of a pooled analysis of IOERT containing multimodality treatment for locally recurrent rectal cancer: Results of 565 patients of two major treatment centres[J]. Eur J Surg Oncol,2017, 43(1): 107-117.

[9] SCHRAG D, WEISER M R, GOODMAN K A, et al. Neoadjuvant chemotherapy without routine use of radiation therapy for patients with locally advanced rectal cancer: A pilot trial[J]. J Clin Oncol, 2014, 32(6): 513-518.

[10] FERNANDEZ-MARTOS C, BROWN G, ESTEVAN R, et al. Preoperative chemotherapy in patients with intermediate-risk rectal adenocarcinoma selected by high-resolution magnetic resonance imaging: the GEMCAD 0801 Phase Ⅱ Multicenter Trial[J]. Oncologist, 2014, 19(10): 1042-1043.

[11] SAUER R, BECKER H, HOHENBERGER W, et al. Preoperative versus postoperative chemoradiotherapy for rectal cancer[J]. N Engl J Med, 2004, 351(17): 1731-1740.

[12] SAUER R, LIERSCH T, MERKEL S, et al. Preoperative versus postoperative chemoradiotherapy for locally advanced rectal cancer: results of the German CAO/ARO/AIO-94 randomized phase Ⅲ trial after a median follow-up of 11 years[J]. J Clin Oncol, 2012, 30(16): 1926-1933.
[13] SEBAG-MONTEFIORE D, STEPHENS R J, STEELE R, et al. Preoperative radiotherapy versus selective postoperative chemoradiotherapy in patients with rectal cancer (MRC CR07 and NCIC-CTG C016): A multicentre, randomised trial[J]. Lancet, 2009, 373(9666): 811-820.
[14] QUIRKE P, STEELE R, MONSON J, et al. Effect of the plane of surgery achieved on local recurrence in patients with operable rectal cancer: a prospective study using data from the MRC CR07 and NCIC-CTG CO16 randomised clinical trial[J]. Lancet, 2009, 373(9666): 821-828.
[15] ROH M S, COLANGELO L H, O'CONNELL M J, et al. Preoperative multimodality therapy improves disease-free survival in patients with carcinoma of the rectum: NSABP R-03[J]. J Clin Oncol, 2009, 27(31): 5124-5130.
[16] VALENTINI V, GAMBACORTA M A, BARBARO B, et al. International consensus guidelines on Clinical Target Volume delineation in rectal cancer[J]. Radiother Oncol, 2016, 120(2): 195-201.
[17] 唐源，金晶，朱远，等. 直肠癌术前 / 术后适形 / 调强放疗靶区勾画共识与图谱 [J]. 中华放射肿瘤学杂志，2018, 27(3): 227-234.
[18] HOFHEINZ R D, WENZ F, POST S, et al. Chemoradiotherapy with capecitabine versus fluorouracil for locally advanced rectal cancer: A randomised, multicentre, non-inferiority, phase 3 trial[J]. Lancet Oncol, 2012, 13(6): 579-588.

第六节 肛门区癌

一、解剖及淋巴引流规律

1. 肛管癌

（1）占所有肛门区癌的 85%。目前治疗指南中，肛管的解剖学采用外科学定义：上界以内括约肌为标志，包括远端的直肠并一直延伸到肛缘，平均长度为 3 ~ 5cm，并以齿状线为界分为肛管移行区和肛梳。由于胚胎发育不同，齿状线上下肛管黏膜覆盖的表皮细胞、动静脉供应、淋巴回流以及神经支配都不同。齿状线以上的肛管来自内胚层，其覆盖上皮主要为柱状上皮，因此发生在齿状线以上近端肛管癌主要病理类型为腺癌，治疗按直肠癌的规范进行；齿状线以下的肛管主要来自外胚层，其覆盖的黏膜细胞为鳞状上皮细胞，与肛周皮肤鳞状上皮细胞一样，但不包括毛发附属器、汗腺和脂肪腺体，主要病理类型为鳞癌。其他病理类型还包括恶性黑色素瘤、肛管腺癌、基底细胞癌、间质瘤等。现行的指南及指引均是针对肛管的鳞状细胞癌，本书仅对肛管鳞癌进行阐述。

（2）肛管的淋巴引流也与齿状线相对位置相关，齿状线以上的淋巴引流至直肠周围淋巴结和椎旁淋巴结，齿状线周围的淋巴引流至髂内淋巴结，齿状线以下的淋巴引流至腹股沟淋巴结。

2. 肛周癌

（1）肛周是指肛门周围半径 5 ~ 6cm 的区域，其特征是被覆毛囊和汗腺的鳞状上皮。因此肛周癌主要为鳞状上皮来源，其表现类似于皮肤癌。

（2）肛周癌的淋巴经腹股沟淋巴引流至髂外淋巴结。

二、诊断

1. 疾病史和家族史　HPV 感染被认为是肛管鳞状细胞癌的首要病因，80% ~ 85% 伴 HPV 感染。肛门性交和多个性伴侣会增加 HPV 感染机会，因而亦被认为是肛管鳞状细胞癌的高危因素。其他高危因素包括肛门疣、女性宫颈癌、女性外阴癌或阴道癌、男性阴茎癌、HIV 感染、免疫力低下、长期使用免疫抑制剂或糖皮质激素、吸烟和抑郁状态等。因此对疾病史和家族史的了解有助于诊断。建议对 HIV 阳性男性、与男性发生过性行为的男性、免疫功能低下患者、高度宫颈发育不良或有宫颈癌病史的女性等进行肛门筛查。筛查手段以肛门指诊和肛门镜为主。

2. **临床表现**　肛管鳞状细胞癌好发中老年，女性发病率略高于男性。肛管鳞状细胞癌最常见症状为出血，常伴肛周疼痛、肛周瘙痒、肛周肿物。较大肿瘤会影响肛门括约肌功能，导致肛门失禁。部分可扪及腹股沟区或肛周肿大淋巴结。

3. **体格检查**　肛门肿块和腹股沟淋巴结的视触诊。记录肛门区肿块的大小、位置、质地、活动度以及与齿状线的位置关系以及腹股沟淋巴结的大小、质地、活动度以及有无触痛等。妇女还需进行妇科查体，评估有无会阴及阴道受累。

4. **实验室检查**　如血常规、尿常规、粪便常规、生化，以及 HPV、HIV 检测等。

5. **病理活检**　包括肛门区肿块的病理活检和腹股沟淋巴结的细针穿刺活检。

6. **影像学检查**　直肠镜检、肛管内超声检查推荐作为早期 AC 的常规检查项目，与盆腔 MRI 联合可确定术前分期。胸腹 CT 及盆腔 MRI（扫描范围应包括盆腔与双侧腹股沟），PET/CT 或 PET/MRI 不作为常规推荐，对病情复杂、常规检查不能确诊或分期时，可推荐使用。

三、临床分期

TNM 定义及分期及预后分组适用于所有发生于肛门区的癌，高级别神经内分泌癌也采用此分期，但不包括肉瘤、黑色素瘤及类癌（表 4-6-1）。

表 4-6-1　肛门区癌 TNM 分期（AJCC 第 8 版）

肛门区癌	
原发肿瘤（T）	
T_x	原发肿瘤无法评估
T_0	无原发肿瘤的证据
T_{is}	高级别鳞状上皮内瘤变（之前称为原位癌、鲍温病、肛门上皮内瘤变Ⅱ～Ⅲ级、高级别肛门上皮内瘤变）
T_1	肿瘤最大径≤ 2cm
T_2	2cm ＜肿瘤最大径≤ 5cm
T_3	肿瘤最大径＞ 5cm
T_4	任意大小的肿瘤累及邻近器官，如阴道、尿道、膀胱
区域淋巴结（N）	
N_x	区域淋巴结无法评估
N_0	无区域淋巴结转移
N_1	腹股沟、直肠系膜、髂内或髂外淋巴结转移
N_{1a}	腹股沟、直肠系膜或者髂内淋巴结转移
N_{1b}	髂外淋巴结转移
N_{1c}	髂外淋巴结转移伴随任何一个 N_{1a}
远处转移（M）	
M_0	无远处转移
M_1	有远处转移

续表

C/pTNM：肛门区癌分期			
	N_0M_0	N_1M_0	N_xM_1
T_1	Ⅰ	ⅢA	Ⅳ
T_2	ⅡA	ⅢA	Ⅳ
T_3	ⅡB	ⅢC	Ⅳ
T_4	ⅢB	ⅢC	Ⅳ

四、治疗原则

主要参考2022年V1版《NCCN肿瘤学临床实践指南：肛门癌》、中国抗癌协会大肠癌专业委员会编写的《中国恶性肿瘤整合诊治指南-肛管癌部分》以及2021年《ESMO肛管癌临床实践指南》。

1. 肛管癌治疗原则（表4-6-2）。

表4-6-2　肛管癌的治疗推荐

分期及病灶情况	治疗建议
Ⅰ～Ⅲ期	同步放化疗
Ⅳ期	①一线化疗：双药(铂类联合紫杉，铂类联合5-FU)及三药方案(标准DCF或改良DCF；②靶向治疗：目前尚无高级别证据，但可尝试化疗联合表皮生长因子受体单抗治疗；③后线治疗：尚无公认有效二线化疗方案，可考虑帕博利珠单抗和纳武利尤单抗作为复发或转移性肛管鳞状细胞癌的二线治疗方案或参加临床研究；④对有良好体力状况评分(PS)和局限转移灶的患者，可以考虑局部姑息放疗
放化疗后复发肛管癌	经腹会阴联合切除术(挽救成功率达50%)

2. 肛周肿瘤治疗原则（表4-6-3）。

表4-6-3　肛周肿瘤的治疗推荐

分期及其他情况	治疗建议
T_1，分化良好或选择性的T_2N_0(未累及肛门括约肌)	局部切除，切缘≥1cm，切除后严密观察； 若无法保证充足切缘选择单纯放疗或同步放化疗(同步化疗方案同肛管癌)
其余分期及临床状态	同肛管癌

五、放疗原则

1. 放疗适应证

（1）同步放化疗是无远处转移肛管癌标准治疗，目前普遍的共识认为肛门区癌的放射治疗IMRT优于三维适形放疗，靶区定义见表4-6-4。

（2）伴有远处转移的患者，在一般情况好，转移灶有限且控制良好的情况下可以考虑局部放疗，照射原发灶及盆腔受累区域45～60Gy，同时联合5-氟尿嘧啶/顺铂为基础的化。对于局限的肝转移灶也可以考虑进行SBRT治疗。

2. 靶区定义

参考2022年《NCCN肿瘤学临床实践指南：肛门癌》及RTOG直肠肛管癌勾画共识，见表4-6-4。

表 4-6-4 肛门癌放疗靶区定义表

靶区	描述
GTV	GTV- 原发灶(GTV-P):包括所有体格检查、内镜、影像学可发现的肿瘤组织 GTV- 淋巴结(GTV-N):≥ 1.5cm,PET 阳性或活检证实为阳性的淋巴结
CTV	CTV-P:GTV-P 外扩 1.5 ~ 2.5cm 然后根据解剖学边界修改 CTV-N:GTV-N 外扩 1.0 ~ 1.5cm,根据解剖边界修改
CTV 高危(CTV-HR)	直肠周围系膜区、骶前区以及骶髂关节水平以下的髂内、髂外淋巴结;若腹股沟淋巴结区有明确受累也应包在高危区内
CTV 低危(CTV-LR)	低危淋巴引流区:骶髂关节水平以上的髂内、髂外淋巴结(上界为 L_5/S_1 水平)以及腹股沟淋巴结(是否予以腹股沟淋巴引流区预防性照射见循证医学证据 1)
PTV	CTV 外扩 0.5 ~ 1.0cm,根据各单位测量值以及是否采用图像引导(IGRT)

注:以上淋巴引流区靶区的解剖定义请参考直肠癌相应淋巴引流区的解剖定义。

循证医学证据 1 是否需要进行腹股沟淋巴引流区的预防性照射?

尽管没有高级别循证医学证据,但据现有研究所示回顾性研究结论及我们的临床经验,认为 T_1、T_2 期病变不需要对腹股沟淋巴引流区进行预防性照射,选择性照射腹股沟淋巴引流区可用于 T_3、T_4 期病变或肿瘤直接侵犯齿状线以下肛管组织(表 4-6-5)。

表 4-6-5 肛管癌腹股沟淋巴引流区的预防性照射的相关研究

相关参考文献编号	研究类型	研究对象	研究结论
[5]	回顾性	270 例肛管癌患者接受放射治疗(50Gy 超过 5 周)	患者中位生存时间 72 个月。10% 患者发生同时性腹股沟淋巴结转移,5 年生存率为 54.4%;7.8% 的患者出现异时性腹股沟淋巴结转移,5 年生存率为 41.4%。最初的发现是,当原发肿瘤明显位于肛管单侧外侧时,腹股沟淋巴结转移总发生在其同侧
[6]	回顾性	276 例肛管癌患者接受放射治疗	在 181 例无腹股沟转移患者中,75 例接受腹股沟局部照射总剂量为 45 ~ 50Gy(P Ⅱ组),106 例未接受腹股沟局部照射(非 P Ⅱ组)。与非 P Ⅱ组相比,P Ⅱ组患者更年轻(60% vs. 41%, P = 0.01)且肿瘤较大(T_3 ~ T_4 所占比例 46% vs. 27%, P = 0.01)。中位随访时间为 61 个月。非 P Ⅱ组中 14 例患者与 P Ⅱ组中 1 例患者发生腹股沟复发。P Ⅱ和非 P Ⅱ组 5 年累积腹股沟复发率(CRIR)分别为 2% 和 16%(P = 0.006)。在非 P Ⅱ组中,T_1 ~ T_2 和 T_3 ~ T_4 的 5 年 CRIR 分别为 12% 和 30%(P = 0.02)。两组的总体存活率,疾病特异性存活率和无病存活率相似
[7]	回顾性	116 例 T_2 期淋巴结阴性肛门癌患者接受 RT 治疗(n = 48),或者化疗(5- 氟尿嘧啶)联合 RT(n = 68)。64% 患者(n = 74)接受了选择性腹股沟照射	患者 5 年生存率为 92.3% ± 2.3%。在没有选择性腹股沟照射治疗的 2 例患者(4.7%)发生了孤立的腹股沟复发,而选择性腹股沟照射治疗的患者中没有观察到腹股沟复发。选择性腹股沟照射患者在单独使用放疗组与联合放化疗组的 5 年局部控制率差异无统计学意义

3. 剂量分割

(1)目前国际通用的剂量分给主要参考美国 RTOG 9811 或 RTOG 0529 两个临床试验的剂量及分割方式,2022 年《NCCN 肿瘤学临床实践指南:肛门癌》推荐 RTOG 0529 试验的剂量分割,详见表 4-6-6。

表 4-6-6 肛管癌放疗剂量分割参考表

靶区	RTOG 9811	RTOG 0529
CTV-P	T_1N_0：45 ~ 50.4Gy/1.8Gy/次 T_2N_0：50.4Gy/1.8Gy/次 N_+或 T_3 ~ T_4： 54 ~ 59.4Gy/1.8Gy/次	T_1N_0：未纳入 T_2N_0：50.4Gy/1.8Gy/次 N_+或 T_3 ~ T_4：54Gy/1.8Gy/次
CTV-N	54 ~ 59.4Gy/1.8Gy/次	淋巴结≤ 3cm：50.4Gy/1.68Gy/次 淋巴结≥ 3cm：54Gy/1.8Gy/次
CTV-HR	45Gy/1.8Gy/次	T_2N_0：42Gy/1.5Gy/次 T_2N_+或 T_3 ~ T_4：45Gy/1.5Gy/次
CTV-LR	30.6 ~ 36Gy/1.8Gy/次 （IMRT：40Gy/1.6Gy/次）	未单独给量，剂量分割同 CTV-HR

（2）我单位常用剂量分割：① CTV-P：T_1N_0 ~ T_2N_0： 50.4Gy /1.8Gy/次；T_3 ~ T_4：54 ~ 59.4Gy/1.8Gy/次（序贯或同步推荐剂量的选择见循证医学证据 2）；② CTV-N：54 ~ 59.4Gy/1.8Gy/次；③ CTV-HR：45Gy/1.8Gy/次；④ CTV-LR：不单独给量，剂量分割同 CTV-HR。

循证医学证据 2：肿瘤局部推荐剂量放疗是否采用同步推荐剂量技术（simultaneous integrated boost，SIB）？

目前肛管癌放疗推荐剂量的常规做法是序贯推荐剂量，即完成 CTVHR/LR 大野照射（45 或 36Gy）后，予以 CTV-p 和 CTV-n 推荐剂量 14 ~ 23.4Gy，其优点是可以根据前期大野放疗时患者肿瘤退缩情况和不良反应严重程度来适时计划治疗中断时间和后续推荐剂量的处方剂量。而 SIB 技术可以缩短治疗时间，节约时间和经济成本，但基于表 4-6-7 中多项回顾性研究，SIB 治疗技术虽能带来良好的局部控制，但同时可能导致不良反应增加（数据未列出）、患者耐受性下降。且目前无前瞻性临床研究评估 SIB 计划中单次量低于 1.8Gy 后是否会带来局部失败率的增多。RTOG 0529 研究中较高的计划修订率强调了实时监测对调强放射治疗试验的重要性。因此 SIB 治疗模式的价值还有待进一步临床研究证实。综上，我单位目前仍推荐序贯推荐剂量治疗模式，若直接按 RTOG 0529 方案给予 SIB，则需要做到实时监测靶区变化，必要时行二次计划以保证放疗质量。

表 4-6-7 同步推荐剂量技术研究列表

相关参考文献编号	研究类型	研究对象	研究结论
[9]	前瞻性（RTOG-0529）	52 例 T_2 ~ T_4，N_0 ~ N_3，M_0 肛门癌患者接受剂量雕刻调强放疗（DP-IMRT）联合同步化疗。 盆腔 T_2N_0：42Gy/28fr；T_3 ~ T_4N_0：45Gy/30fr； N_+ < 3cm：50.4Gy/30 fr；N_+ > 3cm：54Gy/30fr。 SIB：T_2N_0：50.4Gy/28fr；$T_{3/4}N_0$：54Gy/30fr； N_+：54Gy/30fr	与 RTOG 9811 的数据相比，RTOG 0529 方案未能显著减少 2 级以上级胃肠道 / 泌尿生殖道急性不良事件。但显著减少了急性 2 级以上血液学（P = 0.032），3 级以上胃肠道（P = 0.008 2）和 3 级以上皮肤反应（P < 0.000 1）。证实了 0529 方案的可行性
[10]	回顾性	42 例肛门癌患者接受放疗和化疗联合治疗。 盆腔 T_2N_0：42Gy/28fr；$T_{3/4}N_0$：45Gy/30fr； N_+ < 3cm：50.4Gy/30fr；N_+ > 3cm：54Gy/30fr。 SIB：T_2N_0：50.4Gy/28fr；$T_{3/4}N_0$：54Gy/30fr； N_+：54Gy/30fr	患者中位随访时间 43 个月，3 年局部区域控制率为 94%，生存率为 92%，无病生存率为 89%，无转移生存率为 89%，无结肠造口存活率为 89%

续表

相关参考文献编号	研究类型	研究对象	研究结论
[11]	回顾性	41 例肛门鳞状细胞癌患者接受放化疗联合治疗。疾病分期为：Ⅰ期 2 例，Ⅱ期 13 例，ⅢA 期 12 例，ⅢB 期 14 例，HPV（+）患者 85.3%。盆腔：T_1N_0：41.4Gy/23fr；T_2N_0：43.2Gy/24fr；≥ T_3/N_+：71% 45Gy/25fr。 SIB：T_1N_0：50.6Gy/23fr；T_2N_0：52.8Gy/24fr；≥ T_3/N_+：55Gy/25fr	患者中位随访时间为 30 个月。HPV 阳性患者的 4 年无进展生存期和生存率分别为 78% 和 92%。治疗结束后 6 个月，36/40（90%）患者获得完全反应；在随访期间，5 例（13.8%）患者出现疾病进展
[12]	前瞻性Ⅱ期临床研究	57 例肛门癌患者接受放疗和化疗联合治疗。中位年龄为 58 岁。Ⅱ期 48%，ⅢA 期 18%，ⅢB 期 34%。 盆腔：45Gy/30fr SIB：54Gy/30 fr	患者中位随访时间 40 个月。3 年无结肠造口成活率为 77%，3 年无病生存率为 80%，3 年生存率为 91%
[13]	回顾性	54 例肛门癌患者接受放射治疗。 盆腔：T_2N_0：42Gy/28fr；$T_{3/4}N_0$：45Gy/30fr；N_+ < 3cm：50.4Gy/30fr；N_+ > 3cm：54Gy/30fr。 SIB：T_2N_0：50.4Gy/28fr；T_3：54Gy/30fr；T_4：60Gy/30fr	患者中位随访时间 32.6 个月。未接受结肠造口术的患者 4 年生存率为 68.9%。所有患者 4 年生存率，病因特异性生存率，无病生存率和局部控制率分别为 77.7%、81.5%、65.5% 和 84.6%。4 年无转移生存率为 74.4%
[14]	回顾性研究	39 例肛门癌患者接受放射治疗。 盆　腔：T_2N_0：42Gy/28fr；$T_{3/4}N_0$：45Gy/30fr；N_+ < 3cm：50.4Gy/30fr；N_+ > 3cm：54Gy/30fr SIB：T_2N_0：50.4Gy/28fr T_3/T_4：54Gy/30fr	患者中位随访时间为 21 个月。2 年无结肠造瘘术生存率为 77.9%，生存率和病因特异性生存率为 85.2%，而无病生存率为 75.1%
[15]	回顾性研究	106 例患者接受放疗，87 例肛门癌患者接受了同步化疗。所有患者均接受 SIB-IMRT，原发灶接受总剂量为 59.4Gy，淋巴结区域接受总剂量为 49.5Gy 的照射。若在照射后第五周仍然存在肉眼可见残余肿瘤，则给予 5.4Gy 的补量照射	患者中位随访时间为 47 个月。98 例患者达到临床完全缓解（92.5%）。4 年局部区域控制率，生存率和无结肠造口存活率分别为 79%，77% 和 77%

4. 正常组织限量（表 4-6-8）

表 4-6-8　正常组织限量

器官	剂量 /Gy < 5% 总体积	剂量 /Gy < 35% 总体积	剂量 /Gy < 50% 总体积
小肠	45（< 20cc）	35（< 150cc）	30（< 200cc）
股骨头	44	40	30
髂骨	50	40	30
外阴	40	30	20
膀胱	50	40	35
大肠	45（< 20cc）	35（< 150cc）	30（< 200cc）

5. 同步化疗方案

（1）首选：5- 氟尿嘧啶持续静脉泵入 [1 000mg/（m^2·d）第 1 ~ 4 天和第 29 ~ 32 天] + 丝裂霉素（12mg/m^2，第 1 天，最大剂量 20mg）。

（2）其次：可考虑卡培他滨（825mg/m^2，口服，每日 2 次，周一到周五）+ 丝裂霉素（12mg/m^2，每日 1 次或 5-FU[1 000mg/（m^2·d）] 第 1 ~ 4 天 + 顺铂（75mg/m^2，第一天，每 4 周重复）。

不耐受双药方案者可考虑单药 5-FU 或卡培他滨同步。

（张莹莹　马虹）

参考文献

[1] NCCN Clinical Practice Guidelines in Oncology: Anal Carcinoma. (Version 1.2023)[EB/OL].[2023-1-9]. http://www.nccn.org/professionals/physician_gls/pdf/anal.pdf.

[2] 中国抗癌协会 , 中国抗癌协会大肠癌专业委员会 . 中国恶性肿瘤整合诊治指南 - 肛管癌部分 [J]. 中华结直肠疾病电子杂志 , 2022, 11(1): 13-17.

[3] RAO S, GUREN M G, KHAN K, et al. Anal cancer: ESMO clinical practice guidelines for diagnosis, treatment and follow-up[J]. Ann Oncol, 2021, 32(9): 1087-1100.

[4] MYERSON R J, GAROFALO M C, EL NAQA I, et al. Elective clinical target volumes for conformal therapy in anorectal cancer: a radiation therapy oncology group consensus panel contouring atlas[J]. Int J Radiat Oncol Biol Phys, 2009,74(3): 824-830.

[5] GERARD J P, CHAPET O, SAMIEI F, et al. Management of inguinal lymph node metastases in patients with carcinoma of the anal canal: experience in a series of 270 patients treated in Lyon and review of the literature[J]. Cancer, 2001,92(1): 77-84.

[6] ORTHOLAN C, RESBEUT M, HANNOUN-LEVI J M, et al. Anal canal cancer: management of inguinal nodes and benefit of prophylactic inguinal irradiation (CORS-03 Study)[J]. Int J Radiat Oncol Biol Phys, 2012, 82(5): 1988-1995.

[7] ZILLI T, BETZ M, BIERI S, et al. Elective inguinal node irradiation in early-stage T2N0 anal cancer: prognostic impact on locoregional control[J]. Int J Radiat Oncol Biol Phys, 2013, 87(1): 60-66.

[8] AJANI J A, WINTER K A, GUNDERSON L L, et al. Fluorouracil, mitomycin, and radiotherapy vs fluorouracil, cisplatin, and radiotherapy for carcinoma of the anal canal: A randomized controlled trial[J]. JAMA, 2008, 299(16): 1914-1921.

[9] KACHNIC L A, WINTER K, MYERSON R J, et al. RTOG 0529: a phase 2 evaluation of dose-painted intensity modulated radiation therapy in combination with 5-fluorouracil and mitomycin-C for the reduction of acute morbidity in carcinoma of the anal canal[J]. Int J Radiat Oncol Biol Phys, 2013, 86(1): 27-33.

[10] YATES A, CARROLL S, KNEEBONE A, et al. Implementing intensity-modulated radiotherapy with simultaneous integrated boost for anal cancer: 3 year outcomes at two sydney institutions[J]. Clin Oncol (R Coll Radiol), 2015, 27(12): 700-707.

[11] BELGIOIA L, VAGGE S, AGNESE D, et al. Intensified intensity-modulated radiotherapy in anal cancer with prevalent HPV *p16* positivity[J]. World J Gastroenterol, 2015, 21(37): 10688-10696.

[12] JOSEPH K, NIJJAR Y, WARKENTIN H, et al. Prospective phase Ⅱ study of tomotherapy based chemoradiation treatment for locally advanced anal cancer[J]. Radiother Oncol, 2015, 117(2): 234-239.

[13] FRANCO P, MISTRANGELO M, ARCADIPANE F, et al. Intensity-modulated radiation therapy with simultaneous integrated boost combined with concurrent chemotherapy for the treatment of anal cancer patients: 4-year results of a consecutive case series[J]. Cancer Invest, 2015, 33(6): 259-266.

[14] FRANCO P, ARCADIPANE F, RAGONA R, et al. Volumetric modulated arc therapy (VMAT) in the combined modality treatment of anal cancer patients[J]. Br J Radiol, 2016, 89(1060): 20150832.

[15] TOMASOA N B, MEULENDIJKS D, NIJKAMP J, et al. Clinical outcome in patients treated with simultaneous integrated boost-intensity modulated radiation therapy (SIB-IMRT) with and without concurrent chemotherapy for squamous cell carcinoma of the anal canal[J]. Acta Oncol, 2016, 55(6): 760-766.

第五章
泌尿生殖系统肿瘤

第一节 肾细胞癌

一、解剖及淋巴引流规律

1. 肾脏解剖

（1）为腹膜后器官；垂直移动，平均移动0.9～1.3cm，在正常呼吸期间高达4cm。

（2）位于T_{11}与L_3横突之间。

（3）被纤维包膜包裹，并被肾周脂肪所包围，而肾脂肪则被Gerota筋膜包裹。

（4）毗邻：①左肾：与脾脏横向相连，与胃、胰腺和椎体中间相接，与小肠和结肠前方相连。②右肾：肝脏、十二指肠和椎体的内侧；横结肠和小肠的前部。

2. 淋巴结（LN）引流　沿肾血管流出，其区域淋巴结包括肾门、下腔静脉旁和主动脉旁淋巴结。

（1）左肾：主要引流至主动脉旁淋巴结。

（2）右肾：主要引流入主动脉间-腔静脉淋巴结。

二、生物学行为及病理特点

1. 肾癌起源及部位

（1）肾细胞癌起源于肾小管上皮细胞。

（2）远曲小管和集合管也可能发生。

（3）可发生在肾实质的任何部位发生，肾上下极多见。

2. 病理类型（2016 WHO）

（1）肾癌的主要病理类型有透明细胞癌和非透明细胞癌，以透明细胞癌最常见。

（2）肾透明细胞癌（60%～85%）；乳头状肾细胞癌（7%～14%）；肾嫌色细胞癌（4%～10%）；低度恶性潜能多房囊性肾肿瘤；肾集合管癌和肾髓质癌（1%～2%）；其他少见类型及未分类肾细胞癌。

（3）病理分级：病理分级是一个重要的预后因素，只适用于透明细胞肾癌和乳头状肾癌，以往最常用的是1982年Fuhrman四级分类，19881年的WHO推荐将Fuhrman的Ⅰ、Ⅱ合并为一级即高分化，Ⅲ级为中分化，Ⅳ级为低未分化。2016年病理分级在原Fuhrman四级分级的基础上增加了客观评价标准，形成了WHO/ISUP病理分级系统（Ⅰ：400×镜下核仁缺如或不明显，呈嗜碱性；Ⅱ级：400×镜下核仁明显，呈嗜酸性，可见但在100×镜下不突出；Ⅲ级：100×镜下核仁明显可见，嗜酸性；Ⅳ级：可见明显的核多形性，多核瘤巨细胞和或横纹肌样和或肉瘤样分化），其实践操作性更强，重复性更好。

三、放疗前检查

1. **临床表现** 多数为体检中发现，临床表现复杂多变，可以是肾肿瘤本身导致的，也可以是癌细胞所分泌的激素或转移灶导致的症状。肾细胞癌典型的三联征为肉眼血尿、肋腹肿块和腰痛，发生于5%～10%的患者，常提示为晚期。当出现左侧精索静脉曲张时，提示可能合并左肾静脉瘤栓。

2. **实验室检查** 血常规，血沉、血糖、血钙、乳酸脱氢酶、碱性磷酸酶，生化检验和尿检（必要时做尿细胞学检查）。

3. **影像学及超声检查** 腹部CT、MRI及超声等检查的典型表现是累及肾脏的可疑肿块。

4. **经皮肾肿瘤穿刺活检** 分空心针及细针穿刺活检，有肿瘤针道种植转移风险，不用于危重患者及拟行手术的患者（因影像诊断准确率高），故主要用于不能或不宜手术治疗的患者（晚期、年老体弱或禁忌证）全身治疗前明确病理，以指导用药及判断预后。

5. **转移评估** 行胸部CT、骨扫描，如果有临床症状建议脑部MRI。^{18}F-FDG PET/CT因显影剂50%以上未经代谢直接从肾排泄不利于病灶显示及肾细胞癌原发灶仅半数左右呈氟代脱氧葡萄糖代谢增高，因此^{18}F-FDG PET/CT对于肾细胞癌原发灶的诊断价值有限，但对于转移灶（尤其是淋巴转移或骨转移）的诊断优于传统影像学检查。

6. **评估肾功能** 对于孤立肾的肾肿瘤、双肾肿瘤、存在肾功能指标异常或存在使肾功能受损的疾病（如糖尿病、慢性肾炎、多囊肾、对侧肾结石）等需做核素肾图检查，以了解肾功能情况，并对肾功能不全进行等级评定。

四、临床分期

本指南采用UICC/AJCC TNM分期系统（第8版），具体定义见表5-1-1。

表5-1-1 肾细胞癌的TNM分期（AJCC第8版）

肾细胞癌	
原发肿瘤(T)	
T_x	原发肿瘤无法评估
T_0	无原发肿瘤证据
T_1	肿瘤最大径≤7cm,局限于肾
T_{1a}	肿瘤最大径≤4cm,局限于肾
T_{1b}	4cm＜肿瘤最大径≤7cm,局限于肾
T_2	最大径＞7cm,局限于肾
T_{2a}	7cm＜肿瘤最大径≤10cm,局限于肾
T_{2b}	最大径＞10cm,局限于肾
T_3	肿瘤侵犯主要静脉,或者肾周软组织,但是未侵及同侧的肾上腺和未超出肾周筋膜(Gerota筋膜)
T_{3a}	肿瘤侵犯肾静脉或其主要分支,或侵及肾盂,或肾周和/或肾窦脂肪组织,但未超出肾周筋膜
T_{3b}	肿瘤延伸至横膈以下腔静脉
T_{3c}	肿瘤延伸至横膈以上腔静脉,或侵犯腔静脉壁
T_4	肿瘤已超出肾周筋膜(Gerota筋膜)
区域淋巴结(N)	
N_x	无法评估区域淋巴结
N_0	无区域淋巴结转移

续表

肾细胞癌	
N_1	区域淋巴结转移
远处转移（M）	
M_0	无远处转移
M_1	有远处转移

C/pTNM：肾细胞癌分期			
	N_0M_0	N_1M_0	N_xM_1
T_1	Ⅰ	Ⅲ	Ⅳ
T_2	Ⅱ	Ⅲ	Ⅳ
T_3	Ⅲ	Ⅲ	Ⅳ
T_4	Ⅳ	Ⅳ	Ⅳ

五、预后影响因素及评估

影响肾癌患者最主要的因素是临床分期，此外，组织学分级、患者的体力状态评分、症状、肿瘤中是否合并有组织坏死、一些生化指标异常和变化等因素也与肾癌预后有关，目前采用肿瘤综合评估模型进行评估（表 5-1-2）。UISS（University of California，Los Angeles Intergrated Staging System）为加尼福尼亚大学洛杉矶分校制定的肾癌预后分级系统；晚期肾细胞癌的预后风险模型有利于风险分层和治疗选择，常用的有纪念斯隆 - 凯特琳癌症中心（Memorial Sloan-Kettering Cancer Center，MSKCC）标准和国际转移性肾细胞癌数据库联盟（International Metastatic renal cell Carcinoma Database Consortium，IMDC），见表 5-1-3 和表 5-1-4。MSKCC 低危、中危、高危对应的中位生存时间为 30 个月、14 个月、5 个月；IMDC 评分低、中、高危对应的中危生存时间为 35.3 个月、16.6 个月、5.4 个月。

表 5-1-2　肾癌 UISS 预后分级系统

UICC 风险分层	TNM 分期	Fuhman 分级	ECOG 评分
低危	Ⅰ	1 ~ 2	0
中危	Ⅰ	1 ~ 2	≥ 1
	Ⅰ	3 ~ 4	任何
	Ⅱ	任何	任何
	Ⅲ	1	0
	Ⅲ	1	≥ 1
高危	Ⅲ	2 ~ 4	≥ 1
	Ⅳ	任何	任何

表 5-1-3　MSKCC 晚期肾癌预后模型

预后因素	预后分级
乳酸脱氢酶 > 正常 1.5 倍	低危：0 项不良预后因素
血红蛋白 < 正常下限	中危：1 ~ 2 项不良预后因素
血清校正钙 > 正常上限	高危：≥ 3 项不良预后因素
确诊原发肾癌至系统治疗的间隔时间 < 1 年	

续表

预后因素	预后分级
Karnofsky 行为状态评分 < 80%	

表 5-1-4 IMDC 晚期肾癌预后模型

预后因素	预后分级
确诊原发肾癌至系统治疗的间隔时间 < 1 年	低危:0 项不良预后因素
Karnofsky 行为状态评分 < 80%	中危:1 ~ 2 项不良预后因素
血红蛋白 < 正常下限	高危:≥ 3 项不良预后因素
血清校正钙 > 正常上限	
中性粒细胞计数绝对值 > 正常值上限	
血小板计数绝对值 > 正常值上限	

六、治疗原则

1. 不同分期治疗建议

（1）Ⅰ ~ Ⅲ期：①肾切除术。T_1 ~ T_2，N_0，M_0（Ⅰ ~ Ⅱ期）如果可行，进行部分肾切除术，与根治性肾切除疗效相当。肿瘤小，累及同侧肾上腺风险低，可以不切除。如果部分肾切除术不可行或肿瘤发于中央位置或局部进展期肾细胞癌（T_1 ~ T_2，N_1，M_0 或 T_3，N_0 ~ N_1，M_0），首选根治性肾切除术。根治性肾切除术是否需要行腹膜后淋巴结清扫存在争议，目前尚无证据表明淋巴结清扫能够使患者获益，对于影像可见的肿大淋巴结，推荐用区域性淋巴结切除。②对于不能手术的患者，可考虑冷冻手术，射频消融或 SBRT。③新辅助治疗的作用未明确，一些前瞻性Ⅱ期或回顾性研究显示 T_2 ~ T_3 期肾癌行新辅助靶向治疗有一定的缩瘤效果，可试用于切除困难的 cT_3 期肿瘤，但缺乏高级别的循证医学证据。④辅助性全身治疗或辅助放疗的作用未明确。故早期肾癌术后无须进行辅助治疗，对于局部进展性肾细胞癌术后尚无标准的辅助治疗方案，鼓励参加临床研究。

（2）Ⅳ期（T_4，N_0 ~ N_1，M_0 或 T_1 ~ T_4，N_0 ~ N_1，M_1）：以全身药物治疗为主，在此基础上辅以原发灶或转移灶姑息性手术或放疗，需全面考虑转移灶和原发灶的情况、肿瘤危险因素评分及患者的体能状况评分来选择合适的综合治疗方案。①系统治疗：优先推荐参加临床试验；透明细胞为主型肾细胞癌的系统治疗见表 5-1-5 [《中国临床肿瘤学会（CSCO）肾癌诊疗指南 2022》]。非透明细胞性肾细胞癌的治疗见表 5-1-6，因样本量少，缺乏随机对照临床试验，只有舒尼替尼、索拉非尼及依维莫司的扩大临床研究及小样本Ⅱ型临床研究提示这些靶向药物治疗非透明细胞性肾细胞癌也有效，但疗效会差于透明细胞性肾细胞癌。②减瘤性肾切除术：在全身治疗有效的基础上，对于一般情况好，具有寡转移或转移负荷低的中度危险因素的原发灶潜在可切除的患者，减瘤术可改善生存；此外，对于肾肿瘤引起严重血尿或疼痛的患者，行姑息性肾切除或肾动脉栓塞术以缓解症状，提高生活质量。③转移灶的姑息性治疗：对于孤立性的转移灶或局限部位的转移灶可行 SBRT 或转移灶切除术。但必须在全身治疗有效的基础上才会有生存获益。

表 5-1-5 转移性或不可切除性透明细胞型肾细胞癌的药物治疗策略

治疗状态	分层	Ⅰ级专家推荐	Ⅱ级专家推荐	Ⅲ级专家推荐
一线治疗	中低危	帕博丽珠单抗 + 阿昔替尼 帕博丽珠单抗 + 仑伐替尼 帕博丽珠单抗 + 卡博替尼	阿维鲁单抗 + 阿昔替尼 卡博替尼 纳武利尤单抗 + 伊匹木单抗	阿昔替尼 高剂量白介素 -2

续表

治疗状态	分层	Ⅰ级专家推荐	Ⅱ级专家推荐	Ⅲ级专家推荐
一线治疗	高危	培唑帕尼 舒尼替尼 帕博利珠单抗 + 阿昔替尼 帕博利珠单抗 + 仑伐替尼 纳武利尤单抗 + 卡博替尼 纳武利尤单抗 + 伊匹木单抗 卡博替尼	阿维鲁单抗 + 阿昔替尼 培唑帕尼 舒尼替尼	阿昔替尼 高剂量白介素 -2 替西罗莫司
后线治疗		卡博替尼 纳武利尤单抗 纳武利尤单抗 + 伊匹木单抗	阿昔替尼 仑伐替尼 + 依维莫司 帕博利珠单抗 + 阿昔替尼 依维莫司 培唑帕尼 舒尼替尼 替沃扎尼 阿维鲁单抗 + 阿昔替尼	贝伐珠单抗 索拉非尼 高剂量白介素 -2 替西罗莫司

表 5-1-6　转移性或不可切除性非透明细胞型肾细胞癌药物治疗策略

治疗状态	分层	Ⅰ级专家推荐	Ⅱ级专家推荐	Ⅲ级专家推荐
一线治疗	非集合管癌	临床研究	舒尼替尼(2A 证据) 依维莫司(2A 证据) 替西罗莫司(2A 证据) 卡博替尼(2A 证据)	索拉非尼 培唑帕尼 阿昔替尼
	集合管癌	临床研究	临床研究	吉西他滨 + 顺铂 索拉非尼 + 吉西他滨 + 顺铂

2. 细胞因子及靶向治疗

（1）免疫治疗：研究表明，大剂量 IL-2 对于严格选择的复发或医学上无法切除的Ⅳ期透明细胞型肾癌的患者，获得了长期完全或部分缓解，被列为 2A 类一线治疗选项。

（2）靶向治疗：酪氨酸激酶抑制剂（tyrosine kinase inhibitors，TKIs）和抗 *VEGF* 受体的靶向治疗被广泛应用在一线和二线治疗中。被美国食品药品监督管理局（FDA）批准用于晚期肾细胞癌的治疗：舒尼替尼（sunitinib）、索拉非尼（sorafenib）、帕唑帕尼（pazopanib）、阿西替尼（axitinib）、坦罗莫司（temsirolimus）、依维莫司（everolimus）和贝伐珠单抗联合干扰素。

3. 放疗　①根治性放疗：对于较大或其他不能手术的患者，可考虑使用 SBRT 控制原发肿瘤。肾癌对大分割放疗敏感，有一些数据表明，SBRT 对肾癌患者原发灶治疗有较好的疗效，其 4 年的局部控制率可达 98%，且具有无创、不受病灶大小及位置限制、可激活机体免疫反应潜能等优势，在免疫治疗时代是非常有效的一种非手术根治性手段。②淋巴结转移或切缘阳性的患者局部复发率为 21%（P = 0.002）；高危、局部进展期肿瘤伴肾周侵犯或手术边缘阳性的患者，若辅助术后放疗，局部控制率可高达 100%。虽然放射治疗可能降低局部复发率，但在某些高危情况下，生存率可能无法得到改善。

（1）放射治疗的适应证：①根治性放疗。小肾癌，不可切除的非转移性肾癌；无法耐受手术或拒绝手术，手术保肾难度大但患者要求保肾（肿瘤靠近肾蒂、孤立肾、对侧肾功能不全或双肾原发癌）。②术后放疗。不完全切除，肉眼或显微镜下切缘阳性。③转移灶放疗。转移灶 SBRT 对于控制肿瘤及缓解症状非常有效，联合免疫治疗也可能出现远隔效应或改善生存，是目前关注的热点。但目前还没有明确的结论，在 NIVES 研究中（Ⅱ期），对于抗血管生成治疗进展后的转移性肾癌，SBRT 联合免疫治疗（Nivolumab）只有寡转移或者寡进展患者有 ORR 或生存获益，总体人群并无显著获益。

（2）放疗前准备：仰卧，双臂上举，用翼形板固定。国内常用负压真空垫或 SBRT 一体板固定。CT 模拟定位采用平扫 + 增强 CT 扫描，层厚 3mm，CT 模拟定位前建议禁食 4 小时、禁水 3 小时，以减少胃内容物对位置的影响。做 SBRT 的患者建议用 4D-CT 扫描，可以使用压腹板减少呼吸运动影响或内置金标。术后放疗的患者用银夹标记瘤床或用金属标记患者术后的瘢痕。

（3）放疗靶区：①不能手术患者建议行根治性 SBRT 治疗。国际放射外科肾脏肿瘤联合会（International Radiosurgery Oncology Consortium for Kidney IROCK）对全球在肾癌原发灶 SBRT 方面经验丰富的 8 家中心进行总结，推荐肾癌根治性 SBRT 的 GTV = 大体肿瘤（包括影像学显示的原发灶肿瘤、转移淋巴结）；绝大多数情况下，CTV = GTV + 0 ~ 5mm；PTV = ITV + 5 ~ 8mm（各单位需根据摆位误差、影像监控技术等确定 PTV 的外扩范围）。②术后残留患者。针对肾切除后残留肿瘤或瘤床 ± 高风险 LN 引流区进行放疗。最好术前通过 MDT 讨论确定肿瘤侵犯范围或术中银夹标记侵犯肾筋膜外的部位以指导 GTV 勾画。考虑将瘢痕包括在治疗体积内或予以电子线照射瘢痕。

（4）放疗剂量

1）剂量处方：①原发灶。肾癌根治性放疗必须采用 SBRT，SBRT 分割剂量范围为 23 ~ 26Gy/1fx；30 ~ 54Gy/3fx；32 ~ 48Gy/4fx；40 ~ 50Gy/5fx，每天或隔天一次，单次分割一般采用射波刀，对病灶的位置、大小、形状要求较高，必须是有经验的单位在严格质控的条件下进行。②术后放疗。45 ~ 50Gy，分次剂量 1.8 ~ 2Gy/fx；靠近切缘或阳性切缘处予 10 ~ 16Gy 局部推荐剂量。③转移灶。SBRT 可改善症状、局部控制率或提高生存，是许多患者的首选治疗手段。可供选择的 SBRT 分割方案有：15 ~ 24Gy/1fx；24 ~ 45Gy/3fx；32 ~ 40Gy/4fx；40 ~ 50Gy/5fx。常规 30Gy/10fx 可缓解许多患者的疼痛，但局部复发率高。当 SBRT 不可用或者不合适时，可考虑外照射放疗，逐步增加剂量至 45 ~ 50Gy 或采用大分割放疗。

2）剂量限制：对于原发灶常规 EBRT：对侧肾：≤ 20Gy/2 ~ 3 周；肝脏：> 36 ~ 40Gy 限制体积 < 30%；脊髓：< 45Gy；小肠：< 45Gy。

对于原发部位 SBRT，剂量限制依赖于分割方式。分次剂量限制见表 5-1-7。

表 5-1-7　不同剂量 / 分割计划的剂量限值

	分割次数			
危及器官	1 次	2 次	5 次	碳离子（10 次）
脊髓	< 1cc ~ 8Gy < 0.03cc ~ 12Gy	< 0.03cc ~ 18Gy Max ≤ 22.2Gy	< 0.5cc ~ 23Gy < 0.03cc ~ 27.5Gy	45Gy（BED 2Gy）
小肠	小肠 < 20cc ~ 14 Gy Full circumference < 12.5Gy*	< 10cc ~ 11.4Gy < 1cc ~ 24Gy Max ≤ 30Gy	< 5cc ~ 20Gy Max ≤ 30Gy	60Gy（BED 2Gy）
胃	< 10cc ~ 11Gy < 5cc ~ 22.5Gy	< 10cc ~ 16.5Gy 5cc ~ < 22.5Gy Max ≤ 30Gy	< 5cc ~ 18Gy Max ≤ 30Gy	60Gy（BED 2Gy）
大肠	ALARA	ALARA，尽量降低 > 30Gy 的照射体积	Max ≤ 38Gy < 20cc ~ 25Gy	60Gy（BED 2Gy）

续表

危及器官	分割次数			
	1 次	2 次	5 次	碳离子(10 次)
胸壁	N/A	< 700cc ~ 30Gy	< 70cc ~ 37Gy	80Gy(BED 2Gy)
肝脏		< 700cc ~ 15Gy V17 < 66%	< 700cc ~ 15Gy	N/A
心脏	< 15cc ~ 16Gy	Max 27.9	< 15cc ~ 32Gy Max 38Gy	N/A
对侧肾脏 **	ALARA	V10 < 33% V5 < 14Gy	ALARA D_{mean} < 10Gy V10 < 45%	ALARA
双侧肾	V8.4 < 200cc	V16 < 200cc	D_{mean} < 10Gy V17.5 < 200cc	ALARA
孤立肾	N/A	N/A	V10 < 10%	N/A

注：* 轴向上横穿全周长小肠的最大允许剂量；** 孤立肾脏，对于基于证据的剂量限制无法达成共识，建议谨慎使用，尽可能多地保护正常肾脏实质。ALARA. 尽可能合理地降低；N/A. 没有适用数据；BED. 生物等效剂量；Max. 最大剂量。

（周卫兵　贺玉香　刘超）

参考文献

[1] MOTZER R J, HUTSON T E, CELLA D, et al. Pazopanib versus sunitinib in metastatic renal-cell carcinoma[J]. N Engl J Med, 2013, 369(8): 722-731.

[2] STERNBERG C N, DAVIS I D, MARDIAK J, et al. Pazopanib in locally advanced or metastatic renal cell carcinoma: results of a randomized phase Ⅲ trial[J]. J Clin Oncol, 2010, 28(6): 1061-1068.

[3] HUDES G, CARDUCCI M, TOMCZAK P, et al. Temsirolimus, interferon alfa, or both for advanced renal-cell carcinoma[J]. N Engl J Med, 2007, 356(22): 2271-2281.

[4] TUNIO M A, HASHMI A, RAFI M. Need for a new trial to evaluate postoperative radiotherapy in renal cell carcinoma: A meta-analysis of randomized controlled trials[J]. Ann Oncol, 2010, 21(9): 1839-1845.

[5] KIM S P, THOMPSON R H, BOORJIAN S A, et al. Comparative effectiveness for survival and renal function of partial and radical nephrectomy for localized renal tumors: A systematic review and meta-analysis[J]. J Urol, 2012, 188(1): 51-57.

[6] MOTZER R J, ESCUDIER B, OUDARD S, et al. Efficacy of everolimus in advanced renal cell carcinoma: a double-blind, randomised, placebo-controlled phase Ⅲ trial[J]. Lancet, 2008, 372(9637): 449-456.

[7] SIVA S, ELLIS R J, PONSKY L, et al. Consensus statement from the international radiosurgery oncology consortium for kidney for primary renal cell carcinoma[J]. Future Oncol, 2016, 12(5): 637-645.

[8] MASINI C, IOTTI C, DE GIORGI U, et al. Nivolumab in combination with stereotactic body radiotherapy in pretreated patients with metastatic renal cell carcinoma. Results of the Phase II NIVES study[J]. Eur Urol, 2022, 81(3),274-282.

[9] SIVA S, CORREA R J M, WARNER A, et al. Stereotactic Ablative Radiotherapy for ≥ T1b primary renal cell carcinoma: A Report From the International Radiosurgery Oncology Consortium for Kidney[J]. Int J Radiat Oncol Biol Phys, 2020, 108(4): 941-949.

第二节 膀胱癌

一、解剖及淋巴引流规律

1. 膀胱位于盆腔前部腹膜外；内腔可分为三角区、三角后区、颈部、两侧壁及前壁。其好发部位为膀胱内腔包括：三角区、颈部、两侧壁。

2. 膀胱癌是泌尿系统最常见的恶性肿瘤。男女比例约 3∶1。90% 以上的膀胱肿瘤是尿路上皮癌。

3. 根据肌层是否受累，膀胱癌可分为肌层浸润型和非肌层浸润型。

4. **淋巴引流** 膀胱壁内的淋巴管丛，起自黏膜下层和肌层；淋巴液从膀胱汇入膀胱周围的淋巴结，主要位于膀胱周围脂肪内，分布在膀胱前方、两侧以及后侧；区域淋巴结包括髂内、外淋巴结，闭孔淋巴结，髂总淋巴结和骶前淋巴结，三角区和部分膀胱后壁的淋巴液直接引流入骶前淋巴结；以上淋巴引流再汇入腰淋巴干，最后经胸导管进入血液。闭孔淋巴结是膀胱癌最常见的淋巴结转移区（27.5%），其次是髂外组（20.9%）、髂内组（20.5%）、髂总组（20.1%）、腹膜后组（8.2%）和骶前组（2.9%）。

二、临床分期

采用 UICC/AJCC TNM 分期系统（第 8 版），具体定义见表 5-2-1。

表 5-2-1 膀胱癌的 TNM 分期（AJCC 第 8 版）

膀胱癌	
原发肿瘤（T）	
T_x	原发肿瘤无法评估
T_0	无肿瘤
T_a	非浸润性乳头状癌
T_{is}	原位癌
T_1	肿瘤侵及上皮下结缔组织
T_2	肿瘤侵及肌层
pT_{2a}	肿瘤侵及浅表肌层（内 1/2 肌层）
pT_{2b}	肿瘤侵及深层肌层（外 1/2 肌层）
T_3	肿瘤侵及膀胱外组织
pT_{3a}	镜下浸润
pT_{3b}	肉眼浸润
T_4	肿瘤侵及以下结构：前列腺间质，精囊，子宫，阴道，盆壁和腹壁
T_{4a}	肿瘤侵及前列腺间质、精囊、子宫和阴道
T_{4b}	肿瘤侵及盆壁和腹壁
区域淋巴结（N）	
N_x	区域淋巴结无法评估
N_0	无区域淋巴结转移
N_1	真骨盆内单个区域淋巴结转移（膀胱周围、闭孔、髂内、髂外或骶前淋巴结）

续表

膀胱癌	
N_2	真骨盆内多个区域淋巴结转移(膀胱周围、闭孔、髂内、髂外或骶前淋巴结)
N_3	髂总淋巴结转移
远处转移(M)	
M_0	无远处转移
M_1	有远处转移
M_{1a}	远处转移仅限于髂总淋巴结以外的非区域淋巴结转移
M_{1b}	淋巴结外的远处转移
组织学分级	
组织学为尿路上皮来源(WHO/ISUP):LG:低级别,HG:高级别	
组织学为鳞状细胞癌或腺癌:Gx:无法评估;G1 :高分化;G2 :中分化;G3 :低分化	

C/pTNM:膀胱癌分期						
	N_0M_0	N_1M_0	N_2M_0	N_3M_0	N_xM_{1a}	N_xM_{1b}
T_1	Ⅰ	ⅢA	ⅢB	ⅢB	ⅣA	ⅣB
T_2	Ⅱ	ⅢA	ⅢB	ⅢB	ⅣA	ⅣB
T_3	ⅢA	ⅢA	ⅢB	ⅢB	ⅣA	ⅣB
T_{4a}	ⅢA	ⅢA	ⅢB	ⅢB	ⅣA	ⅣB
T_{4b}	ⅣA	ⅣA	ⅣA	ⅣA	ⅣA	ⅣB

三、治疗原则

根据膀胱癌的分期、病理类型及患者状态等选择不同的治疗方案。膀胱癌的治疗基本方法如下。

1. 非肌层浸润性膀胱癌（non-muscle-invasive bladder cancer，NMIBC）的标准治疗手段为经尿道膀胱肿瘤切除术（transurethral resection of bladder tumor，TURBT），术后根据复发危险决定膀胱灌注治疗方案。

2. 肌层浸润性膀胱癌（muscle-invasive bladder cancer，MIBC）主要有两种治疗方式。①根治性膀胱切除术（radical cystectomy，RC）：MIBC 首选根治性全膀胱切除术，研究提示术前配合新辅助化疗可提高疗效，以顺铂为基础的新辅助治疗是 MIBC 的标准治疗，其 pCR 率为 25%～38%，可提高患者 5 年生存率；或者免疫联合顺铂可以达到较高的 pCR 率或 pT_0 率，Ⅱ期研究显示，度伐利尤单抗 + GC、阿替利珠单抗 + GC、帕博利珠单抗 + GC、纳武利尤单抗 + GC 治疗铂耐受 MIBC 的 pCR 率 /pT_0 分别为 34%、44%、36%、34%；顺铂不耐受患者用新辅助免疫治疗，免疫检查点抑制剂 / 双免疫新辅助治疗铂不耐受 MIBC 的 pCR 率为 31%～46%。术后根据病理结果决定是否辅助化疗和 / 或辅助放疗。②保膀胱的综合治疗：保膀胱治疗在一定程度上平衡了肿瘤控制和生活质量，是 RC 的替代及补充。保留膀胱三联疗法（tri-modality treatment，TMT）即最大程度的电切（少数患者可以选择部分膀胱切除）+ 同步放化疗，是最经典及最有效的膀胱保留手段，大型荟萃分析（n = 30 293 例）显示，TMT 和 RC 患者的 10 年生存率分别为 30.9% 和 35.1%（P = 0.32），10 年疾病特异性生存率分别为 50.9% 和 57.8%（P = 0.26），故两者疗效相当。从生活治疗及成本 - 效益分析考虑，TMT 有一定的优势，但目前尚缺乏随机对照研究的数据。TMT 保膀胱治疗的最佳适应证为 cT_2～cT_{4a}，N_0～N_1，M_0，以及肿瘤局限于膀胱一侧壁且膀胱功能良好的患者，如果肿瘤弥漫浸润或膀胱功能不良，最佳治疗仍是膀胱全切；对于 cT_2～cT_{4a}，N_2～N_3，M_0 或 cT_{4b}，N_0～N_3，M_0～M_{1a} 的患者，TMT 保膀胱治疗为可选手段（2B 类推荐）。

3. 转移性膀胱癌以全身化疗为主，可用姑息性手术、放疗缓解症状。

四、放疗原则

1. **保膀胱放疗** 2020 ARS-ASTRO 指南明确了一些有争议的关键问题，如根治性放疗的剂量、分割、射野和技术如何选择，及化疗应用时间和药物选择。

（1）MIBC 患者应进行 MDT 全面评估，MDT 组成员应包括泌尿科肿瘤学家、内科肿瘤学家和放疗专家等。

（2）强烈推荐连续疗程无计划中断的根治性化放疗，肿瘤最大照射剂量 60～66 Gy：全膀胱常规分割照射 50～54Gy，肿瘤局部推量为 10～14Gy，有条件的单位肿瘤局部可采用 SBRT 给量：6Gy*3 次；选择性地进行盆腔淋巴结照射（45～50Gy/25～28 次）；强烈推荐接受膀胱保留 RT 的 MIBC 患者应选择 3D-CRT 或 IMRT 技术。有条件单位建议每日放疗前应用 B 超测膀胱容量及或 CBCT 图像引导以减少误差。

（3）强烈推荐接受膀胱保留放疗的 MIBC 患者进行同步化疗（顺铂、5-FU/MMC、低剂量吉西他滨）；高危患者可考虑放疗前新辅助化疗或根治性化放疗后辅助化疗。

2. **术后辅助放疗**

（1）pT_3/pT_4，pN_0～N_2 尿路上皮（单纯尿路上皮性或混合了其他亚型的原发尿路上皮性）膀胱癌患者，5 年盆腔失败率为 20%～45%，术后放疗可以降低复发风险，但没有高级别的循证医学证据可以提高 OS（2B 类推荐）。

（2）术后切缘阳性或盆腔淋巴结阳性的患者 5 年盆腔失败率为 40%～45%，术后放疗可以降低复发。

（3）对于各种原因行姑息性手术的患者，术后放疗可能获益。

五、放疗靶区剂量及正常器官剂量限制

1. **保膀胱的膀胱癌放射治疗方式及剂量** 目前有三种方式可以参考，①先排空膀胱行全膀胱照射 50～54Gy，再充盈膀胱局部瘤床补量 10～14Gy（肿瘤总剂量为 60～66Gy）；②有条件的单位（注射碘油标记肿瘤及 IGRT）可先充盈膀胱行肿瘤局部 SBRT 放疗 6Gy*3 次，再排空行全膀胱照射 45Gy；③充盈膀胱 6～7 成，一个阶段完成放疗（全膀胱 50Gy，肿瘤区域 64～66Gy），优点是只要扫一次定位 CT，可更好评估正常组织照射剂量，尤其是小肠。根据患者一般情况、年龄、肿瘤分期、是否有淋巴结转移等决定是否行盆腔淋巴引流区放疗，剂量为 45～50Gy/25～28 次。

（1）CT 模拟：患者仰卧，先真空垫或体膜固定，全膀胱放疗需排空膀胱再扫定位 CT；局部肿瘤或瘤床补量放疗需充盈膀胱再扫定位 CT；如果是采用肿瘤同步推量放疗，则一开始就将膀胱充盈 6～7 成再扫定位 CT（该方法扫一次定位 CT 即可），CT 定位前排空直肠，放疗前 1 周不吃胀气食物，尽量避免肠胀气，泛影葡胺 2 支加水 500ml 放疗前 1 小时喝完显影小肠。扫描范围为 L_3 至坐骨结节下 5cm，层厚 3～5mm。使用基准金属标记点（或注射碘油）标记肿瘤范围和每日 CBCT 图像引导放疗（imaging guided RT，IGRT），有助于提高肿瘤放疗的准确性。

（2）靶区定义：① GTV。CT/MRI/ 膀胱镜检查发现的可见肿瘤，TURBT 后肿瘤识别困难的要参考化疗前的 CT/MRI 及碘油标记的范围。② CTV。包括盆腔淋巴引流区（髂总、髂外、髂内、骶前及闭孔淋巴结）、全膀胱、前列腺（男性）及膀胱外肿瘤周围 5～10mm 的区域。③ PTV。由 CTV 外扩 0.5～0.7cm 形成，需根据每个医院和患者的实际情况而定。

（3）放疗剂量：如上。

2. **术后辅助放疗**

（1）CT 定位：同保膀胱的膀胱癌放射治疗 CT 定位。

（2）靶区定义：① GTV 或 GTVnd。CT、MRI、PET/CT 发现的残留肿瘤或淋巴结。② CTV。a. 手术切缘阴性，CTV 仅包括盆腔淋巴引流区即 CTVnd，CTVnd 包括：骶前淋巴结从 L5/S1 至 S3 上缘水平的骶前 1 ~ 1.5cm；髂血管淋巴结在髂血管前后及两侧外放 7mm，上界 L5，下界至股骨头上缘；闭孔淋巴结上界接髂内外血管终止水平，下界至耻骨联合上缘，包括闭孔内肌内侧 1cm 组织。b. 手术切缘阳性，CTV 除包括 CTVnd 外，还需包括膀胱切除术床即 CTVtb：包括术前完整的膀胱，近端阴道或前列腺的盆腔内组织，以及包括外扩手术床，因小肠的位置是变化的，小肠不需要修剪出 CTVtb，其范围上界为耻骨联合上缘上 2cm；前界为耻骨联合后缘及其延长线；后界为紧贴直肠肛管周围间隙前 1/3 的外缘但不进入直肠肛管，在直肠以上水平后界平直肠前界向上延长线的水平；侧界为两侧闭孔内肌的内侧缘；往下侧界包括阴道壁或前列腺床；下界为男性平尿道球上缘 2 ~ 3mm，女性平闭孔下缘下 1cm。③ PTV。考虑肠道等器官运动、呼吸运动及摆位误差等，一般由 CTV 外扩 0.5 ~ 0.7cm 形成，需根据每个医院和患者的实际情况而定。

（3）放疗剂量：术后辅助放疗以 50Gy/25 次为宜，术后有残留者局部推量至根治量 60 ~ 66Gy，分次剂量 1.8 ~ 2Gy。

3. 正常器官放疗剂量限制 ①全膀胱 50Gy（晚期 3 ~ 4 级反应 5% ~ 10%）；全膀胱 60Gy（晚期 3 ~ 4 级反应 10% ~ 40%）。②尿道：最大剂量 < 70Gy，尿道狭窄风险 < 5%。③肠道：小肠，D_{max} < 52Gy，V_{50Gy} < 5%；结肠，D_{max} < 55Gy，V_{50Gy} < 10%；直肠，$D_{50\%}$ < 50Gy，V_{60Gy} < 30%，注意避免直肠壁出现高剂量点。

（周卫兵　贺玉香）

参考文献

[1] 刘成益，张志宏．膀胱癌根治手术盆腔淋巴结清扫及定位示踪技术的研究进展 [J]. 中华泌尿外科杂志，2019,40(11):877-880.

[2] FRANCOLINI G, BORGHESI S, FERSINO S, et al. Treatment of muscle-invasive bladder cancer in patients without comorbidities and fit for surgery: Trimodality therapy vs radical cystectomy. Development of GRADE (Grades of Recommendation, Assessment, Development and Evaluation) recommendation by the Italian Association of Radiotherapy and Clinical Oncology (AIRO) [J]. Crit Rev Oncol Hematol, 2021, 159: 103235.

[3] ANTONI S, FERLAY J, SOERJOMATARAM I, et al. Bladder cancer incidence and mortality: A global overview and recent trends[J]. Eur Urol, 2017, 71(1): 96-108.

[4] NCCN Clinical Practice Guidelines in Oncology: Bladder Cancer. (Version 3.2022)[EB/OL] .[2022-12-21].https://www.nccn.org/professionals/physician_gls/pdf/bladder.pdf.

[5] BAUMANN B C, BOSCH W R, BAHL A, et al. Development and Validation of Consensus Contouring Guidelines for Adjuvant Radiation Therapy for Bladder Cancer After Radical Cystectomy [J]. Int J Radiat Oncol Biol Phys, 2016, 96(1): 78-86.

[6] HALL E, HUSSAIN S A, PORTA N, et al. Chemoradiotherapy in muscle-invasive bladder cancer: 10-yr follow-up of the Phase 3 Randomised Controlled BC2001 Trial [J]. Eur Urol, 2022，83（3）：273-279.

[7] YIN M, JOSHI M, MEIJER R P, et al. Neoadjuvant Chemotherapy for Muscle-Invasive Bladder Cancer: A Systematic Review and Two-Step Meta-Analysis [J]. Oncologist, 2016, 21(6): 708-715.

[8] KULKARNI G S, HERMANNS T, WEI Y, et al. Propensity Score Analysis of Radical Cystectomy Versus Bladder-Sparing Trimodal Therapy in the Setting of a Multidisciplinary Bladder Cancer Clinic [J]. J Clin Oncol, 2017, 35(20): 2299-2305.

[9] VAN HATTUM J W, DE RUITER B M, ODDENS J R, et al. Bladder-Sparing Chemoradiotherapy Combined with Immune Checkpoint Inhibition for Locally Advanced Urothelial Bladder Cancer-A Review [J]. Cancers (Basel), 2021, 14(1)：38.

第三节 前列腺癌

一、解剖及淋巴引流规律

1. 前列腺癌位于膀胱和尿生殖膈之间，形态类似倒置的锥体，前方为耻骨联合，后方为直肠壶腹。上端宽大紧邻膀胱颈为前列腺底部，下端尖细为前列腺尖，中间为前列腺体部。尿道从前列腺底穿入前列腺，经腺实质前部下行，由前列腺尖穿出。射精管在前列腺的后方邻近膀胱处穿入前列腺，开口于尿道前列腺部。

2. 前列腺由腺组织和平滑肌组织构成。前列腺内部结构可以进行分叶或者分区，五叶分别为：前叶、后叶、中叶和两侧叶；四区分别为：纤维肌肉基质区、外周区、中央区和移行区。

3. 淋巴引流：前列腺的淋巴引流主要有 3 条途径，第一组为淋巴结沿髂内动脉至髂外淋巴结组；第二组从前列腺引流至骶前淋巴结，然后至髂总淋巴结；第三组为膀胱旁淋巴结至髂内淋巴结。一般髂外和髂内淋巴结未转移时，仅有较少数的患者单独出现骶前淋巴结转移。

二、生物学行为及病理特点

1. 前列腺癌主要好发于前列腺外周带（70%），其次是移行带（15%～25%）和中央带（5%～10%）。85% 前列腺癌呈多灶性生长特点。

2. 前列腺癌的病理类型主要包括：腺癌（腺泡腺癌）、导管内癌、导管腺癌、尿路上皮癌、鳞状细胞癌、基底细胞癌等，非上皮来源包括：肉瘤、淋巴瘤以及神经内分泌肿瘤等等。通常所说的前列腺癌是指来源于前列腺腺泡上皮的腺癌。

3. **病理 Gleason（GS）分级** GS 是影响前列腺癌预后的重要因素。一般把前列腺癌组织分为主要分级区和次要分级区，每区按 5 级评分，相加得到总评分即为其分化程度。Gleason 1 级是由密集排列但相互分离的腺体构成境界清楚的肿瘤结节；Gleason 2 级肿瘤结节有向周围正常组织的微浸润，且腺体排列疏松，异型性大于 1 级；Gleason 3 级的肿瘤性腺体大小不等，形态不规则，明显地浸润性生长，但每个腺体均独立不融合，有清楚的管腔；Gleason 4 级肿瘤性腺体相互融合，形成筛孔状，或细胞环形排列中间无腺腔形成；Gleason 5 级呈低分化癌表现，不形成明显的腺管，排列成实性细胞巢或单排及双排的细胞条索。

4. **Gleason 分级分组（ISUP）** ISUP1（GS 3 + 3），ISUP2（GS 3 + 4），ISUP3（GS 4 + 3），ISUP4（GS 4 + 4，3 + 5，5 + 3）和 ISUP5（GS 4 + 5，5 + 4，5 + 5）。

三、放疗前检查

1. **常规检查** 一般采用血清前列腺特异抗原 PSA（总 PSA 和游离 PSA）、直肠指检及超声检查进行前列腺癌的普查。

2. **治疗前检验和检查** 前列腺活检是诊断的金标准。治疗前需要完善血常规、肝肾功能及肿瘤标志物相关检验，并完善包括前列腺 MRI、骨扫描、胸腹盆平扫增强 CT（腹部超声）、PSMA-PET/CT（或 FDG-PET/CT）在内的检查排除远处转移。

四、临床分期

本指南采用 UICC/AJCC TNM 分期系统（第 8 版），具体定义见表 5-3-1。

表 5-3-1 前列腺癌的 TNM 分期（AJCC 第 8 版）

前列腺癌	
原发肿瘤(T)	
T_x	原发肿瘤无法评估
T_0	没有原发肿瘤证据
T_1	临床表现不明显和影像学检查无法发现的肿瘤
T_{1a}	在 5% 或更少的切除组织中偶然的肿瘤病理发现
T_{1b}	在 5% 以上的切除组织中偶然的肿瘤病理发现
T_{1c}	穿刺活检证实的肿瘤(如由于 PSA 升高),累及单侧或双侧叶,但不可扪及
T_2	肿瘤局限于前列腺内 *
T_{2a}	肿瘤累及前列腺一叶的 1/2 以内
T_{2b}	肿瘤累及范围大于前列腺一叶的 1/2,但仅累及前列腺一叶
T_{2c}	肿瘤累及前列腺两叶
T_3	肿瘤侵犯前列腺外,但无粘连或者浸润邻近结构 **
T_{3a}	前列腺包膜外侵犯(单侧或者双侧)
T_{3b}	肿瘤侵犯精囊
T_4	肿瘤侵犯精囊以外邻近组织(包括:膀胱、外括约肌、直肠、肛提肌、骨盆壁等)或与之紧密固定
注：* 穿刺活检在一叶或双叶前列腺中发现肿瘤，但不能被扪及或影像无法发现，此类定义为 T_{1c}，** 侵犯前列腺尖部或侵入（但不超过）前列腺包膜不归类为 T_3，而是 T_2。	
病理(pT)*	
pT_2	肿瘤局限于前列腺
pT_{2a}	单侧,肿瘤累及前列腺一叶的 1/2 以内
pT_{2b}	单侧,肿瘤累及前列腺一叶的 1/2 以上
pT_{2c}	侵犯前列腺的两叶
pT_3	肿瘤前列腺外侵犯
pT_{3a}	前列腺外侵犯(单侧或者双侧),或者镜下见膀胱颈浸润 **
pT_{3b}	侵犯精囊
pT_4	肿瘤侵犯精囊以外的邻近组织(包括:膀胱、外括约肌、直肠、肛提肌、骨盆壁等)或与之紧密固定
注：* 没有病理学 T_1 分类，** 切缘阳性，应由 R_1 描述符注明（残留微小病灶）。	
区域淋巴结(N)	
临床(cN)	
N_x	区域淋巴结无法评估
N_0	无区域淋巴结转移
N_1	区域淋巴结转移
病理(pN)	
pN_x	未获取区域淋巴结样本
pN_0	无阳性区域淋巴结
pN_1	区域淋巴结转移

续表

前列腺癌	
远处转移（M）	
M_0	无远处转移
M_1	有远处转移
M_{1a}	非区域的淋巴结转移
M_{1b}	骨转移
M_{1c}*	其他部位转移，伴或不伴骨转移

注：* 如果存在一处以上的转移，则按最晚期 pM_{1c} 分类。

前列腺癌分期					
临床分期	T	N	M	PSA	风险分层
Ⅰ	cT_{1a} ~ cT_c	N_0	M_0	PSA < 10	1
	cT_{2a}	N_0	M_0	PSA < 10	1
	pT_2	N_0	M_0	PSA < 10	1
ⅡA	cT_{1a} ~ cT_c	N_0	M_0	10 ≤ PSA < 20	1
	cT_{2a}	N_0	M_0	10 ≤ PSA < 20	1
	pT_2	N_0	M_0	10 ≤ PSA < 20	1
	cT_{2b}	N_0	M_0	PSA < 20	1
	cT_{2c}	N_0	M_0	PSA < 20	1
ⅡB	T_1 ~ T_2	N_0	M_0	PSA < 20	2
ⅡC	T_1 ~ T_2	N_0	M_0	PSA < 20	3
	T_1 ~ T_2	N_0	M_0	PSA < 20	4
ⅢA	T_1 ~ T_2	N_0	M_0	PSA ≥ 20	1 ~ 4
ⅢB	T_3 ~ T_4	N_0	M_0	Any	1 ~ 4
ⅢC	任何 T	N_0	M_0	Any	5
ⅣA	任何 T	N_1	M_0	Any	Any
ⅣB	任何 T	任何 N	M_1	Any	Any

五、放疗原则

1. **放疗适应证和技术**　根据 2022 年《NCCN 肿瘤学临床实践指南：前列腺癌》，按风险分层治疗推荐见表 5-3-2。

表 5-3-2　前列腺癌风险分层、定义及治疗指南

风险分层	标准	放疗指南
极低危风险组	T_{1c} 和 ISUP1 和 PSA < 10ng/ml 和前列腺活检针或片段阳性数 ≤ 3 个，每针或每片段癌灶 ≤ 50% 和 PSA 密度 < 0.15ng/(ml·g)	预期寿命 > 20 年者，优选主动监测，或 EBRT 或后装或前列腺癌根治术； 预期寿命 10 ~ 20 年者，主动监测； 预期寿命 < 10 年者，观察
低危风险组	T_{1c} 和 ISUP1 和 PSA < 10ng/ml 和不符合极低危标准	预期寿命 ≥ 10 年者，大部分患者可优选主动监测；或 EBRT 或近距离放疗或根治性手术； 预期寿命 < 10 年者，观察

续表

风险分层	标准	放疗指南
中危风险组 无极高风险或高风险特征，且有一个或多个中危因素(IRF)： cT_{2b} ~ cT_{2c}； ISUP2/3； PSA 10 ~ 20ng/ml	预后良好(符合所有)：1个中危因素；ISUP1/2；前列腺活检阳性针数< 50%	预期寿命> 10年者，主动监测或EBRT或近距离放疗或前列腺癌根治术 预期寿命5 ~ 10年，观察或EBRT或单独后装
	预后不良(具有1个以上)：≥ 2个中危因素；ISUP 3；前列腺活检阳性针数≥ 50%	预期寿命> 10年者，根治性手术 ± 盆腔淋巴结清扫术(如果预测淋巴结转移概率≥ 2%行扩大淋巴结清扫)；或EBRT + ADT(4 ~ 6个月)；或EBRT +后装 ± ADT(4 ~ 6个月) 预期寿命5 ~ 10年者：EBRT + ADT(4 ~ 6个月)；或EBRT +后装 ± ADT(4 ~ 6个月)；或观察 术后辅助治疗：同高危极高危术后辅助治疗
高危风险组	不符合极高危条件，且只有以下一个高危因素： T_{3a}或ISUP 4/5或 PSA > 20ng/ml	预期寿命> 5年或有症状：EBRT + ADT(1.5 ~ 3年)；EBRT +后装+ ADT(1 ~ 3年)；EBRT + ADT(2年) +多西他赛6周期(极高风险组)；EBRT + ADT(2年) +阿比特龙(极高风险组)；前列腺癌根治术+扩大盆腔淋巴结清扫术(PLND) 预期寿命≤ 5年或无症状：观察或EBRT或ADT 术后辅助治疗：①有病理不良特征但无淋巴结转移：EBRT ± ADT；或观察，当PSA上升或PSA > 0.1ng/ml时行早期挽救放疗；②术后有淋巴结转移：ADT ± EBRT；或密切监测，当PSA上升或PSA > 0.1ng/ml时行早期挽救治疗；③术后无淋巴结转移也无病理预后不良因素：观察
极高危风险组	具有以下一个以上： cT_{3b} ~ cT_4；Gleason主要评分为5；具有2 ~ 3个高危特征；> 4针ISUP 4/5	
区域淋巴结阳性	包括闭孔、髂内、髂外、骶前、髂总淋巴结	预期寿命> 5年或有症状：EBRT + ADT(优选)或EBRT + ADT +阿比特龙或ADT ± 阿比特龙；Rp + PLND(扩大淋巴结清扫) 预期寿命≤ 5年或无症状：观察或ADT 术后辅助治疗：同高危极高危术后辅助治疗
激素敏感性转移性前列腺癌(mHSCP)或mCNPC(Castration-naiveprostate cancer)	低瘤负荷：排除高瘤负荷后	以ADT为基础的联合治疗：ADT +阿比特龙(恩扎鲁胺/阿帕他胺、比卡鲁胺)；单用ADT；ADT +原发灶EBRT
	高瘤负荷：≥ 4处骨转移，其中一处位于脊柱和骨盆外，或内脏转移(CHAARTED研究定义)	ADT +阿比特龙；ADT +多西他赛(恩扎鲁胺/阿帕他胺)，为了缓解症状或预防骨相关不良事件，可予以姑息放疗
去势抵抗性非转移性前列腺癌(nmCRPC)	睾酮去势水平：< 50ng/ml或< 1.7nmol/L；PSA进展；传统影像学检查无转移	1)PSADT(PSA倍增时间)> 10个月：观察或二线内分泌治疗；2)PSADT ≤ 10个月：优选阿帕他胺/达罗他胺/恩扎鲁胺；其他二线内分泌治疗
去势抵抗性转移性前列腺癌(mCRPC)	睾酮去势水平：< 50ng/ml或< 1.7nmol/L；PSA进展；影像学进展(出现明确的新发转移)	1)基因检测(MSI-H或dMMR/HRRm，可考虑TMB)；2)建议开启MDT诊疗模式，最好参加临床研究，在ADT的基础上加上最佳支持治疗(骨保护剂或姑息性放疗)；按既往是否已接受过化疗或新型内分泌治疗分层，还需根据患者体力状态、症状、病理特征、疾病严重程度和患者意愿选择治疗方案，同时考虑既往药物的疗效(包括新型内分泌治疗、多西他赛、卡巴他赛、奥拉帕利、镭-223、Lu177、帕博丽珠单抗、Spuleucel-T)

（1）放疗适应证

1）根治性放疗指征：临床 $T_{1\sim4}N_{0\sim1}M_0$ 期，其中早期前列腺癌（$T_{1\sim2}N_0M_0$）单纯放疗与根治术疗效相同；局部晚期前列腺癌可考虑放疗与内分泌治疗联合。

2）术后辅助放疗的指征：包括 pT_3（包膜外侵、精囊受累）、pT_4 期、切缘阳性、N_+、Gleason 评分 8 ~ 10 分。辅助放疗通常在 RP 后 1 年内且手术副作用已改善 / 稳定的情况下进行。手术切缘阳性的患者可能获益最大。

3）术后挽救性放疗的指征：包括 PSA 从检测不到转为可检测到且 PSA 水平在随后两次测定时增加或 PSA 在 RP 后依旧一直可以检测到。早期挽救更有效，即放疗前 PSA 能测到（0.1ng/ml）即开始放疗。RADICALS-RT 入组 1 396 例至少包含一个高危因素的前列腺癌患者，比较了术后辅助放疗和挽救性放疗对生存的影响，结果提示辅助放疗对比挽救放疗增加了副反应（尿失禁及 3 ~ 4 级尿道狭窄显著增加），但未能提高 5 年无生化复发生存率（85% vs. 88%）。但这个研究大部分患者 Gleason 评分 < 8 分，PSA 也偏低。但 GETUG AFU-17 及 TROG 08.03/ANZUP RAVES 研究及荟萃分析也得出了相似的结论，故在获得长期随访数据之前，早期挽救性放疗既保证了疗效又避免了过度治疗，似乎更值得推荐。但对极高危（分级分组 4 ~ 5 组及 pT_{3b} 以上分期）及切缘阳性的患者，辅助放疗是否可能进一步提高局部控制率并不清楚，故临床需根据术前肿瘤特征及术后并发症情况等选择合适放疗时机。同时，在行挽救性放疗时，需要根据 T 分期、Gleason 评分、PSA 倍增时间及接受挽救性放疗时 PSA 水平来决定是否接受 ADT 治疗以及 ADT 治疗疗程。

4）低瘤负荷转移性前列腺癌局部放疗：STAMPED 研究结果提示低瘤负荷转移性前列腺癌原发灶的放疗能改善 OS，2019 年一项包含 3 项研究（PEACE-1、HORRAD、STAMPED）的 meta 分析提示对于低瘤负荷转移性前列腺癌，放疗提高了 7% 的 3 年生存时间。基于这些研究，2020EAU 指南已将低瘤负荷原发灶放疗作为强烈推荐，《中国临床肿瘤学会（CSCO）前列腺癌诊疗指南 2022》将其作为Ⅰ级专家的ⅠA 类推荐。此外，也有一些小样本的或前瞻性Ⅱ期（ORIOLE 和 STOMP 研究）研究的数据表明寡转移前列腺癌转移灶的放疗也可能改善预后（PFS/DFS 获益，OS 尚未能得到证实）。

5）高瘤负荷转移性前列腺癌姑息性放疗：用于缓解任何骨性部位的疼痛；局部控制的寡转移灶。对于存在远处转移的前列腺癌患者，对原发部位进行放疗可用于减轻肿瘤引起的阻塞性症状。

（2）放疗分割方式（表 5-3-3）。

表 5-3-3　按风险分层选择剂量分割方案

外照射剂量处方	推荐剂量 / 分割方式	低风险组、极低组低组	良好预后的中风险组	不良 / 预后差的中风险组低组	高风险，极高风险组	区域淋巴结转移 N_1	低体积转移 N_1
中等 - 超分割(首选)	3Gy×20fx 2.7Gy×26fx 2.5Gy×28fx	√	√	√	√	√	
	2.75Gy×20fx						√
传统分割方式	(1.8 ~ 2) Gy×(37 ~ 45) fx	√	√	√	√	√	
大分割方式	(7.25 ~ 8) Gy×5fx 6.1Gy×7fx	√	√	√	√		
	6Gy×6fx						√
后装单用							
LDR 碘 125 钯 103 铯 131	110 ~ 115Gy 90 ~ 100Gy 85Gy	√	√				
HDR 铱 -192	13.5Gy×2 插植 9.5Gy BID×2 插植			√	√		

续表

外照射剂量处方	推荐剂量 / 分割方式	低风险组、极低组低组	良好预后的中风险组	不良 / 预后差的中风险组低组	高风险，极高风险组	区域淋巴结转移 N_1	低体积转移 N_1
EBRT 和后装结合（外照射 45 ～ 50.4Gy×25 ～ 28fx or 37.5Gy×15fx）							
LDR 碘 125 钯 103 铯 131	110 ～ 115Gy 90 ～ 100Gy 85Gy						
HDR 铱 -192	15Gy×1fx 10.75Gy×2fx						

根治性放疗：像引导下中等大分割 IMRT（每次 2.4～4Gy，共 4～6 周。如 70.2Gy/2.7Gy；70Gy/2.5Gy；60Gy/3Gy；51.6Gy/4.3Gy 等）和图像引导下超大分割 IMRT/SBRT 方案（每次 6.5Gy 或更大剂量，如 40Gy/8Gy；37Gy/7.4Gy；36.25Gy/7.25Gy 等），结果显示具有与常规分割方案相似的疗效和毒性（盆腔淋巴结只行常规分割放疗）。在具有合适的技术、医师和临床经验的情况下，可以考虑中等大分割代替常规分割方案，已证明剂量递增方案可以对中等风险和高风险组前列腺癌患者实现更好的生化控制。考虑中等大分割放疗的患者应了解治疗相关的急性胃肠毒性的风险会稍有增加。此外，虽然急性泌尿生殖系统和晚期胃肠道毒性似乎是相似的，但在评估中等大分割的大多数随机试验中，超过 5 年的随访数据是有限的。大分割的最佳方案尚未建立；ASTRO、ASCO 和 AUA 的治疗指南推荐两种方案：60Gy/20 次和 70Gy/28 次。对于低瘤负荷转移性前列腺癌可参照 STAMPED 研究给予 6Gy×6 或 55Gy/20 次的方案。

姑息性放疗：接受单次 8Gy 照射用于缓解任何骨性部位的疼痛，与接受较长疗程的放疗一样有效，但再治疗率较高。对于存在远处转移的前列腺癌患者，对原发部位进行放疗可用于减轻肿瘤引起的阻塞性症状。根据临床情况，可以采用根治性外放疗剂量方案或传统的姑息治疗方案（如 30Gy/10fx 或 37.5Gy/15fx）。

2. 放疗靶区

（1）放疗前准备：①影像标记（可选）：预计需要术后放疗的患者，建议由经验丰富的医生在术中将基准点置于尿道吻合，以确保在治疗靶区内。根治性放疗标记前列腺中心点，通常位于体中线耻骨联合上缘下 1cm。②膀胱肠道准备：在前 1 天晚上进行肠道准备，定位前 1 小时内排空直肠或用开塞露排便 1 次，在模拟 CT 前 60 分钟口服造影剂显影小肠并憋尿 200～300ml（具体根据训练膀胱得出的膀胱容量而定，重点是保证每次治疗时膀胱充盈状态与 CT 定位时一致），或者内置 foley 导尿管以帮助勾画尿道并在膀胱内注入造影剂。对于 T_1～T_2 患者，可考虑使用水凝胶间隔物可降低直肠毒性。③体位准备及 CT 扫描：常采用仰卧位，热塑体膜或真空垫固定，扫描范围自 L_3 至坐骨结节下 5cm，CT 层厚 3～5mm。

（2）放疗靶区勾画基本原则：①前列腺癌为多灶性，靶区需包括整个前列腺及包膜，常常直接勾画 CTV，除非病灶明确需要补量或有超出前列腺包膜的肿瘤，否则可以考虑不勾画 GTV。如有淋巴结转移，常规勾画 GTVnd。② CTV 包括整个前列腺、包膜及外侵的肿瘤外放 1cm 左右，如为局限期中高危前列腺癌，需包括部分精囊 1～2cm（精囊如受侵犯需包括整个精囊）。盆腔照射（WPRT）或淋巴引流区照射范围包括：髂总、髂外、髂内、闭孔及骶前淋巴引流区，但其人群选择及靶区定义尚有争议。RTOG 9413 和 GETUG-01 研究中盆腔预防照射无获益，其入组人群为根据 *Roach formula* 计算 LN 转移风险 > 15% 的患者，公式为 P = [3/2（PSA）+（GS-6）×10]%，以上两个研究推荐靶区上界在 S_1 上缘；POP-RT 研究推荐根据 *Roach formula* 计算 LN 转移风险 > 35% 的患者行盆腔预防照射，上界包全髂总淋巴结在 L_4 ~ L_5 水平。对于有临床或病理淋巴结转移的患者，盆腔预防照射有生存获益；对于年轻患者高危患者，更推荐行预防照射。③ PTV。要考虑直肠、膀胱的充盈状态、器官生理运动、呼吸运动和摆位误差等。各个放疗中心需测量其摆位误差进行调整，一般除在后方外放 0.3 ~ 0.5cm 以减少直肠照射剂量，其余方向均建议不小于 0.5 ~ 1cm。盆腔预防照射一般为 CTV 外放 0.6 ~ 0.8cm，有 IGRT 的单位可适当缩小。B 超监测放疗前膀胱容量及每日 CBCT。

3. 剂量限制（常规分割）

（1）膀胱：V80 < 15%，V75 < 25%，V70 < 35%，V65 < 25% ~ 50%，V55 < 50%，V40 < 50%。

（2）直肠：V75 < 15%，V70 < 20% ~ 25%，V65 < 35%，V60 < 40% ~ 50%，V50 < 50%，V40 < 35% ~ 40%。

（3）股骨头：V50 < 5%。

（4）小肠：V52 = 0，V45 < 150cc。V50 < 5%。

（5）阴茎球：平均剂量 < 52.5Gy。

（周卫兵　贺玉香）

参考文献

[1] MOHLER J L, ANTONARAKIS E S, ARMSTRONG A J, et al.Prostate cancer, Version 3.2022, NCCN Clinical practice guidelines in oncology[J].J Natl Compr Canc Netw，2019，17(5):479-505.

[2] MORGAN S C, HOFFMAN K, LOBLAW D A, et al. Hypofractionated radiation therapy for localized prostate cancer: Executive summary of an ASTRO, ASCO and AUA evidence-based guideline[J]. J Urol, 2019, 201(3): 528-534.

[3] NAG S, BICE W, DEWYNGAERT K, et al. The American brachytherapy society recommendations for permanent prostate brachytherapy postimplant dosimetric analysis[J]. Int J Radiat Oncol Biol Phys, 2000, 46(1): 221-230.

[4] SCHIFFNER D C, GOTTSCHALK A R, LOMETTI M, et al. Daily electronic portal imaging of implanted gold seed fiducials in patients undergoing radiotherapy after radical prostatectomy[J]. Int J Radiat Oncol Biol Phys, 2007, 67(2): 610-619.

[5] CONNOLLY J A, SHINOHARA K, PRESTI J C, JR., et al. Local recurrence after radical prostatectomy: characteristics in size, location, and relationship to prostate-specific antigen and surgical margins[J]. Urology, 1996, 47(2): 225-231.

[6] PIECZONKA C M, MARIADOS N, SYLVESTER J E, et al. Hydrogel spacer application technique, patient tolerance and impact on prostate intensity modulated radiation therapy: Results from a prospective, multicenter, pivotal randomized controlled trial[J]. Urology Practice, 2016, 3(2): 141-146.

[7] COOLEY L F, EMEKA A A, MEYERS T J, et al. Factors associated with time to conversion from active surveillance to treatment for prostate cancer in a multi-institutional cohort[J]. J Urol，2021, 206（5）:1147-1156.

[8] BOEVE L M S, HULSHOF M, VIS A N, et al. Effect on survival of androgen deprivation therapy alone compared to androgen deprivation therapy combined with concurrent radiation therapy to the prostate in patients with primary bone metastatic prostate cancer in a prospective randomised clinical trial: Data from the HORRAD trial[J]. Eur Urol，2019, 75（3）:410-418.

[9] MURTHY V, MAITRE P, KANNAN S, et al. Prostate-only versus wholepelvic radiation therapy in high-risk and very high-risk prostate cancer (POP-RT): Outcomes from phase III randomized controlled trial[J]. J Clin Oncol，2021，39（11）:1234-1242.

[10] PARRY M G, SUJENTHIRAN A, COWLING T E, et al. Treatment-related toxicity using prostate-only versus prostate and pelvic lymph node intensitymodulated radiation therapy: A national population-based study[J]. J Clin Oncol，2019，37（21）:1828-1835.

[11] ROACH M, MOUGHAN J, LAWTON C A F, et al. Sequence of hormonal therapy and adiotherapy field size in unfavourable, localised prostate cancer (NRG/RTOG 9413): long-term results of a randomised, phase 3 trial[J]. Lancet

Oncol，2018，19（11）:1504-1515.
[12] PARKER C C, CLARKE N W，COOK A D,et al. Timing of radiotherapy after radical prostatectomy (RADICALS-RT): a randomised, controlled phase 3 trial[J]. Lancet,2020, 396(10260)：1413-1421.
[13] SARGOS P, CHABAUD S, LATORZEFF I, et al. Adjuvant radiotherapy versus early salvage radiotherapy plus short-term androgen deprivation therapy in men with localised prostate cancer after radical prostatectomy (GETUG-AFU 17): a randomised, phase 3 trial[J]. Lancet Oncol, 2020, 21(10): 1341-1352.
[14] KNEEBONE A, FRASER-BROWNE C, DUCHESNE G M, et al. Adjuvant radiotherapy versus early salvage radiotherapy following radical prostatectomy (TROG 08.03/ANZUP RAVES): a randomised, controlled, phase 3, non-inferiority trial[J]. Lancet Oncol, 2020, 21(10): 1331-1340.
[15] VALE C L, FISHER D, KNEEBONE A, et al. Adjuvant or early salvage radiotherapy for the treatment of localised and locally advanced prostate cancer: a prospectively planned systematic review and meta-analysis of aggregate data[J]. Lancet, 2020, 396(10260): 1422-1431.
[16] DE MEERLEER G, BERGHEN C, BRIGANTI A, et al. Elective nodal radiotherapy in prostate cancer[J]. Lancet Oncol, 2021, 22(8): e348-e357.

第四节 睾丸癌

一、解剖及淋巴引流规律

1. 解剖

（1）睾丸为腹腔器官，属男性内生殖器官。

（2）在胚胎发育过程中，从腹膜后生殖嵴的位置经过腹股沟管下降至阴囊。

（3）睾丸表面有一层坚厚的纤维膜——白膜覆盖，睾丸肿瘤细胞很少穿透白膜侵犯阴囊。

2. 淋巴结（LN）引流

（1）分布主要集中在 T_{11} 到 L_4 水平。

（2）第一站是腹主动脉旁淋巴结，而不是腹股沟淋巴结或盆腔淋巴结；只有阴囊或睾丸白膜受侵时才发生腹股沟淋巴结转移。

（3）淋巴网分为深层和浅层。①浅层为睾丸鞘膜和阴囊皮肤的淋巴引流，汇集于腹股沟淋巴结，再沿着髂淋巴链上行。②深层淋巴引流自睾丸实质及附睾，沿精索上行到达腹膜后，顺腰大肌上行，于 L_4 水平跨过输尿管，再分支向上向内注入腹主动脉旁淋巴结和下腔静脉淋巴结；右侧终止于右肾动脉之下、腹主动脉与下腔静脉之间的淋巴结，左侧终止于左肾动脉、腹主动脉与左输尿管之间的淋巴结。

3. 远处转移　血液转移常见的部位为肺和肝。

二、病理特点

1. 生殖细胞瘤和非生殖细胞瘤两大类，其中生殖细胞瘤占 95%。

2. 生殖细胞瘤又分为精原细胞瘤和非精原细胞瘤，其中精原细胞瘤占 50% 左右，非精原细胞瘤占 30% ~ 40%。

3. 非精原细胞瘤（可有混合成分）　畸胎瘤，恶性畸胎瘤；胚胎癌；卵黄囊肿瘤；滋养叶肿瘤。

三、临床特点

1. 睾丸逐渐增大的无痛性肿块，也有 20% 的患者表现睾丸疼痛，原因可能是睾丸内出血或坏死。

2. 自觉睾丸沉重，阴囊、下腹部或腹股沟有牵拉感。

3. 如为隐睾者，可表现为盆腔内或腹股沟区逐渐增大的肿块。

四、放疗前检查

1. 体格检查。

2. β-HCG、肝肾功能、AFP、LDH 及碱性磷酸酶等生化检查。

3. 双侧睾丸超声、MRI 等。腹部及盆腔 CT：有无淋巴结转移。精原细胞瘤：如果腹部 CT 及胸片异常，需进一步行胸部 CT。非精原细胞瘤生殖细胞肿瘤：胸部 CT。如果有相关临床症状，需行 PET/CT、骨扫描和 / 或头部磁共振。

4. 开始治疗前建议进行精子分析和建立精子库。

五、临床分期

1. 本指南采用 AJCC TNM 分期系统（第 8 版），具体定义见表 5-4-1。

表 5-4-1 睾丸癌的 TNM 分期（AJCC 第 8 版）

睾丸癌	
原发肿瘤(T)	
病理 T(T)	
pT_x	原发肿瘤无法评估
pT_0	无原发肿瘤的证据
pT_{is}	原位生殖细胞肿瘤
pT_1	肿瘤局限于睾丸(包括睾丸网侵犯)无淋巴血管侵犯
pT_{1a}*	肿瘤(＜ 3cm)
pT_{1b}*	肿瘤(≥ 3cm)
pT_2	肿瘤局限于睾丸(包括睾丸网浸润)伴淋巴脉管侵犯,或肿瘤侵犯门部软组织或附睾或穿透白膜,有或无淋巴脉管侵犯
pT_3	肿瘤直接侵犯精索软组织,伴或不伴有淋巴脉管侵犯
pT_4	肿瘤侵犯阴囊,伴或不伴有淋巴脉管侵犯
注：*pT_1 细分为 pT_{1a}、pT_{1b} 只适用于精原细胞瘤。	
区域淋巴结(N)	
病理(pN)	
pN_x	区域淋巴结无法评估
pN_0	无区域淋巴结转移
pN_1	转移的单个淋巴结最大直径≤ 2cm,且≤ 5 枚阳性淋巴结,无最大直径＞ 2cm 淋巴结者
pN_2	转移的单个淋巴结最大直径＞ 2cm 但≤ 5cm 的,或数量＞ 5 枚阳性淋巴结,无直径超过 5cm 的淋巴结,或肿瘤有淋巴结外扩散
pN_3	转移的单个淋巴结最大直径＞ 5cm
远处转移(M)	
M_0	无远处转移
M_1	有远处转移

续表

睾丸癌				
M_{1a}	区域外淋巴结(非腹膜后淋巴结)转移或肺转移			
M_{1b}	肺转移以外的远处转移			
睾丸癌分期				
	T	N	M	S(血清肿瘤标志物)
0期	pT_{is}	N_0	M_0	S_0
Ⅰ期	pT_1 ~ pT_4	N_0	M_0	S_x
ⅠA期	pT_1	N_0	M_0	S_0
ⅠB期	pT_2	N_0	M_0	S_0
	pT_3	N_0	M_0	S_0
	pT_4	N_0	M_0	S_0
ⅠS期	任何 pT/T_x	N_0	M_0	S_1 ~ S_3
Ⅱ期	任何 pT/T_x	N_1 ~ N_3	M_0	S_x
ⅡA期	任何 pT/T_x	N_1	M_0	S_0
	任何 pT/T_x	N_1	M_0	S_1
ⅡB期	任何 pT/T_x	N_2	M_0	S_0
	任何 pT/T_x	N_2	M_0	S_1
ⅡC期	任何 pT/T_x	N_3	M_0	S_0
	任何 pT/T_x	N_3	M_0	S_1
Ⅲ期	任何 pT/T_x	任何N	M_1	S_x
ⅢA期	任何 pT/T_x	任何N	M_{1a}	S_0
	任何 pT/T_x	任何N	M_{1a}	S_1
ⅢB期	任何 pT/T_x	N_1 ~ N_3	M_0	S_2
	任何 pT/T_x	任何N	M_{1a}	S_2
ⅢC期	任何 pT/T_x	N_1 ~ N_3	M_0	S_3
	任何 pT/T_x	任何N	M_{1a}	S_3
	任何 pT/T_x	任何N	M_{1b}	任何S

2. 血清肿瘤标志物定义（S）。

（1）S_x：血清标志物未评估。

（2）S_0：标志物水平在正常范围内。

（3）S_1：LDH <（1.5×N*）和HCG < 5 000mIU/ml以及AFP < 1 000ng/ml。

（4）S_2：LDH =（1.5 ~ 10×N*）或HCG 5 000 ~ 50 000mIU/ml，或AFP 1 000 ~ 10 000ng/ml。

（5）S_3：LDH >（10×N*）或HCG > 50 000mIU/ml，或AFP > 10 000ng/ml。

注：N*表示LDH测定值的正常上限。

六、治疗原则

不同分期治疗建议 所有患者均行根治性腹股沟睾丸切除术+精索高位结扎。

（1）精原细胞瘤：①Ⅰ期：精原细胞瘤根治性睾丸切除术后：对于随访依从性好的 pT_1 ~ T_3 患者

（复发率16%），可选择严密监测。或放疗（主动脉旁 ± 盆腔淋巴结，20Gy）或卡铂 ×（1～2）周期（AUC = 7）。②ⅡA/ⅡB期：放疗，盆腔和主动脉旁淋巴结给予20Gy，肿块加量（ⅡA至30Gy，ⅡB至36Gy）；或对于不愿意接受放疗的ⅡB期患者，予以依托泊苷/顺铂（EP）方案化疗 ×4周期；或博来霉素/依托泊苷/顺铂（BEP）×3周期。③ⅡC/ⅡD和Ⅲ期：精原细胞瘤化疗：EP×4周期，或BEP×3周期。

（2）非精原细胞性生殖细胞肿瘤（nonseminomatous germ cell tumor，NSGCT）：①ⅠA期：开腹保留神经的腹膜后淋巴结清扫术（nerve-sparing retroperitoneal lymph node dissection，nsRPLND），或对随访依从性好的患者进行严密监测。②ⅠB期：nsRPLND或BEP×1～2周期，或监测依从性好的T_2患者。③ⅠS期：EP×4周期或BEP×3周期。④ⅡA期：如果肿瘤标志物为阴性，nsRPLND或EP×4周期或BEP×3周期。如果肿瘤标志物持续性升高，予以EP×4周期或BEP×3周期化疗。⑤ⅡB期：如果肿瘤标志物为阴性，且有淋巴引流区的淋巴结转移，则采用nsRPLND，或EP×4周期或BEP×3周期。如果持续性肿瘤标志物升高或非引流区的多灶性淋巴结转移，可予EP×4周期或BEP×3周期。⑥ⅡC/ⅢA期：EP×4周期或BEP×3周期。⑦ⅢB期：BEP×4周期。⑧ⅢC期：BEP×4周期或依托泊苷/异环磷酰胺/顺铂（VIP）×4周期。

七、放疗原则

1. 放疗原则

（1）一般原则：①更小的放疗野和更低的剂量。②基于2010年的一项验证性研究结论表明：肿瘤 > 4cm及睾丸网受累并非为复发的预测因素。因此对于以肿瘤 > 4cm及睾丸网受累作为风险分层治疗的因素不推荐用于I期精原细胞瘤。③如有可能，尽量使用能量大于6MV光子能量的直线加速器。④基于定位CT的三维适形放射治疗（3D-CRT），平均剂量（D_{mean}）和照射肾脏，肝脏和肠道体积的50%（D50%）的剂量比IMRT的剂量低，出现辐射癌症的风险可能低于IMRT，因此不建议使用IMRT。

（2）放疗时机：一旦睾丸切除术切口完全愈合，即应开始放疗。患者应每周接受5天的治疗。如患者错过了一次放疗，应接受相同的总剂量和采取相同的分割剂量，稍微延长放疗的总时间。

（3）止吐药物治疗可显著改善恶心的情况。推荐每次治疗前至少2小时给予预防性止吐治疗，有些病例可能需要更频繁给药。

（4）放疗前的准备：推荐对于希望保留生育能力的患者在睾丸切除术前讨论精液分析和精子库事宜。如果需要建立精子库，应在影像学检查及实施辅助治疗前进行。

2. 放疗靶区

（1）治疗体位：患者仰卧、双臂置于身体两侧。

（2）定位：处于治疗体位的情况下实施非增强CT模拟定位。体模固定。所有患者，除接受了双侧睾丸切除术者外，都应在治疗中使用阴囊罩。双腿应使用卷毛巾分开，间距与阴囊防护罩及其阴囊托的直径大致相同。

（3）Ⅰ期精原细胞瘤靶区勾画。

1）对于无盆腔或阴囊手术史的患者，照射主动脉旁采用：上界T_{10}/T_{11}下缘。下界L_5/S_1下缘（髂血管分叉处）。两侧在体中线旁开4～5cm。

CTV：主动脉和下腔静脉轴位1.2～1.9cm，注意包全主动脉旁、腔静脉旁、主动脉下腔静脉间隙和主动脉前淋巴结。视淋巴结转移情况是否行同侧肾门淋巴结照射。CTV + 0.5cm = PTV。

2）同侧盆腔或者阴囊手术史（例如，腹股沟疝修补术或睾丸固定术）可能改变睾丸的淋巴引流。需要照射同侧髂血管淋巴结及腹股沟淋巴结，以及手术瘢痕。

3）剂量：对于ⅠA期、ⅠB期，总剂量20Gy/2.0Gy/10fx（首选）或25.5Gy/1.5Gy/17fx。对于少数

患者，可选择 19.8Gy/1.8Gy/11fx；21.6Gy/1.8Gy/12fx。应注意随访监测发生复发而需要接受挽救治疗，因为挽救治疗成功率仍然很高。

（4）ⅡA ~ ⅡB 期精原细胞瘤设野：

1）原则：如果患有马蹄（盆腔）肾、炎症性肠病，或有既往放疗史，不应接受首选放疗（选择化疗）。对于临床ⅡA ~ ⅡB 期患者，建议行“狗腿野”联合局部加量放疗。

2）靶区勾画：增强 CT 上勾画淋巴结 GTV。

CTV 照射区域包括腹主动脉旁和同侧盆腔淋巴结，应注意确保照射同侧髂总、髂外和近端髂内淋巴结，下缘至髋臼顶部。上界：椎体 T_{10} ~ T_{11} 下缘，包全腰椎横突。下界：至髋臼上缘，包全盆腔淋巴引流区。中边界：从 L_5 椎体对侧横突尖至同侧闭孔的中部。侧边界：在 L_5 椎体同侧横突尖与同侧髋臼外上缘的连线。按血管标志，从 T_{10}/T_{11} 椎体下缘至髋臼的上缘，勾画出腹主动脉、下腔静脉及同侧髂动静脉。

CTV：在血管结构上增加 1.2 ~ 1.9cm 的边缘构成 CTV（包括 GTV + 2cm）PTV：CTV + 外扩 0.5cm（所有方位均外扩，以将治疗的摆位误差计算在内），对于左侧睾丸肿瘤，可适当外扩包括左侧肾门区。

3）剂量：第一阶段：“狗腿野”区域 20Gy/2.0Gy/10fx。第二阶段：淋巴结 GTV 加量照射剂量为每天 1 次，每次 1.8 ~ 2.0Gy，总剂量至 30Gy（针对ⅡA 期）和 36Gy（针对ⅡB 期）。

3. 限定剂量

睾丸：0.2 ~ 0.5Gy 的放疗剂量会引起暂时性无精子症，0.5 ~ 1.0Gy 可引起长期无精子症，2Gy 可导致绝育。

肾：双肾 V20Gy < 20% 可接受，建议每个肾脏限量为 D50% < 8Gy。如果孤立肾，则 D15% < 20 Gy。在治疗前需用静脉肾盂造影或 CT 排除马蹄肾。

（周卫兵　贺玉香）

参考文献

[1] SIEGEL R L, MILLER K D, JEMAL. A Cancer statistics, 2016[J]. CA Cancer J Clin, 2016, 66(1): 7-30.

[2] BOSL G J, MOTZER R J. Testicular germ-cell cancer[J]. N Engl J Med, 1997, 337(4): 242-253.

[3] HUYGHE E, MATSUDA T, THONNEAU P. Increasing incidence of testicular cancer worldwide: A review[J]. J Urol, 2003, 170(1): 5-11.

[4] SHANMUGALINGAM T, SOULTATI A, CHOWDHURY S, et al. Global incidence and outcome of testicular cancer[J]. Clin Epidemiol, 2013, 5: 417-427.

[5] VERHOEVEN R H, GONDOS A, JANSSEN-HEIJNEN M L, et al. Testicular cancer in Europe and the USA: Survival still rising among older patients[J]. Ann Oncol, 2013, 24(2): 508-513.

[6] GREENE M H, KRATZ C P, MAI P L, et al. Familial testicular germ cell tumors in adults: 2010 summary of genetic risk factors and clinical phenotype[J]. Endocr Relat Cancer, 2010, 17(2): R109-121.

[7] DIECKMANN K P, ANHEUSER P, SCHMIDT S, et al. Testicular prostheses in patients with testicular cancer - acceptance rate and patient satisfaction[J]. BMC Urol, 2015, 15: 16.

第六章
女性生殖系统肿瘤

第一节 宫颈癌

一、解剖及淋巴引流规律

1. 宫颈长 2～4cm，上部与子宫峡部相连，下端游离突入阴道。宫颈以阴道壁附着点为界分为宫颈阴道部和阴道上部。

2. 子宫有丰富的淋巴网，主要引流至宫颈旁淋巴结，继而至髂外淋巴结和髂内淋巴结，盆腔淋巴引流至髂总和主动脉旁淋巴结。子宫底部的淋巴向外侧穿越阔韧带边缘并与来自卵巢的淋巴汇合后，沿着卵巢血管向上引流至主动脉旁淋巴结。部分子宫底淋巴也引流至髂内和髂外淋巴结。

3. 宫颈癌的主要转移途径：①沿阴道黏膜向下蔓延；②向上侵犯至子宫下段或子宫体部的子宫肌层，特别是起源于宫颈管内的肿瘤；③沿宫颈旁淋巴结向外转移至盆腔淋巴、主动脉旁淋巴结等；④直接向周围组织扩散，可达到闭孔筋膜和骨盆壁，或膀胱、直肠；⑤通过静脉丛和宫旁静脉丛发生的血行转移，大部分发生在肺。

二、病理特点

2001 年 FIGO 流行病学和统计学调查报告，宫颈癌病理类型过去鳞癌占 90% 以上，腺癌和其他非鳞癌不足 10%，近年来变为鳞癌只占 74%，腺癌等占 26%。鳞、腺癌之比由 10∶1 降低至 4∶1。我国大数据分析也提示，鳞癌占比由 2004 年的 84.8% 下降到 2016 年的 73.9%。

根据 2022 年《NCCN 肿瘤学临床实践指南：宫颈癌》，推荐在复发、进展或转移性宫颈癌中检测分子病理，检测内容包括 PD-L1、MMR/MSI、TMB，如组织活检难以获取可考虑血浆 ctDNA 检测 CGP，肉瘤者可检测 NTRK 基因融合。

三、放疗前检查

1. 宫颈活检，必要时行宫颈锥切及宫颈管刮术以明确组织病理诊断及病变范围。

2. 妇科检查仍然是临床分期的主要依据。

3. 分期为 $Ⅱ_B$ 期以上或有相关的临床症状或必要时，需行肾图、膀胱镜、肠镜检查。

4. 实验室检查，宫颈鳞癌需查鳞状上皮细胞癌抗原（SCC）、宫颈腺癌查 CA125。

5. 上下腹、盆腔超声和胸片、心电图、盆腔及上下腹（含腹主动脉旁）MRI 或 CT，建议 $Ⅰ_{B1}$ 期以上有条件者行 PET/CT 检查。

6. 宫颈 HPV 定性或定量检测。

四、临床分期

宫颈癌的临床分期见表 6-1-1、表 6-1-2。

表 6-1-1 FIGO 2018 宫颈癌分期

分期		肿瘤范围
Ⅰ期		宫颈癌局限在宫颈（扩散至宫体将被忽略）
	ⅠA	镜下浸润癌。最大浸润深度 < 5mm
	ⅠA1	间质浸润深度 < 3mm
	ⅠA2	间质浸润深度 ≥ 3mm，< 5mm
	ⅠB	浸润癌，最大浸润深度 ≥ 5mm（大于ⅠA 期），病变局限在宫颈
	ⅠB1	浸润癌间质浸润深度 ≥ 5mm，癌灶最大径线 < 2cm
	ⅠB2	2cm ≤浸润癌癌灶最大径线 < 4cm
	ⅠB3	浸润癌癌灶最大径线 ≥ 4cm
Ⅱ期		肿瘤超出子宫，但未达骨盆壁或未达阴道下 1/3
	ⅡA	肿瘤侵犯阴道上 2/3，无宫旁浸润
	ⅡA1	浸润癌癌灶最大径线 < 4cm
	ⅡA2	浸润癌癌灶最大径线 ≥ 4cm
	ⅡB	有宫旁浸润，但未达骨盆壁
Ⅲ期		肿瘤扩展至骨盆壁，和 / 或累及阴道下 1/3，和 / 或引起肾盂积水或肾无功能，和 / 或盆腔淋巴结转移，和 / 或腹主动脉旁淋巴结转移
	ⅢA	肿瘤累及阴道下 1/3，但未达骨盆壁
	ⅢB	肿瘤扩展至骨盆壁，和 / 或引起肾盂积水或肾无功能（除非已知是由于其他原因引起）
	ⅢC	盆腔和 / 或腹主动脉旁淋巴结转移
	ⅢC1	仅有盆腔淋巴结转移
	ⅢC2	腹主动脉旁淋巴结转移
Ⅳ期		肿瘤浸润膀胱黏膜或直肠黏膜和 / 或超出真骨盆
	ⅣA	肿瘤侵及邻近的盆腔器官
	ⅣB	远处转移

注：原 FIGO 分期主要基于临床检查。FIGO 妇科肿瘤委员会对分期进行了修订，纳入影像学或病理证据，形成了 2018 分期。

表 6-1-2 宫颈癌的 TMN 分期（AJCC 第 8 版）

宫颈癌	
原发肿瘤（T）	
T_x	原发肿瘤不能评估
T_0	没有原发肿瘤证据
T_1	宫颈肿瘤局限于宫颈（仅犯宫体可以不予考虑）
T_{1a}	仅在显微镜下可见的浸润癌。间质浸润深度从上皮基底测量不超过 5mm，水平浸润范围不超过 7mm。脉管（静脉或淋巴管）间隙受侵不影响分类

续表

宫颈癌	
T_{1a1}	量得的间质浸润深度不超过 3mm 水平,浸润范围不超过 7mm
T_{1a2}	量得的间质浸润深度超过 3mm,但不超过 5mm,水平浸润范围不超过 7mm
T_{1b}	局限于宫颈的临床可见病灶,或是大于 T_{1a} 期的显微镜下可见病灶,包括所有的肉眼可见病灶,即使伴有表面浸润
T_{1b1}	最大直径不超过 4.0cm 的临床可见病灶
T_{1b2}	最大直径超过 4.0cm 的临床可见病灶
T_2	宫颈癌已经超过子宫,但未带盆壁或未达下 1/3
T_{2a}	肿瘤无宫旁浸润
T_{2a1}	最大直径不超过 4.0cm 的临床可见病灶
T_{2a2}	最大直径超过 4.0cm 的临床可见病灶
T_{2b}	肿瘤有宫旁浸润
T_3	肿瘤扩散到盆腔和 / 或侵及阴道下 1/3 和 / 或引起肾盂积水或肾无功能
T_{3a}	肿瘤侵及阴道下 1/3,未扩散至盆壁
T_{3b}	肿瘤扩散到盆腔和 / 或引起肾盂积水或肾无功能
T_4	肿瘤侵及膀胱或直肠黏膜,和 / 或扩展超出真骨盆(泡状、水肿不足以将肿瘤划归 T_4 类)
区域淋巴结(N)	
N_x	区域淋巴结不能评估
N_0	无区域淋巴结转移
N_0(i +)	区域淋巴结内的孤立肿瘤细胞大小≤ 0.2mm
N_1	有区域淋巴结转移
远处转移(M)	
M_0	无远处转移
M_1	有远处转移(包括腹膜转移、锁骨上、纵隔淋巴结、肺、肝或骨受侵)

宫颈癌分期		
	N_xM_0	N_xM_1
T_{1a1}	ⅠA1	ⅣB
T_{1a2}	ⅠA2	ⅣB
T_{1b1}	ⅠB1	ⅣB
T_{1b2}	ⅠB2	ⅣB
T_{2a1}	ⅡA1	ⅣB
T_{2a2}	ⅡA2	ⅣB
T_{2b}	ⅡB	ⅣB
T_{3a}	ⅢA	ⅣB
T_{3b}	ⅢB	ⅣB
T_4	ⅣA	ⅣB

注:新版中腹主动脉旁淋巴结转移已被从 M_1 中删除。

五、治疗原则

1. 根据2022年《NCCN肿瘤学临床实践指南：宫颈癌》及《中国临床肿瘤学会（CSCO）宫颈癌诊疗指南2022》，治疗原则推荐见表6-1-3和表6-1-4。

表6-1-3 初治患者不分期的治疗原则

分期	治疗（要求保留生育功能）	治疗（不保留生育功能）
ⅠA1（无淋巴脉管侵犯LVSI）	锥切且切缘阴性。切缘至少有3mm的阴性距离。如果切缘阳性，重复锥切或宫颈切除术	锥切切缘阴性且不能耐受手术者可选择观察。 锥切切缘阴性且能耐受手术者可选择筋膜外子宫切除术。 切缘为瘤样病变或癌，可考虑重复锥切以便更好地评估肿瘤浸润深度，或者行筋膜外或改良根治性子宫切除术，若切缘为癌，还需行盆腔淋巴结切除术
ⅠA1（伴LVSI），ⅠA2	锥切且切缘阴性（如果切缘阳性，重复锥切或宫颈切除术）+盆腔淋巴结切除术 或根治性宫颈切除术+盆腔淋巴结切除术	改良根治性子宫切除术+盆腔淋巴结切除术 或盆腔放疗+后装治疗（有手术禁忌证）
ⅠB1	根治性宫颈切除术+盆腔淋巴结切除术±腹主动脉旁淋巴结切取样（小细胞神经内分泌肿瘤、胃型腺癌、恶性腺瘤不推荐保留生育能力的手术）	
ⅠB1，ⅡA1		根治性子宫切除术+盆腔淋巴结切除术（1类）± 腹主动脉旁淋巴结切取样（2B类） 或 盆腔放疗+后装治疗 ± 含顺铂的同步化疗
ⅠB2，ⅡA2		根治性盆腔放疗+后装治疗+含顺铂的同步化疗（首选） 或 根治性子宫切除术+盆腔淋巴结切除术 ± 腹主动脉旁淋巴结切取样（2B类） 或 盆腔放疗+后装治疗+含顺铂的同步化疗+选择性全子宫切除术（3类）
ⅡB～ⅣA及部分ⅠB2和ⅡA2期		可选择手术分期（2B类），也可先进行CT、MRI、PET等影像学评估。IB1期以上者推荐行PET/CT。 未发现淋巴结转移，可行盆腔外照射+含顺铂同期化疗+阴道近距离放疗（1类）； 盆腔淋巴结阳性且腹主动脉旁淋巴结阴性，盆腔外照射+含顺铂同期化疗+阴道近距离放疗（1类）± 主动脉旁淋巴结放疗；腹膜外或腹腔镜淋巴结切除术，术后病理腹主动脉旁淋巴结阴性者，行盆腔放疗+阴道近距离放疗+顺铂同期化疗（证据等级1）；腹主动脉旁淋巴结阳性者，行延伸野放疗+阴道近距离放疗+顺铂同期化疗。 盆腔淋巴结和腹主动脉旁淋巴结均阳性时，行延伸野放疗+顺铂同期化疗+阴道近距离放疗
ⅣB		全身化疗 ± 个体化放疗。局限于锁骨上淋巴结转移者可能可以采用根治性治疗。 化疗方案：紫杉醇+卡铂

注：ⅠB3期、ⅡA2期的患者，新辅助化疗+手术的方式用于临床研究或缺乏放疗设备的地区，无效仍要转入同步放化疗模式。新辅助化疗可能改变病理结果，从而影响评估辅助放疗或放化疗的适应证。新辅助化疗+手术这一治疗模式目前缺乏高级别循证医学证据支持（见循证医学证据1）。延伸野放疗见循证医学证据2。

表 6-1-4　宫颈癌术后治疗原则

术后病理或手术发现	治疗
淋巴结阴性 切缘阴性 宫旁组织阴性	观察 或 盆腔放疗（合并危险因素，满足 Sedlis 标准）± 含顺铂的同步化疗（2B 类）
具备任意一个高危因素者：淋巴结阳性，切缘阳性，宫旁浸润	盆腔外照射 + 顺铂同期化疗（1 类）± 阴道近距离放疗。阴道切缘阳性及阳性切缘小于 5mm 者，阴道近距离放疗可以增加疗效
手术分期发现腹主动脉旁淋巴结阳性	进一步完善检查明确有无远处转移，若无，可行延伸野外照射 + 含顺铂同期化疗 + 阴道近距离放疗。若有远处转移，行全身化疗 ± 个体化放疗

注：高危因素．盆腔淋巴结阳性，切缘阳性和宫旁浸润。具备任一高危因素者推荐术后同步放化疗；中危因素．淋巴脉管间隙浸润，深层间质浸润和原发肿瘤大小。按照 Sedlis 标准（表 6-1-5），但也不局限于此标准。

表 6-1-5　Sedlis 标准

淋巴脉管间隙浸润	间质浸润	肿瘤大小（取决于临床触诊）
+	深 1/3	任何大小
+	中 1/3	最大径≥ 2cm
+	浅 1/3	最大径≥ 5cm
–	中或深 1/3	最大径≥ 4cm

注：腺癌术后患者建议采用四因素模型．肿瘤最大径 > 3cm，淋巴脉管间隙浸润，外 1/3 间质浸润，腺癌。存在任何两个因素，补充术后放疗有益。

2. 复发性宫颈癌的治疗

根据 2022 年《NCCN 肿瘤学临床实践指南：宫颈癌》及《中国临床肿瘤学会（CSCO）宫颈癌诊疗指南 2022》，推荐如下。

（1）局部复发的病例，如果既往没有接受放疗或者复发部位在原来放射野之外，能切除者可以考虑手术切除后继续个体化外照射加或不加同期化疗及阴道近距离放疗。对于复发的患者建议参与临床试验或选择化疗或支持治疗。

（2）对于既往接收过放疗的患者，中心性复发者可行盆腔器官廓清术，加或不加术中放疗（intraoperative radiation therapy，IORT）（证据等级 3）。谨慎地选择病灶 < 2cm 的患者行广泛子宫切除或阴道后装放疗。FIGO 2018 指南中除推荐行盆腔廓清术外，也可考虑个体化放疗。

（3）对于既往接收过放疗出现非中心性复发者，可选择个体化外照射 ± 化疗，或切除 ± 术中放疗，或参加临床试验，或单纯化疗。

（4）不适合局部治疗者，行系统治疗或最佳支持治疗。

3. 宫颈癌患者的化疗

（1）新辅助化疗：目前的循证医学证据不支持进行新辅助化疗。但在临床实践中，某些医疗机构也会根据临床实际考虑对肿块巨大的予以新辅助化疗后再行放疗。相关临床研究报道详见循证医学证据 1。

（2）同步化疗方案：顺铂或卡铂（顺铂不耐受时）。

（3）复发或ⅣB 期宫颈癌的化疗 ± 靶向治疗方案（表 6-1-6）。

表 6-1-6　复发或Ⅳ$_B$期宫颈癌的化疗 ± 靶向治疗方案

一线方案	首选方案 帕博利珠单抗 + 顺铂 / 紫杉醇 ± 贝伐珠单抗（适用于 PD-L1 阳性肿瘤）（1 类） 帕博利珠单抗 + 卡铂 / 紫杉醇 ± 贝伐珠单抗（适用于 PD-L1 阳性肿瘤）（1 类） 顺铂 / 紫杉醇 / 贝伐珠单抗（1 类） 卡铂 / 紫杉醇 / 贝伐珠单抗 其他推荐方案 拓扑替康 / 紫杉醇 / 贝伐珠单抗（1 类） 顺铂 / 紫杉醇（1 类） 卡铂 / 紫杉醇（若患者既往接受过顺铂治疗） 拓扑替康 / 紫杉醇 其他推荐方案：顺铂 / 拓扑替康
一线方案 （一般情况欠佳，不能耐受联合化疗者）	顺铂（首选） 其他推荐：卡铂；紫杉醇
二线方案	首选方案 帕博利珠单抗（适用于 PD-L1 阳性或 MSI-H/dMMR 的肿瘤） 纳武利尤单抗（适用于 PD-L1 阳性肿瘤） 其他推荐方案 贝伐珠单抗；白蛋白结合型紫杉醇；多西他赛；5- 氟尿嘧啶；吉西他滨；异环磷酰胺；伊立替康；丝裂霉素；培美曲塞；拓扑替康；长春瑞滨；Tisotumab vedotin-tftv（2A 类） 用于特定情况的方案 帕博利珠单抗（适用于 TMB-H 的肿瘤） 拉罗替尼或恩曲替尼（适用于 NTRK 基因融合的肿瘤）（2B 类）

六、放疗原则

1. 放疗定位

（1）排空直肠。

（2）适当充盈膀胱（300 ~ 400ml 尿量）。

（3）小肠显影。

（4）术后患者阴道内设 X 线不能穿透的标记物。

（5）仰卧位，体膜 / 真空垫固定。俯卧位有助于小肠移出盆腔。

2. 术后放疗时机　阴道残端愈合后即可开始。术后 6 ~ 8 周即可开始放疗，最迟不超过术后 12 周。

3. 术后靶区勾画原则

（1）CTV 包括阴道残端，阴道上段 3cm，阴道旁，盆腔淋巴引流区（髂内、髂外、闭孔、部分骶前、髂总）。有高危因素的需要考虑行腹主动脉旁淋巴引流照射。

（2）GTV 应包括残留肿瘤，残留或影像学阳性淋巴结。

（3）淋巴引流区勾画：髂总、髂内、髂外动静脉血管周外扩 0.7cm；髂外外侧组沿髂腰肌向前外侧外扩 0.7cm；髂外下界至股骨头上缘；闭孔区域为沿盆壁 1.8cm 条形区连接髂内外；骶前区域为椎骨前 1.5cm，包至梨状肌出现层面（S_2 下界）。

（4）PTV根据各家医院实际情况制定。CTV 向前后、左右方向外扩 0.6 ~ 0.8cm，向头脚方向外扩 0.8 ~ 1cm。

（5）RTOG 宫颈癌术后放疗靶区勾画共识：①髂总分叉上的上部 CTV：包括髂总血管外扩 0.7cm 范围；中线包括椎体前 1.5cm 软组织；并包括邻近可疑淋巴结，淋巴囊肿，手术标记。CTV 不包括椎体、小肠、腰大肌。②髂总分叉至阴道断端的中部 CTV：包括髂内外血管外扩 0.7cm 范围；骶前区域包到梨状肌出现层面（S_2下缘）；并包括邻近可疑淋巴结，淋巴囊肿，手术标记。CTV不包括骨、小肠、肌肉。③阴道残端（阴道标记）的下部CTV：向上包括阴道标记上0.5～2cm（根据小肠定）；下端包括阴道残端下3cm或闭孔下缘上1cm；两侧包括阴道、宫颈旁软组织（外放0.5cm，可扩大到血管周和肠周脂肪），连接两侧淋巴结；在体中线可包括部分膀胱、直肠，形成前后径1.5cm的区域。

4. 根治性放疗的靶区勾画

（1）CTV需要包括宫颈、子宫、宫旁、部分阴道及盆腔淋巴引流区。部分患者需要包括腹主动脉淋巴结区和/或腹股沟淋巴结区。

（2）GTV需要包括宫颈肿瘤及其侵犯区、盆腔转移淋巴结、腹主动脉转移淋巴结、腹股沟转移淋巴结。

（3）淋巴引流区的勾画同术后放疗。盆腔照射上界：腹主动脉分叉处。延长野照射上界：T_{10}下缘～肾血管水平（根据腹主动脉转移淋巴结位置决定）。

（4）RTOG、NCIC、ESTRO、JCOG共识对宫旁进行定义：宫旁应该包到盆壁，在GTV、子宫、宫颈、阴道旁上界输卵管/阔韧带顶部或肠管出现（与子宫倾角相关）；前界为膀胱后壁，向后包括宫骶韧带和直肠系膜；两侧界为闭孔内肌/坐骨支内缘；下界为尿生殖膈。

（5）对于阴道的照射范围，根据分期不同范围不同：阴道未受侵包括上1/2阴道；上段阴道侵犯包括上2/3阴道；阴道广泛受侵即下1/3段阴道受侵，需要包括全阴道。

（6）PTV根据各家医院实际情况制订。CTV向前后、左右方向外扩0.6～0.8cm，向头脚方向外扩0.8～1cm。

5. 腹主动脉旁淋巴结区照射适应证及范围（预防性延伸野照射的适应证目前暂无定论，由于循证医学证据不予推荐，相关研究进展详见循证医学证据2）

（1）以下情况可以考虑行腹主动脉旁淋巴结区照射：腹主淋巴结阳性、髂总淋巴结阳性、ⅢB期无功能影像检查的患者。

（2）照射范围上界自肾血管水平至T_{12}下缘，包括腹主动脉左2cm，下腔静脉右1cm，腹侧0.5cm区域。

6. 盆腔外照射放疗剂量 40～50Gy，1.8～2Gy/次。转移淋巴结剂量至55～65Gy。

7. 阴道近距离放疗

（1）外照射放疗通常先于阴道近距离放疗进行。若原发肿块巨大，可在体外放射剂量达到45Gy后开始施行阴道近距离放疗。

（2）国内多采用高剂量率后装治疗机，HDR，＞12Gy/h，常用的同位素是铱。

（3）近距离放疗和外照射不应在同一天进行。

（4）选择A点作为剂量参考点：为了确定A点，通过两个卵圆形施源器或环形施源器最外侧停留位置的中心连线，沿施源器的半径向上移动这条线，然后沿宫腔施源器再移动2cm。从这点沿宫腔施源器垂直线，向两侧外延2cm。对于宫腔和圆柱形施源器来说，从凸缘或宫颈标记物开始沿宫腔施源器向上移动2cm，再向外侧2cm。

（5）A点剂量40～45Gy，每次5～6Gy。A点的总剂量以期别而异，ⅠA2期达75～80Gy，ⅠB1和ⅡA1期达80～85Gy，ⅠB2、ⅡA2、ⅡB和ⅣA期≥85Gy。

（6）CTV勾画可基于CT或MRI成像勾画：CTV按照肿瘤负荷和复发的危险程度分3类：高危CTV（HR-CTV）包括宫颈和肉眼可见的肿瘤侵犯的范围；中危CTV（IR-CTV）指明显的显微镜下肿瘤区，推荐包括外照射开始前的肿瘤范围；低危CTV（LR-CTV）指可能的显微镜下播散区，一般用手术或外照射处理。根据肿瘤消退定义IR-CTV，若肿瘤完全消退或消退直径＞1cm，IR-CTV应包括HR-CTV和最初诊断时肉眼可见肿瘤区，不增设安全边缘。若肿瘤消退直径＜1cm，IR-CTV应包括超过宫颈的残存病灶并向可能扩散的方向外放1cm的安全边缘。若肿瘤无明显消退，IR-CTV应包括最初肿瘤范围加 1cm 的安全边缘。

（7）建议以 D90、D100 评估 GTV、HR-CTV 和 IR-CTV 的剂量。以 D2cc 评估危及器官受量。

（8）组织间插植近距离治疗是以成熟的后装技术为基础，结合 CT 或 MRI 定位引导技术，将插植针直接插入肿瘤中心进行放疗。适应证：外照射治疗后大的残留宫颈癌、浸润盆壁的残余灶、阴道受累、瘘和 / 或邻近器官浸润、或之前做过次全子宫切除术。

8. 宫颈癌外照射危及器官剂量限值

宫颈癌外照射危及器官剂量限值见表 6-1-7。

表 6-1-7　危及器官剂量限制

危及器官	照射剂量	范围
直肠	V40 ~ 45Gy	< 50%
膀胱	V40 ~ 45Gy	< 50%
股骨头	V45Gy	< 5%
结肠	V30Gy	< 50%
	V15Gy	< 90%
小肠	V30Gy	< 40%
	V54Gy	< 2cc
脊髓	V40 ~ 45Gy	0
	V30 ~ 35Gy	< 0.1cc
肾	V20Gy	< 33%
肝	V20Gy	< 33%
胃	V20Gy	< 50%

七、宫颈癌癌前病变及筛查

1. 21 岁以前，无论性生活开始于何时，都无须做宫颈癌筛查。宫颈癌筛查应该从 21 岁开始。21 ~ 29 岁，每 3 年一次 TCT 检查即可。30 岁及以上，每 3 ~ 5 年一次 TCT + HPV 联合检测。

2. 对于有过充足的筛查次数且结果都正常的人群，在 65 岁以后即可停止筛查。但是对于没有规范做过筛查或从未做过筛查，或既往筛查曾经发现宫颈癌前病变的人群，则不受 65 岁的年龄限制，应该继续进行筛查。

3. 宫颈上皮内瘤变（cervical intraepithelial neoplasia，CIN）是宫颈癌前病变，根据病变所占上皮的比例不同，CIN 分为 CIN1、CIN2、CIN3。无论是哪个级别 CIN，都会有病变消退、持续存在、进一步进展等 3 种情况存在。级别越低，病变逆转的机会越大，疾病进展的风险越低。级别越高，病变进展的风险越高。

八、循证医学证据

1. 循证医学证据 1：新辅助化疗

NCCN 指南中未推荐新辅助化疗。FIGO 2018 妇瘤报告中提到，对于局部巨块型病灶（FIGO 2018 ⅠB3，ⅡA2 期）也可采用新辅助化疗（neoadjuvant chemotherapy，NACT）后手术。并指出 NACT 最好仅用于研究或缺乏放疗设备的地区。既往有多项研究显示 NACT 并未显著改善患者的生存期和局部肿瘤控制率。但在我国，NACT 仍被广泛应用。2015 年 3 月 8 日，在郎景和院士的指导下正式启动中国宫颈癌临床诊疗大数据的研究（简称 1538 项目）。术前行 NACT 病例（包括静脉 NACT 和动脉 NACT）4 726 例，NACT 应用率为 19.34%。中国宫颈癌临床大数据库的随访资料初步结果如下：NACT 组与直接手术组 5 年生存率分别为 82.3% 和 83.1%，差异无统计学意义。从远期疗效看，对 NACT 敏感术前行 NACT 是获益的，但约 20% 对 NACT 不敏感的病例并未获益，反而延误手术治疗时间。因此，如何在 NACT 前筛选出敏感病例和不敏感病例，只对敏感病例行 NACT 至关重要。对于 NACT 疗效仍需大规模随机对照研究来进一步证实，从而规范其适应证。

2. 循证医学证据 2 预防性照射延伸野的探索

预防性延伸野放疗（extended-field radiation therapy，EFRT）是针对存在盆腔外转移高危因素或腹主动脉旁淋巴结 PALN 隐匿性转移的患者提出的积极的治疗方案（表 6-1-8）。

表 6-1-8 预防性延伸野放疗的研究

相关参考文献编号	研究类型	研究对象	研究结果及结论
[6]	随机对照	ⅠB2，ⅡA2，ⅡB	EFRT 的 10 年 OS 比单纯盆腔放疗增加 10%，严重不良反应有所增加，但两组比较差异无统计学意义（$P = 0.06$）
[7]	随机对照	ⅡB ~ ⅣA	5 年的 PALN 控制率、无远处转移率、无病生存率及总生存率均高于盆腔放疗 + 同步化疗患者，而两组患者的急性和晚期放疗反应发生率相似
[8]	随机对照	ⅡB ~ ⅣA，合并高危因素（肿瘤直径 ≥ 5cm 或 PLN 阳性）的ⅠB、ⅡA	盆腔放疗 + 同步化疗优于单纯 EFRT，可以减少 51% 的复发风险，尤其在ⅠB ~ ⅡB 期患者中差异更明显，而严重晚期放疗反应的发生率相似
[9]	回顾性研究	PLAN 阴性的ⅠB2 ~ ⅢB 期	预防性 EFRT 不能提高 PLAN 阴性的ⅠB2 ~ ⅢB 期子宫颈癌患者的 2 年及 5 年生存率

建议：预防性 EFRT 尚有争议，使用指征暂无定论。目前认为宫颈癌患者 SCC-Ag > 40μg/L，宫旁浸润评分 4 ~ 6 分，PALN 阳性是影响盆腔放疗后 PALN 复发转移的独立危险因素。

（朱红　谭兆华　赵迎超）

参考文献

[1] 刘萍 . 中国大陆 13 年宫颈癌临床流行病学大数据评价 [J]. 中国实用妇科与产科杂志 , 2018, 34(1): 41-45.

[2] RYU S Y, KIM M H, NAM B H et al. Intermediate-risk grouping of cervical cancer patients treated with radical hysterectomy: A Korean gynecologic oncology group study[J]. Br J Cancer, 2014, 110(2): 278-285.

[3] NCCN Clinical Practice Guidelines in Oncology: Cervical Cancer. (Version 1.2022)[EB/OL].[2021-10-26]. https://www.nccn.org/professionals/physician_gls/pdf/cervical-chinese.pdf.

[4] 陈春林，李朋飞 . 从中国宫颈癌真实世界研究临床大数据看宫颈癌术前化疗存在的问题和对策 [J]. 中国实用妇科与产科杂志 , 2018, 34(11): 1185-1189.

[5] 陈春林 . 中国宫颈癌临床诊疗与大数据 [J]. 中国实用妇科与产科杂志 , 2018, 34(1): 25-29.

[6] ROTMAN M, PAJAK T F, CHOI K, et al. Prophylactic extended-field irradiation of para-aortic lymph nodes in stages $Ⅱ_B$ and bulky $Ⅰ_B$ and $Ⅱ_A$ cervical carcinomas.Ten-year treatment results of RTOG 79-20[J]. JAMA, 1995, 274(5): 387-393.

[7] ASIRI M A, TUNIO M A, MOHAMED R, et al. Is extended-field concurrent chemoradiation an option for radiologic negative paraaortic lymph node, locally advanced cervical cancer?[J]. Cancer Manag Res, 2014, 6: 339-348.

[8] EIFEL P J, WINTER K, MORRIS M, et al. Pelvic irradiation with concurrent chemotherapy versus pelvic and para-aortic irradiation for high-risk cervical cancer: An update of radiation therapy oncology group trial (RTOG) 90-01[J]. J Clin Oncol,

2004, 22(5): 872-880.
[9] PARK S G, KIM JH, OH YK, et al. Is prophylactic irradiation to para-aortic lymph nodes in locally advanced cervical cancer necessary?[J]. Cancer Res Treat, 2014, 46(4): 374-382.

第二节 卵巢癌

一、解剖及淋巴引流规律

卵巢为一对扁椭圆形性腺，其大小、形状随年龄而有差异。成年女性卵巢大小约 4cm × 3cm × 1cm，绝经后卵巢变小、变硬，阴道检查不易触到。卵巢表面无腹膜，由生发上皮覆盖，其内为纤维组织白膜。外层主要为生发上皮和卵泡的皮质，中间为富含疏松结缔组织的髓质以及与卵巢系膜相连的卵巢门。卵巢门是血管、淋巴管和神经进出卵巢的部位。卵巢的移动性较大，其位置多受肠道充盈程度的影响，一般位于卵巢窝内，卵巢窝在髂内、外动脉起始部的交角内，后界为输尿管和髂内动脉。

淋巴引流是通过子宫、卵巢、骨盆漏斗韧带和圆韧带淋巴干和髂外的一分支引流到如下区域淋巴结：髂外、髂总、髂内、骶骨外侧和主动脉旁淋巴结，偶尔会引流入腹股沟淋巴结。

卵巢癌转移途径：因为恶性细胞在腹腔内脱落，主要的播散方式是沿腹膜播散。网膜和盆腔、腹腔脏器是常见的转移部位，也包括横膈和肝表面。胸膜受累也很常见。其他腹膜外和胸膜外部位转移比较少见，但可以发生。卵巢癌还可经淋巴引流至盆腔淋巴结、主动脉旁淋巴结，较少情况下播散也会经圆韧带发生在腹股沟淋巴结处。直接蔓延转移最常见的是输卵管受累。血行转移较少见，不到 5%。

二、病理特点

1. 组织学分类　绝大多数（85%）卵巢癌是上皮性的，生殖细胞瘤占 10%，性索间质肿瘤占 5%。上皮性肿瘤的亚型包括浆液性囊腺癌（40% ~ 50%）、黏液性囊腺癌（6% ~ 16%）、子宫内膜样腺癌（15% ~ 25%）、透明细胞癌（5% ~ 11%）等。2014 年 WHO 卵巢肿瘤组织学分类（表 6-2-1）。

表 6-2-1　WHO（2014）卵巢肿瘤组织学分类

上皮性肿瘤
浆液性肿瘤
黏液性肿瘤
内膜样肿瘤
透明细胞肿瘤
Brenner 肿瘤
浆黏液性肿瘤
未分化癌
间叶性肿瘤
混合性上皮和间叶肿瘤
生殖细胞肿瘤
单胚层畸胎瘤和起源于皮样囊肿的体细胞型肿瘤
生殖细胞 - 性索间质肿瘤

续表

杂类肿瘤
间皮肿瘤
软组织肿瘤
瘤样病变
淋巴样和髓样肿瘤
继发性肿瘤

2. **组织学分级** 卵巢上皮性肿瘤可以根据分级进一步分类。但这个分级标准不适用于非上皮性肿瘤。

Gx——分级无法评估；G1——高分化；G2——中分化；G3——低分化或未分化。

3. **遗传学突变** 中国卵巢癌患者的胚系 *BRCA1/2* 突变率为 16.7%～28.5%，国外数据提示体细胞突变约占所有 *BRCA1/2* 基因突变的 1/3。2018 年中国病理科专家共识建议对于可获取肿瘤组织的癌症患者，可行肿瘤组织样本检测；对于肿瘤组织不可获取的癌症患者和癌症高风险人群，可行胚系 *BRCA* 基因检测，一般使用血液样本。

三、临床特点

（一）放疗前检查检验

伴有或没有明显恶性肿瘤相关症状（如腹胀、腹痛、进食困难或快饱、尿频和尿急）的盆腔可疑包块和 / 或腹水、腹胀患者，需要进行下列检查：腹部体查及妇科检查。

常规的实验室检查包括血常规、肝肾功能及血清肿瘤标志物。血清 CA125 在 80% 的上皮性卵巢癌患者中会升高，但还有将近 50% 卵巢癌患者的 CA125 处于正常水平。CA125 在绝经前女性中特异度低，可能出现假阳性。虽然血清 CA125 水平对肿瘤分期没有帮助，但可以帮助观察肿瘤对化疗的反应。另外抑制素、β-hCG、AFP、CA 19-9、CEA、LDH 在卵巢癌的诊断、治疗中可能起辅助作用。检查包括经阴道超声、腹部 / 盆腔的 CT 或 MRI，根据临床提示选择性检查胸部 CT 检查或胸片、上消化道内镜、肠镜、乳腺 X 线摄影等。对于 PET/CT 检查结果可能导致治疗方案更改者，则考虑行 PET/CT 检查。

（二）病理学检查

手术是确定疾病性质的最终检测，剖腹探查对于切除大的良性肿瘤或界定恶性肿瘤的范围非常重要。对拟诊早期卵巢癌患者，应避免细针穿刺术以防止肿瘤破裂导致腹腔内播散。但对于晚期巨块型患者，细针穿刺术是获得明确病理诊断的必要手段。

必须排除来源于肠道、子宫、胰腺的癌症以及淋巴瘤。*PAX8*、*SATB2* 抗体是鉴别卵巢黏液性肿瘤来源的重要免疫标志物，具有重要的临床意义。原发性黏液性卵巢癌中 *PAX8* 多为阳性，但阴性不能排除卵巢是原发部位。*SATB2* 提示肿瘤可能起源于结直肠。

四、临床分期

临床分期见表 6-2-2。

表 6-2-2 TNM 分期（AJCC 第 8 版）和 FIGO 分期（2014）

TNM	FIGO	
原发肿瘤（T）		
T_1	I	肿瘤局限于卵巢（一侧或双侧）或输卵管

续表

TNM	FIGO	
T_{1a}	IA	肿瘤局限于一侧卵巢(未累及包膜)或一侧输卵管,卵巢或输卵管表面没有肿瘤,腹水或腹腔冲洗液中没有恶性细胞
T_{1b}	IB	肿瘤局限于双侧卵巢(未累及包膜)或双侧输卵管,卵巢或输卵管表面没有肿瘤,腹水或腹腔冲洗液中没有恶性细胞
T_{1c}	IC	肿瘤局限于一侧或双侧卵巢或输卵管,有如下情况之一:
T_{1c1}	IC1	术中手术导致肿瘤破裂
T_{1c2}	IC2	术前肿瘤包膜破裂,或者卵巢或输卵管表面出现肿瘤
T_{1c3}	IC3	腹水或腹腔冲洗液中出现恶性细胞
T_2	Ⅱ	肿瘤累及一侧或双侧卵巢或输卵管,伴有盆腔蔓延(在骨盆缘以下)或腹膜癌
T_{2a}	ⅡA	肿瘤蔓延至和/或种植于子宫和/或输卵管和/或卵巢
T_{2b}	ⅡB	肿瘤蔓延至盆腔的其他腹膜内组织
T_3	Ⅲ	肿瘤累及一侧或双侧卵巢或输卵管,或原发性腹膜癌,伴有细胞学或组织学确认的盆腔外腹膜播散,和/或转移至腹膜后淋巴结(盆腔和/或主动脉旁淋巴结)
T_{3a}	ⅢA2	骨盆外(骨盆缘之上)累及腹膜的微小转移,伴有或不伴有腹膜后淋巴结阳性
T_{3b}	ⅢB	骨盆缘外累及腹膜的大块转移,最大直径≤2cm,伴有或不伴有腹膜后淋巴结阳性
T_{3c}	ⅢC	骨盆缘外累及腹膜的大块转移,最大直径>2cm,伴有或不伴有腹膜后淋巴结阳性(包括肿瘤蔓延至肝脏和脾脏包膜,但不包括脏器实质的受累)
区域淋巴结(N)		
N_0		无区域淋巴结转移
$N_{0(i+)}$		孤立肿瘤细胞,单个细胞或最大径≤0.2mm的小细胞簇
N_1	ⅢA1	仅有腹膜后淋巴结阳性(细胞学或组织学确认)
N_{1a}	ⅢA1(i)	转移灶最大直径≤10mm(注意是肿瘤直径而非淋巴结直径)
N_{1b}	ⅢA1(ii)	转移灶最大直径>10mm
远处转移(M)		
M_0		无远处转移
M_1	Ⅳ	
M_{1a}	ⅣA	胸腔积液细胞学阳性
M_{1b}	ⅣB	转移至肝脏或脾脏的实质,转移至腹部外的器官(包括腹股沟淋巴结及腹腔外的淋巴结),肠道的透壁受累

卵巢癌分期				
	N_0M_0	N_1M_0	N_xM_{1a}	N_xM_{1b}
T_{1a}	ⅠA	ⅢA1	ⅣA	ⅣB
T_{1b}	ⅠB	ⅢA1	ⅣA	ⅣB
T_{1c}	ⅠC	ⅢA1	ⅣA	ⅣB
T_{2a}	ⅡA	ⅢA1	ⅣA	ⅣB
T_{2b}	ⅡB	ⅢA1	ⅣA	ⅣB
T_{3a}	ⅢA2	ⅢA2	ⅣA	ⅣB
T_{3b}	ⅢB	ⅢB	ⅣA	ⅣB
T_{3c}	ⅢC	ⅢC	ⅣA	ⅣB

五、治疗原则

根据2019年《NCCN肿瘤学临床实践指南：卵巢癌》和《中国临床肿瘤学会（CSCO）卵巢癌诊疗指南2021》，治疗原则推荐如下。

1. 上皮性卵巢癌

（1）初始治疗：见表6-2-3。

表6-2-3 上皮性卵巢癌的初始治疗

分期	治疗建议
ⅠA（有生育要求）	患侧输卵管卵巢切除术＋全面分期手术
ⅠB（有生育要求）	双侧输卵管卵巢切除术＋全面分期手术
ⅠA～Ⅳ可手术的患者	经腹全子宫双附件＋全面分期手术或最大限度的减瘤术，尽力使残余肿瘤最大径＜1cm。理想的手术目标是达到无肉眼残留。即使是上腹部转移病灶也需彻底切除。部分患者可考虑先用腹腔镜评估满意减瘤术的可行性

注：全面分期手术排除可能存在的隐匿性的更晚期的卵巢癌，约30%患者在全面分期术后肿瘤分期提高。

（2）新辅助化疗

1）化疗前必须有明确的病理诊断结果（可通过细针抽吸、活检或腹水穿刺获得）。在评估是否行新辅助化疗时，需考虑原发肿瘤的组织学类型和对化疗的初始反应。

2）对于肿瘤较大、无法达到满意减瘤或者不能耐受手术的患者可考虑进行新辅助化疗（NCCN 1类证据），然后由妇科肿瘤专科医生根据病情行间歇性减瘤术＋全面分期手术，一般3个化疗周期后可行评估能否行手术治疗。若病灶缩小不明显，可继续原化疗方案再行3个周期后评估手术。

3）新辅助化疗后若肿瘤进展，鼓励患者参加临床试验，或者参照复发肿瘤治疗，或者行最佳支持治疗。

4）新辅助化疗方案中应慎重选择是否加用贝伐珠单抗。由于贝伐珠单抗有影响伤口愈合的潜在危险，术前需停药至少6周。

（3）手术分期不全面者：若患者已接受不完整的分期手术（指子宫、附件、大网膜未切除、淋巴结切除不全、分期记录不完整、有可能被切除的残留病灶、术后肿瘤发生浸润的风险），需先进行下列操作：了解家族史、基因检测、胸部CT或X线、血常规和血生化检查、病理会诊、超声和/或腹部/盆腔CT、CA125等肿瘤标志物测定、转移病灶的病理活检。根据肿瘤的分期和分化程度确定后续处理方案。

疑为ⅠA或ⅠB期的G1（或低级别）患者，需行全面分期手术。

疑为ⅠA或ⅠB期的G2（非浆液性癌）患者，可选择：①无残留病灶者，行全面分期手术或不手术行6个疗程化疗；②有残留病灶者须切除肿瘤及完成分期手术。

ⅠA期或ⅠB期高级别癌（或G3）、透明细胞癌或ⅠC期患者，有残留病灶者须切除肿瘤及完成手术分期，无残留病灶者可化疗6个疗程或完成手术分期。

所有Ⅱ～Ⅳ期患者，有可能切除的残留病灶行减瘤术。有残留病灶估计无法切除者行化疗（6个周期），在第4次化疗前评估能否行间歇性减瘤术。

（4）术后化疗：见表6-2-4。

表6-2-4 上皮性卵巢癌的术后治疗

分期	治疗建议
ⅠA和ⅠB期低级别浆液性/G1子宫内膜样上皮癌	观察随访
ⅠA或ⅠB期的G2子宫内膜样癌	①观察随访 ②以铂为基础的静脉化疗3～6个疗程

续表

分期	治疗建议
ⅠA 或ⅠB 期高级别浆液性癌或 G3 子宫内膜样癌和ⅠC 期	以铂为基础的静脉化疗 3 ～ 6 个疗程
Ⅱ～Ⅳ期	以铂为基础的化疗 6 个疗程

（5）Ⅱ～Ⅳ期患者缓解后的维持治疗：首先需要行影像学检查（胸腹盆 CT，MRI 或 PET/CT，扫描范围从颅底至大腿中部）评估患者的病情：临床完全缓解或部分缓解或进展。

对于初始化疗没有使用贝伐单抗的患者：①已达完全缓解者，可以选择参加临床试验或观察，有 *BRCA-1/2* 基因突变者可选择使用奥拉帕尼或帕唑帕尼维持治疗（种系突变者为 1 类证据推荐，体细胞突变者为 2A 类证据推荐）。并没有证据支持使用贝伐珠单抗作为维持治疗。②部分缓解者，有 *BRCA-1/2* 基因突变者可选择使用 olaparib 维持治疗，也可以参照持续或复发卵巢癌的处理。③进展者参照持续或复发卵巢癌的处理。

对于初始化疗已使用贝伐单抗的患者：①部分或完全缓解者可以继续使用贝伐珠单抗维持治疗，有 *BRCA-1/2* 基因突变者可选择使用奥拉帕尼（olaparib）维持治疗。病灶稳定者可继续使用贝伐珠单抗维持治疗。②进展者参照持续或复发卵巢癌的处理。

（6）肿瘤进展或持续存在或复发肿瘤的治疗

1）治疗过程中疾病出现进展者，或未进行维持治疗的患者肿瘤持续存在，或化疗后达到完全缓解但在半年内复发的患者：鼓励参加临床试验，和/或最佳支持资料，和/或按复发肿瘤治疗。

2）化疗后达到完全缓解但在半年后复发的患者，经过临床、肿瘤标志物和影像学检查确定复发者可考虑再次行减瘤手术，术后鼓励参加临床试验，或以铂为基础的联合化疗，或支持治疗，或按复发肿瘤治疗。生化复发者（CA125 升高，但无影像学证据）可以参加临床试验，或推迟至出现临床复发再治疗，或立即开始以铂为基础的化疗（2B 类证据），或支持治疗。参加临床试验或维持治疗达到部分或完全缓解的患者，既往使用过贝伐单抗者可继续贝伐单抗维持治疗，也可考虑尼拉帕尼（niraparib）或奥拉帕尼（olaparib）或瑞卡帕布（rucaparib）维持治疗，或者观察。

2. 恶性生殖细胞肿瘤

（1）有生育要求者，若子宫和对侧卵巢正常，任何级别的恶性生殖细胞肿瘤都可以保留生育功能。术后可应用超声进行随访监测。患者完成生育后可考虑接受根治性手术（2B 类证据）。如果患者无生育要求，初治手术时应参照上皮性癌方法行全面分期手术。

（2）对于不全手术分期的患者，先行必要的影像学检查（胸/腹/盆 CT）。若为无性细胞瘤和 G1 未成熟畸胎瘤，影像学和肿瘤标志物均异常者，需保留生育功能者行保留生育功能的全面分期手术，不需要保留生育功能者行全面分期手术，术后可随访；影像学阴性、肿瘤标志物阳性或阴性，均可以考虑观察（2B 类证据）。若为胚胎性肿瘤、卵黄囊瘤、G2～G3 未成熟畸胎瘤和混合性肿瘤，影像学和肿瘤标志物均异常者，需保留生育功能者行保留生育功能的全面分期手术，不需要保留生育功能者行全面分期手术和减瘤术，术后加化疗，也可以直接选择化疗而不手术。影像学阴性、肿瘤标志物阳性或阴性，可行化疗。

（3）术后治疗：①Ⅰ期无性细胞瘤和 G1 未成熟畸胎瘤，可观察；②任意期别的胚胎性肿瘤或内胚层窦肿瘤（卵黄囊肿瘤），Ⅱ～Ⅳ期无性细胞瘤，Ⅰ期 G2/3 或Ⅱ～Ⅳ期未成熟畸胎瘤，任意期别的非妊娠性绒毛，行化疗。化疗后经检查达完全缓解者，可观察。二次复发者可换方案化疗（2B 类证据）或大剂量化疗（2B 类证据）。化疗后经检查有残留病灶，但标志物正常者，可行手术切除或观察。术后确定残留病灶为肿瘤者可继续行铂类为基础的化疗 2 个周期。化疗后经检查有残留病灶且标志物持续性升高者，行 TIP 方案化疗（紫杉醇/异环磷酰胺/顺铂），或大剂量化疗（强烈建议患者转至有经验的医院）。

3. 放射治疗　全腹腔放疗（whole abdominal radiation therapy，WART）因副作用较大，已经不再

作为初始治疗或巩固治疗的选择。对于局部复发引起的系统治疗无效且严重症状患者，可以行姑息性放疗。姑息性放疗最常用于治疗出血、疼痛或梗阻症状，还可用于治疗呼吸困难、淋巴水肿和脑转移癌。

4. 化疗

（1）化疗原则：①鼓励患者参与临床试验；②化疗之前必须由妇科肿瘤专家评估能否进行初次肿瘤细胞减灭术（primary debulking surgery，PDS）或者间歇性肿瘤细胞减灭术（interval debulking surgery，IDS）；③有生育需求的患者需要转诊至合适的生殖专家处；④化疗前确保患者的一般状态和器官功能可耐受化疗；⑤告知患者有多种化疗方案和途径可以选择；⑥任何化疗药物均有毒性和过敏可能，应密切观察，及时处理并发症，及时调整化疗方案及剂量；⑦在联合应用 IP 和 IV 方案之前，必须告知患者联合用药增加的毒性，且需完善全面检查评估患者是否能耐受治疗；⑧推荐复发或未控患者进行肿瘤分子检测。

（2）化疗方案：见表 6-2-5。

表 6-2-5　卵巢癌的化疗方案

子宫内膜样癌或浆液性癌	
Ⅰ期	①紫杉醇 175mg/m² 静脉滴注 > 3h，卡铂 AUC5 ~ 6 静脉滴注 > 1h，每 3 周 1 次（首选） ②脂质体多柔比星 30mg/m² + 卡铂 AUC5 静脉滴注 > 1h，每 4 周 1 次 ③多西他赛 60 ~ 75mg/m² 静脉滴注 > 1h + 卡铂 AUC5 ~ 6 静脉滴注 > 1h，每 3 周 1 次
Ⅱ ~ Ⅳ期	①腹腔联合静脉化疗：第 1 天，紫杉醇 135mg/m² 持续静脉滴注 > 3h 或 > 24h；第 2 天，顺铂 75 ~ 100mg/m² 腹腔化疗；第 8 天，紫杉醇 60mg/m² 腹腔化疗，每 3 周 1 次，持续 6 个周期 ②静脉化疗： a. Ⅰ期推荐的 3 个方案 b. 剂量密集型：紫杉醇 80mg/m² 静脉滴注 > 1 小时，第 1、8、15 天各 1 次，卡铂 AUC5 ~ 6 静脉滴注 > 1h 第 1 天，每 3 周 1 次，持续 6 个周期 c. 每周方案：紫杉醇 60mg/m² 静脉滴注 > 1h，卡铂 AUC2 静脉滴注 > 30min，每周 1 次，持续 18 周 d.ICON-7 和 GOG-218 方案：在 TC 基础上加贝伐珠单抗。ICON-7：标准化疗方案（紫杉醇 175mg/m²，卡铂 AUC5 ~ 6，每 3 周 1 次，5 ~ 6 个周期）+ 贝伐单抗（7.5mg/kg，静脉滴注 30 ~ 90min，每 3 周 1 次；持续到 12 个周期的维持治疗）。GOG-218：紫杉醇 175mg/m²，卡铂 AUC 6，每 3 周 1 次，6 个周期 + 贝伐单抗（从第 2 周期第 1 天开始使用，15mg/kg，静脉滴注 30 ~ 90min，每 3 周 1 次；共 22 周期）
> 70 岁或有合并症者的化疗方案	①卡铂单药 AUC5，每 3 周 1 次 ②紫杉醇 135mg/m² + 卡铂 AUC5，每 3 周 1 次 ③紫杉醇 60mg/m² + 卡铂 AUC2，每周 1 次，共 18 次
癌肉瘤Ⅰ ~ Ⅳ期	
	①同子宫内膜样癌或浆液性癌的化疗方案（首选） ②卡铂 / 异环磷酰胺 ③顺铂 / 异环磷酰胺 ④紫杉醇 / 异环磷酰胺（NCCN 2B 类证据）
透明细胞癌（ⅠB ~ Ⅳ期）	
	①同子宫内膜样癌或浆液性癌的化疗方案 ② 5- 氟尿嘧啶 / 四氢叶酸 / 奥沙利铂，选择性加用贝伐单抗（Ⅱ ~ Ⅳ期，NCCN 2B 类证据） ③卡倍他滨 / 奥沙利铂，选择性加用贝伐单抗（Ⅱ ~ Ⅳ期，NCCN 2B 类证据）
交界性上皮肿瘤和 G_1 浆液性 / 内膜样癌	
	①同子宫内膜样癌或浆液性癌的化疗方案（ⅠC ~ Ⅳ期） ②内分泌治疗 - 芳香化酶抑制剂（如阿那曲唑、来曲唑、依西美坦）醋酸亮丙瑞林、他莫昔芬（NCCN 2B 类证据）

续表

恶性生殖细胞肿瘤
①优选方案为 BEP(博来霉素、依托泊苷、顺铂):一般持续 3 个周期,预后差者行 4 个周期化疗 ②其次为依托泊苷 / 卡铂
恶性性索间质肿瘤
① BEP(NCCN 2B 类证据) ②醇 / 卡铂(NCCN 2B 类证据)

六、循证医学证据

卵巢癌的相关临床研究见表 6-2-6。

表 6-2-6 卵巢癌的相关临床研究

贝伐单抗
① GOG218 :紫杉醇和卡铂化疗联合贝伐珠单抗 + 贝伐珠单抗维持治疗比单纯化疗的无进展生存期(PFS)更长(14.1 个月 vs. 10.3 个月,$P < 0.001$)。腹水是不良的预后因素,腹水患者使用贝伐珠单抗,PFS 及 OS 均有明显改善 ② ICON7 :贝伐单抗联合治疗组的中位 PFS 比单纯化疗组延长(19.9 个月 vs. 17.5 个月)。高危疾病患者接受贝伐单抗治疗,平均 OS 增加 4.8 个月。有疾病进展高危因素指的是:Ⅲ ~ Ⅳ期且术后残留病灶直径 > 1cm
PARP 抑制剂维持治疗
SOLO-1、SOLO-2 均显示对于新诊断 *BRCA* 突变的晚期卵巢癌患者,应考虑奥拉帕利成为铂类化疗后的标准治疗 ENGOT-OV16/NOVA:无论患者有无 *gBRCA* 突变,尼拉帕尼组的中位 PFS 显著优于安慰剂组(*gBRCA*:21 个月 vs. 5.5 个月,*non-gBRCA/HRD* +:12.9 个月 vs. 3.8 个月,*non-gBRCA/HRD*-:6.9 个月 vs. 3.8 个月) ARIEL-3 :瑞卡帕布组的中位 PFS 显著优于安慰剂组,即使是 *BRCA* 野生型。无同源重组通路功能障碍者获益最小
免疫治疗联合 PARP 抑制剂
TOPACIO/KEYNOTE-162 研究:尼拉帕尼联合帕博利珠单抗治疗,患者是可以耐受的,ORR 为 18%,疾病控制率为 65%,且疗效与标志物的状态无关,该联合方案对铂类抵抗病例同样有效

(朱红 谭兆华 赵迎超)

参考文献

[1] NCCN Clinical Practice Guidelines in Oncology: Ovarian Cancer. (Version 1.2022)[EB/OL].[2022-12-22]. https://www.nccn.org/professionals/physician_gls/pdf/ovarian.pdf.

[2] BURGER R A, BRADY M F, BOOKMAN M A, et al. Incorporation of bevacizumab in the primary treatment of ovarian cancer[J]. N Engl J Med, 2011, 365(26): 2473-2483.

[3] FERRISS J S, JAVA J J, BOOKMAN M A, et al. Ascites predicts treatment benefit of bevacizumab in front-line therapy of advanced epithelial ovarian, fallopian tube and peritoneal cancers: an NRG Oncology/GOG study[J]. Gynecol Oncol, 2015, 139(1): 17-22.

[4] PERREN T J, SWART A M, PFISTERER J, et al. A phase 3 trial of bevacizumab in ovarian cancer[J]. N Engl J Med, 2011, 365(26): 2484-2496.

[5] OZA A M, COOK A D, PFISTERER J, et al. Standard chemotherapy with or without bevacizumab for women with newly diagnosed ovarian cancer (ICON7): overall survival results of a phase 3 randomised trial[J]. Lancet Oncol, 2015, 16(8): 928-936.

[6] MOORE K, COLOMBO N, SCAMBIA G, et al. Maintenance Olaparib in Patients with Newly Diagnosed Advanced Ovarian Cancer[J]. N Engl J Med, 2018, 379(26): 2495-2505.

[7] PUJADE-LAURAINE E, LEDERMANN J A, SELLE F, et al. Olaparib tablets as maintenance therapy in patients with platinum-sensitive, relapsed ovarian cancer and a BRCA1/2 mutation (SOLO2/ENGOT-Ov21): a double-blind, 307 randomized, placebo-controlled, phase 3 trial[J]. Lancet Oncol, 2017, 18(9): 1274-1284.

[8] MIRZA M R, MONK B J, HERRSTEDT J, et al. Niraparib maintenance therapy in platinum-sensitive, recurrent ovarian cancer[J]. N Engl J Med, 2016, 375(22): 2154-2164.

[9] COLEMAN R L, OZA A M, LORUSSO D, et al. Rucaparib maintenance treatment for recurrent ovarian carcinoma after response to platinum therapy (ARIEL3): A 307 randomized, double-blind, placebo-controlled, phase 3 trial[J]. Lancet, 2017, 390(10106): 1949-1961.

[10] KONSTANTINOPOULOS P A, WAGGONER S, VIDAL G A, et al. Single-arm phases 1 and 2 trial of niraparib in combination with pembrolizumab in patients with recurrent platinum-resistant ovarian carcinoma[J]. JAMA Oncol, 2019, 5(8): 1141-1149.

第三节 子宫内膜癌

一、解剖

子宫的解剖详细见宫颈癌章节。宫腔内衬子宫内膜，子宫内膜的厚度并不是固定的，在整个月经周期是变化的。子宫内膜分为基底层和功能层。基底层不受卵巢激素变化的影响。功能层受激素影响呈现周期性变化，月经期结束时，子宫内膜厚度仅为 2～3mm。

二、病理特点

子宫内膜癌及癌前病变组织学分类见表 6-3-1。

表 6-3-1 子宫内膜癌及癌前病变组织学分类（WHO，2014）

上皮肿瘤及其前驱病变
前驱病变（癌前病变）
无非典型性子宫内膜增生
非典型增生 / 子宫内膜样上皮内瘤变
子宫内膜癌
子宫内膜样癌
伴鳞状分化
绒毛腺管型
分泌型
黏液性癌
浆液性子宫内膜上皮内癌
浆液性癌
透明细胞癌
神经内分泌肿瘤
低级别神经内分泌肿瘤

续表

类癌
高级别神经内分泌肿瘤
小细胞神经内分泌癌
大细胞神经内分泌癌
混合细胞腺癌
未分化癌
去分化癌

1. **子宫内膜增生性病变** 由原来的四型简化为两大类：不伴有不典型性增生（hyperplasia without atypia）与不典型性增生（atypical hyperplasia，AH）。两级分类法在病理诊断中具有可重复性，诊断者之间的一致率提高。

2. **分子生物学** 依据生物学及临床行为分为Ⅰ型和Ⅱ型。

（1）Ⅰ型子宫内膜癌最为多见，与高雌激素水平和低级别相关，此型肿瘤进展慢，肌层浸润晚，预后较好，常见于生育期及围绝经期妇女。AH与子宫内膜样上皮内瘤变（endometrioid intraepithelial neoplasia，EIN）是Ⅰ型子宫内膜样癌的癌前病变。研究显示，在刮宫活检中无论是发现AH还是EIN，其在随后立即或1年内切除的子宫标本中，1/4～1/3患者中可以发现子宫内膜样癌，即使没有发现癌，其长期发生癌变的风险也明显高于正常人群（AH为14倍，EIN为45倍）。

（2）Ⅱ型为雌激素非依赖性，好发于绝经后的老年妇女，常分化差，侵袭性强，高分期，抗激素治疗，预后差。最有代表性的病理学类型是浆液性子宫内膜癌和透明细胞癌。

3. **组织学分级** 目前应用最广泛的为1988年FIGO提出的三级分级法。它结合组织结构和核的异型性，依据非鳞化实性区在肿瘤中所占比例，将肿瘤分为三级：1级≤5%；2级6%～50%；3级>50%。

三、放疗前检查

1. **早期患者多数没有明显的相关阳性体征** 一般查体中应注意是否有贫血貌。因多数患者合并糖尿病、高血压等，应关注相关的系统体征。触诊锁骨上、颈部及腹股沟淋巴结是否肿大。专科查体时应行妇科三合诊。早期多正常，晚期病变累及宫颈、宫旁时，三合诊可触及宫颈质硬或增大、主韧带或骶韧带增厚及弹性下降、附件肿块等。

2. **询问患者的症状、婚姻史、月经史、家族史** 需进行详细的查体及妇科检查。辅助检查包括血常规、肝肾功能、血糖血脂、经腹或经阴道的超声、盆腔MRI、CT、PET/CT等。血清肿瘤标志物（CA125、CA19-9、CA153、HE4）也有助于帮助诊断。但病理检查结果仍然是诊断子宫内膜癌（endometrial carcinoma，EC）的金标准。获取子宫内膜的方法主要为诊断性刮宫和宫腔镜下活检。

3. **子宫内膜癌3个重要的病理预后因素** 组织学类型，组织学级别和肌层侵犯深度。

四、临床分期

采用保守治疗的病例仍可用FIGO 1971年的临床分期（表6-3-2、表6-3-3）。

表6-3-2 子宫内膜癌临床分期FIGO 1971

0期	腺瘤样增生或原位癌
Ⅰ期	肿瘤局限于子宫体
ⅠA	宫腔长度≤8cm

续表

ⅠB	宫腔长度＞8cm
	根据组织学分类，ⅠA、ⅠB 期又分为 3 个亚期：G1 高分化腺癌，G2 中分化腺癌，G3 未分化癌
Ⅱ期	肿瘤已侵犯宫颈
Ⅲ期	肿瘤扩散至子宫以外盆腔内（阴道或宫旁组织受累），但未超过真骨盆
Ⅳ期	肿瘤超出真骨盆或侵犯膀胱黏膜或直肠黏膜，或有盆腔以外的转移
ⅣA	肿瘤侵犯邻近器官，如膀胱、直肠
ⅣB	远处转移

注：没有手术禁忌证者均应该进行手术病理分期。

表 6-3-3　子宫内膜癌手术 - 病理分期

手术 - 病理分期（FIGO 2010 年）	
Ⅰ期	肿瘤局限于子宫体（包括宫颈腺内受累）
ⅠA	肿瘤浸润深度＜1/2 肌层
ⅠB	肿瘤浸润深度≥1/2 肌层
Ⅱ期	肿瘤侵犯宫颈间质，但无宫体外蔓延
Ⅲ期	肿瘤局部和 / 或区域扩散
ⅢA	肿瘤累及浆膜层和 / 或附件（直接蔓延或转移）
ⅢB	阴道和 / 或宫旁受累
ⅢC	盆腔淋巴结和 / 或腹主动脉旁淋巴结转移
ⅢC1	盆腔淋巴结阳性
ⅢC2	腹主动脉旁淋巴结阳性和 / 或盆腔淋巴结阳性
Ⅳ期	肿瘤侵及膀胱和 / 或直肠黏膜，和 / 或远处转移
ⅣA	肿瘤侵及膀胱或直肠黏膜
ⅣB	远处转移，包括腹腔内和 / 或腹股沟淋巴结转移

五、治疗原则

根据 2022 年《NCCN 肿瘤学临床实践指南：子宫肿瘤》，治疗原则推荐如下。

1. 初诊患者的治疗（表 6-3-4）

表 6-3-4　初诊患者的治疗

肿瘤局限于宫体	①首选手术，全子宫切术加双附件切除（TH/BSO）+ 手术分期 ± 术后辅助治疗 ②拒绝或不能耐受手术者，可选择根治性放疗（首选）或系统治疗（化疗，内分泌治疗） ③保留生育功能的指征：子宫内膜样腺癌，G1 级；影像学检查确定病灶局限于子宫内膜，且未发现可疑的转移病灶；无药物治疗或妊娠的禁忌证；患者明确了解保留生育功能并非子宫内膜癌的标准治疗方式；治疗前咨询生殖医学专家，有条件者可考虑遗传咨询或基因检测 保留生育功能的方法：孕激素治疗（甲地孕酮；甲羟孕酮；左炔诺孕酮宫内节育器），严密随访（每 3 ～ 6 个月分段诊刮或子宫内膜活检）。若病变完全缓解 6 个月，鼓励患者受孕，孕前持续每 6 个月进行内膜取样检查，完成生育后或内膜取样发现疾病进展，即行 TH/BSO 和手术分期。若癌持续存在 6 ～ 12 个月，则 TH/BSO 和手术分期

续表

宫颈疑有或已有肿瘤侵犯	①行宫颈活检或/和盆腔 MRI 检查。由于分段诊刮假阳性率高，不推荐分段诊刮鉴别子宫内膜癌宫颈侵犯，推荐宫腔镜检查。且宫腔镜下可以观察宫颈管，若可疑阳性则取活检，还可以区别子宫内膜和宫颈管内膜。目前的研究也认为宫腔镜检查并不增加腹腔冲洗液阳性率 ②若没有宫颈受累，TH/BSO + 手术分期 ± 术后辅助治疗 ③病理或影像确定宫颈受累，适合手术者：a. 手术 + 手术分期；b. 先行放疗（A 点等效生物剂量 75 ~ 80Gy）后再行全子宫 + 双附件切除 + 手术分期（2B 类证据） ④不适宜手术者：a. 先行放疗 ± 化疗，再重新评估是否可以手术切除；b. 先行化疗（2B 类证据），再重新评估是否可以手术切除，不可手术者行放疗
肿瘤扩散到子宫外	①超出子宫转移至腹腔（包括腹水细胞学阳性、大网膜、淋巴结、卵巢、腹膜转移）：TH/BSO + 手术分期/减瘤术（尽可能达到无可测量病灶），术后行辅助治疗。可考虑术前化疗 ②超出子宫局限在盆腔：有手术机会者，可行阴道、膀胱、直肠、宫旁转移灶切除术，术后行辅助治疗。无法切除者，可行放疗 ± 化疗，再评估手术可能，或新辅助化疗后再评估手术，仍不能手术者行放疗 ③超出腹腔或转移至肝脏：化疗 ± 放疗 ± 激素治疗。可考虑姑息性子宫 + 双附件切除术

2. 术后辅助治疗

（1）术后辅助治疗必须根据术后手术病理分期和是否有高危因素决定。

（2）为便于手术病理分期，术后病理报告要明确下列情况。

1）子宫：①浸润肌层深度，占整个肌层的比例；②肿瘤大小（最大直径）；③宫颈间质或者腺体累及；④肿瘤的部位（宫底或子宫下段、宫颈）；⑤病理类型以及组织分化程度；⑥淋巴脉管浸润；⑦广谱基因检测子宫内膜癌组织错配修复 MMR。

2）输卵管及卵巢：有否肿瘤侵犯。

3）腹水细胞学：有无癌细胞。

4）淋巴结：累及的淋巴结部位及数量（盆腔、髂总还是腹主动脉旁淋巴结）。

（3）根据术后危险因素分组，予以不同的辅助治疗。危险因素包括：≥ 60 岁，肌层浸润深度（≥ 50%），淋巴脉管间隙浸润，肿瘤直径 > 2cm，子宫下段受累，宫颈表面腺体浸润。

（4）所有 MMR 异常的患者和有显著的家族性子宫内膜癌和/或结肠癌的患者均需要进行遗传性肿瘤相关的基因检测，参照林奇综合征、HNPCC 遗传咨询指南接受遗传咨询。

（5）术后治疗指南见表 6-3-5。

表 6-3-5　术后治疗指南

Ⅰ期	ⅠA	G1，G2	无危险因素者首选观察；合并任一危险因素者可行阴道近距离放疗
	ⅠA	G3	推荐阴道近距离放疗；如果没有肌层浸润及脉管癌栓可以考虑观察
	ⅠB	G1，G2	推荐阴道近距离放疗；如果没有任一危险因素者可以考虑观察
	ⅠB	G3	放疗（阴道近距离放疗和/或盆腔放疗）± 化疗
Ⅱ期	G1，G2		阴道近距离放疗和/或盆腔放疗
	G3		盆腔放疗 ± 阴道近距离放疗 ± 化疗（化疗为 2B 类证据）
术后分期为ⅢA ~ ⅣA			盆腔放疗 ± 阴道近距离放疗 ± 化疗；②化疗 ± 阴道近距离放疗
ⅣB			化疗 ± 盆腔放疗 ± 阴道近距离放疗

注：Ⅱ期的手术方式若为广泛全子宫切除术，切缘阴性 + 淋巴结阴性者可考虑观察或阴道近距离放疗，若切缘阳性和/或淋巴结阳性，升级为Ⅲ级，按Ⅲ期处理。

3. 不完全手术分期的已经手术患者的处理（表 6-3-6）

表 6-3-6 不完全手术分期的已经手术患者的处理

ⅠA,G1 ~ G2,无危险因素患者	观察
ⅠA,G1 ~ G2,有危险因素患者(LVSI,或肿瘤≥ 2cm); ⅠA,G3 ; ⅠB; Ⅱ	选择影像学检查: ①影像学结果阴性:观察;或根据最初的分期选择阴道近距离放疗 ± 盆腔外照射 ②影像学结果阳性或可疑阳性:重新手术分期,然后根据分期选择辅助治疗 ③直接选择重新手术分期,根据不同手术分期选择辅助治疗
Ⅲ ~ Ⅳ期	放疗(外照射 + 阴道近距离放疗) + 化疗 ± 内分泌治疗

4. 特殊类型子宫内膜癌的治疗

（1）三种特殊类型的子宫内膜癌为浆液性腺癌、透明细胞癌、癌肉瘤。

（2）初始治疗前检查 CA125，有临床指征时行 MRI/CT/PET 检查。

（3）手术分期如卵巢癌，包括子宫双附件切除和手术分期，大块病灶考虑行最大限度的肿瘤减灭术。

（4）术后治疗：多数患者需行辅助化疗（表 6-3-7）。

表 6-3-7 辅助化疗

分期	高危因素	治疗
ⅠA	无肌层浸润	观察(仅适用于全子宫切除,无肿瘤残留者) 化疗 ± 阴道近距离放疗或放疗
	有肌层浸润	化疗 ± 放疗
ⅠB ~ Ⅳ		肌层浸润

5. 远处转移患者的治疗

（1）孤立病灶：①手术 ± 盆腔放疗；②消融治疗；③系统治疗（化疗，激素治疗，2B 类证据）。如果局部治疗无效，同广泛转移的治疗。

（2）广泛转移：低级别肿瘤或无临床症状者或 *ER/PR* 阳性，可考虑激素治疗，病情进展建议化疗或姑息治疗。有临床症状者，或 G2 ~ G3，或肿瘤较大，或 *ER/PR* 阴性，建议化疗 ± 姑息放疗。

6. 局部复发子宫内膜癌的治疗

（1）复发部位先期未放疗：首选盆腔放疗 ± 阴道近距离放疗，放疗剂量≥ 60Gy。或手术 ± 术中放疗（术中放疗为 3 类证据）。

（2）复发部位先期进行过放疗：先期仅行阴道近距离放疗者，可行手术探查，切除肿瘤。①病变局限在阴道或者盆腔淋巴结阳性，术后给予盆腔放疗 ± 阴道近距离放疗 ± 化疗。②病变超出阴道，腹主动脉旁淋巴结或者髂总淋巴结阳性，行盆腔 + 腹主动脉旁淋巴引流区外照射 ± 化疗。③上腹部转移有镜下残留，化疗 ± 局部外照射。④上腹部转移有残留病灶，给予化疗 + 外照射，再考虑手术探查切除 ± 化疗。先期做过盆腔外照射的患者，手术探查切除肿瘤后化疗。

六、放疗原则

1. **术后放疗时机** 阴道残端愈合后即可开始。术后 6 ~ 8 周即可开始放疗，最迟不超过术后 12 周。

2. **盆腔放疗靶区范围** 前后野上界：$L_5 \sim S_1$，下界：闭孔下缘，包括阴道上部 1/2 ~ 2/3，侧界在真骨盆外侧 2cm。

侧野上下界同前后野，侧野前界在耻骨联合处，后界在 $S_2 \sim S_3$。

若行延伸野放疗（extended field radiotherapy，EFRT），上界根据临床实际情况决定，至 L_1 水平或肾血管水平上 1 ~ 2cm，包括盆腔、髂血管淋巴引流区及腹主动脉旁淋巴引流区。

具体靶区勾画参考宫颈癌术后靶区勾画。

3. **阴道近距离放疗** 照射距离规定在阴道表面或离阴道表面 0.5cm 处；剂量取决于盆腔放疗的剂量。子宫切除术后阴道近距离放疗的照射野不应超过阴道上 2/3；在 LVSI 广泛或边缘阳性的情况下，可适当延长阴道照射段。

4. **放疗剂量** 盆腔放疗：45 ~ 50Gy。若有肉眼肿瘤残留，残留灶剂量 60 ~ 70Gy。

阴道近距离放疗：①术后仅做阴道近距离放疗，6Gy × 5f，7Gy × 3f，或 5.5Gy × 4f；②阴道近距离放疗联合盆腔放疗，4 ~ 6Gy × 2 ~ 3f。

七、循证医学证据

1. 盆腔放疗与观察在早期子宫内膜癌中的作用（表 6-3-8）

表 6-3-8 盆腔放疗与观察的结果比较

相应参考文献编号	研究类型	研究对象	研究结果及结论
[4]	随机对照研究	392 例术后(TAH/BSO)的子宫内膜癌患者，ⅠB ~ ⅡB G1 ~ G3 (FIGO 1988)盆腔放疗组(50.4Gy/1.8Gy)观察组	2 年累积局部复发率差异有统计学意义(盆腔放疗组 3%，观察组 12%)，但 4 年生存率差异无统计学意义。虽然术后放疗可降低中危组早期子宫内膜癌患者的复发风险，但仍建议用于高危组
[5]	随机对照研究	714 例术后(TAH/BSO)的子宫内膜癌患者，ⅠB G2 ~ G3，ⅠC G1 ~ G2(FIGO 1988)盆腔放疗组(46Gy/2Gy)观察组	平均随访时间 13.3 年，15 年局部复发率：盆腔放疗组 5.8%，观察组 15.5%。观察组中 11% 为阴道复发。15 年生存率：盆腔放疗组 52%，观察组 60%，两组比较差异无统计学意义。单纯手术组复发的患者仍能取得较好的疗效，且预后好于放疗后复发组。低、中危组不建议行术后盆腔放疗。高危组可行术后放疗
[6]	随机对照研究	905 例术后子宫内膜癌患者，盆腔放疗组(40 ~ 46Gy)，观察组(51% 患者接受阴道近距离放疗)	两组的 5 年生存率均为 84%。5 年累积单独的阴道或盆腔复发率：观察组为 6.1%，盆腔放疗组为 3.2%，两组比较差异有统计学意义。盆腔放疗组的急性毒性反应为 57%，高于观察组的 27%，同样，EBRT 组的晚期毒性比观察组更常见

2. **阴道近距离放疗与观察** Sorbe 等的研究发现，645 例ⅠA ~ ⅠB 期 1 级和 2 级的子宫内膜癌术后患者，随机分为阴道近距离放疗组（$n = 319$，3 ~ 8Gy/3 ~ 6 次）和观察组（$n = 326$），阴道复发率：观察组为 3.1%，阴道近距离放疗组为 1.2%（$P = 0.114$）。盆腔复发率：观察组为 0.9%，阴道近距离放疗组为 0.3%（$P = 0.326$）。两组生存率比较差异无统计学意义，而毒性反应观察组更低。因此，低风险组可以选择术后观察。

3. 盆腔放疗与阴道近距离放疗（表 6-3-9）

表 6-3-9 盆腔放疗与阴道近距离放疗

相应参考文献编号	研究类型	研究对象	研究结果及结论
[8]	随机对照研究	ⅠC G1 ~ G2 或ⅠB G3 并年龄 > 60 岁，ⅡA G1 ~ 2 阴道近距离放疗组(n = 213；HDR 21Gy，LDR 30Gy)； 盆腔放疗组(n = 214，46Gy)	10 年阴道复发率两组比较差异无统计学意义(阴道近距离放疗组 3.4%，盆腔放疗组 2.4%)。10 年盆腔复发率两组比较差异有统计学意义(阴道近距离放疗组 6.3%，盆腔放疗组 0.9%)，大多数患者伴有远处转移。两组的 10 年生存率差异无统计学意义(69.5% vs. 67.6%)

续表

相应参考文献编号	研究类型	研究对象	研究结果及结论
[9]	随机对照研究	Ⅰ期子宫内膜样癌，至少有一种危险因素（3 级，> 50% 肌层浸润，DNA 异倍体） 阴道近距离放疗组（n = 263），盆腔放疗＋阴道近距离放疗组（n = 264）	阴道复发率两组比较差异无统计学意义（阴道近距离放疗组 2.7%，盆腔放疗＋阴道近距离放疗组 1.9%）。盆腔复发率两组比较差异有统计学意义（阴道近距离放疗组 5.3%，盆腔放疗＋阴道近距离放疗组 0.4%）；两组生存率比较差异无统计学意义（90% vs. 89%），但联合组的毒性反应明显增加（肠道、泌尿系及阴道毒性反应）

建议：早期子宫内膜癌术后患者需根据危险因素行个体化治疗。盆腔放疗增加毒性，在生存率上并无明显优势，尤其是在低、中危患者中。但放疗显著改善了局部控制率，且大多数患者为阴道复发，因此早期子宫内膜癌术后患者，有危险因素时，可考虑用阴道近距离放疗代替盆腔放疗。应谨慎选择盆腔放疗。L1 细胞黏附分子（L1CAM）、突变型 *p53* 基因表达、广泛的淋巴脉管间隙浸润是导致盆腔复发及远处转移的危险因素，盆腔放疗在这些患者中可提供更好的盆腔控制。

（朱红　匡韦陆　赵迎超）

参考文献

[1] ZAINO R, MATIAS-GUIU X, CArRINELLI S G, et al. Tumours of the uterine corpus.epithelial tumours and precursors[M] // KURMAN R J, CARCANGIN M L, HERRINGTON C S, et al. WHO classification of tumor of female reproductive organs. 4th edition. Lyon:IARC Press, 2014:125-135.

[2] 沈丹华 . 子宫内膜癌及癌前病变第 4 版 WHO 的分类解读 [J]. 实用妇产科杂志 , 2015, 31(7): 495-497.

[3] NCCN Clinical Practice Guidelines in Oncology: Uterine Neoplasms. (Version 1.2022)[EB/OL][2021-11-04]. https://www.nccn.org/professionals/physician_gls/pdf/uterine-chinese.pdf.

[4] KEYS H M, ROBERTS J A, BRUNETTO V L, et al. A phase Ⅲ trial of surgery with or without adjunctive external pelvic radiation therapy in intermediate risk endometrial adenocarcinoma: A Gynecologic Oncology Group study[J].Gynecol Oncol, 2004, 92(3): 744-751.

[5] CREUTZBERG C L, NOUT R A, LYBEERT M L, et al. Fifteen-year radiotherapy outcomes of the randomized PORTEC-1 trial for endometrial carcinoma[J]. Int J Radiat Oncol Biol Phys, 2011, 81(4): e631-e638.

[6] ASTEC/EN.5 STUDY GROUP, BLAKE P, SWART A M, et al. Adjuvant external beam radiotherapy in the treatment of endometrial cancer（MRC ASTEC and NCIC CTG EN.5 randomised trials）: pooled trial results, systematic review, and meta-analysis[J]. Lancet, 2009, 373(9658): 137-146.

[7] SORBE B, NORDSTRÖM B, MÄENPÄÄ J, et al. Intravaginal brachytherapy in FIGO stage I low-risk endometrial cancer: a controlled randomized study[J]. Int J Gynecol Cancer, 2009, 19(5): 873-878.

[8] WORTMAN B G, CREUTZBERG C L, PUTTER H, et al. Ten-year results of the PORTEC-2 trial for high-intermediate risk endometrial carcinoma: improving patient selection for adjuvant therapy[J]. Br J Cancer, 2018, 119(9): 1067-1074.

[9] SORBE B, HORVATH G, ANDERSSON H, et al. External pelvic and vaginal irradiation versus vaginal irradiation alone as postoperative therapy in medium-risk endometrial carcinoma--a prospective randomized study[J]. Int J Radiat Oncol Biol Phys, 2012, 82(3): 1249-1255.

第四节 外阴癌

一、解剖及淋巴引流规律

1. 解剖结构包括阴阜、阴蒂、大阴唇、小阴唇、阴道前庭、前庭大腺、阴蒂包皮、阴唇系带、会阴体。

2. 约70%发生在阴唇，15%发生在阴蒂或会阴体。

3. 外阴癌转移途径

（1）以淋巴结转移为主，血行转移很少。

（2）30%～50%病例有腹股沟淋巴结转移。

（3）先转移至腹股沟浅淋巴结，后到腹股沟深淋巴结，最后到达盆腔淋巴结。

（4）外阴淋巴结有大量吻合支，对侧淋巴结转移也多见。

（5）阴蒂、阴道、尿道口肿瘤可直接引流至盆腔淋巴结。

（6）腹股沟淋巴结转移率与原发病灶大小及浸润深度有关。

二、病理特点

1. 80%～90%为鳞状细胞癌。

2. 黑色素瘤占原发肿瘤的10%，是外阴肿瘤的第二常见恶性肿瘤。

3. 前庭大腺肿瘤可以是腺癌、腺样囊性癌或鳞癌（如果它们起源于导管鳞状上皮）。

4. 疣状癌肿瘤体积较大，呈菜花状，多数与HPV感染相关。

5. 其他组织学　肉瘤、基底细胞癌、默克尔细胞癌、类癌、移行细胞癌、前庭大腺癌、佩吉特病和转移性病变。

三、放疗前检查

1. 妇科三合诊、全身检查。

2. 原发病灶的活检，对临床阳性淋巴结进行细针穿刺或切除活检。

3. 宫颈和阴道涂片。

4. 膀胱镜检查、尿道镜检查和/或乙状结肠镜检查可显示晚期和/或膀胱/肠症状。

5. 血常规、尿常规、肝肾功能等血清学检查。

6. 胸片、CT/PET/MRI评估肿瘤侵犯程度、淋巴结受累情况。

四、临床分期

外阴癌FIGO分期和TMN分期见表6-4-1和表6-4-2。

表6-4-1　FIGO分期（2009年）

分期	肿瘤范围
Ⅰ期	肿瘤局限于外阴，淋巴结未转移
ⅠA	肿瘤局限于外阴或会阴，最大径线≤2cm，间质浸润≤0.1cm
ⅠB	肿瘤最大径线>2cm或局限于外阴或会阴，间质浸润>0.1cm
Ⅱ期	肿瘤侵犯下列任何部位：下1/3尿道、下1/3阴道、肛门，淋巴结未转移

续表

分期	肿瘤范围
Ⅲ期	肿瘤有或无侵犯下列任何部位：下 1/3 尿道、下 1/3 阴道、肛门，有腹股沟 - 股淋巴结转移
ⅢA	1 个淋巴结转移（≥ 5mm），或 1 ～ 2 个淋巴结转移（＜ 5mm）
ⅢB	≥ 2 个淋巴结转移（≥ 5mm），或≥ 3 个淋巴结转移（＜ 5mm）
ⅢC	阳性淋巴结伴囊外扩散
Ⅳ期	肿瘤侵犯其他区域（上 2/3 尿道、上 2/3 阴道）或远处转移
ⅣA	肿瘤侵犯以下任何部位：上尿道和 / 或阴道黏膜、膀胱黏膜、直肠黏膜或固定在骨盆壁，或腹股沟 - 股淋巴结出现固定或溃疡形成
ⅣB	任何部位（包括盆腔淋巴结）的远处转移

注：浸润深度指肿瘤从接近最表层乳头上皮 - 间质连接处至最深浸润点的距离。

表 6-4-2　外阴癌的 TNM 分期（AJCC 第 8 版）

外阴癌	
原发肿瘤（T）	
T_x	原发肿瘤不能评估
T_0	无原发肿瘤证据
T_{1a}	病灶≤ 2cm，局限于外阴或会阴部，且间质浸润≤ 1.0mm
T_{1b}	病灶＞ 2cm，或不论大小间质浸润＞ 1.0mm，局限于外阴或会阴部
T_2	病灶不论大小，侵及邻近的会阴组织（尿道远端 1/3、阴道远端 1/3、肛门受累）
T_3	不论大小，侵及以下任一结构：尿道近端 2/3、阴道近端 2/3、膀胱黏膜、直肠黏膜或固定于骨盆
区域淋巴结（N）	
N_x	区域淋巴结不能评估
N_0	无区域淋巴结转移
N_1	1 ～ 2 个区域淋巴结，且具有以下特征：
N_{1a}	1 ～ 2 个区域淋巴结，都＜ 5mm
N_{1b}	单个淋巴结，≥ 5mm
N_2	区域淋巴结转移伴以下特征
N_{2a}	3 个或更多淋巴结转移，均＜ 5mm
N_{2b}	2 个或更多淋巴结转移，≥ 5mm
N_{2c}	淋巴结转移伴包膜外浸润
N_3	转移淋巴结固定或溃疡
远处转移（M）	
M_0	无远处转移
M_1	远处转移（包括盆腔淋巴结转移）

外阴癌分期

	N_0	N_1	N_{2a}	N_{2b}	N_{2c}	N_3	M_1
T_{1a}	ⅠA	ⅢA	ⅢB	ⅢB	ⅢC	ⅣA	ⅣB
T_{1b}	ⅠB	ⅢA	ⅢB	ⅢB	ⅢC	ⅣA	ⅣB
T_2	Ⅱ	ⅢA	ⅢB	ⅢB	ⅢC	ⅣA	ⅣB
T_3	ⅣA	ⅣA	ⅣA	ⅣA	ⅣA	ⅣA	ⅣB

五、治疗原则

参考 2020 年《NCCN 肿瘤学临床实践指南：外阴癌》，详见表 6-4-3。

表 6-4-3　不同分期的治疗方案

分期	治疗方案
VIN	外阴表浅上皮局部切除术
T_{1a}	扩大局部切除术 ± 术后放疗（放疗指针参考后续内容）
T_{1b} 或小病灶 T_2（≤ 4cm）	行根治切除 术后切缘阴性，可观察或合并其他危险因素（肿瘤切缘不足、淋巴脉管浸润、肿瘤大小、浸润深度和浸润方式（放射性或弥漫性）、淋巴结受侵（作为淋巴脉管间隙浸润的指征），推荐辅助外照射治疗 术后切缘阳性可再行切除或者辅助外照射治疗
局部晚期：大病灶 T_2（肿瘤 > 4cm 或累及尿道、阴道或肛门）或 T_3	影像检查淋巴结阴性时，行腹股沟淋巴结切除，术后对原发病灶、盆腔、选择性腹股沟区行外照射 + 同步化疗 影像检查提示淋巴结阳性时（包括局限于盆腔内转移 M_1），可对增大淋巴结行切除或者细针穿刺活检，对原发病灶、盆腔、腹股沟行外照射 + 同步化疗 放化疗后若有残留，可考虑再次活检或切除，阳性切缘考虑补充手术或外照射放疗，和 / 或全身治疗或最佳支持治疗
转移性病变（超出盆腔）	外照射达到局部控制 / 缓解症状和 / 或化疗或最佳支持治疗
外阴复发（淋巴结临床阴性）	既往未接受过放疗，可考虑外照射 ± 近距离治疗 ± 同步化疗，治疗后如有肉眼可见外阴残留肿瘤，行切除术；也可考虑根治性切除 ± 单 / 双侧腹股沟淋巴结切除术，术后切缘及淋巴结阴性可考虑观察，术后切缘阳性淋巴结阴性，可考虑再切除或外照射 ± 近距离治疗 ± 同步化疗，术后切缘阴性淋巴结阳性，可考虑外照射 ± 同步化疗，术后切缘阳性淋巴结阳性，可考虑外照射 ± 同步化疗 ± 再切除 既往接受过放疗，可考虑再次切除
孤立腹股沟 / 盆腔复发	既往未接受过放疗，可考虑切除阳性淋巴结后行外照射 ± 同步化疗 既往接受过放疗，可考虑对部分病例行切除术，术后考虑全身化疗
多个盆腔淋巴结复发或远处转移或既往做过盆腔放疗	全身化疗或姑息性 / 最佳支持治疗或临床试验

六、放疗原则

肿瘤外照射放疗作用于外阴和 / 或腹股沟、髂内和髂外淋巴结区。插植或腔内近距离放疗可针对手术切缘不足的部位给予较高剂量。

1. 放疗指征及剂量

（1）术前放疗：可缩小肿瘤体积，利于手术切除、保留器官功能并提高手术疗效。

1）放疗指征：预计手术切缘不足 1cm；肿瘤侵犯肛门括约肌，接近耻骨弓，甚至侵犯远端尿道，应考虑术前放疗；阴蒂受侵或病变侵犯到阴道口者，需要保留性功能时可考虑术前放疗。

2）放疗剂量：肿瘤的照射剂量（dose of target，DT）可达 36 ~ 54Gy，之后再行残余病变的切除。若肿瘤侵犯阴道，可同时行阴道筒腔内放疗。

（2）术后辅助放疗（见循证医学证据 1）

1）放疗指征：切缘阳性或切缘近（显微镜下 < 8mm 或临床判断 < 1cm）、脉管淋巴管侵犯，浸润深度≥ 5mm、浸润方式呈弥漫或播散样，腹股沟多个淋巴结转移或淋巴结包膜受侵者。腹股沟区放疗常用于以下情况：> 1 个腹股沟淋巴结阳性，淋巴结包膜受侵或单个淋巴结转移灶 > 2cm（腹股沟淋巴结治疗选择见循证医学证据 2）。

2）放疗时机：术后放疗应在术后 4 ~ 6 周内尽早开始。

3）放疗剂量：常规给予 PTV 45 ~ 50.4Gy，1.8Gy/ 次；切缘阳性或近切缘者，原发灶可推荐剂量至 60 ~ 70Gy；淋巴结包膜受侵者推荐剂量至 54 ~ 60Gy。

（3）根治性放疗

1）放疗指征：主要用于肿瘤无法切除的某些晚期肿瘤患者，或有严重合并症不能耐受手术及拒绝手术治疗的患者。

2）放疗剂量：照射方式和照射野大小同术前疗。原发灶及阳性淋巴结照射至 60 ~ 70Gy/1.8Gy，选择性淋巴引流区照射 45 ~ 50.4Gy。原发灶根据情况还可采用近距离放疗补量。

2. IMRT 放疗靶区

1）GTV 为任何肉眼可见的外阴病变且包括可见的或可触及的阴道侵犯。

2）原发灶 CTV 为 GTV 外扩 1cm 以上包全外阴；术后患者若切缘阴性，CTV 包括整个瘤床；若切缘阳性，则需瘤床外扩 2cm 边界包括外阴部邻近的皮肤、黏膜和皮下组织，但除外骨组织。另外根据以下情况酌情增加照射范围：①若阴道受侵，则 CTV 需包括 GTV 阴道上缘再扩 3cm 或包全整个阴道；②若肿瘤侵犯肛门、膀胱或直肠，则需在相应方向上外扩 2cm 边界；③若肿瘤侵犯尿道口，则 CTV 需在 GTV 上外扩 2cm 作为边界；④若肿瘤侵犯近端或中段尿道，CTV 需包括整个尿道和膀胱颈；⑤若肿瘤侵犯阴蒂，也需要外扩 2cm 作为 CTV 边界。

3）淋巴引流区 CTV：①一般包括整个受累淋巴引流区，若有临床阳性腹股沟淋巴结，则需包括对侧腹股沟淋巴引流区；②若病灶仅侵犯外阴或外阴及远端阴道，则 CTV 需勾画双侧腹股沟、闭孔、髂内及髂外淋巴引流区；③若近端 1/2 阴道受累，还需勾画 S_1 ~ S_3 前方的骶前淋巴引流区；④若肛门或肛管受累，须勾画双侧腹股沟、闭孔、髂内、髂外、直肠周围和骶前淋巴引流区；⑤腹股沟股淋巴结 CTV 在侧面从腹股沟股血管扩展至缝匠肌和股直肌内侧缘，向后方至股内侧肌前缘，向内侧至耻骨肌或股血管旁 2.5 ~ 3cm。靶区向前应扩展至缝匠肌（在腹股沟股外侧缘最前方的肌肉）前缘。腹股沟股淋巴结区下缘在股骨小转子的上方；⑥腹股沟 CTV 不应扩展至皮肤外，无皮肤受侵时应收至皮下 3mm（当皮肤受侵时，CTV 应扩展至皮肤并在治疗中覆盖组织填充模体）。

4）PTV：根据器官活动度及位置可重复性在 CTV 基础上外扩 7 ~ 10mm。

3. 同步化疗　对于初诊不可切除的中晚期外阴癌患者，推荐行同步放化疗，可取得良好的缓解率，显著提高手术切除率（见循证医学证据 3）；同期化放疗推荐的方案有顺铂、5- 氟尿嘧啶和顺铂、5- 氟尿嘧啶和丝裂霉素 -C。

七、循证医学证据

循证医学证据 1：外阴癌术后放疗的选择

Heaps 等对 135 例外阴癌患者预测局部复发的外科病理因素进行回顾性分析。切缘阳性、病理切缘 < 8mm 或者临床切缘 < 1cm、淋巴脉管间隙浸润，或者浸润深度 > 5mm，均增加了局部复发率。

建议对合并以下危险因素的患者推荐术后放疗：合并脉管瘤栓浸润，切缘阳性或切缘近，肿瘤大，浸润深度≥ 5mm，浸润方式呈弥漫或播散样，腹股沟多个淋巴结转移或肿瘤浸透淋巴结包膜。

循证医学证据 2：腹股沟放疗的选择

1. GOG 37　114 例接受根治性外阴切除术和双 / 单侧腹股沟淋巴结清扫术后发现腹股沟有阳性淋巴结的患者，随机分为盆腔淋巴结清扫（55 例），术后对盆腔及双 / 单侧腹股沟淋巴结行放疗（不包括外阴）45 ~ 50Gy（59 例）。放疗减少了腹股沟复发（5% vs. 24%），提高了 2 年生存率（68% vs. 54%）。亚组分析提示获益仅存在于临床淋巴结阳性，> 1 个阳性淋巴结，或淋巴结结外侵犯的患者。而盆腔复发两组没有区别。

2. GOG 37 update　上述研究 114 例患者中位生存时间的比较。术后放疗组和淋巴结清扫术组的 6 年生存率分别为 51% 和 41%（P = 0.18）。6 年肿瘤相关死亡率与 > 20% 同侧淋巴结阳性与对侧淋巴结阳性、复发及肿瘤相关死亡有关。两组的晚期毒性反应相似。

3. GOG 88　58 例ⅠB ~ Ⅲ CN_0 患者接受根治性外阴切除术，随机分为双 / 单侧腹股沟淋巴结放疗（50Gy，不包括盆腔），双 / 单侧腹股沟淋巴结清扫术。若术后淋巴结阳性，则对双 / 单侧腹股沟及盆腔行放疗（50Gy）。该研究随访结果显示，接受了手术及腹股沟淋巴结清扫术后 2 年生存率提高（90% vs. 70%），且降低了腹股沟的复发。该研究存在的不足：放疗仅针对腹股沟淋巴结，而外科手术则对腹股沟淋巴结阳性的患者进行了盆腔淋巴结清扫。因术前未用 CT 进行评估分期，因此研究结果存在偏移，此外当时放疗技术有一定局限性（所有腹股沟淋巴结放疗剂量小于处方剂量）。

建议腹股沟区放疗常用于以下情况：2 个及以上腹股沟淋巴结阳性，1 个大体淋巴结转移或淋巴结包膜受侵或单个淋巴结转移灶 > 2cm。

循证医学证据 3：见表 6-4-4。

表 6-4-4　外阴癌同步放化疗

相应参考文献编号	研究类型	研究对象	研究结论
[10]	临床Ⅱ期试验	41 例不可切除的 T_3 或 T_4、任何 N 外阴癌患者接受术前同步放化疗	术前行同步放化疗有 47% 达到 cCR，4 年生存率 55%。54% 患者有大体肿瘤残留，其中只有 3% 不可切除
[11]	回顾性研究	46 例腹股沟 - 股骨淋巴结（分期ⅣA）N_2/N_3 的晚期外阴癌患者接受术前同步放化疗	放化疗后 95% 患者的病灶可切除。原发病灶及淋巴结的局部控制率分别为 76% 和 97%
[12]	回顾性研究	63 例Ⅲ / Ⅳ期外阴癌患者分别接受手术和放化疗	两组的中位总生存时间、无进展生存及复发率没有差别
[13]	临床Ⅱ期试验	58 例不可切除的 T_3 或 T_4，任何 N 外阴癌患者，行同步放化疗	37 例患者达到了 cCR（64%），其中 29 例患者为 pCR（占总数的 50%）
[15]	回顾性研究	42 例外阴癌患者，分期Ⅰ ~ ⅣA，行术前同步放化疗	48.5% 达到 pCR，其中 15 例无复发，中位总生存时间 26.5 个月。17 例有部分 CR，其中 8 例（47.1%）在外阴手术部位发生复发

对于外阴癌，化疗常与放疗或手术联合，或同步放化疗，治疗晚期和复发性阴道癌，可以提高肿瘤的局部控制率和改善患者的生存率。

（朱红　匡韦陆　赵迎超）

参考文献

[1] GAFFNEY D K, KING B, VISWANATHAN A N, et al. Consensus recommendations for radiation therapy contouring and treatment of vulvar carcinoma[J]. Int J Radiat Oncol Biol Phys, 2016, 95: 191-200.

[2] NCCN Clinical Practice Guidelines in Oncology：Vulvar Cancer.(Version 1.2022)EB/OL].[2021-10-07]. . https://www.nccn.org/professionals/physician_gls/pdf/vulvar-chinese.pdf.

[3] HEAPS J M, FU Y S, MONTZ F J, et al. Surgical-pathologic variables predictive of local recurrence in squamous cell carcinoma of the vulva[J]. Gynecol Oncol, 1990, 38(3): 309-314.

[4] HOMESLEY H D, BUNDY B N, SEDLIS A, et al. Radiation therapy versus pelvic node resection for carcinoma of the vulva with positive groin nodes[J]. Obstetr Gynecol, 1987, 68(6): 733-740.

[5] KUNOS C, SIMPKINS F, GIBBONS H, et al. Radiation therapy compared with pelvic node resection for node-positive vulvar cancer[J]. Obstetr Gynecol, 2009, 114(3): 537-546.
[6] STEHMAN F B, BUNDY B N, THOMAS G, et al. Groin dissection versus groin radiation in carcinoma of the vulva: A gynecologic oncology group study[J]. Int J Radiat Oncol Biol Phys, 1992, 24: 389-396.
[7] KIRBY T O, ROCCONI R P, NUMNUM T M, et al. Outcomes of stage Ⅰ / Ⅱ vulvar cancer patients after negative superficial inguinal lymphadenectomy[J]. Gynecol Oncol, 2005, 98(2): 309-312.
[8] ZEE A G, VAN DER, M H OONK, et al. Sentinel node dissection is safe in the treatment of early-stage vulvar cancer[J]. J Clin Oncol, 2008, 26(6): 884-889.
[9] LEVENBACK C F, S ALI, COLEMAN R L, et al. Lymphatic mapping and sentinel lymph node biopsy in women with squamous cell carcinoma of the vulva: a gynecologic oncology group study[J]. Journal of clinical oncology, 2012, 30(31): 3786-3791.
[10] MOORE D H, THOMAS G M, MONTANA G S, et al. Preoperative chemoradiation for advanced vulvar cancer: A phase Ⅱ study of the gynecologic oncology group[J]. International journal of radiation oncology, biology, physics, 1998, 42(1): 79-85.
[11] MONTANA G S A, THOMAS G M, MOORE D H, et al. 118 Preoperative chemo-radiation for carcinoma of the vulva with unresectable lymph nodes: A gynecologic oncology group study[J]. International Journal of Radiation OncologyBiologyPhysics, 1999, 45(3): 208.
[12] LANDRUM L M, SKAGGS V, GOULD N, et al. Comparison of outcome measures in patients with advanced squamous cell carcinoma of the vulva treated with surgery or primary chemoradiation[J]. Gynecol Oncol, 2008, 108(3): 584-590.
[13] MOORE D H, ALI S, KOH W, et al. A phase Ⅱ trial of radiation therapy and weekly cisplatin chemotherapy for the treatment of locally-advanced squamous cell carcinoma of the vulva: A gynecologic oncology group study[J]. Gynecol Oncol, 2012, 124(3): 529-533.
[14] BERIWAL S, SHUKLA G, SHINDE A, et al. Preoperative intensity modulated radiation therapy and chemotherapy for locally advanced vulvar carcinoma: Analysis of pattern of relapse[J]. Int J Radiat Oncol Biol Phys, 2013, 85(5): 1269-1274.

第五节 阴道癌

一、解剖

阴道是 7.62 ~ 10.16cm 的从宫颈下部向外阴延伸的纤维肌管。阴道下 1/3 位于膀胱底部下方、尿道后方，中 1/3 与膀胱底相邻，上 1/3 位于阴道穹隆平面。

淋巴引流：阴道上段同宫颈淋巴引流，先引流至盆腔淋巴结，然后蔓延至腹主动脉旁淋巴结。下 1/3 进入腹股沟浅淋巴结、股骨和直肠周围淋巴结，然后至盆腔淋巴结。中 1/3 有双向转移的可能。

二、病理特点

80% ~ 90% 的原发性阴道癌是鳞状细胞癌，其次为腺癌。黑色素瘤占 5%，最常见于阴道下 1/3。罕见的组织学包括乳头状浆液性腺癌、小细胞癌、肉瘤、淋巴瘤和透明细胞腺癌。

鳞癌和黑色素瘤多见于老年女性，腺癌多发生在青春期（部分患者与其母亲妊娠期间服用雌激素有关，约占阴道原发癌的 10%），而葡萄状肉瘤可见于婴幼儿。

透明细胞癌与子宫暴露于己烯雌酚有关，发病高峰出现在 < 30 岁；与己烯雌酚暴露无关的腺癌通常发生在绝经后。

三、放疗前检查

1. 妇科检查和直肠检查，内镜检查，细胞学筛查。阴道镜检查结合黏膜碘试验和包括宫颈和外阴在内的多处定向活检，以排除原发性宫颈癌和/或外阴癌。

2. 细针抽吸或切除临床或影像学上可疑腹股沟淋巴结。淋巴结受累的风险一般随分期增加，考虑对增大的淋巴结进行活检。

3. 膀胱镜检查和乙状结肠镜检查　在Ⅱ期及以上患者或有相关症状的患者中应用。

4. 实验室检查　全血细胞计数、电解质、尿素氮、肌酐、肝肾功能，包括碱性磷酸酶。

5. 影像学检查　胸片，CT ± PET（用于淋巴结和远处转移）和/或 MRI（用于确定局部病变范围和辅助近距离放疗计划）。

四、临床分期

阴道癌目前仍采用2009年FIGO临床分期（表6-5-1），基于治疗前的体格检查、活检和影像学结果确定分期。

表6-5-1　临床分期

AJCC分期	TNM	FIGO分期	分期描述
ⅠA	$T_{1a}N_0M_0$	Ⅰ	肿瘤局限于阴道壁，病灶直径≤ 2cm，未累及邻近淋巴结或远处转移
ⅠB	$T_{1b}N_0M_0$	Ⅰ	肿瘤局限于阴道壁，病灶直径> 2cm，未累及邻近淋巴结或远处转移
ⅡA	$T_{2a}N_0M_0$	Ⅱ	病灶穿透阴道壁、未达盆壁，病灶直径≤ 2cm，未累及邻近淋巴结或远处转移
ⅡB	$T_{2b}N_0M_0$	Ⅱ	病灶穿透阴道壁、未达盆壁，病灶直径> 2cm，未累及邻近淋巴结或远处转移
Ⅲ	$T_{1\sim3}N_1M_0$	Ⅲ	任何大小肿瘤可能累及盆壁，和/或累及阴道下1/3，和/或阻断尿流出道（肾积水），引起肾并发症，扩散到邻近盆腔或腹股沟区域淋巴结但无远处病灶
	$T_3N_0M_0$	Ⅲ	肿瘤累及盆壁，和/或累及阴道下1/3，和/或阻断尿流出道（肾积水），引起肾并发症，未扩散到邻近淋巴结或远处病灶
ⅣA	T_4 任何N	ⅣA	肿瘤侵犯膀胱或直肠或超出盆腔，有或无扩散到盆腔或腹股沟淋巴结，无远处转移
ⅣB	任何T 任何N M_1	ⅣB	任何大小肿瘤扩散到远处器官，如肺或骨；有或无侵犯邻近结构或器官，有或无扩散到邻近淋巴结

五、治疗原则

1. 阴道上皮内瘤变（vaginal intraepithelial neoplasia，VAIN）　CO_2激光或局部外用5-氟尿嘧啶软膏药物治疗、手术切除或腔内放疗。

2. 手术治疗

（1）手术作为初始治疗推荐用于早期、局限于阴道壁的小病灶（< 2cm）肿瘤（见循证医学证据1）。

（2）初始治疗选择放疗的年轻患者，可放疗前行卵巢移位。

（3）$Ⅳ_A$期及放疗后中央型复发的患者，可行盆腔脏器廓清术+盆腔淋巴结清扫术或联合术前放疗。

3. 放射治疗

放疗为多数患者首选的治疗方式，包括体外放疗、腔内放疗或近距离治疗等方式（见循证医学证据2）。

（1）病灶表浅的Ⅰ期患者可单用腔内放疗，也可联合体外放疗和腔内放疗。

（2）病灶较大，可行盆腔外照射后，对原发病灶加用腔内放疗，受累淋巴结进行外照射推荐剂量。

（3）间质植入放疗：可以用于计划性体外和腔内放疗完成后仍有残留的患者。

（4）有学者主张对 > 4cm 和分期Ⅲ ~ ⅣA 的肿瘤，可进行顺铂同步化疗（基于宫颈癌和外阴癌文献）。如果有阴道瘘或瘘的高风险，可选择包括全阴道切除术、清除术和瘘修复术。近距离放疗需谨慎使用（见循证医学证据 3）。

（5）转移或复发的患者，可考虑姑息性放疗 ± 化疗。

六、放疗原则

1. 外照射放疗靶区　阴道顶点在有填充的情况下在前方可移位 1.5 ~ 2cm。外照射 CTV 一般包括 GTV + 1 ~ 2cm 边缘，整个阴道，阴道旁至盆壁的区域及双侧盆腔淋巴结（髂总、髂外、髂内、闭孔、骶前）。

2. 放疗剂量

（1）病灶表浅的Ⅰ期患者可单用腔内放疗（黏膜表面剂量 60 ~ 80Gy），也可联合体外放疗和腔内放疗。

（2）病灶较大，可行盆腔外照射 45 ~ 50.4Gy/25 ~ 28 次后，对原发病灶加用腔内放疗，受累淋巴结进行外照射推荐剂量（盆腔淋巴结剂量 55 ~ 66Gy）。原发病灶照射剂量超过 70Gy 可提高局部控制率。HDR 剂量为 LDR 剂量的 60%。通常在 45Gy 外照射后采用 HDR 补量 6 ~ 7Gy × 3 次（30Gy LDR 当量）。

（3）如果阴道下 1/3 受累，放疗腹股沟淋巴结区至 60Gy。

3. 腔内放射治疗

（1）对于肿瘤位于阴道上 1/3 的初始治疗，可采用三管式施源器和阴道管腔内照射；如患者切除了子宫，则需要用阴道柱状容器（塞子）。阴道圆柱形施源器主要用于肿瘤深度 < 5mm 的阴道癌。

（2）局块局限肿瘤：可先采用组织间插植 1 ~ 2 次（源旁 1cm 10 ~ 20Gy），待肿瘤缩小后再采用阴道塞子。

（3）布源长度：参考肿瘤侵犯阴道长度，腔内总剂量 30 ~ 40Gy。全阴道累积剂量 60 ~ 65Gy，肿瘤基底总剂量 70 ~ 85Gy。

（4）以 CT 和 MRI 图像引导的三维插植联合腔内近距离放疗，靶区剂量分布更为理想。

七、循证医学证据

1. 循证医学证据 1：Ⅰ期以上的患者，根治性手术与放疗的比较

University of Rome：小型前瞻性研究，11 例 FIGO Ⅱ期阴道癌患者，接受紫杉醇 175mg/m^2、顺铂 75mg/m^2，每 21 天治疗 3 个疗程，然后进行根治性手术。3 例（27%）患者达到 CR，7 例（64%）患者达到 PR。所有患者均行根治性子宫切除术和阴道切除术。中位随访 75 个月，2 例（18%）患者复发，其中 1 例死于疾病。对于Ⅱ期阴道癌患者，新辅助化疗后行根治性手术可能代替单纯放疗。

除阴道上段直径 < 2cm 的阴道癌Ⅰ期患者以外，其他部位及肿瘤较大的阴道鳞癌患者建议术后进行选择性放疗以获得理想的生存率和局部肿瘤控制。

2. 循证医学证据 2：阴道癌患者放疗的方式及预后因素（表 6-5-2）

表 6-5-2　阴道癌放疗方式

相应参考文献编号	研究类型	研究对象	研究结论
[7]	回顾性研究	193 例阴道鳞癌患者，接受放疗	肿瘤 > 4cm 预后更差。大部分复发为局部复发(68% ~ 83%)。主要的并发症随着分期增加(4% ~ 21%)。5 年疾病特异性生存率：Ⅰ期 85%，Ⅱ期 78%，Ⅲ ~ ⅣA 期 58%。阴道局部控制率：Ⅰ ~ Ⅱ期 91%，Ⅲ ~ ⅣA 期 83%。盆腔局部控制率：Ⅰ期 86%，Ⅱ期 84%，Ⅲ ~ ⅣA 期 71%

续表

相应参考文献编号	研究类型	研究对象	研究结论
[8]	回顾性研究	91例阴道鳞癌患者，接受外照射联合近距离放疗	5年疾病特异性生存率：Ⅰ期83%，Ⅱ期76%，Ⅲ期52%。盆腔局部控制率：Ⅰ期79%，Ⅱ期62%，Ⅲ期62%。结论：外照射联合近距离放疗是治疗Ⅰ～Ⅱ期原发阴道鳞癌的有效方法
[9]	回顾性研究	62%阴道癌患者接受外照射联合近距离放疗，22%仅接受外照射治疗，13%仅接受近距离放疗	多变量分析：分期、治疗血红蛋白和术前子宫切除对DSS有预后意义（$P < 0.05$）。肿瘤大小和肿瘤剂量是预后独立因素（$P < 0.05$）
[10]	回顾性研究	68例阴道癌患者，分为单纯外照射放疗组，单纯近距离放疗组，外照射联合近距离放疗组，手术+术后放疗组	单纯近距离治疗的阴道并发症最低(0)，而外照射联合近距离放疗组最高(82.1%)。结论：肿瘤的分期、位置及大小是阴道癌患者的重要预后因素
[11]	回顾性研究	SEER数据库2 517例原发阴道癌患者	中位生存时间：单纯外照射3.6年，增加近距离放疗6.1年。近距离放疗减少了所有分期患者的死亡率，肿瘤＞5cm的患者获益更多（HR = 0.68）。结论：推荐对所有合适的阴道癌患者进行近距离治疗
[12]	回顾性研究	71例阴道癌患者行组织间插植术（61例配合外照射治疗）	2年、5年和10年无病生存率分别为73%、58%和58%。疾病分期和原发性病变大小是生存率的独立预后因素。结论：组织间插植术推荐用于Ⅰ～Ⅲ期的阴道癌患者

对于直径＞2cm的Ⅰ期及所有Ⅱ～Ⅳ期患者，应进行外照射，或者外照射联合腔内或间质近距离疗法。

3. 循证医学证据3：同步放化疗在阴道癌的应用见表6-5-3

表6-5-3 阴道癌同步放化疗

相应参考文献编号	研究类型	研究对象	研究结论
[13]	回顾性研究	12例原发阴道癌患者，同时接受每周CRT治疗，10例患者接受间质性BT，2例患者接受腔内BT	5年生存率、无进展生存率和局部无进展生存率分别为66%、75%和92%。结论：原发阴道癌患者，放疗联合每周顺铂同步化疗是可行的
[14]	回顾性研究	63例阴道癌患者接受了近距离治疗和/或外照射	5年无病生存率（84.0% vs. 52.4%），5年局部控制率（86.9% vs. 60.4%），5年3级以上毒性反应为23.1%。同步化疗与预后及毒性反应不相关
[15]	回顾性研究	71例阴道癌患者分为单纯放疗组（51例）和放化疗组（20例）	3年生存率：单纯放疗组56%，同步放化疗组79%。3年无病生存率：单纯放疗组43%，同步放化疗组73%。复发率：单纯放疗组23例（45%），同步放化疗组3例（15%）。结论：阴道癌患者应考虑同步放化疗
[16]	回顾性研究	国家癌症数据库13 689例阴道癌患者（1998—2011年），8 222例（60.1%）患者接受单纯放疗，3 932例（47.8%）患者接受同步放化疗	中位生存时间：同步放化疗组和单纯放疗组分别为56.2个月和41.2个月。同步放化疗的5年生存率较单纯放疗增加了5.9%。结论：推荐同步放化疗作为阴道癌的治疗方法

对于Ⅰ～Ⅱ期阴道癌患者，单纯放疗具有较好的疗效，而晚期患者仍需联合化疗等其他治疗手段。

（朱红　匡韦陆　赵迎超）

参考文献

[1] FRUMOVITZ M, GAYED I W, JHINGRAN A, et al. Lymphatic mapping and sentinel lymph node detection in women with vaginal cancer[J]. Gynecol Oncol, 2008, 108(3): 478-481.

[2] BERIWAL S, DEMANES D J, ERICKSON B, et al. American brachytherapy society consensus guidelines for interstitial brachytherapy for vaginal cancer[J]. Brachytherapy, 2012, 11(1): 68-75.

[3] GREEN S, STOCK R G.Cancer of the vagina//LEIBEL SA, PHILLIPS. Textbook of radiation oncology[M]. Philadelphia:Saunders, 2010: 1067-1084.

[4] KANG J, VISWANATHAN A N.Vaginal Cancer//PEREZ C A, BRADY L W, HALPERIN E C, et al. Principles and practice of radiation oncology[M]. Philadelphia:Lippincott Williams & Wilkins, 2013: 1465-1501.

[5] KLOPP A H, EIFEL P J, BEREK J S, et al.Cancer of the cervix, vagina, and vulva//DEVITA JR V T, LAWRENCE T S, ROSENBER. De Vita, Hellman, and Rosenberg's cancer principles & practice of oncology[M]. Philadelphia:Wolters Kluwer Health, 2015: 1013-1047.

[6] ADAMS T S, ROGERS L J, CUELLO M A.Cancer of the vagina: 2021 update[J]. Int J Gynaecol Obstet，2021，155（Suppl 1）:19-27.

[7] BENEDETTI P P, BELLATI F, PLOTTI F, et al. Neoadjuvant chemotherapy followed by radical surgery in patients affected by vaginal carcinoma[J]. Gynecol Oncol, 2008, 111(2): 307-311.

[8] FRANK S J, JHINGRAN A, LEVENBACK C, et al. Definitive radiation therapy for squamous cell carcinoma of the vagina[J]. Int J Radiat Oncol Biol Phys, 2005, 62(1): 138-147.

[9] RENAUD D C, NICHOLAS S, ALAIN G, et al. Exclusive radiotherapy for primary squamous cell carcinoma of the vagina[J]. Radiother Oncol, 2007, 85(3): 362-370.

[10] TRAN P T, SU Z, LEE P, et al. Prognostic factors for outcomes and complications for primary squamous cell carcinoma of the vagina treated with radiation[J]. Gynecol Oncol, 2007, 105(3): 641-649.

[11] LIAN J, DUNDAS G, CARLONE M, et al. Twenty-year review of radiotherapy for vaginal cancer: An institutional experience[J]. Gynecol Oncol, 2008, 111(2): 298-306.

[12] ORTON A, BOOTHE D, WILLIAMS N, et al. Brachytherapy improves survival in primary vaginal cancer[J]. Gynecol Oncol, 2016, 141(3): 501-506.

[13] TEWARI K S, CAPPUCCINI F, PUTHAWALA A A, et al. Primary invasive carcinoma of the vagina : Treatment with interstitial brachytherapy[J]. Cancer, 2001, 91(4): 758-770.

[14] RAJIV S, BEDY L, CHOAN E, et al. Primary vaginal cancer treated with concurrent chemoradiation using cis-platinum[J]. Int J Radiat Oncol, 2007, 69(3): 746-750.

[15] PLATTA C S, ANDERSON B, GEYE H, et al. Adjuvant and definitive radiation therapy for primary carcinoma of the vagina using brachytherapy and external beam radiation therapy[J]. J Contemp Brachyther, 2013, 2(2): 76-82.

[16] MIYAMOTO D T, VISWANATHAN A N. Concurrent chemoradiation for vaginal cancer[J]. Plos One, 2013, 8(6): e65048.

[17] RAJAGOPALAN M S, XU K M, LIN J F, et al. Adoption and impact of concurrent chemoradiation therapy for vaginal cancer: A national cancer data base (NCDB) study[J]. Gynecol Oncol, 2014, 135(3): 495-502.

第七章 淋巴瘤

第一节 概述

在恶性淋巴瘤的治疗中，放射治疗（radiotherapy，RT，简称放疗）不仅是提高局部控制率的重要手段，也是综合治疗的重要组成部分。随着放疗技术和现代图像技术的发展，既往很多关于淋巴瘤的放疗剂量设定和靶区概念都受到了挑战。国际淋巴瘤放射治疗协作组（International Lymphoma Radiation Oncology Group，ILROG）基于目前的放疗技术和现有的医学证据，陆续颁布了霍奇金淋巴瘤、结内淋巴瘤和结外淋巴瘤的放射治疗靶区勾画及剂量指南，以指导广大放疗医师在现代综合治疗条件下应用合适的放疗技术治疗淋巴瘤患者。

一、放疗在恶性淋巴瘤中的应用

1. **放疗作为主要根治性治疗手段** 如单纯放疗可作为早期结节性淋巴细胞为主型霍奇金淋巴瘤、局限期惰性淋巴瘤如边缘区淋巴瘤、滤泡性淋巴瘤的根治性治疗手段。

2. **放疗作为综合治疗的组成部分** 对于早期经典型淋巴瘤及部分侵袭性非霍奇金淋巴瘤，放疗为足量全身化疗后重要的巩固治疗手段；对于老年患者或因其他合并症不能耐受足量、足疗程化疗的患者，放疗为重要的综合治疗手段之一；对于有大肿块的晚期侵袭性淋巴瘤，全身化疗后针对大肿块的放疗可减少局部复发率：对于全身化疗后残留病灶及复发 / 难治病灶，放疗为有效的局部治疗手段。

3. **姑息治疗** 对于部分侵袭性淋巴瘤，若患者因严重合并症而不能耐受全身化疗，放疗可作为有效的姑息治疗手段以减轻患者症状。

二、淋巴瘤临床靶区的基本概念

1. **扩大野放疗（extended field radiotherapy，EFRT）** 过去曾用于霍奇金淋巴瘤的根治性放疗，目前已经很少使用。因为当时的影像技术无法准确确定淋巴瘤实际侵犯范围，为了防止淋巴瘤扩散，照射范围包含淋巴瘤侵犯的主要淋巴结区域以及周围的正常淋巴结区域，故称为扩大野照射。常用的扩大野包括斗篷野、锄形野、盆腔野、倒 Y 野、全淋巴结照射和次全淋巴结照射。

2. **受累野放疗（involved field radiotherapy，IFRT）** 受累野放疗是以前治疗霍奇金淋巴瘤的首选放射治疗方法，照射野主要包括淋巴瘤侵犯的淋巴结区域。虽然只有受累的淋巴结区域接受照射，但照射范围与受累部位放疗（involved site radiotherapy，ISRT）相比，仍然存在较大的治疗范围，会提高照射部位附近危及器官的受量。故而，目前IFRT主要被ISRT取代。受累野区域主要包括下列淋巴区域：①颈部（单侧）；②纵隔（包括双侧肺门）；③单颈纵隔野；④腋窝（包括锁骨上和锁骨下淋巴结）；⑤腹主动脉旁淋巴结；⑥腹股沟淋巴结（包括股三角和髂血管旁淋巴结）。特别提出的是，根据Lugano分期对淋巴结区域的定义，一侧颈部和锁骨上淋巴结考虑为一个淋巴结区，如果锁骨上淋巴结受侵或合并了同侧其他颈部淋巴结受侵，则需要单侧全颈照射。腹股沟和股三角考虑为一个淋巴结区，受累野照射应该包括整个淋巴结区。每个受累野的定义见表 7-1-1。

表 7-1-1 受累野照射定义

受累野	单颈野	纵隔野	单颈纵隔野
肿瘤侵犯范围	一侧颈部和/或锁骨上淋巴结，但无耳前淋巴结	纵隔和/或肺门淋巴结	纵隔淋巴结 ± 肺门淋巴结和一侧颈部淋巴结
靶区定义	一侧颈部和同侧锁骨上下区，不包括耳前区	纵隔，双侧肺门，双侧锁骨上下区和下颈部。即使无双侧锁骨上淋巴结受侵，建议将锁骨上淋巴引流区包括在照射野内	纵隔、双侧肺门和一侧颈部区域，未包括耳前区
上界	下颌骨体中线和乳突尖或耳垂连线	第 6 颈椎体上缘	同侧上界为下颌骨体中线和乳突尖或耳垂连线，对侧上界位于第 6 颈椎体上缘
下界	锁骨下缘下 2cm	隆突下 5cm 或第 8 胸椎体下缘，或者化疗前肿瘤下界下 2cm(若主要表现为前上纵隔受侵，小纵隔时，下界至第 8 胸椎体下缘，若为大纵隔，下界至第 10 胸椎体下缘)	隆突下 5cm 或第 8 胸椎体下缘或化疗前肿瘤下界下 2cm
外界	肱骨头内缘	体中线左右各旁开 4 ~ 5cm，双侧锁骨上外界为肱骨头内缘	体中线左右各旁开 4 ~ 5cm，双侧锁骨上外界为肱骨头内缘
内界	如果锁骨上淋巴结未受侵，则位于同侧横突；如果肿瘤位于中线，则包括对侧横突；如果锁骨上淋巴结受侵，也包括对侧横突	—	颈部为体中线，保护未受侵一侧的上颈部
肺门	—	包括 1cm 边缘，若肺门受侵，包括 1.5cm 边缘	包括 1cm 边缘，若肺门受侵，包括 1.5cm 边缘
受累野	腋窝野	腹主动脉旁野	单侧盆腔野
肿瘤侵犯范围	一侧腋窝淋巴结	腹主动脉旁淋巴结	一侧腹股沟/股三角/髂外淋巴结，任何一组或多组淋巴结受侵时，均采用同一照射野
靶区定义	一侧腋窝和同侧锁骨上下区	腹主动脉旁淋巴结	一侧腹股沟、股三角和髂外淋巴结
上界	第 6 颈椎体上缘	第 11 胸椎体上缘	骶髂关节中部。如果髂总淋巴结受侵，放射野上界延伸至第 4 ~ 5 腰椎之间或受侵淋巴结上缘上 2cm
下界	第 8 胸椎体下缘或最低腋窝淋巴结下缘下 2cm	第 4 腰椎体下缘	股骨小转子下 5cm
外界	肱骨头内缘，沿肱骨内缘向下	体中线左右各旁开 4 ~ 5cm	股骨大转子垂直向下或受侵淋巴结外缘外放 2cm
内界	颈部位于体中线同侧 1cm，向下达锁骨下缘下 2cm，然后沿胸壁包括约 1cm 肺组织	—	闭孔内缘，耻骨联合上 2cm，直至体中线

（1）受累部位放疗（involved site radiotherapy，ISRT）：ISRT 是近年来提出的一个新的适形放疗方式，也是目前 ILROG 颁布的靶区勾画指南推荐采用的主要放疗方法。ISRT 的照射范围主要包括化疗

前或术前最初的所有受累区域，但排除邻近的正常组织，如肺、骨、肌肉、肾脏等。化疗前或活检前GTV（gross target volume，GTV）是勾画临床靶区（clinical target volume，CTV）的基础。出于对存在疑问的亚临床病灶和对原始肿瘤显像准确性的考虑，可以在设置CTV时，基于临床判断适当扩充边界。ISRT主要目的是达到有效局部控制的同时减少周围正常组织照射体积，以降低正常组织放疗的不良反应。

（2）受累淋巴结放疗（involved node radiotherapy，INRT）：INRT的概念由欧洲癌症研究和治疗组织（European Organisation for Research and Treatment of Cancer，EORTC）提出和运用于早期经典型霍奇金淋巴瘤，照射范围主要包括受累淋巴结，由于该放疗方法将靶区体积减小到了最小范围，为了保证靶区的精确性，化疗前高质量的影像学检查是必须的，所有接受INRT患者均要求化疗前在放疗体位下完成PET/CT，并使用放疗中同样的呼吸训练。制订放疗计划时，将PET/CT影像融合至化疗后放疗的定位CT中，以准确照射所有化疗前大体肿瘤位置，即为INRT。

三、靶区设计原则

恶性淋巴瘤的现代放疗计划包括了目前国际辐射单位与测量委员会（International Commission on Radiation Units and measurements，ICRU）83号报告概述的关于治疗靶区的定义，包括GTV、CTV以及基于GTV和CTV外扩而成的PTV（planning target volume，PTV），PTV用于定义线束的覆盖程度。放射治疗靶区的设计和治疗剂量的确定基于放疗的目的，即在放疗前需要明确放疗在该患者治疗过程中的地位，如根治性放疗、巩固性放疗、姑息性放疗等。在靶区设计时，应根据放疗目的定义靶区，既要保证较好的长期局部控制率，又要尽量降低对靶区周围正常组织的放疗剂量。

1. **放疗计划靶区定义** 淋巴瘤放疗计划的设计基于三维模拟定位图像，可通过CT、MRI或PET/CT获得。

（1）GTV：①化疗前（或术前）GTV。任何治疗前可能影响淋巴瘤靶区范围的影像学异常，均应勾画在模拟定位图像上，大多数情况下，这些区域也应该包含在CTV里。②未化疗或化疗后GTV。未治疗前病灶的影像或者化疗后残留病灶的GTV，均应该被勾画在模拟定位图像上，并且是CTV的一部分。

（2）CTV：原则上CTV包括原始（任何治疗干预前）GTV范围。正常组织（如临床已经明确判断没有受侵的肺、肾脏和肌肉等）不应被包括在CTV之内。如果非相邻的淋巴结区域受累，他们可以被包括在同一个CTV里；但是如果受累的淋巴结间隔＞5cm则可采用各自独立照射野。

（3）ITV（internal target volume，ITV）：ITV定义为考虑患者体内的CTV因为大小、形状和位置的不确定性所增加的边界。靶区移动和ITV最相关，最常见于胸部和上腹部呼吸运动。建议采用4D CT定位获得ITV边界，或其他方式估计获得。指南建议在胸部和上腹部上下方向加入1.5～2.0cm边界。

（4）PTV：PTV的确定需要综合考虑CTV（必要时ITV）和在治疗计划及治疗过程中患者摆位和线束准直的不确定性，不同单位的PTV确定方法不同。

（5）OAR：危及器官（organ at risk，OAR）指在受照射后可能产生严重并发症的重要正常组织结构，会影响治疗计划的制定和处方剂量。放疗医生需勾画出危及器官，根据物理师制定计划时需要所有危及器官的放射剂量，应尽量减少长期并发症，临床医师审核放疗计划时应考虑剂量体积直方图（dose volume histogram，DVH）和正常组织并发症概率（normal tissue complication probability，NTCP），至少应满足QUANTEC剂量限制。

2. **放疗剂量和分割方式** 不同类型淋巴瘤，放疗目的不同，如单纯根治性放疗，巩固性放疗，姑息性放疗，根据放疗目的，放疗剂量和分割方式剂量均有不同，具体内容将在各论上进行讨论。

3. **放疗定位** 患者应该在合适的固定装置下进行CT定位扫描。比如病变位于头颈部区域，应该使用定制的热塑性面膜。对整个兴趣区进行连续性的3～5mm的薄层扫描。

4. **放疗技术** 肿瘤放疗医师应在比较不同放疗技术的计划和DVH图后决定采用何种放疗技术。

比如，一些情况下，可能选择传统的前后野对穿照射技术可以给予足量处方剂量时正常组织受照射范围也很小，但是，IMRT、容积旋转调强放射治疗（volume modulated arc therapy，VMAT）、TOMO 等更为适形的放疗技术虽然更好地保护 OAR，但代价可能是更多的正常组织受到了低剂量照射。故而，对于具体病例，临床医生需要仔细考量患者的放疗目的，在提高局部控制的基础上，尽量减少周围正常组织的照射，以尽可能减少严重晚期不良反应的风险。

四、淋巴瘤分期

2014 年 Lugano 会议对 Ann-Arbor 分期系统进行了修订（表 7-1-2），适用于霍奇金淋巴瘤和原发淋巴结的非霍奇金淋巴瘤，而对于某些原发淋巴结外的非霍奇金淋巴瘤，如慢性淋巴细胞白血病、皮肤 T 细胞淋巴瘤、原发结外鼻型 NK/T 细胞淋巴瘤（extranodal nasal-type natural killer/T-cell lymphoma，NKTCL）和原发胃、肠道、中枢神经系统淋巴瘤等，则难以适用，这些原发于特殊结外器官和部位的非霍奇金淋巴瘤（non-Hodgkin lymphoma，NHL），通常有其专属的分期系统。

表 7-1-2　Ann Arbor 分期 Lugano 修订版

分期	累计部位	结外累及情况
局限期		
Ⅰ期	一个淋巴结或一个淋巴结区受累	单个结外病变，不伴有淋巴结受累（IE 期）
Ⅱ期	横膈同侧两个或以上的淋巴结区受累	Ⅰ/Ⅱ期淋巴结病变合并局部延续性淋巴结外部位受侵
Ⅱ期大肿块	Ⅱ期病变同时伴有大肿块者	不适用
进展期		
Ⅲ期	横膈两侧淋巴结受累； 横膈以上淋巴结区受累合并脾受侵	不适用
Ⅳ期	同时有非延续性的结外器官受侵	不适用

注：① CT、MRI 或 PET/CT 作为分期的主要方法；② Lugano 分期采用 Ann Arbor 对淋巴结区域的定义，包括膈上（12 个区域，左右各位一个区域），韦氏环，左/右颈部（耳前、枕部、颌下、颏下、颈内、锁骨上），左/右锁骨下，左/右肺门，左/右腋窝和胸部（含内乳），左/右滑车上，纵隔（含气管旁、胸腺区域）；膈下（共 9 个区域）：脾、上腹部（脾门，肝门，腹腔）、下腹部（腹主动脉旁、腹膜后、肠系膜周围、腹部其他非特指淋巴结为一区域）、左/右髂血管旁、左/右腹股沟、左/右腘窝；③根据淋巴结区域定义，左右部位为不同区域，例如双侧颈部淋巴结受累分为Ⅱ期而非Ⅰ期。

五、疗效评价标准

采用 2014 年 Lugano 标准，可分为影像学缓解（CT/MRI 评价）和代谢缓解（PET/CT 评价）（表 7-1-3）。

表 7-1-3　疗效评价标准

完全缓解（complete remission，CR）		
病灶区域	PET/CT 标准	CT 标准
淋巴结和结外部位	5-PS 评分 1 ~ 3 分，伴有/不伴有肿瘤残余	病变淋巴结最大横径（Ldi ≤ 1.5cm），已无结外部位病灶
非测量病灶	不适用	无
器官增大	不适用	恢复正常大小
新发病灶	无	无
骨髓	无 FDG 敏感病灶证据	病理形态学恢复正常，若无法确诊需 IHC 阴性

续表

部分缓解（partial remission，PR）		
病灶区域	PET/CT 标准	CT 标准
淋巴结和结外部位	5-PS 评分 4 ~ 5 分，伴有 / 不伴有肿瘤残余摄取基线较前减低，残余病灶可任意大小 治疗期间评价时为治疗有效 治疗结束时评价视为肿瘤残存	最多 6 个靶病灶的 SPD（Ldi 灶垂直于 Ldi 的短径总和）缩小≥短径总
非测量病灶	不适用	消失 / 正常，残余病灶 / 病灶未增大
器官增大	不适用	脾脏长度超过正常部分缩小≥ 50%
新发病灶	无	无
骨髓	残余摄取高于正常骨髓组织但较基线值减低；如果骨髓持续存在局灶性病变，需要 MRI，骨髓穿刺或者复查 PET/CT	不适用
疾病稳定（stable disease，SD）		
病灶区域	PET/CT 标准	CT 标准
淋巴结和结外部位	中期 / 终末期评价 5-PS 评分 4 ~ 5 分，代谢较基线值相比无明显改变	最多 6 个靶病灶的 SPD（Ldi 灶垂直于 Ldi 的短径总和）增大 < 50%，无 PD 证据
非测量病灶	不适用	未达 PD
器官增大	不适用	未达 PD
新发病灶	无	无
骨髓	同基线	不适用
疾病进展（progression disease，PD）		
病灶区域	PET/CT 标准	CT 标准
淋巴结和结外部位	中期 / 终末期评价 5-PS 评分 4 ~ 5 分伴有代谢摄取值较基线值增加或者出现新发 FDG 高摄取病灶	①单个病灶 Ldi > 1.5cm，PPD 增加超过 50%，且 Ldi/Sdi（最大横径 /Ldi 的最短垂直径）增加超过界值（病变≤最短垂时要求 Ldi/Sdi 增加 0.5cm，病变 > 2cm 时，要求 Ldi/Sdi 增加 1cm） ②治疗前若脾大，则脾脏长度超过正常的部分需增大 > 50%，若治疗前脾脏大小正常，则脾脏长度增加≥若治疗 ③新出现或者再次出现脾大
非测量病灶	无	治疗前存在的非测量病灶明显进展或者出现新发病灶
新发病灶	出现淋巴瘤相关的新发高代谢病灶（需要排除感染，炎症等），性质待定则考虑再活检或者复查 PET/CT	①治疗后缓解的病灶再次增大 ②新发淋巴结任意径线 > 1.5cm ③新发结外浸润灶任意径线 > 1.0cm，直径 < 1cm 者需要确定是否为淋巴瘤浸润 ④明确与淋巴瘤相关的任意大小病灶
骨髓	新出现或者复发的 FDG 高代谢摄取	新发或者复发的骨髓受累

注：Deauville 标准的 PET/CT 疗效评价 5 分法（5-PS）：1 分：无摄取；2 分：摄取值≤纵隔血池；3 分：纵隔血池 < 病灶摄取≤肝血池；4 分：摄取 > 肝血池（轻度）；5 分：摄取 > 肝血池（显著，SUV_{max} > 2 倍肝血池或新发病灶）；X 分：新发摄取异常，考虑与淋巴瘤无关。

（李寰　刘超　朱芳）

参考文献

[1] YAHALOM J, ILLIDGE T, SPECHT L, et al. Modern radiation therapy for extranodal lymphomas: Field and dose guidelines from the international lymphoma radiation oncology group[J]. Int J Radiat Oncol Biol Phys, 2015, 92(1): 11-31.

[2] SPECHT L, YAHALOM J, ILLIDGE T, et al. Modern radiation therapy for Hodgkin lymphoma: field and dose guidelines from the international lymphoma radiation oncology group (ILROG)[J]. Int J Radiat Oncol Biol Phys, 2014, 89(4): 854-862.

[3] ILLIDGE T, SPECHT L, YAHALOM J, et al. Modern radiation therapy for nodal non-Hodgkin lymphoma-target definition and dose guidelines from the international lymphoma radiation oncology group[J]. Int J Radiat Oncol Biol Phys, 2014, 89(1): 49-58.

[4] 吴涛, 刘伟欣, 亓淑楠, 等. 国际淋巴瘤放射治疗协作组 (ILROG) 现代放射治疗靶区勾画及剂量指南：HL[J]. 中华放射肿瘤学杂志, 2017, 26(10): 1111-1118.

[5] ILLIDGE T, SPECHT L, YAHALOM J, 等. 国际淋巴瘤放射治疗协作组 (ILROG) 现代放射治疗靶区勾画及剂量指南：结内 NHL[J]. 中华放射肿瘤学杂志, 2017, 26(8): 845-852.

[6] YAHALOM J，ILLIDGE T，SPECHT L，等. 国际淋巴瘤放射治疗协作组 (ILROG) 现代放射治疗照射野与剂量指南：结外淋巴瘤 (ENL)[J]. 中华放射肿瘤学杂志, 2017, 26(9): 971-984.

[7] CHESON B D, FISHER R I, BARRINGTON S F, et al. Recommendations for initial evaluation, staging, and response assessment of Hodgkin and non-Hodgkin lymphoma: The Lugano classification[J]. J Clin Oncol, 2014, 32(27): 3059-3068.

[8] BARRINGTON S F, KLUGE R. FDG PET for therapy monitoring in Hodgkin and non-Hodgkin lymphomas[J]. Eur J Nucl Med Mol Imaging, 2017, 44(Suppl 1): 97-110.

第二节 霍奇金淋巴瘤放疗

霍奇金淋巴瘤（Hodgkin lymphoma，HL）是发生于淋巴系统的恶性肿瘤，通常起源于B淋巴细胞，男性多于女性，男女之比为1.3∶1～1.4∶1。其发病年龄在欧美发达国家呈较典型的双峰分布，分别在15～39岁和50岁以后；而包括中国在内的东亚地区，发病年龄多在30～40岁，呈单峰分布。HL主要包括两种基本类型：结节性淋巴细胞为主型（nodular lymphocyte predominant Hodgkin lymphoma，NLPHL）和经典型（classical Hodgkin lymphoma，CHL），经典型包括结节硬化型、混合细胞型、淋巴细胞丰富型、淋巴细胞消减型四个亚型，详见表7-2-1。

表 7-2-1 霍奇金淋巴瘤分类

WHO 分类	结节性淋巴细胞为主型(NLPHL)	结节硬化型霍奇金淋巴瘤(NSCHL)	混合细胞型经典霍奇金淋巴瘤(MCCHL)	淋巴细胞丰富型经典型霍奇金淋巴瘤(LRCHL)	淋巴细胞消减型经典型霍奇金淋巴瘤(LDCHL)
CD15	−	+	+	+	+
CD30	−	+	+	+	+
CD20	+	+/−	+/−	+/−	+/−
CD45	+	−	−	−	−
流行病学	5% HL,大部分年龄 > 40岁	70% CHL,大部分在青少年及年轻人起病	20% CHL,大部分在儿童起病	15% CHL	≤ 5% CHL
临床表现	大部分Ⅰ～Ⅱ级,B症状 < 10%	常侵犯纵隔,1/3有B症状		常为早期分级	罕见,与HIV相关
预后	最佳,晚期偶有复发	介于LRCHL和LDCHL之间	介于LRCHL和LDCHL之间	较好,少见复发	最差
30个月无事件生存率	94%	89%	86%	97%	55%
30个月生存率	97%	97%	94%	97%	87%

一、治疗原则

经典型霍奇金淋巴瘤治疗原则见表 7-2-2。

表 7-2-2　治疗原则

经典型霍奇金淋巴瘤	
早期（Ⅰ～Ⅱ期）预后良好型	2～4 周期 ABVD 方案化疗联合 20Gy IFRT 或 ISRT；ABVD 方案 2 周期化疗＋剂量增强 BEACOPP 方案 2 周期化疗联合 30Gy IFRT 或 ISRT
早期（Ⅰ～Ⅱ期）预后不良型	4 周期 ABVD 化疗或者 2 周期剂量增强 BEACOPP 和 2 周期 ABVD 方案化疗（≤ 60 岁）联合 30Gy IFRT 或 ISRT
晚期（Ⅲ～Ⅳ期，进展期）	6～8 周期 ABVD 化疗或者 6 周期增强剂量 BEACOPP（≤ 60 岁）；局部放疗用于控制残留病灶
复发 / 难治性	符合移植条件患者建议采用二线挽救化疗，大剂量化疗后联合自体干细胞移植，不符合移植条件患者可行二线挽救化疗，本妥昔单抗、纳武单抗或帕姆单抗、信迪利单抗可选用
结节性淋巴细胞为主型霍奇金淋巴瘤	
ⅠA 期 NLPHL 无危险因素	单纯放疗，ISRT 30Gy
其他分期	治疗与经典型类似，需要提出的是该类型肿瘤细胞表达 CD20，可以应用利妥昔单抗，目前化疗方案建议使用 CHOP 方案，也可采取 ABVD 或者 CVP 方案

二、循证医学证据

1. **早期经典型霍奇金淋巴瘤治疗**　放化疗结合的综合治疗与单纯放疗的比较。

GHSG HD7 研究：本研究入组 650 例新诊断的 $Ⅰ_A$～$Ⅱ_B$ 期无不良预后因素的经典型霍奇金淋巴瘤患者，随机分为 30Gy 扩大野照射（EF-RT）+ 10Gy 累及野（IF）照射（A 组）和 2 周期 ABVD 化疗后联合同样方式的放疗（B 组）。中位随访 87 个月，联合治疗组和单纯放疗组 CR 率（94% vs. 95%）和生存率（94% vs. 92%），两组间差异无统计学意义，但联合治疗组的无治疗失败生存率显著高于单纯放疗组（88% vs. 67%，$P \leq 0.000\ 1$），该研究结果显示 2 周期 ABVD 方案化疗联合放疗疗效优于单纯放疗组。

SWOG 9133/CALGB 9391 研究：本研究入组 348 例临床分期为ⅠA～ⅡA 膈上的霍奇金淋巴瘤患者（未行手术分期），随机分为次全淋巴结照射（subtotal lymphoid irradiation，STLI）组或者联合模式治疗（combined-modality therapy，CMT）组，即 3 周期多柔比星 + 长春花碱化疗后行 STLI。在中期分析时因 CMT 组的无失败生存率远远高于 STLI 组（94% vs. 81%），导致试验提前终止。中位随访时间 3.3 年，复发或者死亡：CMT 组 10 例，STLI 组 34 例（$P < 0.001$）。该研究证实化疗联合放疗组优于单纯放疗组。

EORTC-GELA H8F/U 研究：本研究入组 1 538 例分期为Ⅰ～Ⅱ期膈上的霍奇金淋巴瘤患者。根据风险分层分为预后良好型（H8-F 试验）和预后不良型（H8-U 试验）。H8-F 实验组中比较了 STLI 和 3 周期 MOPP-ABV 方案化疗后联合 IFRT。H8-U 实验组比较了 6 周期 MOPP-ABV 化疗方案联合 IFRT，4 周期 MOPP-ABV 化疗方案联合 IFRT 以及 4 周期 MOPP-ABV 化疗方案联合 STLI。中位随访时间为 92 个月，H8-F 组中放化疗综合治疗组的 5 年无事件生存率远远高于单纯放疗组（98% vs. 74%，$P < 0.001$），综合治疗组在 10 年生存率仍优于单纯放疗组（97% vs. 92%，$P = 0.001$）。H8-U 组中 6 周期 MOPP-ABV + IFRT，4 周期 MOPP-ABV + IFRT 以及 4 周期 MOPP-ABV + STLI 的 5 年无事件生存率（84% vs. 88% vs. 87%）和 10 年生存率（88% vs. 85% vs. 84%）差异无统计学意义。4 周期 MOPP-ABV 组死于霍奇金淋巴瘤和急性毒性反应的患者比例小于 6 周期 MOPP-ABV 组。本研究结果

建议4周期化疗 + IFRT作为早期预后不良组霍奇金淋巴瘤患者的首选方案。

EORTC H7F研究：本研究入组了722例Ⅰ～Ⅱ期霍奇金淋巴瘤患者。根据EORTC的危险因素分为预后良好组和预后不良组，预后良好组随机入单纯放疗组（STNI）和放化疗综合治疗组，即6周期EBVP（表柔比星，博来霉素，长春花碱，泼尼松）+ IFRT。预后不良组患者随机入6周期EBVP化疗 + IFRT或者6周期MOPP/ABV混合方案 + IFRT。预后良好组患者中，综合治疗组的10年无事件生存率高于单纯STNI放疗（88% vs. 78%，P = 0.011 3），但两者10年生存率近似（92% vs. 92%，P = 0.79）。在预后不良组患者中，MOPP/ABV组的10年无事件生存率高于EBVP组（88% vs. 68%，P < 0.001），同时10年生存率也表现出一定优势（87% vs. 79%，P = 0.017 5）。本研究结果显示，在预后良好组，EBVP + IFRT优于单纯STNI，在预后不良组，MOPP/ABV混合方案 + IFRT优于EBVP化疗 + IFRT组。

Milan研究：本研究拟探索早期霍奇金淋巴瘤的放疗方式。共有140例早期霍奇金淋巴瘤患者入组，136名纳入分析，患者随机分入4周期ABVD方案化疗后采取次全淋巴结 + 脾脏照射或者4周期ABVD方案化疗后联合IFRT。两组12年无进展生存率（93% vs. 94%）差异无统计学意义，同时生存率（96% vs. 94%）亦差异无统计学意义。但是次全淋巴结 + 脾脏照射组中有3例患者出现第二恶性肿瘤。作为可治愈的惰性淋巴瘤，在保证高生存率的前提下，降低治疗引起的晚期并发症和死亡率也同样重要。因此ABVD化疗后放疗采用较小的放疗野，即IFRT已经足够。

对于早期霍奇金淋巴瘤患者，化疗联合受累野或受累淋巴结放疗的综合治疗为标准的治疗方案。

2. 化疗周期及放疗剂量优化

GHSG H10研究：本研究为一项多中心，随机的前瞻性临床研究。入组1 370例初诊早期预后良好型HL患者，纳入分析1 190例，随机分为四组，分别为4周期ABVD化疗 + 30Gy IFRT，4周期ABVD化疗 + 20Gy IFRT，2周期ABVD化疗 + 30Gy IFRT和2周期ABVD化疗 + 20Gy IFRT。在两种化疗方案的患者中，5年无治疗失败生存率（4周期ABVD 93.0% vs. 2周期ABVD 91.1%）和8年无治疗失败生存率（88.4% vs. 85.7%）差异无统计学意义，5年（97.1% vs. 96.6%）和8年（94.6% vs. 94.4%）生存率亦差异无统计学意义。在两种放疗剂量（30Gy vs. 20Gy）比较中，同样在5年和8年无治疗失败生存率（93.4% vs. 92.9%和87.8% vs. 88.6%）以及5年和8年生存率（97.7% vs. 97.5%和94.9% vs. 95.6%）差异无统计学意义。研究证实2周期ABVD化疗 + 20Gy IFRT在早期预后良好型霍奇金淋巴瘤患者治疗中已经足够，且能够减轻相应的毒副反应。

GHSG H11研究：本研究入组1 395例初诊早期预后不良型HL患者，随机分为4组，分别为4周期ABVD化疗 + 30Gy IFRT，4周期ABVD化疗 + 20Gy IFRT，4周期BEACOPP化疗 + 30Gy IFRT和4周期BEACOPP化疗 + 20Gy IFRT。研究显示4周期ABVD + 20Gy IFRT疗效劣于其他3组（5年PFS分别为87.2% vs. 82.1% vs. 87.9% vs. 87.0%），BEACOPP方案也表现出较ABVD方案更大的毒性（WHO 3～4级：73.8% vs. 51.5%，P < 0.001）。本研究结果显示，对于早期预后不良型HL患者，BEACOPP化疗并未提高患者疗效，对于早期预后不良型HL患者，推荐使用4周期ABVD方案联合30Gy IFRT。

EORTC/LYSA/FIL H10研究：该临床试验入组1 950例早期霍奇金淋巴瘤患者，根据EORTC标准定义预后良好型和预后不良型，患者随机分配到根据PET分型治疗组和标准ABVD方案化疗联合INRT。根据PET分型治疗组中若患者在2周期ABVD方案化疗后出现代谢完全缓解，将只会得到额外的ABVD方案化疗，若中期PET阳性则改用BEACOPPesc方案化疗2周期并联合30Gy INRT。试验中期分析发现在预后良好和预后不良型HL患者中，单独化疗组较联合放疗治疗组出现了更多的早期进展，提示早期HL化疗后中期PET阴性不做放疗仍有较高的局部复发风险。因此试验方案得到修正，撤销2周期ABVD化疗PET阴性后单独化疗组，并将INRT添加到3（预后良好型）或4（预后不良型）周期ABVD化疗组。在中位随访5年后，接受INRT的预后良好型且化疗2周期后PET阴性患者的5

年PFS较未接受INRT患者高12%，这支持了放疗在预后良好型HL的作用。而在预后不良型HL患者中，联合治疗组较未接受放疗组5年PFS亦高出2.5%。而中期评估PET阳性的患者中，增强化疗的方案BEACOPPesc + INRT较ABVD + INRT提高了患者5年无进展生存率（90.6% vs. 77.4%，*P* = 0.002），亦存在生存率上获益6.7%。

对于预后良好型的早期HL患者，治疗上可采用2周期ABVD化疗联合20Gy受累野或受累淋巴结放疗，若2周期化疗后PET中期评估阳性，可加用2周期BEACOPPesc化疗后联合30Gy放疗。对于预后不良型早期HL患者，可采取4周期ABVD化疗联合30Gy放疗，亦可根据中期PET评估，2周期ABVD化疗后改成2周期BEACOPPesc化疗，再联合30Gy放疗。

3. 早期结节性淋巴细胞为主型霍奇金淋巴瘤（NLPHL）治疗

GHSG报告：本研究拟探索ⅠA期NLPHL的治疗。1998—2009年GHSG临床试验中256例ⅠA期的NLPHL患者纳入评估，其中72例患者采用的放化疗结合的综合治疗（CMT），49例患者行EFRT（40Gy EFRT或30Gy EFRT + 10Gy IFRT），108例患者行IFRT（30Gy）以及27例患者采用的利妥昔单抗（R）周方案4周期治疗。利妥昔单抗组4年PFS率劣于其他三组（CMT：92.9%；EFRT：95.8%；IFRT：93.2%；R：81%，*P* = 0.0018），而各组4年生存率和8年生存率未见明显差别（4年-CMT：98.6%；EFRT：100.0%；IFRT：99.0%；R：100%。8年-CMT：98.6%；EFRT：95.7%；IFRT：99.0%，*P* = 0.5073）。结果提示对于ⅠA期的NLPHL患者，IFRT的治疗模式与CMT及EFRT相比，疗效相当，而且潜在毒性相比更小。

MD Anderson回顾性研究：本研究回顾性研究了71例Ⅰ/Ⅱ期NLPHL患者，其中，36例患者行单纯放疗，6例患者获得了全身系统治疗（R-CHOP或者ABVD或者R-ABVD方案化疗），29例患者（较其他两组有更多的B症状和Ⅱ期患者）则采取了两者结合的综合治疗。在单纯放疗组中，9例行EFRT，13例行IFRT，另有19例行ISRT。3种放射野相比5年PFS并差异无统计学意义（*P* = 0.20），且联合治疗组和单纯放疗组局部控制率差异无统计学意义。基于此研究结果，研究者提出，对于早期NLPHL患者，可以采用更小的放射野治疗，如ISRT，但这一结论仍需要大规模前瞻性研究证实。

对于早期（ⅠA期）NLPHL患者，30Gy的IFRT治疗方式已经足够。更小放射野的治疗方式可能在不影响疗效的情况下进一步降低潜在的放疗毒性，但仍需进一步研究证实。

4. 晚期霍奇金淋巴瘤治疗　既往多项研究已经明确晚期HL的标准治疗方式为6～8周期化疗，放疗主要用于化疗后辅助治疗。

GHSG D3研究：本研究为一项多中心、随机、前瞻性临床研究，比较化疗或者放疗作为巩固治疗在6周期化疗后达到完全缓解的晚期霍奇金淋巴瘤中的作用，本研究入组了288例18～60岁分期为Ⅲ$_B$期或者Ⅳ期霍奇金淋巴瘤患者，均接受3周期的COPP（环磷酰胺，长春新碱，丙卡巴肼，泼尼松）+ ABVD交替化疗方案，达到CR的患者随后随机分入20Gy放疗组（RT-arm）和额外1周期COPP + ABVD交替化疗组（CT-arm）。研究表明，两种巩固治疗方式治疗失败生存率（78% vs. 81%；*P* > 0.05）和生存率（96% vs. 88%；*P* > 0.05）差异均无统计学意义，而未接受巩固治疗患者复发率相对增高。

GELA H89研究：本研究为一项随机、前瞻性临床研究，比较2周期化疗或者放疗作为巩固治疗在6周期化疗后达到完全缓解或较好的部分缓解的晚期霍奇金淋巴瘤中的作用。本研究入组了559例15～65岁ⅢB～Ⅳ期霍奇金淋巴瘤患者，患者随机分入MOPP/ABV混合方案或者ABVPP（多柔比星、博来霉素、长春新碱、丙卡巴肼、泼尼松）方案。至少有75%的患者在6周期化疗后达到CR或者PR。诱导化疗后418例患者随机分入巩固放疗或者巩固化疗组（原化疗方案）中。放疗采取次全淋巴结照射或者全淋巴结照射，照射剂量30Gy，在淋巴瘤初始累及区域加量5Gy，化疗后残余肿块加量5Gy，2Gy/次。8周期MOPP/ABV组，6周期MOPP/ABV联合放疗组，8周期ABVPP组和6周期ABVPP联合放疗组的5年无病生存率分别为：80%、82%、68%和75%（*P* = 0.01）。补救放疗和补救化疗的5年无病生存率无明显差别（79% vs. 74%，*P* = 0.07）。MOPP/ABV组补救放疗和补救化疗的

5 年生存率差异无统计学意义（88% vs. 85%，P = 0.2），而 ABVPP 组补救放疗和补救化疗的 5 年生存率存在明显差别（78% vs. 94%，P = 0.002）。研究显示，在进展期 HL 患者中，化疗达到 CR 后，作为巩固治疗，放疗并未优于化疗，故而，该研究结果建议患者经过 6 周期化疗达到 CR 后，继续 2 周期化疗作为巩固治疗为进展期 HL 的标准治疗。

GHSG HD12 研究：本研究为一项前瞻性、多中心临床研究，1 670 例来自德国 320 个医院的 16～65 岁组织学证实ⅡB 合并纵隔大肿块 / 结外受累患者或Ⅲ / Ⅳ期患者入组。随机分配到 4 周期剂量增强 BEACOPP + 4 周期常规剂量 BEACOPP 方案（4 + 4 组）化疗或者 8 周期常规剂量 BEACOPP 化疗，各化疗组联合或者不联合大肿块 / 残余病灶的巩固放疗（30Gy，原发大肿块 > 5cm 或者残留肿瘤≥ 1.5cm 患者大部分接受了巩固放疗）。8 周期剂量增强的 BEACOPP 组和 4 + 4 组的 5 年无治疗失败生存率（86.4% vs. 84.8%）和生存率（92% vs. 90.3%）差异无统计学意义。放疗亚组分析显示未行放疗的无治疗失败生存率劣于行巩固放疗的患者（87% vs. 90.3%，P < 0.05），特别是化疗后有残留的患者。但在大肿块化疗后完全缓解的患者放疗并无获益。该研究结果提示，对于化疗后有残留的患者，局部巩固性放疗是重要的治疗手段。

GHSG HD15 研究：该试验为一项多中心，前瞻性，非劣效性的Ⅲ期临床研究。共入组 2 182 例 18～60 岁新诊断的晚期霍奇金淋巴瘤患者，随机分成 8 周期剂量增强的 BEACOPP（$8EA_{esc}$ 组），6 周期剂量增强的 BEACOPP（$6EA_{esc}$ 组）或者 8 周期常规剂量的 BEACOPP 的 14 天方案（$8EA_{14}$ 组）。治疗后完成 PET/CT 评估，化疗后持续存在的≥ 2.5cm 肿块且 PET/CT 阳性患者，将得到额外总剂量 30Gy，分次量 1.8～2Gy 的放疗。文中比较了化疗后 PET/CT 仍阳性并行放疗后的患者和化疗后 PET/CT 显示完全缓解后观察的患者，两者 48 个月无进展生存率有明显差异（86.2% vs. 92.6%，P = 0.022），证实即使接受了补救放疗，化疗后 PET 阳性为后续治疗失败的高风险因素，而即使残存病灶≥ 2.5cm 但 PET 阴性患者，与化疗后完全缓解患者相比具有类似的 4 年无进展生存率（92.1%）。

晚期霍奇金淋巴瘤化疗后 PET/CT 显示达到 CR 的患者不需要行巩固放疗；化疗后仍有肿瘤残存但 PET 阴性（即代谢缓解）患者，可以选择观察；放疗主要应用于化疗后 PET/CT 阳性的残留病灶，放疗剂量建议采用 30Gy，不超过 40Gy。

（李寰　刘超　朱芳）

参考文献

[1] HANSEN E K, Roach Ⅲ M. Handbook of evidence-based radiation oncology[M]. Springer International Publishing, 2018: 725-726.

[2] EICHENAUER D A, ENGERT A, ANDRE M, et al. Hodgkin's lymphoma: ESMO clinical practice guidelines for diagnosis, treatment and follow-up[J]. Ann Oncol, 2014, 25 Suppl 3: i70-i75.

[3] ENGERT A, FRANKLIN J, EICH H T, et al. Two cycles of doxorubicin, bleomycin, vinblastine, and dacarbazine plus extended-field radiotherapy is superior to radiotherapy alone in early favorable Hodgkin's lymphoma: Final results of the GHSG HD7 trial[J]. J Clin Oncol, 2007, 25(23): 3495-3502.

[4] PRESS O W, LEBLANC M, LICHTER A S, et al. Phase Ⅲ randomized intergroup trial of subtotal lymphoid irradiation versus doxorubicin, vinblastine, and subtotal lymphoid irradiation for stage Ⅰ$_A$ to Ⅱ$_A$ Hodgkin's disease[J]. J Clin Oncol, 2001, 19(22): 4238-4244.

[5] FERME C, EGHBALI H, MEERWALDT J H, et al. Chemotherapy plus involved-field radiation in early-stage Hodgkin's disease[J]. N Engl J Med, 2007, 357(19): 1916-1927.

[6] NOORDIJK E M, CARDE P, DUPOUY N, et al. Combined-modality therapy for clinical stage Ⅰ or Ⅱ Hodgkin's lymphoma: Long-term results of the European organisation for research and treatment of cancer H7 randomized controlled trials[J]. J Clin Oncol, 2006, 24(19): 3128-3135.

[7] BONADONNA G, BONFANTE V, VIVIANI S, et al. ABVD plus subtotal nodal versus involved-field radiotherapy in early-stage Hodgkin's disease: Long-term results[J]. J Clin Oncol, 2004, 22(14): 2835-2841.
[8] ENGERT A, PLUTSCHOW A, EICH H T, et al. Reduced treatment intensity in patients with early-stage Hodgkin's lymphoma[J]. N Engl J Med, 2010, 363(7): 640-652.
[9] EICH H T, DIEHL V, GORGEN H, et al. Intensified chemotherapy and dose-reduced involved-field radiotherapy in patients with early unfavorable Hodgkin's lymphoma: Final analysis of the German Hodgkin Study Group HD11 trial[J]. J Clin Oncol, 2010, 28(27): 4199-4206.
[10] ANDRE M, GIRINSKY T, FEDERICO M, et al. Early Positron emission tomography response-adapted treatment in stage Ⅰ and Ⅱ hodgkin lymphoma: Final results of the randomized EORTC/LYSA/FIL H10 Trial[J]. J Clin Oncol, 2017, 35(16): 1786-1794.
[11] EICHENAUER D A, PLUTSCHOW A, FUCHS M, et al. Long-term course of patients with stage Ⅰ$_A$ nodular lymphocyte-predominant hodgkin lymphoma: A report from the german hodgkin study group[J]. J Clin Oncol, 2015, 33(26): 2857-2862.
[12] PINNIX C C, MILGROM S A, CHEAH C Y, et al. Favorable outcomes with de-escalated radiation therapy for limited-stage nodular lymphocyte-predominant Hodgkin lymphoma[J]. Blood Adv, 2019, 3(9): 1356-1367.
[13] DIEHL V, LOEFFLER M, PFREUNDSCHUH M, et al. Further chemotherapy versus low-dose involved-field radiotherapy as consolidation of complete remission after six cycles of alternating chemotherapy in patients with advance Hodgkin's disease. German Hodgkins' Study Group (GHSG)[J]. Ann Oncol, 1995, 6(9): 901-910.
[14] FERME C, SEBBAN C, HENNEQUIN C, et al. Comparison of chemotherapy to radiotherapy as consolidation of complete or good partial response after six cycles of chemotherapy for patients with advanced Hodgkin's disease: Results of the groupe d'etudes des lymphomes de l'Adulte H89 trial[J]. Blood, 2000, 95(7): 2246-2252.
[15] BORCHMANN P, HAVERKAMP H, DIEHL V, et al. Eight cycles of escalated-dose BEACOPP compared with four cycles of escalated-dose BEACOPP followed by four cycles of baseline-dose BEACOPP with or without radiotherapy in patients with advanced-stage hodgkin's lymphoma: final analysis of the HD12 trial of the German Hodgkin study group[J]. J Clin Oncol, 2011, 29(32): 4234-4242.
[16] ENGERT A, HAVERKAMP H, KOBE C, et al. Reduced-intensity chemotherapy and PET-guided radiotherapy in patients with advanced stage Hodgkin's lymphoma (HD15 trial): a randomised, open-label, phase 3 non-inferiority trial[J]. Lancet, 2012, 379(9828): 1791-1799.
[17] RIMNER A, LOVIE S, HSU M, et al. Accelerated total lymphoid irradiation-containing salvage regimen for patients with refractory and relapsed Hodgkin lymphoma: 20 years of experience[J]. Int J Radiat Oncol Biol Phys, 2017, 97(5): 1066-1076.

第三节 滤泡性淋巴瘤放疗

滤泡性淋巴瘤（follicular lymphoma，FL）的肿瘤细胞多为滤泡性生长，也可见弥漫性区域生长，存在不同比例的生发中心样细胞和中心母细胞，WHO 根据滤泡中心母细胞的数目将其进行分级：瘤细胞表达 *CD19*（+），*CD22*（+），*CD20*（+），*CD10*（+），*CD23*（+/−），*CD43*（−），*CD5*（−），*CCND1*（−）和 *Bcl-6*（+）。大部分病例中，*Bcl-2* 蛋白检测生发中心阳性，部分高级别病例可为阴性。80% 以上病例可检测到染色体异位，最常见的为 t（14；18）（q32；q21）。

一、治疗原则

治疗原则见表 7-3-1。

表 7-3-1　治疗原则

分期	治疗
Ⅰ～Ⅱ期	①无大肿块（< 7cm）的Ⅰ～Ⅱ期患者，以受累野放疗（IFRT）为主，处方剂量 24Gy（大肿块可加至 30Gy）。2×2Gy 可用于姑息性放疗 ②无法耐受放疗不良反应的患者（如干燥综合征，甲状腺功能减退等）可以选择等待观察或者利妥昔单抗 / 奥妥珠单抗单药治疗 ③Ⅱ期高肿瘤负荷，临床或生物学不良预后特征患者，不推荐局部放疗，建议全身系统治疗
Ⅲ～Ⅳ期	①目前无明确的标准化治疗，且治疗选择因情况而异。ESMO 指南指出晚期 FL 患者的治疗仅当有治疗指征时才开始，临床开始治疗需要满足 GELF 标准或者肿瘤快速进展。不满足 GELF 标准可以选择等待观察，有治疗指征患者可选择局部放疗（缓解局部症状）或者全身化疗 / 免疫治疗 ②下文列举了 NCCN 指南推荐的治疗方案

注：滤泡性淋巴瘤高肿瘤负荷定义（GELF 标准）。①受累淋巴结区≥ 3 个，每个区域的淋巴结直径≥ 3cm；②任何淋巴结或者结外瘤块直径≥ 7cm；③ B 症状，原因不明的发热 > 38℃；夜间盗汗；近 6 个月体重下降 > 10%；④脾大，胸腹腔积液；⑤血细胞减少（白细胞 < 1.0×10^9/L 和 / 或血小板 < 100×10^9/L）；⑥白血病（恶性细胞 > 5.0×10^9/L）。

二、全身化疗方案

全身化疗方案（2021 年《NCCN 肿瘤学临床实践指南：淋巴瘤》）见表 7-3-2。

表 7-3-2　全身化疗方案

一线治疗	①苯达莫司汀 + 奥妥珠单抗或者利妥昔单抗 ② CHOP（环磷酰胺 + 多柔比星 + 长春新碱 + 泼尼松）+ 奥妥珠单抗或者利妥昔单抗 ③ CVP（环磷酰胺 + 长春新碱 + 泼尼松）+ 奥妥珠单抗或者利妥昔单抗 ④来那度胺 + 利妥昔单抗 ⑤单药利妥昔单抗（375mg/m^2，周方案，共 4 次，用于低肿瘤负荷患者）
老年或者体弱者（临床医生认为上述治疗方案无法耐受者）一线治疗	①优先选择利妥昔单抗单药治疗（375mg/m^2，周方案，共 4 次） ②苯丁酸氮芥 + 利妥昔单抗 ③环磷酰胺 + 利妥昔单抗 ④苯丁酸氮芥 ⑤环磷酰胺 ⑥放射免疫治疗：替伊莫单抗（ibritumomab tiuxetan）
（可选）一线巩固治疗或者延伸剂量	初诊高肿瘤负荷患者建议利妥昔单抗维持（每次 375mg/m^2，8 周 1 次，共 12 次） 奥妥珠单抗维持（每次 1 000mg，8 周 1 次，共 12 次） 若初治采用利妥昔单抗单药治疗，巩固治疗采取利妥昔单抗，每次 375mg/m^2，8 周 1 次，共 4 次 放射免疫治疗：替伊莫单抗（ibritumomab tiuxetan）（化疗或化疗免疫诱导治疗后）
二线治疗	①苯达莫司汀 + 奥妥珠单抗或者利妥昔单抗 ② CHOP（环磷酰胺 + 多柔比星 + 长春新碱 + 泼尼松）+ 奥妥珠单抗或者利妥昔单抗 ③ CVP（环磷酰胺 + 长春新碱 + 泼尼松）+ 奥妥珠单抗或者利妥昔单抗 ④来那度胺 + 利妥昔单抗 ⑤单药利妥昔单抗
其他方案	①放射免疫治疗：替伊莫单抗（ibritumomab tiuxetan） ② PI3K 抑制剂 a：idelalisib（经过 2 线治疗后的复发或难治性滤泡性淋巴瘤） b：copanlisib（经过 2 线治疗后的复发或难治性滤泡性淋巴瘤） c：duvelisib（经过 2 线治疗后的复发或难治性滤泡性淋巴瘤） ③可参见弥漫大 B 细胞淋巴瘤二线治疗（不考虑移植）

续表

老年或者体弱者（临床医生认为上述治疗方案无法耐受者）二线治疗	①优先选择利妥昔单抗单药治疗（375mg/m²，周方案，共4次） ②苯丁酸氮芥＋利妥昔单抗 ③环磷酰胺＋利妥昔单抗 ④苯丁酸氮芥 ⑤环磷酰胺 ⑥放射免疫治疗：替伊莫单抗（ibritumomab tiuxetan）
（可选）二线巩固治疗或者延伸剂量	①利妥昔单抗维持（每次375mg/m²，12周1次，共2年） ②奥妥珠单抗维持（每次1 000mg，8周1次，共12次） ③大剂量治疗后自体干细胞移植挽救 ④高度选择患者进行异体干细胞移植

三、循证医学证据

局限期（Ⅰ～Ⅱ期）滤泡性淋巴瘤治疗

（1）放疗有效性：局限性FL相对少见，预后好。NCCN和ESMO指南均支持单独使用放疗治疗Ⅰ～Ⅱ期，1～2级FL。早期研究随访发现，大约一半的Ⅰ期滤泡淋巴瘤可以通过放疗治愈，10年生存率为60%～80%，中位生存时间可达19年。

以下项目描述了大型数据库分析，比较了接受和不接受放疗的早期FL患者的结果。由于可能存在潜在的未观察到的混杂因素和选择偏差，这些研究结果必须谨慎理解。

SEER数据库分析：本研究纳入1973—2004年分期为Ⅰ和Ⅱ期，组织学分级为1～2级的6 568例FL患者，其中34%患者初诊采取了放疗。相比于未接受放疗的患者，接受放疗的患者具有更高的疾病特异性生存率（DSS）：5年（90% vs. 81%），10年（79% vs. 66%），15年（68% vs. 57%）和20年（63% vs. 51%），$P < 0.000\ 1$。生存率也同样具有优势：5年（81% vs. 71%），10年（62% vs. 48%），15年（45% vs. 34%）和20年（35% vs. 23%），$P < 0.000\ 1$。研究建议对于早期1～2级FL患者，放疗可作为标准治疗手段。

NCDB数据库分析：本研究纳入1998—2012年35 961例AJCC分期为Ⅰ/Ⅱ期，组织学分级为1～2级的FL患者进行分析，接受放疗患者的5年和10年生存率明显优于未接受放疗患者（86% vs. 74%和68% vs. 54%，$P < 0.000\ 1$），多因素分析也显示放疗能够提高生存率。因此，建议放疗应该作为早期FL患者的标准治疗。

美国国家LymphoCare研究分析：本项研究纳入471例在国家LymphoCare数据库中的分期为Ⅰ期的滤泡性淋巴瘤患者，其中206例患者通过骨髓穿刺和活检，严格的影像学检查（全身CT、PET/CT或者两者都有）得到准确分期。这些患者接受了不同类型的治疗，包括利妥昔单抗＋化疗（28%），放疗（27%），等待观察（17%），系统治疗＋放疗（13%），利妥昔单抗单药治疗（12%），其他治疗（3%）。中位随访57个月，化疗免疫组和系统治疗＋放疗组患者相比单独放疗患者有明显的PFS提高，但OS差异无统计学意义。作为最大的前瞻性临床研究，本研究结果表明，对于Ⅰ期的滤泡性淋巴瘤，化疗免疫组、单纯放疗组、系统治疗＋放疗组均有很好的预后，该结果对单纯放疗作为局限期滤泡性淋巴瘤的标准治疗这一结论提出了挑战。

一项意大利都灵大学研究：本研究为一项多中心观察性研究，探讨美罗华＋放疗与单纯放疗治疗早期FL的疗效差异。共纳入1985—2011年5个意大利研究机构的94例分期为Ⅰ～Ⅱ期的FL患者，组织学分级为1～3a级。51例患者接受单纯放疗（采用IFRT，放疗剂量30.6～50Gy），43例患者采取4周期利妥昔单抗（375mg/m²，在放疗期间第1天、第8天、第15天、第22天各用一次）治疗后放疗的治疗方式（Rit-RT组）。中位随访时间为10.9年，Rit-RT组的10年无进展生存率显著高于单纯放疗组（64.6% vs. 50.7%，$P < 0.05$），但两组10年生存率差异无统计学意义。

TROG 99.03研究：这是一项Ⅲ期随机、多中心探讨在放疗基础上加入化疗相对单纯放疗对早期低级别 FL 患者疗效的临床研究，也是目前数十年来第一个对局限期滤泡淋巴瘤的随机试验。本研究入组 150 例通过 CT（48% 患者采用 PET 分期）、骨髓穿刺和活检分期确诊的Ⅰ～Ⅱ期，组织学分级为 1、2 或 3a 的 FL 患者。入组的局限性 FL 患者随机分为至单纯放疗组（30Gy IFRT）和放疗联合 R-CVP 或者 CVP，即免疫化疗 / 化疗组，主要研究终点为 PFS。各组随机分配了 75 名患者，中位随访时间 9.6 年，结果提示添加 R-CVP 的联合治疗可延长患者 10 年无进展生存率（59% vs. 41%，P ＝ 0.033），多因素分析显示更少的受累部位和采用 PET 分期是影响 PFS 的有利因素。同时联合治疗没有延长 10 年生存率（95% vs. 86%，P ＝ 0.40），且联合用药组毒副反应更大（35 例患者出现 3 级毒性，10 例患者出现 4 级毒性；相比单纯放疗分别只有 1 例 3 级毒性，1 例 4 级毒性）。本研究结果表明，对于早期 FL，IFRT 联合免疫化疗（R-CVP）较单纯放疗更有效。

（2）放射野和放疗剂量：根据国际淋巴瘤放射肿瘤学组（International Lymphoma Radiation Oncology Group，ILROG）建议，放疗方式建议采用 ISRT 或 IFRT。

英国国家淋巴瘤调查研究：这是一项为多中心前瞻性随机对照的Ⅲ期临床研究，主要目的是探索控制非霍奇金淋巴瘤的最佳放疗剂量。361 例惰性非霍奇金淋巴瘤（滤泡性淋巴瘤占 60%）入组，随机接受 40～45Gy/20～23f 或者 24Gy/12f 的放疗。结果显示在惰性非霍奇金淋巴瘤患者中，两种治疗方式的反应率相似（93% vs. 92%，P ＝ 0.72），中位随访时间为 5.6 年，两种治疗方式的野内复发率、无进展生存率、生存率均差异无统计学意义。该研究结果表明，惰性淋巴瘤患者接受标准放疗剂量（40～45Gy）和 24Gy 放疗的疗效差异无统计学意义。

英国 FORT 研究：本试验为前瞻性随机非劣效性Ⅲ期临床试验，入组了 2006—2011 年 614 例来自 43 个中心的惰性非霍奇金淋巴瘤（86% 为滤泡性淋巴瘤）患者，随机分入 24Gy/12f（根治性治疗）和 4Gy/2f（姑息性治疗）组。中位随访时间 26 个月，结果显示 91 例患者出现局部进展，其中 21 例在 24Gy/12f 组，70 例在 4Gy/2f 组，4Gy/2f 组中至局部进展所经历的时间不长于 24Gy/12f 组患者所经历的时间，具有明显统计学差异（P ＜ 0.000 1）。研究结果显示低剂量放疗（4Gy/2f）虽然为一种有效的姑息治疗方案，但局部进展率过高，仍建议 24Gy/12f 作为标准的有效治疗方案。

（3）等待观察：早期滤泡性淋巴瘤患者采取等待观察主要基于以下两项研究。

斯坦福大学医学中心回顾性分析：本研究纳入 43 例在诊断后接受至少 3 个月观察的Ⅰ期和ⅡA 期组织学分级 1～2 级的滤泡性淋巴瘤患者，中位随访时间为 86 个月，27 例患者未接受治疗。16 例开始接受治疗的患者的中位间隔时间为 22 个月，其中 4 例转化为高级别淋巴瘤。5 年、10 年、20 年的预估生存率分别为 97%、85%、22%。本研究结果表明，对于部分选择的Ⅰ和Ⅱ期 FL 患者，可以考虑“等待观察”，延迟治疗开始时间。

法国 Bergonie 研究所，波尔多地区癌症中心的回顾性分析：纳入 43 例诊断性手术（淋巴结活检）后无残留的Ⅰ期滤泡性淋巴瘤患者。26 例患者采取观察等待，17 例患者采取 IFRT（40Gy/20f）± 化疗（3 例，CVP 方案）的治疗方式。中位随访时间 6.3 年。26 例观察等待患者中 13 例未出现复发，6 例出现局部复发（中位时间 4.2 年），在放疗后达到完全缓解。7 例患者出现远处复发（中位时间 1 年）。在接受初始治疗的 17 例患者中均未出现局部复发，但有 7 例患者出现远处复发。通过该研究，观察到了不同治疗方式患者的两种不同复发模式，但是采取等待观察或者接受放化疗并未明显改变患者预后。

建议：①Ⅰ～Ⅱ期滤泡性淋巴瘤患者建议以积极治疗为主，放疗应该作为Ⅰ期或者局限侵犯Ⅱ期的首选的治疗方案，尤其是部位适宜放疗且不会导致严重放疗相关副作用的患者，推荐采用 IFRT 或 ISRT 放疗（更优），放疗剂量 24～30Gy。是否联合免疫治疗或者全身化疗目前无明确的定论，需要结合患者实际情况综合考虑。②Ⅱ期满足高肿瘤负荷标准的患者，建议以全身治疗（免疫治疗 ± 化疗）为主，部分适宜放疗的患者（如大肿块）也可联合放疗。③观察等待目前证据不够充分（病例数较少），仅仅作为其他治疗方案的毒性超过可能的临床获益或者患者明确表示拒绝治疗时的选择。

（4）晚期（Ⅲ / Ⅳ期）滤泡性淋巴瘤治疗：晚期 FL 被认为是一种不可治愈的疾病。目前的主要治疗手段包括观察等待、化疗/免疫化疗、无化疗的 R^2 方案（利妥昔单抗+来那度胺，RELEVANCE 试验）以及造血干细胞移植等。多项研究结果显示，对于晚期和低肿瘤负荷的 FL 患者，诊断后即刻治疗与先观察等待、待出现治疗指征时再进行治疗，患者的总生存时间差异无统计学意义。治疗指征：可以参加合适的临床试验、有症状、威胁器官功能、继发血细胞减少、大肿块和病变持续进展。放疗仅应用于局部的姑息性治疗或者参与 ASCT 前的清髓性放化疗（Lenz G，Blood 2004）。目前无明确研究证实常规化疗基础上加用放疗可改善无复发生存和总生存，因此化疗后不建议行巩固性放疗，且惰性淋巴瘤患者中，采用低剂量全身淋巴组织照射联合细胞毒性化疗患者，骨髓增生异常综合征（myelodysplastic syndrome，MDS）与继发性急性白血病的 15 年累积发生率为 17%。

建议：不提倡晚期滤泡性淋巴瘤患者采用化疗后巩固放疗。

（5）难治/复发滤泡性淋巴瘤：该类患者目前的标准治疗方案并未统一。初始治疗后患者应定期随访，监测可能存在的复发或者治疗相关并发症。对于复发的 FL，仍可首选观察等待，当出现治疗指征时再开始解救治疗。如果怀疑复发，要求再次活检以评估是否发生组织学转化（滤泡性淋巴瘤每年发生转化的风险为 2%～3%），发生转化为弥漫大 B 细胞淋巴瘤（DLBCL）的患者可参考相关的一线治疗方案。

早期进展/复发，即初始免疫化疗 24 个月或利妥昔单抗单药 12 个月内出现进展/复发，建议采用更加积极的治疗。适合 ASCT 患者可再次行非交叉耐药方案治疗达到 CR 后酌情考虑 ASCT，特别是年轻患者。不适合 ASCT 患者可行免疫化疗，放射免疫治疗（radioimmunotherapy，RIT），PI3K 抑制剂或者进入临床试验。

晚期复发患者，目前认为预后仍然较好（2018 ASH），仅需间断治疗，其生存率类似普通人群。若为无症状的复发滤泡性淋巴瘤，则不一定需要立即治疗。对于有症状的复发患者目前治疗方案主要有利妥昔单抗单药治疗，利妥昔单抗/奥妥珠单抗+化疗或者来那度胺，PI3K 抑制剂，或者 RIT 等。治疗方案选择以提高患者生存质量、缓解症状为主要考虑方向。

该类型患者的放疗主要集中于放疗免疫治疗，即采用放射性同位素标记 CD20 抗体用于治疗。代表性药物有托西莫单抗和替伊莫单抗。

一项梅奥诊所多科室联合参与的前瞻性研究：该研究为前瞻性Ⅲ期随机对照研究，目的为比较用放射性同位素 ^{90}Y 标记的替伊莫单抗和利妥昔单抗治疗难治/复发性低级别/滤泡性/转化的 CD20 阳性非霍奇金淋巴瘤的疗效。^{90}Y 标记的替伊莫单抗一次静脉给药，用量为 0.4mCi/kg（入组 73 例），利妥昔单抗用量为每周 375mg/m^2，共 4 次（入组 70 例）。结果显示替伊莫单抗组的客观缓解率（objective response rate，ORR）显著高于利妥昔单抗组（80% vs. 56%，P = 0.002），替伊莫单抗组的 CR 率也显著高于利妥昔单抗组（30% vs. 16%，P = 0.04），但两者的中位缓解持续时间（14.2 个月 vs. 12.1 个月，P = 0.6）和疾病进展时间（11.2 个月 vs. 10.1 个月，P = 0.173）差异无统计学意义。

SWOG-S0016 研究：该研究为一项Ⅲ期随机对照研究，目的为比较 R-CHOP 方案和 CHOP-RIT 方案（CHOP 方案后序贯托西莫单抗）在初治的滤泡性淋巴瘤患者中的安全性和有效性。共入组 2001—2008 年 531 例初治的Ⅱ期伴大肿块/Ⅲ期/Ⅳ期滤泡性淋巴瘤患者，随机接受 6 周期 R-CHOP 方案化疗或者 6 周期 CHOP-RIT 治疗。中位随访时间为 10.3 年，CHOP-RIT 组 10 年的 PFS 优于 R-CHOP 组（56% vs. 42%，P = 0.01），但两种治疗方式的 10 年生存率并无明显差别（75% vs. 81%，P = 0.13）。两种治疗方式的二次恶性肿瘤发生率亦差异无统计学意义（15.1% vs. 16.1%，P = 0.81）。但 CHOP-RIT 组因骨髓增生异常综合征或者继发急性髓系白血病导致的 10 年累积死亡发生率较 R-CHOP 组有所增高（4% vs. 0.9%，P = 0.02）。因此提出免疫化疗仍然是目前高危滤泡性淋巴瘤的标准诱导方案，除非新的替代方案能够在更长的随访中显示出优越性。

放射免疫治疗可以作为复发/难治滤泡性淋巴瘤的一种有效的治疗方案，但不建议在初治患者中应用。该类药物使用复杂，一定程度上限制了其应用。

（李寰　刘超　朱芳）

参考文献

[1] 克晓燕, 高子芬. 淋巴瘤诊疗手册 [M]. 北京: 人民卫生出版社, 2017: 208-219.

[2] 李晔雄. 肿瘤放射治疗学 [M]. 5 版. 北京: 中国协和医科大学出版社, 2018: 971-979.

[3] PASTORE A, JURINOVIC V, KRIDEL R, et al. Integration of gene mutations in risk prognostication for patients receiving first-line immunochemotherapy for follicular lymphoma: A retrospective analysis of a prospective clinical trial and validation in a population-based registry[J]. Lancet Oncol, 2015, 16(9): 1111-1122.

[4] GHIELMINI M, VITOLO U, KIMBY E, et al. ESMO guidelines consensus conference on malignant lymphoma 2011 part 1: Diffuse large B-cell lymphoma (DLBCL), follicular lymphoma (FL) and chronic lymphocytic leukemia (CLL)[J]. Ann Oncol, 2013, 24(3): 561-576.

[5] WILDER R B, JONES D, TUCKER S L, et al. Long-term results with radiotherapy for atage Ⅰ ~ Ⅱ follicular lymphomas[J]. Int J Radiat Oncol Biol Phys, 2001, 51(5): 1219-1227.

[6] PUGH T J, BALLONOFF A, NEWMAN F, et al. Improved survival in patients with early stage low-grade follicular lymphoma treated with radiation: a surveillance, epidemiology, and end results database analysis[J]. Cancer, 2010, 116(16): 3843-3851.

[7] VARGO J A, GILL B S, BALASUBRAMANI G K, et al. What is the optimal management of early-stage low-grade follicular lymphoma in the modern era?[J]. Cancer, 2015, 121(18): 3325-3334.

[8] FRIEDBERG J W, BYRTEK M, LINK B K, et al. Effectiveness of first-line management strategies for stage Ⅰ follicular lymphoma: analysis of the National LymphoCare Study[J]. J Clin Oncol, 2012, 30(27): 3368-3375.

[9] RUELLA M, FILIPPI A R, BRUNA R, et al. Addition of rituximab to involved-field radiation therapy prolongs progression-free survival in stage Ⅰ ~ Ⅱ follicular lymphoma: Results of a multicenter study[J]. Int J Radiat Oncol Biol Phys, 2016, 94(4): 783-791.

[10] MACMANUS M, FISHER R, ROOS D, et al. Randomized trial of systemic therapy after involved-field radiotherapy in patients with early-stage follicular lymphoma: TROG 99.03[J]. J Clin Oncol, 2018, 36(29): 2918-2925.

[11] YAHALOM J, ILLIDGE T, SPECHT L, et al. Modern radiation therapy for extranodal lymphomas: Field and dose guidelines from the international lymphoma radiation oncology group[J]. Int J Radiat Oncol Biol Phys, 2015, 92(1): 11-31.

[12] SPECHT L, YAHALOM J, ILLIDGE T, et al. Modern radiation therapy for Hodgkin lymphoma: Field and dose guidelines from the international lymphoma radiation oncology group (ILROG)[J]. Int J Radiat Oncol Biol Phys, 2014, 89(4): 854-862.

[13] ILLIDGE T, SPECHT L, YAHALOM J, et al. Modern radiation therapy for nodal non-Hodgkin lymphoma-target definition and dose guidelines from the international lymphoma radiation oncology group[J]. Int J Radiat Oncol Biol Phys, 2014, 89(1): 49-58.

[14] LOWRY L, SMITH P, QIAN W, et al. Reduced dose radiotherapy for local control in non-Hodgkin lymphoma: A randomised phase Ⅲ trial[J]. Radiother Oncol, 2011, 100(1): 86-92.

[15] HOSKIN P J, KIRKWOOD A A, POPOVA B, et al. 4 Gy versus 24Gy radiotherapy for patients with indolent lymphoma (FORT): A randomised phase 3 non-inferiority trial[J]. Lancet Oncol, 2014, 15(4): 457-463.

[16] ADVANI R, ROSENBERG S A, HORNING S J. Stage Ⅰ and Ⅱ follicular non-Hodgkin's lymphoma: Long-term follow-up of no initial therapy[J]. J Clin Oncol, 2004, 22(8): 1454-1459.

[17] SOUBEYRAN P, EGHBALI H, TROJANI M, et al. Is there any place for a wait-and-see policy in stage I0 follicular lymphoma? A study of 43 consecutive patients in a single center[J]. Ann Oncol, 1996, 7(7): 713-718.

[18] LENZ G, DREYLING M, SCHIEGNITZ E, et al. Myeloablative radiochemotherapy followed by autologous stem cell transplantation in first remission prolongs progression-free survival in follicular lymphoma: Results of a prospective, randomized trial of the German Low-Grade Lymphoma Study Group[J]. Blood, 2004, 104(9): 2667-2674.

[19] ANDERSON T, CHABNER B A, YOUNG R C, et al. Malignant lymphoma. 1. The histology and staging of 473 patients at the National Cancer Institute[J]. Cancer, 1982, 50(12): 2699-2707.
[20] WITZIG T E, GORDON L I, CABANILLAS F, et al. Randomized controlled trial of yttrium-90-labeled ibritumomab tiuxetan radioimmunotherapy versus rituximab immunotherapy for patients with relapsed or refractory low-grade, follicular, or transformed B-cell non-Hodgkin's lymphoma[J]. J Clin Oncol, 2002, 20(10): 2453-2463.
[21] SHADMAN M, LI H, RIMSZA L, et al. Continued excellent outcomes in previously untreated patients with follicular lymphoma after treatment with CHOP plus rituximab or CHOP Plus (131)I-Tositumomab: Long-term follow-up of Phase Ⅲ randomized study SWOG-S0016[J]. J Clin Oncol, 2018, 36(7): 697-703.
[22] NCCN Clinical Practice Guidelines in Oncology: B-Cell Lymphomas. (Version 5.2022)[EB/OL].[2022-07-12].https://www.nccn.org/professionals/physician_gls/pdf/b-cell.pdf.

第四节 边缘区淋巴瘤放疗

边缘区淋巴瘤（marginal zone lymphoma，MZL）是非霍奇金淋巴瘤的一种亚型，起源于后生发中心边缘区的 B 细胞，属于惰性淋巴瘤，约占 NHL 的 10%。按照起源部位的不同，分为 3 种亚型：结外 MZL[也称为黏膜相关淋巴组织（mucosal- associated lymphoid tissue，MALT）淋巴瘤]、淋巴结边缘区 B 细胞淋巴瘤（NMZL）和脾边缘区 B 细胞淋巴瘤（splenic marginal zone lymphoma，SMZL）。其中 MALT 淋巴瘤最常见，也是我国最常见的惰性淋巴瘤亚型，可分为胃 MALT 淋巴瘤和非胃 MALT 淋巴瘤，占 MZL 的 70% 左右。MALT 淋巴瘤的预后优于淋巴结 MZL 和脾 MZL。

一、治疗原则

1. 结外边缘区淋巴瘤

（1）胃 MALT 淋巴瘤：对于Ⅰ期患者，幽门螺杆菌（helicobacter pylori，Hp）阳性患者首选抗 Hp 治疗，此后胃镜随诊 Hp 清除情况，但 t（11；18）易位患者抗 Hp 治疗后需接受放疗。对于抗 Hp 治疗无效或 Hp 阴性患者，首选放疗。不适合接受放疗的患者，可考虑单药利妥昔单抗治疗。对于Ⅲ、Ⅳ期患者，无治疗指征者可选择观察等待，有治疗指征的患者可参考晚期 FL 的治疗原则，手术治疗仅限于发生大出血和穿孔等特殊情况（表 7-4-1）。

表 7-4-1　各分期及治疗原则

分期	病理学	治疗策略
Ⅰ1、Ⅰ2 和Ⅱ1 期	Hp 阳性且不伴有 t(11；18) 或 t(11；18) 未知	抗 Hp 治疗后内镜下评估
	Hp 阳性且伴有 t(11；18)	抗 Hp 治疗后内镜下评估： ①淋巴瘤(+)，可采取 ISRT 局部治疗；存在放疗禁忌，可采取利妥昔单抗治疗 ②淋巴瘤(－)，治疗后随访
	Hp 阴性	建议采取 ISRT 局部治疗；存在放疗禁忌，可采取利妥昔单抗治疗
ⅡE 或者Ⅱ2 期或者Ⅳ期		①建议临床试验 ②若出现明显症状，消化道出血，有危险的终末器官损害，大肿块或者疾病持续性进展，患者强烈治疗意愿，可选择系统化疗或者局部放疗

（2）非胃 MALT 淋巴瘤：Ⅰ、Ⅱ期首选放疗，对于局限于肺部、乳腺、甲状腺及结肠、小肠的患者可以考虑手术治疗，也可观察等待或单药利妥昔单抗治疗，Ⅲ、Ⅳ期参考晚期 FL 的治疗（表 7-4-2）。

表 7-4-2　各分期治疗原则

分期	治疗策略
Ⅰ～Ⅱ期	首选局部放疗 对于局限于肺部，乳腺，甲状腺及结肠，小肠的患者可以考虑手术治疗 在高度选择后的患者可以采用利妥昔单抗或者观察随访
Ⅲ～Ⅳ期	局部放疗 部分仍可以选择观察随访或者选择滤泡淋巴瘤的一线方案治疗 伴有大细胞转化患者可以采取 DLBCL 一线方案治疗

2. **脾边缘区 B 细胞淋巴瘤**　对于无症状、无进行性血细胞减少、无脾大的患者可先观察等待。对伴有脾大且丙型肝炎病毒阳性的患者，如不存在丙型肝炎治疗禁忌，可给予抗丙型肝炎治疗。对伴有脾大、但丙型肝炎病毒阴性的患者，如无症状也可先观察等待；对有症状的患者，首选单纯脾切除或利妥昔单抗单药治疗。对于上述治疗后进展的患者，可参考晚期 FL 的治疗原则（表 7-4-3）。

表 7-4-3　各分期治疗原则

分类		治疗策略
无临床症状 无进行性血细胞减少 无脾大		观察随访
脾大	HCV 阳性	无抗肝炎治疗禁忌证予以抗病毒治疗直到 CR/PR 有抗肝炎治疗禁忌证建议评估，无其他临床症状则观察，若存在血细胞减少或其他临床症状建议利妥昔单抗治疗（优先）或者脾切除术
	HCV 阴性	治疗策略同 HCV 阳性但存在治疗禁忌的患者

3. **淋巴结边缘区 B 细胞淋巴瘤**　参考 FL 的治疗原则（表 7-4-4）。

表 7-4-4　治疗原则

分类	治疗策略
初始治疗	鼓励参加临床试验，目前治疗参考滤泡性淋巴瘤的治疗方案
复发治疗	可选择滤泡性淋巴瘤的二线方案或者伊布替尼单药治疗

二、循证医学证据

由于结外 MALT 淋巴瘤，特别是胃 MALT 淋巴瘤发病常为早期，病变局限，对放疗敏感，因此放疗可以用于抗 HP 治疗失败病例的首选治疗手段。

多伦多大学一项回顾性研究（JCO，2003）：共入选 103 例Ⅰ～ⅡE 期 MALT 淋巴瘤患者，病变部位：胃（17 例）、眼眶（31 例）、唾液腺（24 例）、甲状腺（13 例）、其他部位（18 例）。其中 93 例患者接受放疗，放疗剂量为 30～35Gy，中位随访时间为 5.1 年。结果显示 CR 率达 99%（84/85），5 年生存率为 98%，5 年无进展生存率可达 77%。特别是胃和甲状腺 MALT，10 年无复发率高达 93%。

纪念斯隆 - 凯特琳癌症中心一项前瞻性研究（JCO，1998）：共入选 17 例Ⅰ～$Ⅱ_2$期 MALT 淋巴瘤患者，这些患者均无 Hp 感染证据或者有 Hp 感染证据但抗生素治疗后淋巴瘤持续存在。中位年龄为 69 岁，放疗剂量为 28.5～43.5Gy，分次剂量为 1.5Gy，中位随访时间 27 个月，所有患者均达到病理学缓解，CR 率和无事件生存率均为 100%。

日本国立癌症中心中央病院一项回顾性研究：共入组 86 例Ⅰ期原发眼附属器 MALT 淋巴瘤患者。所有入组患者均在 1990—2000 年进行治疗，放疗剂量为 30Gy，最大不超过 46Gy，5 年和 10 年生存率为 97.6% 和 93.5%，无一例患者因淋巴瘤死亡。

JAROG 研究：入组 37 例 MALT 淋巴瘤患者，其中 16 例男性和 21 例女性。病变部位有 24 例眼眶，4 例甲状腺，4 例腮腺，5 例其他部位。放疗照射剂量为 30.6Gy（30.6～39.6Gy）。治疗后 CR/uCR 率达到 92%。3 年生存率，疾病无进展生存率和局部控制率分别为 100%，91.9%，97.3%。

因该类型肿瘤对放疗高度敏感，疗效显著，预后极佳，故而，放疗可作为早期病变局限的 MALT 的首选治疗方案。

（李寰　刘超　朱芳）

参考文献

[1] 克晓燕，高子芬 . 淋巴瘤诊疗手册 [M]. 北京：人民卫生出版社，2017: 234-258.

[2] 李晔雄 . 肿瘤放射治疗学 [M]. 5 版 . 北京：中国协和医科大学出版社，2018: 940-954.

[3] ISOBE K, KAGAMI Y, HIGUCHI K, et al. A multicenter phase Ⅱ study of local radiation therapy for stage IEA mucosa-associated lymphoid tissue lymphomas: A preliminary report from the Japan Radiation Oncology Group (JAROG)[J]. Int J Radiat Oncol Biol Phys, 2007, 69(4): 1181-1186.

[4] SCHECHTER N R, PORTLOCK C S, YAHALOM J. Treatment of mucosa-associated lymphoid tissue lymphoma of the stomach with radiation alone[J]. J Clin Oncol, 1998, 16(5): 1916-1921.

[5] HARADA K, MURAKAMI N, KITAGUCHI M, et al. Localized ocular adnexal mucosa-associated lymphoid tissue lymphoma treated with radiation therapy: A long-term outcome in 86 patients with 104 treated eyes[J]. Int J Radiat Oncol Biol Phys, 2014, 88(3): 650-654.

第五节　弥漫大 B 细胞淋巴瘤放疗

弥漫大 B 细胞淋巴瘤（diffuse large B-cell lymphama，DLBCL）主要由转化的大 B 细胞组成，核仁明显并且胞质嗜碱性，呈弥漫型生长及高增殖指数。淋巴结累及的典型表现为其失去正常结构，被大片异形淋巴细胞所替代，肿瘤细胞较大，类似正常的中心母细胞或者免疫母细胞。从细胞形态学上，DLBCL 可以分为 4 种类型：中心母细胞变异型，免疫母细胞型，间变性变异型，少见形态学变异型。基因表达谱（gene expression profiling，GEP）是借助 DNA 微阵列对非霍奇金淋巴瘤和其他恶性肿瘤进行分类或者诊断的一种方法。WHO 根据 GEP 的不同按照 DLBCL 细胞起源（cell of origin，COO）将其分为 2 类：生发中心型（germinal center type，GC）和活化 B 细胞型（activated B cell type，ABC）。ABC 型患者预后显著差于 GC 型。但是鉴于 GEP 并未广泛开展，目前临床上更多采用 Han's 模型分类进行区分（图 7-5-1），即根据 *BCL-6*、*MUM1* 和 *CD10* 的表达与否，将 DLBCL 按照免疫表型又可分为生发中心型（GCB）和非生发中心型（Non-GCB）。

大多数 DLBCL 肿瘤存在染色体易位，最常见的涉及的癌基因包括 *BCL-2*，*BCL-6* 和 *c-MYC*。对于初治或者治疗后复发患者均要求行相关基因的FISH监测，以确认是否为“双重打击”（*BCL-2*、*BCL-6*和*c-MYC*重排）或者“三重打击”（*BCL-2*、*BCL-6*和*c-MYC*重排）淋巴瘤，出现即提示预后不良，且无有效的治疗措施。若肿瘤细胞表达*BCL-2*和*c-MYC*蛋白，而无相应基因重排，则称为“双表达”淋巴瘤。

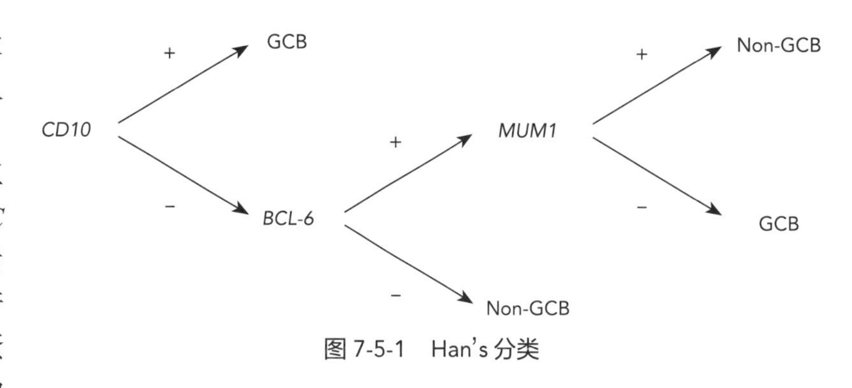

图7-5-1　Han's分类

一、治疗原则

以《中国临床肿瘤学会（CSCO）淋巴瘤诊疗指南2019》为参考进行介绍。

1. **初治患者**　基于年龄和预后的分层治疗（表7-5-1）。

表7-5-1　弥漫大B细胞淋巴瘤各分期治疗原则

分组	分层	治疗推荐
年龄≤60岁	低危（aaIPI = 0）且无大肿块	3R-CHOP21 +受累部位/受累淋巴结放疗 或6R-CHOP21治受累部位/受累淋巴结放疗 或4R-CHOP21 + 2RR受累部位/受累淋巴结放疗
	低危（aaIPI = 0）伴有大肿块或中低危（aaIPI = 1）	6R-CHOP21 +受累部位/受累淋巴结放疗
	中高危（aaIPI = 2）	8R + 6-8CHOP21危受累部位/受累淋巴结放疗 或8R + 6CHOP142受累部位/受累淋巴结放疗 或6R-CHOEP14 或6R-DA-EPOCH
	高危（aaIPI = 3）	8R + 6-8CHOP21O受累部位/受累淋巴结放疗 或8R + 6CHOP14H受累部位/受累淋巴结放疗 或6R-CHOEP14；大剂量化疗联合自体造血干细胞移植 或6R-DA-EPOCH
年龄>60～80岁	无心功能不全	8R-6-8CHOP21（IPI低危：8R + 6CHOP21） 或8R + 6CHOP14H受累部位/受累淋巴结放疗（大肿块：8R + 6CHOP14 +受累部位/受累淋巴结放疗） 或6R-DA-EPOCH
	伴心功能不全	多柔比星替换为脂质体多柔比星，含依托泊苷、吉西他滨方案
年龄>80岁	无心功能不全	剂量减量： 6R-miniCHOP21
	伴心功能不全	多柔比星替换为脂质体多柔比星，含依托泊苷、吉西他滨方案

注：aaIPI.针对年龄≤60岁的DLBCL的国际预后指数，aaIPI包含三项指标：临床分期、LDH水平及体能状态评分。每个危险因素在aaIPI评分中记为1分。

2. **复发/难治患者**　适用于初发时接受足量利妥昔单抗和蒽环类化疗的患者（表7-5-2）。

表 7-5-2 复发 / 难治弥漫大 B 细胞淋巴瘤患者的治疗原则

分组	分层	治疗推荐
初次复发 / 进展	符合移植条件	(R-DHAP，R-ICE，R-GDP 等) + 大剂量化疗联合自体造血干细胞移植 或异基因造血干细胞移植
	不符合移植条件	采用二线化疗： R-DHAP，R-ESHAP，R-ICE，R-GD，R-DA-EPOCH，R-GemOx，R-MINE，R^2 等 或参加新药临床试验 或伊布替尼
≥ 2 次复发 / 进展	符合移植条件	异基因造血干细胞移植 或新药临床试验
	不符合移植条件	二线化疗： R-DHAP，R-ESHAP，R-ICE，R-GD，R-DA-EPOCH，R-GemOx，R-MINE，R^2 等 或新药临床试验 或伊布替尼

注：①Ⅰ～Ⅱ期无大肿块（肿瘤直径 < 7.5cm）的患者，可予以 3 周期的 R-CHOP 化疗方案联合 ISRT（Ⅰ类证据推荐），也可 6 周期 R-CHOP 化疗方案化疗 ± 疗方案化，或者 4～6 个周期 R-CHOP 14d 化疗方案 ± 化疗方案。②Ⅰ～Ⅱ期合并大肿块（肿瘤直径 ≥ 7.5cm）的患者，建议行 6 周期 R-CHOP 方案化疗 ±ISRT。③Ⅲ～Ⅳ期患者建议参加临床试验或者 R-CHOP 方案化疗。④当睾丸、鼻窦、硬膜外、骨髓受累时，需要预防中枢系统受累治疗。⑤有心脏病患者需要避免使用含蒽环类药物方案。⑥化疗后达到 CR 的患者，放疗剂量建议为 30～36Gy，如果存在肿瘤残留或者行根治性放疗，建议放疗剂量为 40～50Gy。

二、循证医学证据

弥漫大 B 细胞淋巴瘤在侵袭性 NHL 中最常见，在利妥昔单抗出现前，治疗主要以 CHOP 方案为基础的化疗方案。利妥昔单抗可显著改善 DLBCL 患者预后，因而被加入一线标准治疗中。尽管如此，仍有约 1/3 的患者出现复发。众所周知，放疗能够使 DLBCL 得到很好的局部控制，但良好的局部控制能否转化成生存获益是需要探究的（表 7-5-3）。

表 7-5-3 放疗及相关循证医学证据

临床试验	入组患者数	治疗方案	结果
SWOG 8736[4]	401	CHOP × 3 + RT vs. CHOP × 8	中位随访 4.4 年时，联合治疗组 5 年无进展生存率和生存率优于单纯化疗（无进展生存率 77% vs. 64%；生存率 82% vs. 72%），但是更长的随访时间（> 17 年），PFS（中位 11 年和 12 年）和 OS（中位 14 年和 13 年）差异无统计学意义，可见短疗程化疗联合放疗与长疗程化疗疗效相当
ECOG 1484[5]	215	CHOP × 8 后 CR：RT vs. 无 RT	联合放疗组 6 年无事件生存率优于无放疗组（70% vs. 53%，P = 0.05）
GELA LNH 93-1[6]	647	CHOP × 3 + RT vs. ACVBP	ACVBP 组 5 年无事件生存率（82% vs. 74%，P < 0.001）和生存率（90% vs. 81%，P = 0.001）优于联合治疗组，但 ACVBP 组出现重症感染患者更多，且两者化疗方案不同，无法比较放疗作用
GELA LNH 93-4[7]	574	CHOP × 4 + RT vs. 无 RT	联合放疗组 5 年无事件生存率（64% vs. 61%，P = 0.56）和生存率（68% vs. 72%，P = 0.54）未优于单纯化疗组

大数据分析

数据库	患者数	RT 比例	多因素分析结果
SEER[8]	13 420（Ⅰ～Ⅱ期）	41%	放疗能够降低疾病特异性死亡率（P < 0.001）和总死亡率（P < 0.001）
NCCN[9]	841（Ⅰ～Ⅳ期）	35%	无失败生存时间和总生存时间无明显差异
NCDB[10]	59 255（Ⅰ～Ⅱ期）	39%	放疗能够降低死亡率（P < 0.001）

利妥昔单抗时代

临床试验	患者数	治疗方案	结果
UNFOLDER[11]	285(≥ 7.5cm)	R-CHOP 14/21 + RT vs. R-CHOP 14/21	中期分析显示联合治疗组 EFS 优于无放疗组,导致提前关闭试验。试验提示 RT 可以使Ⅰ～Ⅱ期巨大肿块患者得到明显获益
Lysa/Goelams 02-03	301(Ⅰ～Ⅱ期,< 7cm)	R-CHOP × 4-6 + RT vs. R-CHOP 14/21 × 4-6	EFS 和 OS 方面差异无明显统计学意义

注：UNFOLDER 结果在 RICOVER-60 亚组分析中得到验证。

一项来自法国的局限期 DLBCL 的Ⅲ期研究（Blood，2018，目前唯一比较 R-CHOP 与 R-CHOP + RT 治疗无大包块的早期 DLBCL 的Ⅲ期临床试验）：比较 R-CHOP 14 联合 / 不联合放疗对局限期，无大包块 DLBCL 的疗效。患者每 2 周分别接受 4～6 周期 R-CHOP 方案化疗，4 周后加或者不加 IFRT 40Gy。共 165 例和 169 例患者随机加入化疗组和放化疗组，中位随访时间为 64 个月，结果显示无事件生存率两组没有统计学差异（89% vs. 92%），生存率差异无统计学意义（92% vs. 96%），结果提示单纯 R-CHOP 免疫化疗对局限期，无大包块 DLBCL 并不劣于 R-CHOP 联合 RT。

对于无大肿块的局限期 DLBCL 患者，简化的 R-CHOP 联合放疗或者 R-CHOP 等长程化学免疫疗法均适用，大肿块患者仍然建议增加局部放疗。对于化学免疫治疗后仍有残留患者，放疗仍是重要的治疗手段。

（李寰　刘超　朱芳）

参考文献

[1] 克晓燕，高子芬．淋巴瘤诊疗手册 [M]. 北京：人民卫生出版社，2017：234-258.

[2] 李晔雄．肿瘤放射治疗学 [M]. 5 版．北京：中国协和医科大学出版社，2018：940-954.

[3] MIAO Y, MEDEIROS L J, LI Y, et al. Genetic alterations and their clinical implications in DLBCL[J]. Nat Rev Clin Oncol,2019，16（10）：634-652.

[4] MILLER T P, DAHLBERG S, CASSADY J R, et al. Chemotherapy alone compared with chemotherapy plus radiotherapy for localized intermediate- and high-grade non-Hodgkin's lymphoma[J]. N Engl J Med,1998,339(1):21-26.

[5] HORNING S J, WELLER E, KIM K, et al. Chemotherapy with or without radiotherapy in limited-stage diffuse aggressive non-Hodgkin's lymphoma: Eastern Cooperative Oncology Group study 1484[J]. J Clin Oncol,2004,22(15):3032-3038.

[6] REYES F, LEPAGE E, GANEM G, et al. ACVBP versus CHOP plus radiotherapy for localized aggressive lymphoma[J]. N Engl J Med,2005,352(12):1197-1205.

[7] BONNET C, FILLET G, MOUNIER N, et al. CHOP alone compared with CHOP plus radiotherapy for localized aggressive lymphoma in elderly patients: a study by the Groupe d'Etude des Lymphomes de l'Adulte[J]. J Clin Oncol,2007,25(7):787-792.

[8] BALLONOFF A, RUSTHOVEN K E, SCHWER A, et al. Outcomes and effect of radiotherapy in patients with stage Ⅰ or Ⅱ diffuse large B-cell lymphoma: a surveillance, epidemiology, and end results analysis[J]. Int J Radiat Oncol Biol Phys,2008,72(5):1465-1471.

[9] DABAJA B S, VANDERPLAS A M, CROSBY-THOMPSON A L, et al. Radiation for diffuse large B-cell lymphoma in the rituximab era: analysis of the National Comprehensive Cancer Network lymphoma outcomes project[J]. Cancer,2015,121(7):1032-1039.

[10] VARGO J A, GILL B S, BALASUBRAMANI G K, et al. Treatment Selection and Survival Outcomes in Early-Stage Diffuse Large B-Cell Lymphoma: Do We Still Need Consolidative Radiotherapy?[J]. J Clin Oncol,2015,33(32):3710-3717.

[11] NG A K, DABAJA B S, HOPPE R T, et al. Re-Examining the Role of Radiation Therapy for Diffuse Large B-Cell

Lymphoma in the Modern Era[J]. J Clin Oncol,2016,34(13):1443-1447.
[12] LAMY T, DAMAJ G, SOUBEYRAN P, et al. R-CHOP 14 with or without radiotherapy in nonbulky limited-stage diffuse large B-cell lymphoma[J]. Blood,2018,131(2):174-181.
[13] 中国临床肿瘤学会指南工作委员会 . 中国临床肿瘤学会 (CSCO) 淋巴瘤诊疗指南 -2019[M]. 北京 : 人民卫生出版社 , 2019.

第六节 结外 NK/T 细胞淋巴瘤放疗

结外 NK/T 细胞淋巴瘤（extranodal natural killer/T-cell lymphoma，ENKTL）是一种特殊类型的侵袭性非霍奇金淋巴瘤。发生于不同部位的结外 NK/T 细胞淋巴瘤病理特征相似，表现为原发黏膜部位广泛溃疡和弥漫性淋巴细胞浸润，特征性表现为血管中心性病变，肿瘤细胞侵犯小血管壁或血管周围组织，导致组织缺血和广泛坏死。典型的免疫表型为 CD2（+），CD56（+），细胞表面 CD3（-），胞质 CD3（+），细胞毒性相关蛋白（如穿孔素，TIA-1，颗粒酶 B）（+）。其他 T 细胞和 NK 细胞的相关标志常为阴性，如 CD5，CD4，CD8，CD16 和 CD57；CD43，CD45RO，HLA-DR，CD25 常阳性。所有肿瘤细胞不表达 B 细胞标志。大多患者伴有 EB 病毒感染，原位杂交检测 EB 病毒编码的 RNA（epstein barr encoded RNA，EBER）是最可靠的检测手段。对于 CD56（-）患者，若存在细胞毒性相关蛋白（+），同时伴有 EB 病毒感染，也诊断为 NK/T 细胞淋巴瘤。

一、治疗原则

1. 目前 ENKTL 尚无标准治疗方案，首先根据患者的原发部位分为上呼吸消化道 NK/T 细胞淋巴瘤（upper aerodigestive tract NK/T-cell lymphoma，UNKTL）和非上呼吸消化道 NK/T 细胞淋巴瘤（extra-upper aerodigestive tract NK/T-cell lymphoma，EUNKTL），然后进行分期，再根据患者的原发部位及分期进行分层治疗。因 NKTCL 淋巴瘤细胞高表达多药耐药 P- 糖蛋白，蒽环类药物为基础的化疗方案对 NK/T 细胞淋巴瘤效果欠佳，一般不采用 CHOP 或者 CHOP 样方案治疗，而采用门冬酰胺酶为基础的联合化疗方案。

2. 对于局限期 UNKTL（Ann Arbor 分期Ⅰ、Ⅱ期）患者，目前无前瞻性大规模临床研究比较不同治疗方案，故而没有最优方案，如果可能，建议患者参与前瞻性临床试验。根据中国医学科学院肿瘤医院主导的中国多中心研究显示，对于初治Ⅰ期不伴有危险因素（分期、年龄、体能状态、LDH 及原发肿瘤鼻旁侵犯）患者，单纯行局部放疗，5 年生存率和无进展生存率分别为 86.6% 和 73.3%。对于有危险因素的早期患者，采用放化疗联合的综合治疗（包括同步放化疗、序贯放化疗和三明治放化疗），最佳化疗方案和治疗模式尚待确定，同步放化疗方案可考虑 DeVIC 和 VIPD 方案，序贯放化疗方案可考虑 SMILE 方案，三明治放化疗方案可考虑 GELOX 方案。照射野及照射剂量与患者肿瘤局部控制率及预后密切相关，推荐行扩大受累野照射，放疗剂量≥ 50Gy，局部区域控制率达 90% 以上，5 年生存率 70%～80%；若使用小野低剂量（< 50Gy）照射，局部复发率高达 50%，5 年生存率仅 40%～50%。

3. 对于进展期（Ann Arbor 分期Ⅲ、Ⅳ期）的 UNKTL 和Ⅰ～Ⅳ期 EUNKTL，一线治疗以含门冬酰胺酶的方案化疗为主（如 SMILE，AspaMetDex，P-Gemox），联合或不联合放疗。

4. 对于复发难治 ENKTL 患者，挽救方案同其他淋巴瘤，可考虑 DICE，GEMOX，GDP 或临床试验，对于挽救治疗有效患者，可考虑行自体干细胞移植，如果挽救失败，尽早咨询异基因移植。

5. 靶向治疗药物。目前有部分小样本研究显示 HDAC 抑制剂西达本胺、CD30 单抗 brentuximab vectin、PD1 单抗 pembrolizumab 等对复发 / 难治 NKTCL 患者有效，但尚需进一步大样本的临床试验验证新的靶向治疗药物对 NKTCL 的疗效。

根据《中国临床肿瘤学会（CSCO）淋巴瘤诊疗指南 2019》，结合 2019 年《NCCN 肿瘤学临床实践指南：淋巴瘤》，治疗建议如下（表 7-6-1）。

表 7-6-1　分期及治疗原则

分期	分层	治疗策略
ⅠE 期	无危险因素(Nomogram 模型)	扩大侵犯野放疗 ± 含门冬酰胺酶方案化疗 建议参与临床试验
ⅠE 期(存在危险因素), ⅡE 期	适合全身化疗	采用综合治疗模式,即: 扩大野放疗序贯含门冬酰胺酶方案化疗 或含门冬酰胺酶方案化疗序贯扩大野放疗 或“夹心式”含门冬酰胺酶方案化疗联合放疗
	不适合全身化疗	扩大野放疗或者参与临床试验
Ⅲ / Ⅳ期	—	SMILE 方案或者 AspaMetDex 方案联合自体造血干细胞移植或者其他含门冬酰胺酶方案化疗
难治 / 复发	—	SMILE 方案或者 AspaMetDex 等含门冬酰胺酶方案
初治非鼻型结外 NK/T 细胞淋巴瘤		
ⅠE/ ⅡE 期(原发肠道,皮肤,睾丸,肾上腺等)	适合全身化疗	含门冬酰胺酶方案化疗 ± 受累部位放疗(肠道不建议常规放疗)
	不适合全身化疗	扩大受累部位放疗(肠道不建议常规放疗)
Ⅲ / Ⅳ期或难治 / 复发	—	同鼻型结外 NK/T 细胞淋巴瘤

二、循证医学证据

NK/T 细胞淋巴瘤细胞对放疗敏感，放疗可以作为局限期 NK/T 细胞淋巴瘤一线治疗的重要手段。早期结外鼻型 NK/T 细胞淋巴瘤主要采用扩大受累野放疗。

1. 靶区定义

（1）GTV：包括影像学和体查证实的原发灶区域和颈部阳性淋巴结。

（2）CTV：根据原发部位和分期决定。①局限ⅠE 期（局限一侧前或中鼻腔，无相邻器官浸润），CTV 包括双侧鼻腔，双侧前组筛窦、硬腭和同侧上颌窦；②双侧鼻腔受累，CTV 应包括双侧鼻腔、双侧上颌窦、双侧前筛窦和硬腭；③靠近鼻孔后部累及鼻咽，CTV 应包括鼻咽；④扩展至前筛窦的病灶 CTV 应包括后筛窦；⑤肿瘤侵犯邻近结构（超过Ⅰ期）或颈部淋巴结受累（ⅡE 期），CTV 应包括受累的鼻旁器官或组织或颈部淋巴结；⑥Ⅰ期一般无须颈部淋巴结预防照射，Ⅱ期需同时做双颈照射，若局限在咽后淋巴结或上颈部，可以不做下颈部预防性照射；⑦任何韦氏环部位（包括鼻咽，口咽，扁桃体和舌根）部位的 NK/T 细胞淋巴瘤 CTV 应该包括后鼻孔及韦氏环。

2. 放疗剂量　单纯放疗：早期鼻腔 NK/T 细胞淋巴瘤的主要治疗手段，肿瘤细胞对放疗敏感，放疗剂量一般≥ 54Gy，其 OS 和 DFS 优于＜ 54Gy 患者。Ⅰ～Ⅱ期化疗失败后，如果肿瘤局限，仍可采用挽救性放疗，根治剂量为 50～55Gy。肿瘤残存时，补量 10～15Gy，预防照射剂量为 40Gy。建议同时行全身化疗。

3. 放疗和化疗结合的综合治疗（combined modality therapy，CMT）模式

一项中国科学院肿瘤医院进行的回顾性临床研究（Blood，2015）：共有来自 10 个医疗中心的 1 273 例局限期鼻型 NK/T 细胞淋巴瘤患者入组，该研究探索了 RT、CT 及 RT + CT 联合治疗在早期鼻型 NK/T 细胞淋巴瘤患者中的作用。结果显示，单纯 CT 劣于 RT 或 RT + CT 联合治疗，5 年生存率

分别为 33.9%、69.6% 和 67.7%。进一步根据 5 个临床参数将患者分为不同的风险组：年龄 > 60 岁，ECOG 数 2，Ⅱ期疾病，乳酸脱氢酶升高，原发肿瘤侵犯周围组织。对于低风险组（无上述因素），仅接受 RT 治疗的患者，5 年生存率为 88.8%，诱导化疗或者巩固化疗未显示出明显的生存获益，5 年生存率分别为 86.9% 和 86.3%。对于高危组患者，RT 后序贯 CT 较诱导化疗后 RT 及单纯 RT 有生存获益，5 年生存率分别为 72.2%、58.3% 和 59.6%。因此，Yang 等提出，在低风险患者中，CT 加 RT 不能提高生存率。但是值得注意的是，研究中仅接受 RT 治疗的低风险患者的复发率仍然有 18.8%，这表明其中一些患者可能并不属于真正的“局限期”。

早期结外 NK/T 细胞淋巴瘤的综合治疗模式不尽相同。同步放化疗治疗方式在韩国和日本中较为常见，而序贯放化疗则为目前局限期结外 NK/T 细胞淋巴瘤的主要治疗方式。表 7-6-2 和表 7-6-3 分别展示了同步放化疗和序贯放化疗的相关临床试验结果，两种治疗方法均有较好的 CR，但哪种可作为明确的首选治疗方式，目前没有相关的大样本前瞻性研究。近期的来自 Kwong 的一项回顾性研究（2018）比较了 CCRT（190 例）和序贯 CRT（54 例）两种治疗方式。结果显示 CCRT 可能具有更高的 CR，但是两种治疗方式的患者在生存率方面差异无统计学意义。

两种治疗方式都可作为目前的首选方案，各单位根据自身的相关经验进行相应选择。

（李寰　刘超　朱芳）

参考文献

[1] 克晓燕，高子芬．淋巴瘤诊疗手册 [M]. 北京：人民卫生出版社，2017: 312-318.

[2] 李晔雄．肿瘤放射治疗学 [M]. 5 版．北京：中国协和医科大学出版社，2018: 982-1002.

[3] KIM S J, YOON D H, JACCARD A, et al. A prognostic index for natural killer cell lymphoma after non-anthracycline-based treatment: a multicentre, retrospective analysis[J]. Lancet Oncol, 2016, 17(3): 389-400.

[4] JIANG L, GU Z H, YAN Z X, et al. Exome sequencing identifies somatic mutations of DDX3X in natural killer/T-cell lymphoma[J]. Nat Genet, 2015, 47(9): 1061-1066.

[5] WEN H, MA H, CAI Q, et al. Recurrent ECSIT mutation encoding V140A triggers hyperinflammation and promotes hemophagocytic syndrome in extranodal NK/T cell lymphoma[J]. Nat Med, 2018, 24(2): 154-164.

[6] LI X, CHENG Y, ZHANG M, et al. Activity of pembrolizumab in relapsed/refractory NK/T-cell lymphoma[J]. J Hematol Oncol, 2018, 11(1): 15.

[7] 刘清峰，李晔雄，吴润叶，等．早期鼻腔 NK/T 细胞淋巴瘤局部侵犯特点和靶区定义 [J]. 中华放射肿瘤学杂志，2011, 20(4): 301-305.

[8] 刘清峰．早期鼻腔 NK/T 细胞淋巴瘤局部侵犯特征：放疗靶区确立及预后价值 [D]. 北京协和医学院；中国医学科学院；清华大学医学部；北京协和医学院 (中国医学科学院),2011.

[9] YANG Y, ZHU Y, CAO J Z, et al. Risk-adapted therapy for early-stage extranodal nasal-type NK/T-cell lymphoma: analysis from a multicenter study[J]. Blood, 2015, 126(12): 1424-1432, 1517.

[10] KWONG Y L, KIM S J, TSE E, et al. Sequential chemotherapy/radiotherapy was comparable with concurrent chemoradiotherapy for stage Ⅰ/Ⅱ NK/T-cell lymphoma[J]. Ann Oncol, 2018, 29(1): 256-263.

[11] YAMAGUCHI M, TOBINAI K, OGUCHI M, et al. Phase Ⅰ/Ⅱ study of concurrent chemoradiotherapy for localized nasal natural killer/T-cell lymphoma: Japan clinical oncology group study JCOG0211[J]. J Clin Oncol, 2009, 27(33): 5594-5600.

[12] YAMAGUCHI M, TOBINAI K, OGUCHI M, et al. Concurrent chemoradiotherapy for localized nasal natural killer/T-cell lymphoma: An updated analysis of the Japan clinical oncology group study JCOG0211[J]. J Clin Oncol, 2012, 30(32): 4044-4046.

[13] TSAI H J, LIN S F, CHEN C C, et al. Long-term results of a phase Ⅱ trial with frontline concurrent chemoradiotherapy followed by consolidation chemotherapy for localized nasal natural killer/T-cell lymphoma[J]. Eur J Haematol, 2015, 94(2):

表 7-6-2　新诊断的局限期结外 NK/T 细胞淋巴瘤同步放化疗方案

相应参考文献编号	试验设计	治疗方案	放疗剂量	例数	CR 率 /%	中位随访时间 / 个月	生存率 /%	无进展生存率 /%	白细胞减少 /%(3 级 4 级)	黏膜炎 / %(3 级 4 级)	中性粒细胞缺乏伴发热 /%(3 级 4 级)	治疗相关死亡病例
非铂类同步放化疗方案												
[11,12]	Ⅰ / Ⅱ期	RT + 2/3DeVIC×3 周期	3D-CRT 50Gy(50 ～ 50.4)	27	77	67(61 ～ 94)	70(5y)	63(5y)	85/15	30/0	15/0	无
[13]	Ⅱ期	RT + DEP×2 周期→ DVIP×2 周期	50.4Gy	33	63	59(16 ～ 79)	66(5y)	60(5y)	35/48	30/0	35/0	胰腺炎 1 例 感染 1 例
[14]	回顾性研究	RT + 改良 ESHAP×2 周期→改良 ESHAP×2 周期	3D-CRT 或 IMRT 40Gy(40 ～ 52.2)	13	92	38	72(2y)	90(2y)	31/62	23/23	54/15	无
铂类同步放化疗方案												
[15]	Ⅱ期	RT + 顺铂周方案→ VIPD×3 周期	3D-CRT 40Gy(40 ～ 52.8)	30	80	24(17 ～ 37)	86(3y)	85(3y)	20/27	0/0	50/10	感染 2 例
[16]	Ⅱ期	RT + 顺铂周方案 + L-asp 3 周方案→ VIDL×2 周期	40Gy(40 ～ 50)	30	87	44(41 ～ 47)	73(5y)	60(5y)	20/60	13/3	17/0	无
[17]	Ⅱ期	RT + 顺铂周方案 + L-asp 3 周方案→ MIDLE×2 周期	3D-CRT 或 IMRT 36 ～ 44Gy	28	82	46(39 ～ 47)	82(3y)	74(3y)	9/83	4/0	43/0	AKI 和肺炎 1 例
[18]	Ⅱ期	RT + 顺铂周方案→ GDP×3 周期	IMRT 56Gy	32	84	38	88(3y)	84(3y)	22/19	0/0	50/6	感染 1 例

注：白细胞减少、黏膜炎、中性粒细胞缺乏的分级按 CTCAE5.0 标准。

表 7-6-3　新诊断的局限期结外 NK/T 细胞淋巴瘤序贯放化疗方案

相关参考文献编号	试验设计	治疗方案	放疗剂量	例数	CR 率 /%	中位随访时间 / 个月	生存率 /%	无进展生存率 /%	白细胞减少 / %(3 级 4 级)	黏膜炎 3 级 / %(3 级 4 级)	中性粒细胞缺乏伴发热 /%(3 级 4 级)
[19]	回顾性研究	改良 SMILE 方案 ×2 ～ 3 周期→ RT	IMRT 或 3D-CRT 45Gy(45 ～ 54)	11	数据缺失	24(1 ～ 43)	100(2y)	83(2y)	缺失数据	缺失数据	缺失数据
[20]	Ⅱ期	LVP → RT → LVP	56Gy	26	81	67(4 ～ 78)	64(5y)	64(5y)	8/0	23/0	0/0
[21]	Ⅱ期	LVDP×2 → RT + 顺铂周方案→ LVDP×2 周期	IMRT 或 3D-CRT	66	83	24(12 ～ 51)	70Gy(3y)	67(3y)	9/8	6/0	0/0
[22]	Ⅱ期	IMRT → GDP×4 周期	IMRT 51.5Gy (50 ～ 56)	44	89	38(6 ～ 90)	85	77	30/7	25/0	0/0

130-137.
[14] MICHOT J M, MAZERON R, DANU A, et al. Concurrent etoposide, steroid, high-dose ara-C and platinum chemotherapy with radiation therapy in localised extranodal natural killer (NK)/T-cell lymphoma, nasal type[J]. Eur J Cancer, 2015, 51(16): 2386-2395.
[15] KIM S J, KIM K, KIM B S, et al. Phase Ⅱ trial of concurrent radiation and weekly cisplatin followed by VIPD chemotherapy in newly diagnosed, stage Ⅰ$_E$ to Ⅱ$_E$, nasal, extranodal NK/T-Cell Lymphoma: Consortium for improving survival of lymphoma study[J]. J Clin Oncol, 2009, 27(35): 6027-6032.
[16] KIM S J, YANG D H, KIM J S, et al. Concurrent chemoradiotherapy followed by L-asparaginase-containing chemotherapy, VIDL, for localized nasal extranodal NK/T cell lymphoma: CISL08-01 phase Ⅱ study[J]. Ann Hematol, 2014, 93(11): 1895-1901.
[17] YOON D H, KIM S J, JEONG S H, et al. Phase Ⅱ trial of concurrent chemoradiotherapy with L-asparaginase and MIDLE chemotherapy for newly diagnosed stage Ⅰ/Ⅱ extranodal NK/T-cell lymphoma, nasal type (CISL-1008)[J]. Oncotarget, 2016, 7(51): 85584-85591.
[18] KE Q H, ZHOU S Q, Du W, et al. Concurrent IMRT and weekly cisplatin followed by GDP chemotherapy in newly diagnosed, stage Ⅰ$_E$ to Ⅱ$_E$, nasal, extranodal NK/T-Cell lymphoma[J]. Blood Cancer J, 2014, 4: e267.
[19] KWONG Y L, KIM W S, LIM S T, et al. SMILE for natural killer/T-cell lymphoma: Analysis of safety and efficacy from the Asia lymphoma study group[J]. Blood, 2012, 120(15): 2973-2980.
[20] ZHANG L, JIANG M, XIE L, et al. Five-year analysis from phase 2 trial of "sandwich" chemoradiotherapy in newly diagnosed, stage Ⅰ$_E$ to Ⅱ$_E$, nasal type, extranodal natural killer/T-cell lymphoma[J]. Cancer Med, 2016, 5(1): 33-40.
[21] JIANG M, ZHANG L, XIE L, et al. A phase Ⅱ prospective study of the "Sandwich" protocol, L-asparaginase, cisplatin, dexamethasone and etoposide chemotherapy combined with concurrent radiation and cisplatin, in newly diagnosed, Ⅰ/Ⅱ stage, nasal type, extranodal natural killer/T-cell lymphoma[J]. Oncotarget, 2017, 8(30): 50155-50163.
[22] HUANG Y, YANG J, LIU P, et al. Intensity-modulated radiation therapy followed by GDP chemotherapy for newly diagnosed stage Ⅰ/Ⅱ extranodal natural killer/T cell lymphoma, nasal type[J]. Ann Hematol, 2017, 96(9): 1477-1483.
[23] 中国临床肿瘤学会指南工作委员会 . 中国临床肿瘤学会 (CSCO) 淋巴瘤诊疗指南 -2019[M]. 北京：人民卫生出版社，2019.
[24] NCCN Clinical Practice Guidelines in Oncology: B-Cell Lymphomas. (Version 5.2022)[EB/OL].[2022-07-12].https://www.nccn.org/professionals/physician_gls/pdf/b-cell.pdf.

第七节 原发性中枢神经系统淋巴瘤放疗

原发性中枢神经系统淋巴瘤（primary central nervous system lymphoma，PCNSL）是指原发于脑、脊髓、软脑膜或眼球内（包括视网膜、玻璃体）且无其他系统累及证据的侵袭性非霍奇金淋巴瘤。90%以上为弥漫大B细胞淋巴瘤，多数为活化B细胞来源（ABC型），免疫组化表达CD20（+）、CD22（+）、CD79a（+），一般具有较高的增殖活性（Ki67 > 50%）。绝大多数患者EBV（-）。

一、治疗原则

PCNSL的治疗主要包括诱导治疗和巩固治疗阶段，但对于最佳方案目前没有达成共识。若有临床试验，则应当鼓励患者参加。

1. **诱导治疗** 诱导治疗推荐采用以大剂量甲氨蝶呤为基础的多药联合化疗方案（优于甲氨蝶呤单药方案），研究显示大于1.0g/m^{2}甲氨蝶呤在快速滴注的情况下可通过血脑屏障，而≥1g/m^{2}和≥3g/m^2

甲氨蝶呤静脉滴注可分别使脑实质和脑脊液中甲氨蝶呤达到治疗 PCNSL 的有效浓度。目前尚无最佳联合化疗方案推荐，常见的联合化疗方案包括甲氨蝶呤（$3g/m^2$）+洛莫司汀+丙卡巴肼；利妥昔单抗+甲氨蝶呤（$3g/m^2$）+洛莫司汀+丙卡巴肼（PRIMAIN 研究）；甲氨蝶呤（$3g/m^2$）+长春地辛+伊达比星+泼尼松龙（GOELAMS LCP 99 trial）；利妥昔单抗+甲氨蝶呤（$5g/m^2$）+阿糖胞苷+长春地辛+替莫唑胺+地塞米松；甲氨蝶呤（$3.5g/m^2$）+丙卡巴肼+长春新碱+阿糖胞苷；甲氨蝶呤+替莫唑胺甲氨蝶呤（$3.5g/m^2$）+阿糖胞苷；利妥昔单抗+甲氨蝶呤（$3.5g/m^2$）+阿糖胞苷+塞替派（MATRix 方案）。

利妥昔单抗的应用：大多数 PCNSL 表达 *CD20*，但利妥昔单抗在 PCNSL 的治疗是否存在获益目前尚不明确，目前只有 HOVON105/ALLG NHL24 研究旨在解决化疗中加入利妥昔单抗能否改善 PCNSL 疗效。结果显示，对于 PCNSL，在甲氨蝶呤、卡莫司汀、替尼泊苷和甲泼尼龙化疗方案中加入利妥昔单抗并未带来明显获益。因结果与既往复发性患者的回顾性病例研究相悖，且年龄 > 60 岁的患者未行巩固全脑放疗，是否因此掩盖了利妥昔单抗的潜在作用尚且未知，因此大多数学者仍然建议治疗中采用包括利妥昔单抗的方案。

2. **巩固治疗** 目前可以采取的巩固治疗方案包括高剂量的化疗联合自体干细胞移植（HDC/ASCT），非清髓性化疗或者全脑放疗（whole brain radiotherapy，WBRT）。诱导化疗后进行巩固性的 WBRT 仍有争议，WBRT 的最佳剂量仍未确定。初始诱导化疗后出现疾病进展或仍有残留患者，建议采用 40～45Gy，分次量为 1.8～2.0Gy 的剂量进行全脑照射。

二、循证医学证据

PCNSL 对放疗高度敏感，患者通过单纯放疗可得到部分或者完全缓解，但是颅内复发率极高（超过 80%），且复发后预后极差，因此目前不推荐采用单纯放疗作为唯一的治疗手段，建议采用放疗与化疗结合的综合治疗。

1. **单纯放疗，单纯化疗及放化疗联合**

RTOG 8315（Nelson，IJROBP 1992）（单纯放疗）：1983—1987 年 RTOG 在 PCNSL 患者中开展了一项Ⅱ期前瞻性临床研究。入组患者采用全脑照射 40Gy 后，以肿瘤周围 2cm 为边界推荐剂量 20Gy，观察患者的生存时间。该研究共入组 41 例患者，中位随访时间 53.9 个月（8.8～67.2 个月），放疗反应率为 90%，但 61% 患者出现复发，中位生存时间为 11.6 个月（自放疗开始），1 年和 2 年生存率分别为 48% 和 28%，KPS 评分和年龄为显著的预后因素。

RTOG 93-10（DeAngelis，JCO 1992）（化疗+放疗）：这是一项对新诊断的 PCNSL 患者采用联合化疗加全脑照射的方法进行的前瞻性临床研究，共有 102 例免疫功能正常的 PCNSL 患者入组，98 例患者可以进行评估。患者首先接受 5 周期联合化疗：甲氨蝶呤（$2.5g/m^2$）+长春新碱+丙卡巴肼+鞘内注射 12mg 甲氨蝶呤，化疗后开始接受全脑放疗，总剂量为 45Gy/25f，完成放疗后接受高剂量的阿糖胞苷 $3g/(m^2 \cdot d)$，化疗 2 次。研究结果显示总有效率为 94%，其中放疗前 CR 有 58%，36% 患者达到 PR。中位无进展生存时间为 24.0 个月，中位生存时间为 36.9 个月。年龄为重要的预后因素，60 岁以下和 60 岁以上患者的中位生存时间差异有统计学意义（50.4 个月 vs. 21.8 个月，$P < 0.001$）。诱导化疗期间 53% 患者出现 3～4 级毒性，一半为血液学毒性，接受放疗的患者中 73% 出现 3～5 级毒性，15% 患者出现了严重的迟发性神经毒性，其中 8 例患者死亡。

一项纪念斯隆 - 凯特琳癌症中心研究（DeAngelis，JCO 1992）（化疗+放疗 vs. 放疗）：该前瞻性研究目的为对比化疗后联合放疗与单纯放疗治疗 PCNSL 的优劣。31 例患者入组化疗联合放疗组（A 组），方案为 $1g/m^2$ 甲氨蝶呤 d1，d8 + 鞘内注射甲氨蝶呤 12mg d1，d4，d8，d11，d15，d18 + 40Gy 全脑放疗和 14.4Gy 局部推荐剂量，3 周后开始阿糖胞苷 $3g/(m^2 \cdot d)$，2d 化疗，共 2 周期。另外有 16 例患者入组单纯放疗组（R 组）。结果显示 A 组的中位复发时间显著长于 R 组（41 个月 vs. 10 个月，$P = 0.003$），而且 A 组的中位生存时间（42.5 个月）近乎是 R 组中位时间（21.7 个月）的两倍。虽然由于样本量小，研究结果没有统计学意义，但是 R 组复发的患者再次接受系统化疗后，仍然延长了患者的生存时间。因此建议新诊断的 PCNSL 且非 AIDS 的患者采用放化疗的联合治疗。

G-PCNSL-SG-1 试验（Thiel，Lancet Oncol.2010；Neurology 2015）（化疗 + 放疗 vs. 化疗）：2000 年 5 月至 2009 年 5 月，来自 75 个中心的免疫功能正常的新诊断为 PCNSL 的 551 例患者入组，随机分入单纯化疗（甲氨蝶呤 $4g/m^2$，联合 / 不联合异环磷酰胺 $1.5g/m^2$，6 个周期）组或者化疗后全脑放疗（WBRT，45Gy，1.5Gy/ 次）组。单纯化疗组一线治疗后未达到 CR 患者采用高剂量的阿糖胞苷治疗。试验中 320 例患者符合治疗方案纳入分析。结果显示化疗后联合放疗组的中位生存时间与单纯化疗组并无明显差别（35.6 个月 vs. 37.1 个月，P = 0.82），中位无进展时间两组亦无明显差别（18.2 个月 vs. 11.9 个月，P = 0.14）。然而在 CR 的患者中，接受过 WBRT 的患者出现治疗相关神经毒性的发生率更高（71% vs. 46%）。

2. 放疗剂量及分割方式

纪念斯隆 - 凯特琳癌症中心研究（Morris，JCO 2013）：这是一项对新诊断的 PCNSL 患者的前瞻性、多中心的Ⅱ期临床研究，目的为评估利妥昔单抗、甲氨蝶呤、丙卡巴肼和长春新碱（R-MPV，5 ~ 7 周期）联合巩固性低剂量的全脑放疗（reduced-dose whole-brain radiotherapy，rdWBRT）和阿糖胞苷化疗在 PCNSL 中的疗效。全脑放疗剂量根据诱导化疗是否达到 CR 而不同，达到 CR 患者 WBRT 剂量减低至 23.4Gy，而未达到 CR 者则采用标准的 45Gy 放疗。共 52 例患者入组，60% 患者在 R-MPV 诱导化疗后达到 CR，从而接受 rdWBRT 治疗。该组的 2 年无疾病进展率为 77%，中位无疾病进展生存时间为 7.7 年，3 年生存率为 87%。所有患者的中位疾病无进展生存时间为 3.3 年，中位生存时间达到 6.6 年。认知功能的评价显示，化疗后患者的执行功能（$P < 0.01$）和言语记忆（$P < 0.05$）均得到改善。该临床试验为我们提供了一种可以获得肿瘤长期控制的方法，而且没有明显的晚期认知功能的并发症。基于该结果，RTOG 设计了一项前瞻性随机对照研究（RTOG 1114，NCT01399372），以评估 R-MPV 化疗后，巩固治疗除了大剂量阿糖胞苷是否仍需要进行减量全脑放疗。

NRG Oncology RTOG 0227 试验（Glass J，JCO 2016）：这是一项对 PCNSL 患者的Ⅰ期和Ⅱ期临床研究。采用甲氨蝶呤、替莫唑胺和利妥昔单抗，后行超分割全脑放疗（hyperfractionated whole brain radiotherapy，hWBRT；36Gy，1.2Gy/ 次，2 次 /d），随后使用替莫唑胺治疗 PCNSL。Ⅰ期研究的研究终点为替莫唑胺的最大耐受剂量（$100mg/m^2$、$150mg/m^2$、$200mg/m^2$），Ⅱ期研究的研究终点为 2 年生存率，次要研究终点为放疗前治疗反应率、PFS、神经毒性和生活质量。Ⅰ期研究共入组 13 例患者，结果显示替莫唑胺的最大耐受剂量为 $100mg/m^2$，剂量限值型毒性主要为肝肾毒性。Ⅱ期临床试验入组 52 例患者，中位随访时间为 3.6 年，2 年生存率和无进展生存率分别为 80.8% 和 63.6%，显著高于 RTOG 9310 的历史对照（P = 0.006 和 P = 0.03），客观有效率为 85.7%。66% 患者在 hWBRT 前出现 3 ~ 4 级毒性，而 45% 患者在放疗后出现 3 ~ 4 级毒性。认知功能和生活质量在 hWBRT 后得到改善或保持稳定。与既往高剂量 WBRT 的临床研究相比，该研究组患者神经毒性发生率更低。

建议：①单纯放疗的复发率高，预后极差，不建议作为无化疗禁忌证的初治 PCNSL 患者的常规治疗。②常规的较高剂量的全脑放疗方案（40 ~ 45Gy）用于巩固治疗时，因无明显的生存获益，且伴有较高比例的神经毒性，特别是老年患者，应用逐渐减少，仅适用于一线化疗未达 CR 后二线化疗的替代方法。③诱导化疗后达到完全缓解的患者，巩固放疗可采取低剂量的全脑放疗（23.4 ~ 30Gy），也可采用超分割全脑放疗。

（李寰　刘超　朱芳）

参考文献

[1] BATCHELOR T T. Primary central nervous system lymphoma: A curable disease[J]. Hematol Oncol, 2019, 37 Suppl 1: 15-18.

[2] ABREY L E, BATCHELOR T T, FERRERI A J, et al. Report of an international workshop to standardize baseline evaluation

and response criteria for primary CNS lymphoma[J]. J Clin Oncol, 2005, 23(22): 5034-5043.

[3] FERRERI A J, RENI M, FOPPOLI M, et al. High-dose cytarabine plus high-dose methotrexate versus high-dose methotrexate alone in patients with primary CNS lymphoma: A randomised phase 2 trial[J]. Lancet, 2009, 374(9700): 1512-1520.

[4] ILLERHAUS G, MARKS R, MULLER F, et al. High-dose methotrexate combined with procarbazine and CCNU for primary CNS lymphoma in the elderly: results of a prospective pilot and phase Ⅱ study[J]. Ann Oncol, 2009, 20(2): 319-325.

[5] FRITSCH K, KASENDA B, SCHORB E, et al. High-dose methotrexate-based immuno-chemotherapy for elderly primary CNS lymphoma patients (PRIMAIN study)[J]. Leukemia, 2017, 31(4): 846-852.

[6] OLIVIER G, CLAVERT A, LACOTTE-THIERRY L, et al. A phase 1 dose escalation study of idarubicin combined with methotrexate, vindesine, and prednisolone for untreated elderly patients with primary central nervous system lymphoma. The GOELAMS LCP 99 trial[J]. Am J Hematol, 2014, 89(11): 1024-1029.

[7] PULCZYNSKI E J, KUITTINEN O, ERLANSON M, et al. Successful change of treatment strategy in elderly patients with primary central nervous system lymphoma by de-escalating induction and introducing temozolomide maintenance: results from a phase Ⅱ study by the Nordic Lymphoma Group[J]. Haematologica, 2015, 100(4): 534-540.

[8] OMURO A, CHINOT O, TAILLANDIER L, et al. Methotrexate and temozolomide versus methotrexate, procarbazine, vincristine, and cytarabine for primary CNS lymphoma in an elderly population: an intergroup ANOCEF-GOELAMS randomised phase 2 trial[J]. Lancet Haematol, 2015, 2(6): e251-e259.

[9] FERRERI A J, CWYNARSKI K, PULCZYNSKI E, et al. Chemoimmunotherapy with methotrexate, cytarabine, thiotepa, and rituximab (MATRix regimen) in patients with primary CNS lymphoma: results of the first randomisation of the International Extranodal Lymphoma Study Group-32 (IELSG32) phase 2 trial[J]. Lancet Haematol, 2016, 3(5): e217-e227.

[10] BROMBERG J, ISSA S, BAKUNINA K, et al. Rituximab in patients with primary CNS lymphoma (HOVON 105/ALLG NHL 24): a randomised, open-label, phase 3 intergroup study[J]. Lancet Oncol, 2019, 20(2): 216-228.

[11] NELSON D F, MARTZ K L, BONNER H, et al. Non-Hodgkin's lymphoma of the brain: Can high dose, large volume radiation therapy improve survival? Report on a prospective trial by the radiation therapy oncology group (RTOG): RTOG 8315[J]. Int J Radiat Oncol Biol Phys, 1992, 23(1): 9-17.

[12] DEANGELIS L M, SEIFERHELD W, SCHOLD S C, et al. Combination chemotherapy and radiotherapy for primary central nervous system lymphoma: Radiation therapy oncology group study 93-10[J]. J Clin Oncol, 2002, 20(24): 4643-4648.

[13] FISHER B, SEIFERHELD W, SCHULTZ C, et al. Secondary analysis of radiation therapy oncology group study (RTOG) 9310: An intergroup phase Ⅱ combined modality treatment of primary central nervous system lymphoma[J]. J Neurooncol, 2005, 74(2): 201-205.

[14] DEANGELIS L M, YAHALOM J, THALER H T, et al. Combined modality therapy for primary CNS lymphoma[J]. J Clin Oncol, 1992, 10(4): 635-643.

[15] THIEL E, KORFEL A, MARTUS P, et al. High-dose methotrexate with or without whole brain radiotherapy for primary CNS lymphoma (G-PCNSL-SG-1): A phase 3, randomised, non-inferiority trial[J]. Lancet Oncol, 2010,11(11): 1036-1047.

[16] KORFEL A, THIEL E, MARTUS P, et al. Randomized phase Ⅲ study of whole-brain radiotherapy for primary CNS lymphoma[J]. Neurology, 2015, 84(12): 1242-1248.

[17] MORRIS P G, CORREA D D, YAHALOM J, et al. Rituximab, methotrexate, procarbazine, and vincristine followed by consolidation reduced-dose whole-brain radiotherapy and cytarabine in newly diagnosed primary CNS lymphoma: Final results and long-term outcome[J]. J Clin Oncol, 2013, 31(31): 3971-3979.

[18] GLASS J, WON M, SCHULTZ C J, et al. Phase Ⅰ and Ⅱ study of induction chemotherapy with methotrexate, rituximab, and temozolomide, followed by whole-brain radiotherapy and postirradiation temozolomide for primary CNS lymphoma: NRG oncology RTOG 0227[J]. J Clin Oncol, 2016, 34(14): 1620-1625.

第八章 肌肉骨骼肿瘤

第一节 骨肿瘤

一、临床特点

1. 骨肉瘤

（1）为最常见的儿童和年轻成人的骨原发恶性肿瘤类型。

（2）75% 发生于长骨干骺端，发生于骺（骨）端和骨干的病例相对罕见。

（3）骨端近关节处肿大，硬度不一，有压痛，局部温度高，静脉曲张，有时可触及搏动，可有病理骨折。

（4）85% 为病理级别为 3 级。恶性类骨质是其特点。

（5）2013 年 WHO 软组织肿瘤组织学分类将骨肉瘤分为 7 种亚型：低级别中心性骨肉瘤，普通型骨肉瘤，毛细血管扩张型骨肉瘤，小细胞骨肉瘤，骨旁骨肉瘤，骨膜骨肉瘤，高级别表面骨肉瘤。

（6）按照发病部位可分为：髓内型（80%），骨外型（15%）和皮质表面型（5%）。①经典型骨肉瘤就是普通型骨肉瘤，是指高度恶性髓内型骨肉瘤，包括成软骨型骨肉瘤，成纤维型骨肉瘤，成骨型骨肉瘤，占全部骨肉瘤近 80%；②骨外骨肉瘤参考软组织肉瘤；③皮质表面型骨肉瘤包括骨旁骨肉瘤、骨膜骨肉瘤和高级别表面骨肉瘤。骨旁骨肉瘤为低度恶性，占全部骨肉瘤的 5%，好发部位是股骨远端骺部。低度恶性骨旁骨肉瘤有 24%～43% 的病例可发展为高度恶性骨肉瘤。骨膜骨肉瘤为中度恶性病变，最常累及股骨，其次是胫骨。高度恶性的皮质表面型骨肉瘤罕见，占所有皮质表面型骨肉瘤的 10%。

2. 软骨肉瘤

（1）最常见于股骨近端和骨盆。

（2）约 1/3 病理级别是高级别；10%～15% 为少见亚型，包括透明细胞型、去分化型、黏液型和间叶型软骨肉瘤。

（3）分子病理：约 50% 的软骨肉瘤病例和几乎所有的 Ollier 病（多发内生软骨瘤病）和 Maffucci 综合征（与软组织血管瘤相关的多发内生软骨瘤病）病例与 *IDH1/IDH2* 突变有关。

（4）局部复发较常见，远处转移较骨肉瘤少见。

3. 尤因肉瘤家族

（1）根据分化程度分为：典型未分化性；非典型分化差型及分化好的原始神经外胚层肿瘤；镜下可见小圆形肿瘤细胞，被纤维组织分隔。

（2）95% 具有 t（11；22）或 t（21；22）易位，与三个染色体上 *FL11* 及 *ERG* 基因相关，涉及 *EWS*、*FL11* 及 t（11；22）。几乎都表达 *CD99*。荧光原位杂交可检测基因易位导致的 22 号染色体 q12 的 *EWS* 基因（*EWSR1*）和 *ETS* 基因家族（*FLI1*、*ERG*、*ETV1*、*ETV2* 和 *FEV*）任意一个的融合以确诊及鉴别。

（3）对放化疗均敏感。

4. **骨未分化高级别多形性肉瘤**（primary undifferentiated high-grade pleomorphic sarcoma of bone，UPS） 旧称骨恶性纤维组织细胞瘤（malignant fibrous histiocytoma of bone，MFH）。

（1）局部极具侵略性，常伴有远处转移和骨折。

（2）纤维肉瘤：病理表现为高级别，生物学行为像骨肉瘤，常有骨折。

5. **脊索瘤**

（1）起源于脊索组织，最常发生在骶尾部（50%~60%），颅底（25%~35%）和脊柱（15%）。

（2）常表现为特定局部病变。

（3）分为3个组织学亚型：①经典型（77%）：缺乏软骨和间质充分；②软骨型（15%）：具有脊索瘤组织学特征和软骨成分；③去分化型（8%）：高度恶性多形性梭形软组织肉瘤特性，具有侵袭性。

（4）镜下“泡状细胞”是其组织学特征，免疫组化*S-100*和*EMA*均阳性，与*brachyury*（*ch6q27*）表达增加有关。

6. **骨巨细胞瘤**

（1）股骨远端和胫骨近端是最常见的原发部位。

（2）镜下可见巨大的多核破骨细胞。

（3）囊肿形成、出血和坏死是放射敏感性的重要因素。

二、放疗前检查

1. **病史及体格检查** 对于症状明显、影像学呈侵袭性表现的骨性病灶，应考虑具有发展为恶性原发性骨肿瘤的巨大风险。

2. 全血细胞计数，生化检查，尿液分析，血清蛋白电泳、红细胞沉降率（erythrocyte sedimentation rate，ESR，又称血沉）、碱性磷酸酶（alkaline phosphatase，ALP）、骨特异碱性磷酸酶（serum bone-specific alkaline phosphatase，BALP）、乳酸脱氢酶（lactate dehydrogenase，LDH）、前列腺特异性抗原（prostate-specific antigen，PSA）等。

动态观察ALP和LDH具有临床意义：①在接受新辅助化疗前进行，在化疗的过程中、化疗结束后和随访期间应定期复查；② ALP或LDH水平显著升高常提示预后不良或肿瘤复发；③新辅助化疗后ALP和LDH水平降低，可能提示化疗有效；④化疗中或化疗后出现ALP和LDH大幅度增高，提示肿瘤复发或远处转移。

3. **X线片（病变主要区域及CXR）** 典型表现为具有Codman三角、骨膜骨针骨及烟云样密度特征等。

4. **胸腹盆腔增强CT或MRI（原发及转移部位）** 有助于评估原发肿瘤的位置、大小、形状、侵犯范围以及远处转移，评估肺转移时可行肺部CT平扫，对脊索瘤及尤因肉瘤应行全脊柱增强MRI检查。

5. **乳腺摄片（Li-Fraumeni综合征等）**

6. 骨扫描评估骨转移灶及骨髓内跳跃转移，必要时可考虑PET/CT扫描。

7. 分期扫描应在活检前完成。

8. **活检**

（1）在需要实施根治性治疗的中心或放射的区域行手术切开活组织活检或经皮活检（核芯针或细针穿刺抽吸），用于免疫组化及细胞遗传学检查。

（2）不推荐对颅底脊索瘤行穿刺活检，疑似骶骨脊索瘤应经腰骶部而非经直肠穿刺活检。

（3）如果瘢痕在肿瘤切除过程中未被整体移除，则开放性活检或核芯针活检均可通过沿着活检通道而发生肿瘤溢出或种植，具有局部肿瘤复发风险。谨慎选择活检路径，保证活检通道位于计划切除范围内，以及在术中按照原发肿瘤同样宽的边缘被切除。

三、临床分期

1. 骨肿瘤 AJCC 第 8 版 TNM 分期（不包括原发恶性淋巴瘤和多发性骨髓瘤）见表 8-1-1。

表 8-1-1 骨肿瘤 TNM 分期（AJCC/UICC 第 8 版）

原发肿瘤(T)	
四肢骨骼，躯干骨，颅骨和面骨	
T_x	原发肿瘤无法评估
T_0	无原发肿瘤的证据
T_1	肿瘤最大径≤ 8cm
T_2	肿瘤最大径＞ 8cm
T_3	原发骨部的非连续性肿瘤
脊柱	
T_x	原发肿瘤无法评估
T_0	无原发肿瘤的证据
T_1	肿瘤局限于一个椎段或两个相邻的椎骨段
T_2	肿瘤局限于三个相邻的椎骨段
T_3	肿瘤局限于四个或更多个相邻的椎骨段或任何不相邻的椎骨段
T_4	扩展到椎管或大血管
T_{4a}	扩展到椎管
T_{4b}	有大血管受侵或大血管内瘤栓的证据
骨盆	
T_x	原发肿瘤无法评估
T_0	无原发肿瘤的证据
T_1	肿瘤局限于盆腔
T_{1a}	肿瘤最大径≤ 8cm
T_{1b}	肿瘤最大径＞ 8cm
T_2	肿瘤局限于一个骨盆段并有骨外侵犯或是局限于两个骨盆段而无骨外侵犯
T_{2a}	肿瘤最大径≤ 8cm
T_{2b}	肿瘤最大径＞ 8cm
T_3	肿瘤跨越两个骨盆段并有骨外侵犯
T_{3a}	肿瘤最大径≤ 8cm
T_{3b}	肿瘤最大径＞ 8cm
T_4	肿瘤跨越三个骨盆段或穿过骶髂关节
T_{4a}	肿瘤累及骶髂关节并扩展至骶神经孔内侧
T_{4b}	肿瘤包绕髂血管或盆腔大血管中存在肉眼可见的瘤栓

续表

区域淋巴结(N)	
N_x	区域淋巴结无法评估
N_0	无区域淋巴结转移
N_1	有区域淋巴结转移
远处转移(M)	
M_0	无远处转移
M_1	有远处转移
M_{1a}	肺
M_{1b}	骨或其他远隔部位
组织学分级	
Gx:分级无法评估;G1 :分化良好 -- 低级别;G2 :中度分化 -- 高级别;G3 :分化不良 -- 高级别;G4 :未分化	
注:①可以使用两级、三级或四级分级系统,如果没有指定评分系统,一般使用以上分级系统;②尤因肉瘤为 G4。	

骨肿瘤分期				
T	N	M	病理分级	分期
T_1	N_0	M_0	G1 或 Gx	ⅠA
T_2	N_0	M_0	G1 或 Gx	ⅠB
T_3	N_0	M_0	G1 或 Gx	ⅠB
T_1	N_0	M_0	G2 或 G3	ⅡA
T_2	N_0	M_0	G2 或 G3	ⅡB
T_3	N_0	M_0	G2 或 G3	Ⅲ
任何 T	N_0	M_{1a}	任何 G	ⅣA
任何 T	N_1	任何 M	任何 G	ⅣB
任何 T	任何 N	M_{1b}	任何 G	ⅣB

2. 骨肿瘤外科分期系统(surgical staging of bone tumors，SSS) 骨肿瘤外科分期系统见表 8-1-2。

表 8-1-2 骨肿瘤外科分期系统(SSS)

分期	分级	部位	转移
ⅠA	低级别(G1)	间室内(T_1)	M_0
ⅠB	低级别(G1)	间室外(T_2)	M_0
ⅡA	高级别(G2)	间室内(T_1)	M_0
ⅡB	高级别(G2)	间室外(T_2)	M_0
Ⅲ	任何 G + 区域或远处转移	任何 T	M_1

(1)SSS 外科分期系统是由 Enneking 提出的目前临床上使用最为广泛的分期系统，与肿瘤的预后有很好的相关性，又称 MSTS(Musculoskeletal Tumor Society，美国骨骼肌肉系统肿瘤协会)外科分期。

(2)此系统根据肿瘤的组织学级别、局部累及范围和有无远隔转移对恶性骨肿瘤进行分期。

（3）骨肉瘤完全位于骨内的称为间室内（A）肿瘤，穿透骨皮质的称为间室外（B）肿瘤；通过影像学分期，没有转移证据的患者被归于 M_0，有转移者为 M_1。

（4）SSS 分期的主要特点：①肿瘤位于间室内或间室外能体现骨肉瘤特有的生物学行为特征，对于治疗方案的选择和肿瘤切除范围的计划有指导意义；②转移灶通常位于肺、淋巴结或髓内的“跳跃”病灶，预示着预后不良；③与 AJCC 分期的主要不同点是：AJCC 分期包括原发肿瘤的大小，采用最大径是否大于 8cm 来分界，而 SSS 分期采用骨骼肌肉系统中间室的概念，肿瘤大小对于提示骨肉瘤预后的显著性并不明显。

四、治疗原则

1. 原发性骨肿瘤和部分转移性肿瘤应该由拥有处理这类肿瘤的专业能力的多学科团队评估和治疗。该团队应遵循常规的基本原则，核心团队包括：①肌肉和骨骼肿瘤外科医师；②骨骼病理科医师；③肿瘤内科医师 / 肿瘤儿科医师；④肿瘤放疗科医师。

2. 生育问题应在化疗开始前向患者说明。

3. 经新辅助化疗、放疗和外科手术的综合治疗后，首选保留肢体。

4. 骨科肿瘤学家的参与是决定肢体能否保留的关键。戴假体的肢体功能有时比部分切除和 / 或放疗照射肢体功能更好。此外，放疗会影响儿童肢体的生长和功能（表 8-1-3）。

表 8-1-3　骨肿瘤治疗建议

病理	治疗建议	放疗剂量	5 年 OS	随访
骨肉瘤	扩大局部切除，截肢与保留肢体的手术 肺部转移灶、内脏转移病灶切除术 新辅助化疗可治疗高级别、局部或转移性疾病 放疗治疗阳性切缘、次全切除或不可切除病变 SBRT 治疗不可切除的寡转移性病变 使用镭 -223 或 Sm-EDTMP 治疗转移性病变 盆腔肿瘤考虑动脉灌注化疗 临床试验	原发病变： 术后放疗剂量： R1 及 R2：55Gy 照射联合 9 ~ 13Gy 推荐剂量照射，镜下残留病变或大体肿瘤 64 ~ 68Gy 不可切除：60 ~ 70Gy（总剂量取决于正常组织的耐受剂量） 转移性病变： 考虑使用 153 钐 - 乙二胺四亚甲基磷酸（153Sm-EDTMP）和镭 -223（radium 223）治疗 考虑使用立体定向放射手术治疗，尤其是对于寡转移灶	60% ~ 75%（病变局限）vs. 20%（M_1）	每 3 ~ 6 个月常规体查及影像学检查（包括胸部检查），共 5 年。治疗后 5 ~ 10 年，每年 1 次
尤因肉瘤	化疗至少持续 9 周后行局部治疗稳定 / 改善： ①广泛切除或截肢术： 切缘阳性：化疗 + 放疗 / 放化疗 ②根治性放化疗 进展后：放疗 + 手术 / 姑息治疗 复发：化疗和 / 或放疗	术后放疗（术后 60d 内开始 + 同步化疗）： R0（化疗应答差或切缘不够）：45Gy R1 或起源于骨外软组织、无骨骼受累：50.4Gy R2：45Gy + 缩野照射残留病灶至 55.8Gy 无法手术切除：骨盆：55.8G，椎体：45Gy 半胸照射（胸膜原发灶 + 广泛同侧胸膜受侵）：15 ~ 20Gy 再根据切缘情况，针对原发病灶缩野照射，总剂量同术后放疗 肺转移性病灶（化疗 / 转移灶切除术后）： 年龄≤ 14 岁：15Gy（1.5Gy × 10 次） 年龄 > 14 岁：18Gy（1.8Gy × 10 次）		每 2 ~ 3 个月行常规查体、实验室检查及原发部位 MRI/CT 及 X 线片；胸部 CT 检查（或 PET/CT/SPECT）1 次至 2 年；其后每 6 个月 1 次至第 5 年；其后每年 1 次

续表

病理	治疗建议	放疗剂量	5 年 OS	随访
软骨肉瘤	扩大局部切除是主要的治疗方法 放疗：手术切缘不够、不利于手术切除的部位术后治疗及姑息治疗	低度恶性和室间内： 不可切除：(低度恶性和室间内)：> 70Gy 高度恶性，透明细胞，或间室外： 可切除： 术前放疗(切缘阳性可能)：19.8 ~ 50.4Gy，序贯术后放疗，总剂量：R1 70Gy，R2 72 ~ 78Gy 术后放疗(高度恶性 / 去分化亚型)：R0 60Gy，R1 70Gy，R2 > 70G 颅(颅底)： 可切除：R1/R2 术后放疗 > 70Gy 无法切除：> 70Gy IORT(术中放疗剂量)：15 ~ 30Gy	50% ~ 70%	每 3 ~ 6 个月常规查体及影像学检查(包括胸部检查)，共 5 年。治疗后第 5 ~ 10 年，每年 1 次
脊索瘤	扩大局部切除或囊内切除是主要治疗方法，术后可行放疗术前质子或粒子束放疗可能有效 不可切除的病变单独放疗 手术切缘阳性或巨大间室外肿瘤行放疗 复发性病变可考虑手术 / 放疗加 PDGFR、mTOR、EGFR 抑制剂的治疗	颅外(脊柱活动节段 / 骶骨)可切除： 术前放疗(切缘阳性可能)：19.8 ~ 50.4Gy，序贯术后放疗，总剂量：R1 70Gy，R2 72 ~ 78Gy。无法切除：> 70Gy 颅(颅底)可切除：R1/R2 术后放疗 > 70Gy，无法切除：> 70Gy。 SBRT：40Gy/5 次；或 66-70Gy 标准分割放疗 质子治疗：74Gy RBE (质子等效生物学剂量)	75% ~ 80%	每 6 个月常规查体及影像学检查(包括肺部检查)，共 5 年，其后每年 1 次。同时每年行 1 次腹部 CT 检查
UPS/MFH	治疗参考骨肉瘤	60 ~ 70Gy	15% ~ 70%	每 3 个月常规查体及影像学检查(包括肺部检查)
骨巨细胞瘤	Ⅰ ~ Ⅱ期：肿瘤囊内刮除术 Ⅲ期：局部扩大切除术 放疗：连续栓塞、地诺单抗、干扰素治疗无效、手术不可切除、手术切缘不够及复发性疾病	术后放疗： R1 及 R2 切除：55Gy，再 9 ~ 13Gy 镜下或大体残留 病灶补量 不可切除：60 ~ 70Gy	80% ~ 100% 恶性 30%	每 6 个月常规体查及影像学检查(包括肺部检查)，共 2 年。其后每年 1 次

五、放疗原则

1. **原则** 在最大限度保护正常组织的同时对肿瘤施加足够的放射剂量。

2. **放疗技术** 应考虑使用 IMRT、粒子束放疗（质子、碳离子或其他重离子）、立体定向放射手术（SRS）、分次立体定向放疗（FSRT）等专业放疗技术。

3. **放疗指征**

（1）R1 或 R2 手术切除，有大体残留或镜下残留。

（2）术中肿瘤污染。

（3）淋巴结或胸膜转移时给予局部放射治疗。

（4）有可能完全切除肿物时的术前放疗。

4. **放疗时机**

（1）非尤因肉瘤：术后 4 ~ 6 周、伤口愈合后开始放疗。

（2）尤因肉瘤：①新诊断无远处转移的肿瘤。术前放疗时机在化疗后第 13 周开始、第 6 周期疗程；术后放疗时机在第15周与第7疗程同时开始，第7或8疗程的化疗方案可以与局部放疗同时进行。②新诊断有远处转移的肿瘤。国内建议在第5周期化疗结束后开始放疗，后续化疗适当推迟。

5. 放疗范围

（1）GTV（大体肿瘤靶区）：①手术或者化疗前MRI及相关检查所见的骨异常病变及周边软组织肿块范围。化疗后肿瘤缩小，正常组织恢复原来位置者，可排除化疗前突入体腔内的病变范围。②尤因肉瘤GTV1同①范围；GTV2包括化疗后软组织区及累及的原发肿瘤骨骼范围。

（2）CTV（临床靶区）：①术后放疗包括整个手术瘤床+手术瘢痕+周边1.5～2.0cm宽的边界；②尤因肉瘤根治性放疗CTV1包括GTV1 +周边1.5～2.0cm宽的边界；CTV2包括GTV2 +周边1.5～2.0cm宽的边界。

（3）PTV（计划靶区）：根据各单位摆位误差及患者活动度适当外扩，常为0.5～1.0cm。

6. 放疗剂量

（1）总剂量取决于病变的位置和邻近的正常组织耐受性（表8-1-3）。

（2）尤因肉瘤：化疗后缓解率< 50%时，放疗推荐剂量总剂量可增加至59.4Gy。

（3）原发于椎体的肿瘤放疗剂量予以45Gy。

（4）如为复发性病变，推荐放疗剂量为25～30Gy。

7. SBRT　采用现代固定技术或IGRT。

（1）术前放疗：CTV包括从GTV外扩1.0cm的亚临床病灶区域。

（2）PTV：CTV外扩2.0～3.0mm。

8. 放疗注意事项

（1）治疗计划采用CT和MRI定位数据。

（2）四肢的肿瘤尽量避免对肿瘤采用全周照射，应尽可能保留1.5～2.0cm长的皮肤带，以减少四肢水肿及功能障碍。

（3）手术切除不彻底时，应标记手术切口和瘢痕，放疗时上面放置组织胶，提高浅表剂量。

（4）尽量将胫骨前上方的皮肤排除在照射野外，避免血供不足。

（5）位置浅表的肿瘤，采用特殊定位装置固定，保持治疗体位重复性。

（6）原发脊柱肿瘤应照射整个椎体并尽量保证剂量均匀，以尽量减少脊柱畸形。

（7）复发性病灶再次手术或化疗后进展，可考虑姑息性放疗。

（8）转移性病灶如无法切除，可考虑姑息性放疗。

（9）物理治疗应在放疗同时尽早开始，以改善功能。

9. 剂量限制

（1）骨骺 D_{max} < 20Gy，避免骨骺过早闭合。

（2）脊髓 D_{max} < 45Gy或更低。

（3）骨皮质剂量尽量< 50Gy，减少骨折的风险。

（4）采用5次分割次数的SBRT，脑干或脊髓最大耐受剂量为30Gy。

（5）常规分割放疗，脊髓PRV最大剂量为45～50Gy；脑干PRV最大剂量59.4Gy。

10. 并发症

（1）骨和软组织的生长发育异常，受影响的骨的永久性应力减弱、脊柱侧凸、活动受限、感染、骨折、淋巴水肿、皮肤变色或毛细血管扩张及骨关节炎坏死等；

（2）二重癌症的风险增加（白血病、肉瘤）。

六、循证医学证据

1. 骨肉瘤

（1）Sigbjørn Smeland 等回顾性分析了 2 260 例来自全球 17 个国家的 325 各家医院的年龄小于 40 岁的 M_0 或 M_1 的躯干高级别骨肉瘤患者，其中 M_0 1 810 例，M_1 362 例，14 例转移情况不明。所有病例均采用甲氨蝶呤 + 多柔比星 + 顺铂（顺铂 120mg/m^2 + 多柔比星 75mg/m^2 第 1、6 周；甲氨蝶呤 12g/m^2 第 4、5、9、10 周）的方案作为术前标准方案化疗，均手术切除所有病灶。中位随访 54 个月（从活检确诊时计算），总的 3 年和 5 年无事件生存率分别为 59% 和 54%（M_0 vs. M_1 为 65% vs. 32%、60% vs. 28%）。3 年和 5 年生存率分别为 79% 和 71%（M_0 vs. M_1 为 84% vs. 56%、76% vs. 45%）。多因素分析显示位于肱骨的病变、WHO 为成骨性骨肉瘤、青少年和成人、男性、病变大于 1/3 累积骨体积以及化疗后组织学应答差的肿瘤（肿瘤活性细胞 > 10%）的患者，其 OS 更差。

结论：采用 AMP 新辅助化疗方案结合手术治疗局部晚期及转移性病例均有效，非转移患者疗效更佳。

（2）Machak GN 等的研究表明：31 例拒绝手术的非转移性骨肉瘤患者接受诱导化疗后放疗，放疗中位剂量为 60Gy。5 年的生存率、无进展生存率和无转移生存率分别为 61%、56% 和 62%。对治疗有反应的患者 5 年的生存率和无转移生存率分别为 90% 和 91%，而对治疗无反应的患者分别为 35% 和 42%（P = 0.005 和 P = 0.005）。无应答者 3 年和 5 年的无进展生存率分别为 31% 和 0%。

结论：新辅助化疗后肿瘤反应程度是决定预后的因素之一，化疗后坏死程度越高，其预后相对越好。

（3）Ozaki T 等的研究显示 67 例盆腔非转移性高级别骨肉瘤患者的亚群分析显示：放射治疗提高了病灶内刮除患者和不可切除肿瘤患者的生存率。

（4）DeLaney TF 等回顾性分析 41 例无法切除、或手术切缘不够或切缘阳性的骨肉瘤患者接受放疗，没有明确的剂量相关反应，放疗剂量 > 55Gy 有更高的局部控制率（P = 0.11）。

结论：放疗对微小残留病灶的患者更有效。

（5）Wagnerr 等的研究入组了 48 例患者存在实体骨肿瘤患者（其中 52% 为脊索瘤，31% 为软骨肉瘤，8% 为骨肉瘤，4% 为尤因肉瘤），术前放疗 20Gy，然后行手术切除，术后放疗，术后放疗中位剂量为 50.4Gy。5 年生存率、无病生存率和局部控制率分别为 65%、53.8% 和 72%。其结果与组织分型无关。

结论：采用术前低剂量放疗结合术后大照射野放疗技术，可有效抑制肿瘤播散，取得较理想疗效。

（6）Florence Duffaud 等进行的一项非对照、双盲、安慰剂对照的 2 期临床试验中，≥ 10 岁组织学确诊的骨肉瘤患者，在治疗转移性疾病前 1 ~ 2 次化疗后病情进展，PS 为 0 或 1。患者被随机分配（2 : 1）接受口服瑞格拉法尼（regorafenib）（160mg/d，口服 3 周停 1 周）或匹配安慰剂。两组患者都得到了最好的支持性治疗。安慰剂组的患者，在中心确诊为进展性疾病后，可以跨界接受雷奥非尼治疗。主要终点为 8 周时无疾病进展的患者比例。共有 43 例成年患者可评估其安全性，38 例患者可评估疗效（安慰剂组 12 例，瑞格拉法尼组 26 例）。26 例患者中 17 例 8 周时无进展，而安慰剂组为 0。瑞格拉法尼组 29 例患者中有 7 例（24%）发生了与治疗相关的严重不良事件，而安慰剂组 14 例患者中没有一例。双盲治疗期间 regorafenib 组和无安慰剂组最常见的 3 级及以上治疗相关不良事件包括高血压：7 例 vs. 无，手足皮肤反应：3 例 vs. 无，疲劳：3 例 vs. 1 例，低磷血症：3 例 vs. 无，胸痛：3 例 vs. 无。没有发生与治疗相关的死亡。

结论：regorafenib 作为新的靶向治疗手段，在转移患者中具有抗肿瘤活性，用于常规化疗失败后进展性转移性骨肉瘤，耐受性好，对延缓疾病进展有积极作用。

（7）Hussein A Tawbi 等进行的一项多中心、双组、单臂、开放式标签的 2 期临床研究纳入了 12 个研究单位的 84 例有病理证实的转移性和不可手术的骨组织肉瘤及软组织肉瘤患者（各 42 例，分为两组），均经过二线治疗后，均采用帕博利珠单抗（200mg，静脉滴注，每 3 周 1 次）免疫治疗。主要研究终点是研究者评估的客观反应率。中位随访 17.8 个月，7 例（18%）软组织肉瘤患者有客观反应，其中 4 例未分化多形性肉瘤、2 例脂肪肉瘤以及 1 例滑膜肉瘤；10 例平滑肌肉瘤患者均无客观反应。2 例（5%）骨组织肉瘤患者有客观反应，其中 1 例（5%）为骨肉瘤，1 例（20%）为软骨肉瘤；13 例尤因肉瘤无客观反应。在骨组织肉瘤组最常见的 3 级及以上的不良反应为贫血、淋巴细胞计数减少、激活部分血栓形成时间延长以及血小板计数下降；而软组织肉瘤组则为贫血、淋巴细胞计数减少、激活部分血栓形成时间延长。分别有 9 例和 4 例患者出现 SAE，其中 5 例与免疫治疗相关，包括肾上腺皮质功能不足、肺炎及肾炎。

结论：帕博利珠单抗在未分化多形性肉瘤或去分化脂肪肉瘤患者中具有重要的抗肿瘤临床活性，是安全有效的免疫治疗方法。

小结：目前骨肉瘤的治疗是为以手术为主、配合放化疗等的综合治疗。手术完整切除的患者能得到明显的生存获益。对于新辅助化疗疗效，化疗后的肿瘤反应程度高提示其预后佳；而对于术后肿瘤残留的患者，放疗能明显提高局部控制率并延长患者生存时间。精确放疗技术能有效减少放疗并发症，提高生存质量。对于远处转移患者，采用化疗、靶向治疗及免疫治疗，可有效控制疾病发展，一定程度上延长了患者的生存期。考虑到骨肉瘤的发生发展是多基因共同协作所致，因此在传统治疗的基础上，结合靶向、免疫等新的治疗方法，将为骨肉瘤的治疗带来新的希望。

2. 脊索瘤和软骨肉瘤

（1）Delaney TF 等在一项纳入了 50 例脊索瘤 / 软骨肉瘤患者在术前或术后接受高剂量光子 / 质子放射治疗的Ⅱ期临床研究中，原发病变和所有病变的 8 年局部控制率分别为 81% 和 74%，晚期 3 ~ 4 级放疗相关毒性发生率为 13%。

结论：采用调强技术的术后放疗能够明显改善局部控制率，降低正常放疗反应。

（2）Catton C 的一项研究针对 48 例术后有镜下或肉眼病灶残留的脊索瘤患者行光子放疗。放疗剂量为 50Gy/25f 或 40Gy/44f，共 14 天的超分割放疗。中位数 OS 为 5.2 年。5 年和 10 年的无进展生存率分别为 23% 和 15%。平均治疗后进展时间为 3 年。

结论：常规放疗与超分割放疗疗效差异无统计学意义。

（3）Carpentier A 等回顾分析了术后放疗和在复发时放疗的脊索瘤患者。术后放疗改善了预后，两者的 5 年生存率分别为 65% 和 50%，10 年生存率分别为 50% 和 0。

结论：术后有高危因素患者应尽早行放疗，其较复发时再行放疗，能提高预后，延长患者生存。

（4）Yamada 等研究了 24 例不可切除的脊柱 / 骶骨脊索瘤患者接受高剂量 SRS（24Gy 瘤患者）治疗，放疗后 24 个月时，95% 患者病灶稳定或有缩小。

结论：对于脊柱原发不可切除肿瘤，可采用 SBRT 治疗，能有效控制病灶。

（5）Imaii R 等回顾性分析了 38 例无法切除的骶骨脊索瘤患者接受碳离子放疗的患者，放疗中位剂量为 70.4Gy RBE。5 年生存率为 86%，局部控制率为 89%。大部分患者在治疗后都能走动。

结论：采用碳离子放疗，能有效提高局部相对生物剂量，减少正常组织反应，取得较好的预后及功能恢复。

（6）Di Maio 等回顾性分析了 807 例颅底脊索瘤患者的文献综述。完全切除和不完整切除患者的 5 年无进展生存率分别为 87% 和 50%。放射治疗技术（剂量分割方式、SRS、质子放疗、碳离子放疗）之间无进展生存率差异无统计学意义。

结论：针对不同的部位、大小肿瘤及患者经济情况，采用合理的放疗技术，尽量减少正常组织的反应。

（7）Bloch OG 等回顾性分析了 560 例颅软骨肉瘤的文献综述。在亚组分析中，无论是否扩大切除，手术 + 放疗与手术相比，5 年复发率分别为 9% 和 44%。46 例单纯放疗患者的 5 年复发率为 19%。

结论：手术 + 放疗的综合治疗能有效降低颅骨软骨肉瘤复发率。对于不能手术的患者，单独放疗亦能获得较好的局部控制率。

综上，脊索瘤目前的治疗以手术为主，对于术后残留患者，术后放疗为标准治疗手段。放疗应在术后伤口愈合后尽快实施，针对不同部位肿瘤，采用精确放疗方法，可明显减少术后复发率。针对位于脊柱的不可切除病变，采用立体定向放疗，可有效控制病灶发展，延长患者生存时间；此外，采用重离子等高相对生物剂量放射源治疗，提高了局部剂量，减少了正常组织反应，可获得较好的预后及功能恢复。

3. 骨巨细胞瘤

Sumita Bhatia 等在近期一项涉及 58 例接受放疗的骨巨细胞瘤患者（45 例患者为原发性肿瘤，13 例患者为复发性肿瘤）的回顾性研究中，放疗的中位剂量为 50Gy/25 次。放射治疗适应证为边缘切除 33 例，不可切除肿瘤 13 例，复发 9 例，姑息治疗 2 例。中位随访时间为 8 年。5 年局部控制率和生存率分别为 85% 和 94%，无 3 级以上毒副反应。多因素风险显示，患者年龄是局部复发率（年轻患者组 96%，老年患者组 73%）、生存率（年轻患者组 100%，老年患者组 87%）与无病生存率（年轻患者组 96%，老年患者组 65%）的唯一预后因素。其他研究已确定，肿瘤大小 > 4cm、复发性肿瘤和放疗剂量≤ 40Gy 是局部控制率的负面预后因素。

结论：放疗对不完全切除、不能切除及复发骨巨细胞瘤患者有很好的局部控制率；对初诊年轻患者、小病灶的骨巨细胞瘤采用较高剂量的放疗（Dt 50 ~ 60Gy）能取得较好的疗效。

（伍海军　刘超）

参考文献

[1] 中国临床肿瘤学会指南工作委员会 . 中国临床肿瘤学会 (CSCO) 经典型骨肉瘤诊疗指南 -2018[M]. 北京 : 人民卫生出版社 , 2018.

[2] MANFRINI M, RIMONDI E, BRUNO A, et al. Total body bone scan in the evaluation of tumor response to preoperative chemotherapy in the treatment of osteosarcoma[J]. Chir Organi Mov, 1990, 75(4): 325-330.

[3] BYUN B H, KIM S H, LIM S M, et al. Prediction of response to neoadjuvant chemotherapy in osteosarcoma using dual-phase (18)F-FDG PET/CT[J]. Eur Radiol, 2015, 25(7): 2015-2024.

[4] HURLEY C, MCCARVILLE M B, SHULKIN B L, et al. Comparison of (18) F-FDG-PET-CT and bone scintigraphy for evaluation of osseous metastases in newly diagnosed and recurrent osteosarcoma[J]. Pediatr Blood Cancer, 2016, 63(8): 1381-1386.

[5] 牛晓辉 , 王涛 , 李远等 . 骨肉瘤区域淋巴结检查的临床意义 [J]. 中国骨肿瘤骨病 , 2005, 4(03): 131-132, 153.

[6] ANTONESCU C R,HUVOS A G. Low-grade osteogenic sarcoma arising in medullary and surface osseous locations[J]. Am J Clin Pathol, 2000, 114 Suppl: S90- S103.

[7] SHETH D S, YASKO A W, RAYMOND A K, et al. Conventional and dedifferentiated parosteal osteosarcoma. Diagnosis, treatment, and outcome[J]. Cancer, 1996, 78(10): 2136-2145.

[8] BERTONI F, BACCHINI P, STAALS E L, et al. Dedifferentiated parosteal osteosarcoma: The experience of the Rizzoli Institute[J]. Cancer, 2005, 103(11): 2373-2382.

[9] OKADA K, UNNI K K, SWEE R G, et al. High grade surface osteosarcoma: A clinicopathologic study of 46 cases[J]. Cancer, 1999, 85(5): 1044-1054.

[10] STAALS E L, BACCHINI P, BERTONI F. High-grade surface osteosarcoma: A review of 25 cases from the Rizzoli Institute[J]. Cancer, 2008, 112(7): 1592-1599.

[11] 倪鑫 , 马晓莉 , 王焕民 , 等 . 儿童及青少年尤文肉瘤诊疗规范（2019 年版）[M]. 中华人民共和国国家卫生健康委员会 , 2019.

[12] 李晔雄 . 肿瘤放射治疗学 [M].5 版 . 北京：中国协和医科大学出版社 , 2018: 1517.

[13] BACCI G, PICCI P, FERRARI S, et al. Prognostic significance of serum alkaline phosphatase measurements in patients with osteosarcoma treated with adjuvant or neoadjuvant chemotherapy[J]. Cancer, 1993, 71(4): 1224-1230.

[14] BACCI G, LONGHI A, FERRARI S, et al. Prognostic significance of serum lactate dehydrogenase in osteosarcoma of the extremity: Experience at Rizzoli on 1421 patients treated over the last 30 years[J]. Tumori, 2004, 90(5): 478-484.

[15] MARAIS L C, BERTIE J, RODSETH R, et al. Pre-treatment serum lactate dehydrogenase and alkaline phosphatase as predictors of metastases in extremity osteosarcoma[J]. J Bone Oncol, 2015, 4(3): 80-84.

[16] WOLF R E, ENNEKING W F. The staging and surgery of musculoskeletal neoplasms[J]. Orthop Clin North Am, 1996, 27(3): 473-481.

[17] ENNEKING W F, SPANIER S S, GOODMAN M A. A system for the surgical staging of musculoskeletal sarcoma. 1980[J]. Clin Orthop Relat Res, 2003, 415: 4-18.

[18] BACCI G, PICCI P, RUGGIERI P, et al. Primary chemotherapy and delayed surgery (neoadjuvant chemotherapy) for osteosarcoma of the extremities. The istituto Rizzoli experience in 127 patients treated preoperatively with intravenous methotrexate (high versus moderate doses) and intraarterial cisplatin[J]. Cancer, 1990, 65(11): 2539-2553.

[19] FERRARI S, PALMERINI E, STAALS E L, et al. The treatment of nonmetastatic high grade osteosarcoma of the extremity: Review of the Italian Rizzoli experience. Impact on the future[J]. Cancer Treat Res, 2009, 152: 275-287.

[20] WUNDER J S, HEALEY J H, DAVIS A M, et al. A comparison of staging systems for localized extremity soft tissue sarcoma[J]. Cancer, 2000, 88(12): 2721-2730.

[21] 牛晓辉 . 骨肿瘤外科分期的肿瘤学意义 [J]. 山东医药 , 2009, 49(08): 1-2.

[22] CATES J M. Comparison of the AJCC, MSTS, and modified spanier systems for clinical and pathologic staging of osteosarcoma[J]. Am J Surg Pathol, 2017, 41(3): 405-413.

[23] NCCN Clinical Practice Guidelines in Oncology: Bone Cancer. (Version2. 2022)EB/OL].[2022-05-17]. https://www.nccn.org/professionals/physician_gls/pdf/bone_harmonized-africa.pdf.

[24] ERIC K, HANSEN, M. ROACH Ⅲ handbook of evidence-based radiation oncology[M]. Springer International Publishing AG, part of Springer Nature 2018.

[25] KAGER L, ZOUBEK A, POTSCHGER U, et al. Primary metastatic osteosarcoma: Presentation and outcome of patients treated on neoadjuvant cooperative osteosarcoma study group protocols[J]. J Clin Oncol, 2003, 21(10): 2011-2018.

[26] BACCI G, BRICCOLI A, FERRARI S, et al. Neoadjuvant chemotherapy for osteosarcoma of the extremities with synchronous lung metastases: Treatment with cisplatin, adriamycin and high dose of methotrexate and ifosfamide[J]. Oncol Rep, 2000, 7(2): 339-346.

[27] DAW N C, BILLUPS C A, RODRIGUEZ-GALINDO C, et al. metastatic osteosarcoma[J]. Cancer, 2006, 106(2): 403-412.

[28] SMELAND S, BIELACK S S, WHELAN J, et al. Survival and prognosis with osteosarcoma: Outcomes in more than 2000 patients in the EURAMOS-1 (European and American Osteosarcoma Study) cohort[J]. Eur J Cancer, 2019, 109: 36-50.

[29] MACHAK G N, TKACHEV S I, SOLOVYEV Y N, et al. Neoadjuvant chemotherapy and local radiotherapy for high-grade osteosarcoma of the extremities[J]. Mayo Clin Proc, 2003, 78(2): 147-155.

[30] OZAKI T, FLEGE S, KEVRIC M, et al. Osteosarcoma of the pelvis: Experience of the cooperative osteosarcoma study group[J]. J Clin Oncol, 2003, 21(2): 334-341.

[31] DELANEY T F, PARK L, GOLDBERG S I, et al. Radiotherapy for local control of osteosarcoma[J]. Int J Radiat Oncol Biol Phys, 2005, 61(2): 492-498.

[32] WAGNER T D, KOBAYASHI W, DEAN S, et al. Combination short-course preoperative irradiation, surgical resection, and reduced-field high-dose postoperative irradiation in the treatment of tumors involving the bone[J]. Int J Radiat Oncol Biol Phys, 2009, 73(1): 259-266.

[33] DUFFAUD F, MIR O, BOUDOU-ROUQUETTE P, et al. Efficacy and safety of regorafenib in adult patients with metastatic osteosarcoma: a non-comparative, randomised, double-blind, placebo-controlled, phase 2 study[J]. Lancet Oncol, 2019, 20(1): 120-133.

[34] TAWBI H A, BURGESS M, BOLEJACK V, et al. Pembrolizumab in advanced soft-tissue sarcoma and bone sarcoma (SARC028): A multicentre, two-cohort, single-arm, open-label, phase 2 trial[J]. Lancet Oncol, 2017, 18(11): 1493-1501.

[35] DELANEY T F, LIEBSCH N J, PEDLOW F X, et al. Long-term results of Phase Ⅱ study of high dose photon/proton radiotherapy in the management of spine chordomas, chondrosarcomas, and other sarcomas[J]. J Surg Oncol, 2014, 110(2): 115-122.

[36] CATTON C, O'SULLIVAN B, BELL R, et al. Chordoma: Long-term follow-up after radical photon irradiation[J]. Radiother Oncol, 1996, 41(1): 67-72.

[37] CARPENTIER A, POLIVKA M, BLANQUET A, et al. Suboccipital and cervical chordomas: The value of aggressive treatment at first presentation of the disease[J]. J Neurosurg, 2002, 97(5): 1070-1077.

[38] YAMADA Y, LAUFER I, COX B W, et al. Preliminary results of high-dose single-fraction radiotherapy for the management of chordomas of the spine and sacrum[J]. Neurosurgery, 2013, 73(4): 673-680.

[39] IMAI R, KAMADA T, TSUJI H, et al. Effect of carbon ion radiotherapy for sacral chordoma: Results of phase Ⅰ - Ⅱ and Phase Ⅱ clinical trials[J]. Int J Radiat Oncol Biol Phys, 2010, 77(5): 1470-1476.

[40] DI MAIO S, TEMKIN N, RAMANATHAN D, et al. Current comprehensive managment of cranial base chordomas: 10-year meta-analysis of observational studies[J]. J Neurosurg, 2011, 115(6): 1094-1105.

[41] BLOCH O G, JIAN B J, YANG I, et al. Cranial chondrosarcoma and recurrence[J]. Skull Base, 2010, 20(3): 149-156.

[42] BHATIA S, MISZCZYK L, ROELANDTS M, et al. Radiotherapy for marginally resected, unresectable or recurrent giant cell tumor of the bone: a rare cancer network study[J]. Rare Tumors, 2011, 3(4): e48.

[43] MISZCZYK L, WYDMANSKI J,SPINDEL J. Efficacy of radiotherapy for giant cell tumor of bone: Given either postoperatively or as sole treatment[J]. Int J Radiat Oncol Biol Phys, 2001, 49(5): 1239-1242.

[44] FEIGENBERG S J, MARCUS R B, J R., ZLOTECKI R A, et al. Whole-lung radiotherapy for giant cell tumors of bone with pulmonary metastases[J]. Clin Orthop Relat Res, 2002, 401: 202-208.

[45] CAUDELL J J, BALLO M T, ZAGARS G K, et al. Radiotherapy in the management of giant cell tumor of bone[J]. Int J Radiat Oncol Biol Phys, 2003, 57(1): 158-165.

第二节 软组织肉瘤

一、临床特点

1. 软组织肉瘤是潜在致死性的恶性肿瘤，约占成人恶性肿瘤的 1%。

2. 发病部位　肢体（43%）> 内脏（19%）> 腹膜后（15%）> 躯干（10%）> 头颈部（9%）。

3. 倾向于沿肌筋膜平面纵向侵犯，一般不侵犯筋膜边界或骨骼。当肿瘤生长时，周围正常组织受到挤压，形成假包膜。显微镜下的肿瘤细胞可以穿透假包膜并向外延伸。

4. 大约有 10% 患者在诊断时发生转移。常见转移部位：肢体→肺、腹膜后→肝。

5. 淋巴结转移　区域淋巴结转移罕见。不同类型软组织肉瘤淋巴结转移风险：滑膜（S）（14%），透明细胞（C）（28%），血管肉瘤（A）（11%），横纹肌肉瘤（R）（15%），上皮样瘤（E）（20%）。

二、病理特点

根据 2013 年 WHO 软组织肿瘤组织学分类，软组织肉瘤分为 4 类：良性、中度局部侵袭性、中度远处转移性和恶性。

1. 常见部位及病理类型

（1）肢体：脂肪肉瘤，未分化多形性肉瘤，滑膜肉瘤，纤维肉瘤。

（2）腹膜后：脂肪肉瘤（较少发生糖尿病）> 平滑肌肉瘤（较多发生糖尿病）。

（3）头颈部：未分化多形性肉瘤，通常为高等级。

2. 有超过 80 个亚型，常见亚型包括未分化多形性肉瘤（undifferentiated pleomorphic sarcoma，UPS）、胃肠道间质肿瘤、脂肪肉瘤（liposarcoma，LPS）和平滑肌肉瘤（leiomyosarcoma，LMS）。发生率：UPS 为 20% ~ 30%，脂肪肉瘤为 10% ~ 20%，平滑肌肉瘤为 10% ~ 15%，纤维肉瘤为 5% ~ 10%、滑膜细胞肉瘤为 5% ~ 10%、横纹肌肉瘤为 5% ~ 10%、恶性外周神经鞘瘤 / 恶性神经鞘瘤为 5%。

三、放疗前检查

1. 病史及体格检查，全血细胞检查，尿素氮 / 肌酐（BUN/Cr），红细胞沉降率，乳酸脱氢酶（LDH），肿瘤原发部位的 CT/MRI。如果黏液样脂肪肉瘤，需包括腹部 CT；腺泡状软组织肉瘤、血管肉瘤、黏液性 / 圆细胞脂肪肉瘤和骨外尤因肉瘤需完善中枢神经系统检查和骨扫描。条件允许者可采用 PET/CT 扫描进行肿瘤分期和治疗监测。

2. 影像学检查应在活检或术前进行。

3. **切口活检或芯针活检优先**　活检能预测 90% 病理类型和分级。切除活检常污染周围组织，因此活检切口应定向，并在后续的手术中切除。

4. 进行组织细胞遗传学分析，寻找特征染色体易位。

四、临床分期

1. 软组织肉瘤的 TNM 分期（表 8-2-1）。

表 8-2-1　软组织肉瘤 TNM 分期（AJCC/UICC 第 8 版）

原发肿瘤（T）	
头颈部软组织肉瘤	
T_x	原发肿瘤无法评估
T_1	肿瘤≤ 2cm
T_2	2cm ＜肿瘤≤ 4cm
T_3	肿瘤＞ 4cm
T_4	肿瘤侵犯邻近结构
T_{4a}	肿瘤侵犯眼眶、颅底部、中央区脏器，累及面骨或翼状肌
T_{4b}	肿瘤侵犯脑实质、经动脉鞘、椎前肌，或通过神经周围扩散累及中枢神经系统
躯干和肢体软组织肉瘤	
T_x	原发肿瘤无法评估
T_0	无原发肿瘤证据
T_1	肿瘤≤ 5cm

续表

原发肿瘤(T)	
T_2	5cm ＜肿瘤≤ 10cm
T_3	10cm ＜肿瘤≤ 15cm
T_4	肿瘤最大径＞ 15cm
胸腹脏器软组织肉瘤	
T_x	原发肿瘤无法评估
T_1	局限于器官
T_2	肿瘤侵犯器官外组织
T_{2a}	肿瘤侵犯浆膜或脏腹膜
T_{2b}	肿瘤侵犯至浆膜外(肠系膜)
T_3	肿瘤侵犯另一器官
T_4	多灶性侵犯
T_{4a}	多灶性(2 处)
T_{4b}	多灶性(3 ~ 5 处)
T_{4c}	多灶性(＞ 5 处)
胃肠道间质瘤	
T_x	原发肿瘤无法评估
T_0	无原发肿瘤证据
T_1	肿瘤最大径≤ 2cm
T_2	2cm ＜肿瘤最大径≤ 5cm
T_3	5cm ＜肿瘤最大径≤ 10cm
T_4	肿瘤最大径＞ 10cm
腹膜后软组织肉瘤	
T_x	原发肿瘤无法评估
T_0	无原发肿瘤证据
T_1	肿瘤最大径≤ 5cm
T_2	5cm ＜肿瘤最大径≤ 10cm
T_3	10cm ＜肿瘤最大径≤ 15cm
T_4	肿瘤最大径＞ 15cm
区域淋巴结(N)	
N_0	无区域淋巴结转移或淋巴结状态未知
N_1	区域淋巴结转移
远处转移(M)	
M_0	无远处转移
M_1	远处转移

2. **组织学分级的定义（G）** 组织学分级见表 8-2-2 ~ 表 8-2-5。

法国国家抗癌中心联合会（Fédération Nationaledes Lutte Contre le Cancer，FNCLCC）组织学分级：由三个参数确定。分化，核分裂活性和坏死程度。每一参数的计分如下：分化（1 ~ 3 分），核分裂活性（1～3分），坏死（0～2分）。这些分数相加即可确定肿瘤的分级。

注意：不包括卡波西肉瘤、纤维瘤病（硬纤维瘤）、硬脑膜肉瘤、脑肉瘤、实质器官肉瘤或中空脏器肉瘤。

表 8-2-2　软组织肉瘤肿瘤分化

软组织肉瘤肿瘤分化	
1	肉瘤与正常成人间叶组织极为相似(例如,低级别平滑肌肉瘤)
2	肉瘤的组织学类型明确(例如,黏液样 / 圆细胞型脂肪肉瘤)
3	胚胎样和未分化肉瘤、类型可疑的肉瘤、滑膜肉瘤、软组织骨肉瘤、尤因肉瘤 / 软组织 PNET

注：PNET. 原始神经外胚叶肿瘤。

表 8-2-3　软组织肉瘤核分裂相计数

软组织肉瘤核分裂象计数	
1	0 ～ 9 个有丝分裂 /10HPF
2	10 ～ 19 个有丝分裂 /10HPF
3	≥ 20 个有丝分裂 /10HPF

注：在肉瘤核分裂最活跃的区域，使用 40 核物镜连续评估 10 个高倍镜视野（HPF. 在放大 400 倍时每 HPF ＝ 0.173 4mm^2）。

表 8-2-4　软组织肉瘤肿瘤坏死

软组织肉瘤肿瘤坏死	
0	无坏死
1	＜ 50% 肿瘤坏死
2	≥ 50% 肿瘤坏死

注：大体检查评估并通过组织切片核实。

表 8-2-5　软组织肉瘤组织学分级

软组织肉瘤组织学分级	
Gx	分级无法评估
G1	完全分化,核分裂象计数和坏死积分为 2 或 3 分
G2	完全分化,核分裂象计数和坏死积分为 4 或 5 分
G3	完全分化,核分裂象计数和坏死积分为 6、7 或 8 分

3. 解剖学分期 / 预后分组（表 8-2-6 ~ 表 8-2-9）。

表 8-2-6　头颈部软组织肉瘤

头颈部软组织肉瘤				
ⅠA 期	T_1	N_0	M_0	G1,Gx
ⅠB 期	T_2	N_0	M_0	G1,Gx
	T_3	N_0	M_0	G1,Gx
	T_4	N_0	M_0	G1,Gx

续表

头颈部软组织肉瘤				
Ⅱ期	T_1	N_0	M_0	G2,G3
ⅢA 期	T_2	N_0	M_0	G2,G3
ⅢB 期	T_3	N_0	M_0	G2,G3
	T_4	N_0	M_0	G2,G3
Ⅳ期	任何 T	N_1	M_0	任何 G
	任何 T	任何 N	M_1	任何 G

注：胸腹脏器软组织肉瘤当前没有预后分期分组的建议。

表 8-2-7　胃肠道间质瘤

胃肠道间质瘤				
ⅠA 期	T_1 或 T_2	N_0	M_0	低级
ⅠB 期	T_3	N_0	M_0	低级
Ⅱ期	T_1	N_0	M_0	高级
	T_2	N_0	M_0	高级
	T_4	N_0	M_0	低级
ⅢA 期	T_3	N_0	M_0	高级
ⅢB 期	T_4	N_0	M_0	高级
Ⅳ期	任何 T	N_1	M_0	任何有丝分裂率
	任何 T	任何 N	M_1	任何有丝分裂率

注：胃肠道间质瘤（gastrointestinal stromal tumors, GIST）同样适用于网膜。

表 8-2-8　小肠间质瘤

小肠间质瘤				
Ⅰ期	T_1 或 T_2	N_0	M_0	低级
Ⅱ期	T_3	N_0	M_0	低级
ⅢA 期	T_1	N_0	M_0	高级
	T_4	N_0	M_0	低级
ⅢB 期	T_2	N_0	M_0	高级
	T_3	N_0	M_0	高级
Ⅳ期	T_4	N_0	M_0	高级
	任何 T	N_1	M_0	任何有丝分裂率
	任何 T	任何 N	M_1	任何有丝分裂率

注：同样适用于食管、结直肠、肠系膜和腹膜间质瘤。

表 8-2-9　腹膜后软组织肉瘤

腹膜后软组织肉瘤				
ⅠA 期	T_1	N_0	M_0	G1,Gx

续表

腹膜后软组织肉瘤				
ⅠB期	T_2	N_0	M_0	G1，Gx
	T_3	N_0	M_0	G1，Gx
	T_4	N_0	M_0	G1，Gx
Ⅱ期	T_1	N_0	M_0	G2，G3
ⅢA期	T_2	N_0	M_0	G2，G3
ⅢB期	T_3	N_0	M_0	G2，G3
	T_4	N_0	M_0	G2，G3
Ⅳ期	任何T	N_1	M_0	任何G
	任何T	任何N	M_1	任何G

五、治疗原则

患者治疗原则见表8-2-10、表8-2-11。

表8-2-10 软组织肉瘤治疗原则

分期	治疗建议	预后
Ⅰ期（肿瘤位于四肢）	单纯手术，除非切缘＜1cm或切缘阳性，再次切除或术后放疗	5年局部控制率为90%～100%，生存率为90%
Ⅱ～Ⅲ期（肿瘤位于四肢）	术前放疗→手术，或者手术→术后放疗 高级别、位置深的大肿瘤50%会出现远处转移，可行新辅助和或序贯化疗	5年局部控制率为90%；Ⅱ期患者5年生存率为80%；Ⅲ期5年生存率为60%；可以减少75%截肢手术
Ⅳ期	控制主要病变，≤4个肺病变和/或延长DFS，可考虑手术切除原发病灶和转移病灶 可采用最佳支持治疗、化疗和/或姑息手术治疗及放疗	5年生存率为25% 5年生存率为10%
不可切除病变	根治性放疗（70～80Gy）、化疗（多柔比星+异环磷酰胺）或同步放化疗 以上治疗完成后评估疗效，如果转变为可切除病灶，行手术治疗	
腹膜后肉瘤	手术+术中放疗（12～15Gy），术后外放疗（45～50Gy） 或术前放疗±化疗→手术切除±术中放疗补量	5年局部控制率为50%，无远处转移率为20%～30%，生存率为50%
GIST（胃肠道间质瘤）	如果可切除，行手术治疗→中高危术后伊马替尼靶向治疗；如果残留或不可切除，术前伊马替尼→手术切除→术后伊马替尼治疗	
硬纤维瘤	手术治疗 R0切除：观察 R1切除：再次切除或观察 R2切除或不能手术：术后放疗（54～58Gy） R2切除，考虑化疗/激素/靶向治疗，不能手术的患者约有1/3病情稳定或对治疗有反应	5年局部控制率为60%～70%

表 8-2-11 NCCN 指南治疗原则（2022 年）（四肢 / 浅表躯干）

分期	推荐治疗			
ⅠA，ⅠB	手术	阴性切缘 / 包膜完整	观察	
		阳性切缘 / 包膜不完整	再次手术或观察（ⅠA 期）或放疗	
Ⅱ（可切除并保持功能）	手术	Ⅱ（可切除并保持功能）	观察	
		Ⅱ（可切除并保持功能）	放疗	
	术前放疗		手术	
Ⅲ（可切除并保持功能）	手术	放疗或放疗 ± 序贯化疗		
	术前放疗 / 同步放化疗	手术	放疗补量 ± 序贯化疗	
Ⅱ，ⅡA （不可切除 / 可切除但不能保持功能完整）	术前化疗	手术	放疗 或放疗 + 序贯化疗	
	放疗 或同步放化疗 或化疗 或局部肢体治疗	可切除并保持功能	手术	放疗 或同步放化疗 或（已行放疗）放疗补量 ± 序贯化疗
		可切除 / 可切除但不能保持功能完整	根治性放疗 或化疗 或姑息手术治疗 或观察（如果无症状） 或最佳支持治疗 或截肢	
Ⅳ	单个器官转移 肿瘤体积局限	参考可切除Ⅱ、Ⅲ期治疗并考虑： 转移病灶切除 ± 化疗 ± 放疗 或射频消融（RFA，冷冻疗法） 或栓塞治疗 或 SBRT 或观察		
	孤立区域转移或淋巴结转移	区域淋巴结切除 ± 放疗 ± 化疗 或转移病灶切除术 ± 化疗 ± 放疗 或 SBRT 或孤立的肢体灌注 / 注入术 ± 手术		
	远处转移	化疗 或放疗 /SBRT 或手术 或观察（如果无症状） 或支持治疗 或射频消融（RFA，冷冻疗法） 或栓塞治疗		

六、放疗原则

ASTRO 于 2021 年 7 月发布了成人软组织肉瘤的放射治疗指南，对四肢和躯干软组织肉瘤的放疗指征，关于手术与放疗的顺序、放疗剂量、靶区范围和放疗技术、放疗在腹膜后肉瘤中的作用 5 个关键问题应对原则进行了指南推荐。

（一）放疗在肢体和躯干成人软组织肉瘤治疗中的作用和适应证

1. 对于局限性软组织肉瘤患者，建议在初治前进行包括病理学专家和影像学专家在内的多学科讨论。

2. 进行计划性手术切除时，对局部复发风险较高的患者推荐放疗。局部复发的风险评估包括临床、病理及手术因素，如手术切缘、肿瘤分级、肿瘤大小、肿瘤的解剖位置和组织病理学亚型等。其中切缘状态是预测局部复发的最主要因素。在确定放疗作用时，需要考虑肿瘤复发对功能预后的影响以及挽救性手术治疗的潜在发生率。

3. 计划性手术切除时，对于预计有近切缘或镜下阳性切缘可能的，推荐放疗；而局部复发风险低的患者如果能获得较宽的手术切缘，可单纯手术治疗，不推荐放疗。

4. 对于已经进行非计划性切除的患者，如可行根治性肿瘤切除术，建议再次手术。

（二）成人四肢和躯干软组织肉瘤手术和放疗顺序

1. 对于原发、局限性肢体和躯干的软组织肉瘤，应对患者和肿瘤的特征进行多学科评估以确定手术和放疗顺序。

2. 术前放疗。虽术前和术后放疗联合手术的局部控制类似，但急性和晚期并发症的风险不同，大多情况下推荐术前放疗。

3. 术后放疗。经肿瘤计划性切除术后（未行术前放疗），如发现有不良病理特征，包括：切缘不足、有筋膜浸润、病理类型为高级别、呈浸润性或不连续生长等，建议行术后放疗，尤其是在不能进一步扩大切除的情况时。此外，患者有无法控制的疼痛或出血、出现真菌性肿瘤等特殊情况、评估伤口愈合并发症的风险超过放疗晚期毒副反应时，建议先行手术治疗，再行术后放疗。

4. 非计划性手术。对于行非计划性手术切除肿瘤，如能再次手术，建议行根治性肿瘤切除术 + 放疗，推荐再次手术前行放疗，这样优于术后放疗；如果无法再行肿瘤切除术，建议术后放疗。

（三）成人四肢和躯干软组织肉瘤的放疗剂量分割和靶区定义

1. 放疗剂量和分割方式

（1）原发、局限性肢体和躯干软组织肉瘤患者如接受术前放疗，推荐常规分割，每日 1 次，每次 200cGy，总剂量 5 000cGy。

（2）CTV1 的剂量建议为 5 000 cGy/25 次，1 次 / 日，或 5 040 cGy/28，1 次 / 日，缩野后的 CTV2 局部加量：阴性切缘：补量 1 000 ~ 1 600 cGy；显微镜下的阳性切缘：补量 1 600cGy。

2. 放疗靶区和危及器官

（1）对于原发、局限性肢体和躯干软组织肉瘤接受术前放疗的患者，推荐依据解剖结构屏障勾画并修改 CTV。术前、术后放疗剂量分割和靶体积定义是不同的。

（2）建议 CTV1 给予初始剂量，缩野后的 CTV2 给予局部加量。

（3）推荐三维勾画危及器官，并对危及器官的剂量适当限制。

（4）不推荐选择性淋巴引流区放疗。

（四）EBRT 治疗成人肢体和躯干软组织肉瘤

1. 对于原发、局限性肢体和躯干的软组织肉瘤患者，为了患者准确定位的可重复性，推荐使用个体化定制的固定方式。

2. 不推荐常规使用皮肤填充物，除非临床靶区需要包括皮下组织或皮肤。

3. 推荐应用 IMRT，包括 VMAT，最大限度减少危及器官的剂量和降低毒副反应。在某些特定情况下，如果能够更好地避开危及器官、减少危及器官受量，3D CRT 也可以是首选。

4. 建议每天进行 IGRT，至少每周进行一次容积成像引导监测（如 CBCT 等）。

（五）放疗在腹膜后肉瘤治疗中的作用及首选的放疗剂量和放疗计划

1. 由于腹膜后肉瘤罕见，异质性强，建议在初治前进行包括病理学专家和影像学专家在内的多学科讨论。

2. 对于原发、局限性腹膜后肉瘤，可手术切除肿瘤患者，不推荐常规放疗，但对于局部复发风险高的患者，可考虑放疗。

3. 如果在肿瘤切除的基础上计划做放疗，则建议做术前放疗。

4. 如果计划术前放疗，则推荐常规分割，DT = 5 000cGy/25F，或DT = 5 040cGy/28F，每日一次。

5. 病变位于髂缘以上的患者，考虑到腹部运动，术前放疗推荐使用4D-CT勾画靶区，构建个体化ITV。

6. 推荐根据解剖屏障勾画CTV或ITV，三维勾画危及器官，并进行适当的剂量限制。在制订放疗计划前，因为考虑重要相邻OAR剂量限制，可与外科医生讨论是否计划切除同侧肾和/或部分肝。

7. 如计划术前放疗，推荐包括VMAT在内的调强放疗，最大限度地减少危及器官受量，以降低毒副反应。如果能减少危及器官剂量，在某些临床情况下，3D-CRT可替代调强放疗。

8. 如计划术前放疗，建议每日IGRT，至少每周进行一次容积成像引导在线监测（如CBCT）。

9. 不推荐常规使用术后放疗。对于那些部位特殊、局部复发风险高、挽救性手术不可行的腹膜后肉瘤患者，在放疗靶区明确且保证治疗安全的情况下，可考虑选择性使用术后放疗。

七、放疗实施

1. 术前放疗

（1）优势：①使不可切除肿瘤变得可切除，减少术中肿瘤播散种植、远处转移；不影响术后创面愈合；②能在术前放疗后扩大切除手术前再分期；③放疗照射野小，剂量低，降低晚期放疗毒性反应，改善肢体功能；④血供丰富，放疗敏感；⑤较少的治疗时间，降低费用；⑥减少继发性肿瘤发生概率。

（2）不足：①减少病理标本潜在信息，影响分期；②增加术后早期伤口并发症，但大部分可治疗可逆。

（3）放疗定位：①可重复体位，患侧肢体尽量远离身体及健侧肢体；②上肢病变，根据肿瘤的位置，手臂可选择外展、外旋或内旋摆位；俯卧位时可将手臂伸过头顶固定；③臀部或大腿后部的病变采用俯卧位治疗；④大腿近端的病变采用膀胱截石位治疗，以保护会阴、腹股沟及对侧腿部。

（4）放疗设野

1）肢体/躯干/头颈部软组织肉瘤：① GTV。查体可触及和影像学检查可见肿瘤，包括诊断磁共振T_1增强范围（非T_2增强像），与定位CT融合后勾画。② CTV。GTV + 3cm纵向及1.5cm径向解剖型外扩 + 可疑的瘤旁水肿及活检通道（磁共振T_2像）。邻近完整骨筋膜、未侵犯骨和皮肤是天然屏障，除非病变累及，一般不超过以上范围。此外，如果肿瘤为低度恶性，或有可能导致严重放疗反应，可部分包括T_2水肿区。③ PTV。CTV外扩0.5～1cm。

2）皮下肿瘤：① GTV。查体触及和影像学检查可见肿瘤，包括诊断磁共振T_1增强范围（非T_2增强像），与定位CT融合后勾画。② CTV。CTV = GTV + 外周外扩3～4cm，未受累的肌肉外扩0.5～1cm，并包括瘤周水肿和活检通道。③ PTV。CTV外扩0.5～1cm。

3）腹膜后/中软组织肉瘤

A. 有4D定位：① GTV。CT影像判定的肉眼可见肿瘤。② iGTV。包括影像学（CT/MRI）全部GTV + 4D CT肿瘤运动范围。③ CTV = iGTV + 1.5cm（GTV各方向对称性外扩）。④ PTV = CTV + 0.5cm（有IGRT摆位）或CTV + 0.9～1.2cm（无IGRT摆位）。

B. 无4D定位：① GTV。CT影像判定的肉眼可见肿瘤。② iGTV。包括影像学（CT/MRI）全部GTV + 4D CT肿瘤运动范围（髂缘以上肿瘤）。③ CTV = iGTV头脚方向外放2.0～2.5cm，轴向各方向外放1.5～2.0cm。④ PTV = CTV + 0.5cm（有IGRT摆位）或CTV + 0.9～1.2cm（无IGRT摆位）。

C. 勾画注意事项：①腹膜后腔室、骨、肾、肝，外扩0mm。②肠腔和空腔，外扩5mm。③皮肤，保留 3 ~ 5mm 边界。④如果肿瘤伸入腹股沟管，则在其下方外扩 iGTV 3cm。

（5）放疗剂量

1）躯干 / 四肢 / 头颈部 / 皮下软组织肉瘤：DT 50Gy/25F。

2）腹膜后及腹腔内肉瘤：术前由手术医生和放射肿瘤学家共同制订高危腹膜后边缘区域，处方剂量：50.4Gy，1.8Gy/ 次，28 次或者 50Gy，2.0Gy，25 次。在有经验的肿瘤中心，可在 CTV 给予 45 ~ 50Gy/25 ~ 28 次的情况下，针对由外科医师和放疗科医师共同确定的高危腹膜后的肿瘤边界同步推荐剂量至 57.5Gy/25 次，术后不再补量。

3）手术切缘不足或阳性患者，在术前放疗 50Gy 情况下，可采用术后外照射、术中放疗或近距离治疗局部补量。单次 1.8 ~ 2.0Gy，需注意正常组织的耐受剂量。

（6）放疗 3 ~ 6 周后手术。

2. 术后外照射放疗

（1）优势：①完整可靠的病理信息，精确分期；②较低的术后伤口并发症。

（2）不足：①术后缺氧，需较高的放疗剂量；②较大的照射范围（包括所有引流及切口部位）；③晚期放疗毒性增加，大部分不可逆。

（3）放疗指征：手术切缘阳性（R1 及 R2）、切缘不足、有筋膜浸润、病理类型为高级别、呈浸润性或不连续生长等。

（4）放疗时机：术后 4 ~ 6 周、伤口愈合后开始放疗，不宜超过 8 周。

（5）放疗射线选择：采用 4 ~ 6MV 的 X 线治疗。

（6）放疗技术：建议采用图像引导调强适型放疗。保证足够合理的照射边界，密切关注治疗计划的设置及执行，避免边缘漏照；此外，可考虑质子治疗等。

（7）治疗体位：同术前放疗。

（8）放疗射野

肢体和躯干 STS 术后放疗：① GTVtb。肿瘤瘤床（根据银夹、瘢痕、术前 MRI 确定）。② CTV。CTV1，GTVtb、瘢痕、引流部位 + 3.0 ~ 4.0cm 纵向、1.5cm 径向外扩边界。CTV2，GTVtb + 2.0cm 纵向和 1.5cm 径向外扩边界。③ PTV。CTV 外扩 0.5（有 IGRT，1 次 / 日）或 > 1.0cm（无 IGRT）。④淋巴结。应切除肿大淋巴结，阳性淋巴结均需要照射。

皮下肿瘤术后放疗：① GTVtb。肿瘤瘤床（根据银夹、瘢痕、术前 MRI 确定）。② CTV。CTV1，肿瘤瘤床（由银夹 / 术前 MRI 确定）+ 四周外扩 3 ~ 4cm，向未累及的肌肉外扩 0.5 ~ 1cm，如果可行，包括术野、手术瘢痕、引流部位；CTV2，肿瘤瘤床（由银夹 / 术前 MRI 确定）+ 四周外扩 1.5 ~ 2cm，向未受累的肌肉外扩 0.5cm。③ PTV。CTV 外扩 0.5（有 IGRT，1 次 / 日）或 > 1.0cm（无 IGRT）。

注：PTV 的范围可以缩到皮肤以下 3 ~ 5mm，以减少伤口愈合并发症，但需包括外科医生计划切除覆盖的皮肤和皮下组织。

（9）放疗剂量

1）躯干 / 四肢 / 头颈部 / 皮下软组织肉瘤：术后切缘阴性或残留的患者，先予以 DT 50Gy，2Gy/ 次。其后对阴性切缘，补量 DT 10 ~ 16Gy；阳性切缘：R1：补量 DT 16 ~ 18Gy；R2：补量 DT 20 ~ 26Gy。

2）腹膜后 / 腹膜内软组织肉瘤：不鼓励行术后外照射放疗。仅在正常组织被隔离情况下，经严格选择的病例行补量：R1：补量 16 ~ 18Gy；R2：补量 20 ~ 26Gy。

3）手术瘢痕和引流部位需要照射 50Gy。

（10）放疗靶区及计划设计要点：①高危皮下表浅部位或已经受侵犯的皮肤表层应有足够的照射剂量；②应保留 1.5 ~ 2cm 宽的皮肤边界。尽量将胫骨前上方的皮肤排除在照射野外，以避免放疗后血管闭塞血供差；③不要对四肢的整个圆周进行 > 50Gy 的照射；④放疗射野应尽可能留出 1/2 的负重骨横截面；整个或＞ 1/2 的关节腔和主要肌腱（髌骨等）不被照射。

3. 术后近距离放疗

（1）近距离治疗靶区：肿瘤瘤床＋ 2cm 纵缘＋ 1～1.5cm 周缘。

（2）用于高级别切缘阴性的肉瘤的单一治疗：予以 DT 45～50Gy 的低剂量率或高剂量率等效剂量照射。由于低级别肉瘤没有降低局部复发、延长生存期，不推荐近距离放疗。

（3）术前行外照射予以 DT 50Gy 后，术后：① R1 切除：补充 DT 16～18Gy 的低剂量率照射；或每次予以 3～4Gy，每日 2 次，共 DT 14～16Gy 的高剂量率照射；② R2 切除：补充 DT 20～26Gy 的低剂量率照射；或 DT 18～24Gy 的高剂量率照射。

（4）在术后第 6 天或之后放置引流管，以留出伤口愈合的时间。引流导管放置在手术区间隔 1cm 处。

（5）照射野不要包括瘢痕或引流部位。

4. 术中放疗

（1）适应证：躯干 / 四肢 / 头颈部软组织肉瘤及腹膜后 / 腹膜内软组织肉瘤。

（2）剂量：① R1 切除：予以 10～12.5Gy；② R2 切除：予以 15Gy。

5. 不可切除病变外照射治疗

（1）大野放疗至 50Gy，缩野放疗至 60Gy，然后大体肿瘤补量到 70～76Gy。

（2）如果给予多柔比星，考虑减少放疗总剂量和单次剂量，可予以 1.8Gy/ 次。

（3）多柔比星使用开始后间隔 2～3 天再行放疗，减少正常组织损伤的协同效应。

（4）使用性腺遮挡来保持生育能力。

（5）在治疗过程中尽早开始物理治疗以改善功能结果。

6. 剂量限定

（1）四肢、躯干及头颈部软组织肉瘤：①干骺端≤ 20Gy，减少骨骺过早闭合；②骨髓＜ 40Gy，减少骨髓抑制；③骨皮质＜ 50Gy，骨 V40 ＜ 64%，平均骨剂量＜ 37Gy，骨 D_{max} ＜ 59Gy，减少骨折和愈合延迟（Dickie，IJROBP 2009）；④放疗剂量达 40～45Gy 后，避开关节间隙以避免纤维性收缩。

（2）腹膜后 / 腹膜内软组织肉瘤

1）肝脏：计划残留肝平均剂量＜ 26Gy。

2）胃和十二指肠：D_{max} ＜ 56Gy，V45 ≤ 100%，V50 ＜ 50%。

3）肾脏：如切除一侧，则健侧肾脏 V18 ＜ 15%；如双侧肾脏均保留，则平均剂量＜ 15Gy，V18 ＜ 50%。

4）脊髓：PRV 最大剂量＜ 50Gy。

5）小肠：V15 ＜ 120cm^3；V55 ＜ 20cm^3。

6）大肠：V60 ＜ 20cm^3。

7）直肠：V50 ＜ 50%。

8）睾丸：尽可能低，V3 ＜ 50%，D_{max} ＜ 18Gy，年轻男性考虑保留精子。

9）卵巢：D_{max} ＜ 3Gy，年轻女性考虑保留卵子。

10）膀胱：V50 ≤ 100%。

11）会阴：V30 ＜ 50%。

12）股骨头：D_{max} ＜ 50Gy，V40 ＜ 64%，平均剂量＜ 37Gy。

7. 并发症

（1）对于远端肢体，患者往往有严重的反应，如疼痛、水肿、皮肤红斑等，通常在 1 个月内痊愈。

（2）伤口愈合并发症发生率：术后放疗为 5%～15%，术前放疗为 25%～35%。

（3）骨和软组织生长发育异常。

（4）肢体长度差异（2～6cm 可用鞋具处理，否则需要手术矫正）。

（5）在放射治疗后 18 个月内骨折风险最高。

（6）由纤维化引起的活动范围减小。

（7）淋巴水肿。

（8）多柔比星、亚叶酸钙致皮炎及回忆反应。

（9）皮肤变色，毛细管扩张。

（10）5% 患者可发生继发性恶性肿瘤。

八、循证医学证据

1. 术后近距离治疗或外照射放疗疗效

（1）Pisters 等的研究纳入 160 例肢体表浅的 s/p WLE（扩大局部切除）肉瘤患者，随机分为近距离放疗（Ir-192 总剂量 42～45Gy/4～6d）或观察。放疗范围：肿瘤 + 2cm 边缘。近距离放疗增加了高级别病变的 LC 率（65%～90%），而对于低级别病变的 LC 率无改善（70%）。疾病特异性生存率（80%）和远处转移率差异无统计学意义。

（2）Yang 等研究了 141 例行限制性保肢术的肢体软组织肉瘤患者。50 例低级别患者随机分为观察组与术后放疗组。91 例高级别患者随机分为术后化疗组和术后同步放化疗组。放疗剂量：大野放疗至 45Gy，局部病灶补量至 63Gy。结果显示：中位随访 9.9 年，低级别组患者未放疗者 8 例局部复发（8/24），而术后放疗者只有 1 例局部复发（1/26）；高级别组患者中位随访 9.6 年，同步放化疗无局部复发患者（0/44），而单独化疗组有 9 例复发（9/47）。但高低级别其两组之间生存率（70%）和无远处转移生存率（75%）差异无统计学意义。

结论：放疗可明显提高低级别和高级别肉瘤患者的 LC 率。

（3）Matthew Koshy 等从 SEER 数据库调取数据，回顾性比较了不同病理分级的肢体肉瘤患者保肢术后放疗对总生存的影响，共入组 6 960 例患者，其中 47% 接受过放射治疗。在可评估患者 4 322 例患者中发现：放疗对低级别肉瘤患者并未带来生存获益，但可使高级别肉瘤患者的 3 年生存率由 63% 提高到 73%（$P < 0.001$）。而对于高级别患者而言，多因素分析也显示进行放疗是提高 OS 的因素。

结论：对于肢体高级别软组织肉的瘤患者行术后放疗，可延长其 OS。

（4）Stephen 等回顾性分析了 NCDB 数据库和 SEER 数据库中不同手术方式（截肢与保肢）与是否放疗对高级别肢体软组织肉瘤患者总生存的影响，共入组 10 765 例Ⅱ～Ⅲ期高级别肢体软组织肉瘤患者，分为四组，包括截肢手术，保肢手术，新辅助放疗和保肢手术，保肢手术和术后辅助放疗。通过 1∶1 配对多因素分析发现，两个数据库均显示截肢手术组的总体生存最差。NCDB 数据库显示术前放疗使保肢患者中位生存时间由 6.6 年提高到 8.9 年，术后放疗使保肢患者中位生存时间由 7.2 年提高到 9.8 年；SEER 数据库显示术前放疗使保肢患者中位生存时间由 6.9 年提高到 9.2 年，术后放疗使保肢患者中位生存时间由 8.1 年提高到 9.7 年。放疗可以提高保肢手术患者 OS，而截肢患者预后最差可能与分期晚相关。

结论：术后近距离治疗或外照射放疗可改善高级别肢体肉瘤患者的局部控制率和总生存。

2. 术前放疗疗效

NCIC 的研究显示：190 例肢体 STS 患者随机分为两组，术前放疗组（总剂量为 50Gy）和术后放疗组（总剂量为 66Gy）。如果切缘阳性，术前放疗组术后补量 16Gy。结果：两组患者局部控制率（93%）、无远处转移率（25%）和无进展生存率（65%）均差异无统计学意义。最初术前放疗组的总生存高于术后放疗组，但在 6 年的随访中，两组的总生存变得差异无统计学意义。术前放疗组的创面愈合并发症发生率高于术后放疗组（35% vs. 15%），但术后放疗组晚期纤维化相对术前放疗组增加（48% vs. 31%，$P = 0.07$）。

结论：术前放疗可增加早期伤口并发症，但晚期纤维化较少，与术后放疗相比，局部控制率或生存率差异无统计学意义。

3. 调强放疗疗效

（1）Folkert 等回顾性比较 319 例无远处转移的保留肢体手术前后行 3D 适型放疗及 IMRT 的肢体 STS 患者。适型放疗 154 例，IMRT165 例。两组予以相同的剂量（术前中位剂量：50Gy vs. 50.4Gy；术后中位剂量均为 63Gy），中位随访 58 个月。尽管 IMRT 组患者具有较高的风险特征（如肿瘤级别更高、切缘阳性或近切缘），但它在多变量分析方面仍更好地改善了 LC，5 年局部控制率分别为 7.6% 和 15.1%（P = 0.05）。IMRT 还能减轻皮肤反应（P = 0.002）和水肿（P = 0.05）。

（2）VORTEX 研究显示：216 例肢体 STS 患者术后随机分为两组：一组对予以 CTV1（GTV + 5cm 纵缘和 2cm 周缘）50Gy，然后予以 CTV2（GTV + 2cm）补量 16Gy；另一组单独予以 CTV2（GTV + 2cm）共 66Gy/33 次。结果：5 年局部控制率分别为 14%（常规）和 16%（减少体积），生存率分别为 72%（常规）和 67%（减少体积）；晚期毒性差异无统计学意义，但由于治疗相关事件较少，不能说明非劣性。

（3）RTOG 0630 研究显示：98 例肢体 STS 采用图像引导的术前 3D 适形放疗或 IMRT。总剂量为 50Gy/25 次。中、高级别肿瘤 > 8cm，CTV 定义为：GTV + 3cm 纵向及 1.5cm 径向范围，包括可疑 MRI T_2 加权像水肿范围；低级别肿瘤 < 8cm，CTV 定义为：GTV + 2cm 纵缘及 1cm 径向范围，包括可疑 MRI T_2 加权像水肿范围。PTV 均定义为：CTV + 0.5cm。结果：两组患者在 3.6 年的随访中，只有 7% 的患者出现 CTV 内局部复发（其中 60% 复发患者有阳性切缘）。只有 10.5% 患者出现 2 级以上放疗毒性（纤维化、关节僵硬及水肿）。

结论：对于软组织肉瘤患者采用复杂的外照射计划可以提高治疗效率，减少正常组织剂量，降低放疗毒性反应发生率。

4. 术中放疗可改善局部控制率

（1）NCI 研究纳入 35 例手术可切除的腹膜后 STS 患者，随机分为两组，一组为手术 + IORT（20Gy）+ 术后放疗补量 35 ~ 40Gy；另一组为手术 + 术后放疗组（予以 50 ~ 55Gy）。结果：两组 5 年生存率差异无统计学意义（35%）；但 IOTR 组的局部复发率明显低于单独术后放疗组（40% vs. 80%）；IORT 如果剂量 > 15Gy，则增加了神经病变，但胃肠道并发症较单独术后放疗组降低。

（2）Oertel 等进行的一项研究显示，153 例原发或复发肢体 STS 患者肢体行保肢手术 + IORT（中位剂量为 15Gy）+ 术后外照射放疗（中位剂量 43Gy）。结果显示：5 年生存率为 77%，无远处转移生存率为 48%，局部控制率为 78%；IORT 剂量 > 15Gy 改善了局部控制率，但外照射剂量 < 45Gy 或 ≥ 45Gy 对局部控制率无明显影响。23% 患者出现 2 ~ 4 级急性放疗毒性反应，而 17% 患者出现晚期治疗毒性。

（3）Tinkle 等报道：UCSF 回顾性分析 26 例局部复发的肢体 STS 患者，15 例患者采用外照射，中位剂量为 63Gy，11 例患者采用 IORT + 外照射，中位剂量为 52Gy。中位随访 34.9 个月，5 年局部控制率为 58%，无截肢生存率 81%，无远处转移率为 56%，无病生存率为 35%，生存率为 50%。两组分别有 23% 和 31% 患者出现 3 级以上放疗急性及远期毒性反应。该研究显示，IORT 联合手术切除复发性肢体软组织肉瘤，可获得良好的局部控制率和可接受的残肢修复率。

结论：对于软组织肉瘤患者，在条件具备的单位采用术中放疗可改善局部控制率，降低正常组织并发症发生率。

5. 化疗疗效可能对软组织肉瘤患者有一定的获益，特别是高级别软组织肉瘤患者

（1）Pervaiz 等进行的一项 meta 分析研究共纳入 1 953 例可切除的四肢 STS 患者，行 WLE + 放疗后，随机分为观察组和以多柔比星为基础的辅助化疗组。化疗组改善了局部控制率（绝对 4%）、无远处转移生存率（9%）、无复发生存率（10%）和生存率（6%）。特别是多柔比星 + 异环磷酰胺联合化疗

改进的局部控制率（绝对5%，差异无统计学意义）、无远处转移生存率（10%）、无复发生存率（12%）和生存率（11%）更加明显。

（2）法国肉瘤组一项meta分析研究收录了1 513例无转移STS成年患者，采用AC方案化疗，中位随访9年，行辅助化疗改善了组织学分级为3级患者的5年生存率（58% vs. 45%），但没有改善2级患者的OS。提示高级别STS患者对化疗获益更大。同时多因素分析显示年轻患者（＜51岁）、未分化脂肪肉瘤、肿瘤位置深、侵犯骨及神经和组织学2～3级的患者对AC方案获益更多。

（3）RTOG 9514是一项临床Ⅱ期研究，纳入66例肿块直径≥8cm高级别的四肢或躯干不能R0切除的STS患者，接受3周期新辅助化疗（多柔比星＋异环磷腺癌＋达卡巴嗪＋美司钠）＋术前放疗（44Gy/22次）后手术，术后再行3周期化疗。结果显示：58例患者行R0切除，3例R1切除。中位随访7.7年，5年局部区域失败率为22%，远处转移率为35.9%，生存率为71.2%。研究发现了非常高的急性血液毒性，97%患者出现3级及以上治疗相关的毒性反应。

结论：化疗对软组织肉瘤患者有一定的获益，特别是高级别软组织肉瘤患者，能提高患者局部控制率、无远处转移生存率、无复发生存率和生存率，但应注意化疗药物累积剂量毒副作用。

6. 腹膜后软组织肉瘤治疗

（1）一项腹膜后肉瘤术前放疗加手术与单纯手术的Ⅲ期前瞻性研究（STRASS：EORTC 62092）在2019年ASCO大会上做了口头报告：266例骨盆腹膜后间隙或腹膜下间隙的单病灶，无转移，未经治疗的原发性腹膜后肉瘤患者（脂肪肉瘤占75%，平滑肌肉瘤占14.1%，其他10.9%）随机分为两组，一组随机分组后4周内手术，一组行术前放疗＋手术。放疗采用3D-CRT（5%）/ IMRT（95%），剂量：50.4Gy/28次，随机分组后8周内放疗，放疗后4～8周手术，主要终点是腹腔无复发生存率（ARFS）。次要终点：PFS、OS等。结果显示：两组ARFS差异无统计学意义（术前RT组60.4%，单纯手术组58.7%，P ＝ 0.9538），OS差异无统计学意义（术前RT组84%，单纯手术组84.6%，P ＝ 0.6150）。亚组分析示：脂肪肉瘤患者两组3年ARFS有统计学差异（术前RT组71.6%，单纯手术组60.4%，P ＝ 0.049 4），术前放疗＋手术能提高腹腔无复发生存率。术前放疗组除3%的患者出现4级淋巴细胞减少外，无其他3级以上毒副作用。

（2）Nussbaum等的一项回顾性病例对照研究：来自国家癌症数据库的9 068例腹膜后软组织肉瘤患者，分为接受术前放疗、术后放疗或未行放疗3种情况。结果显示：与单纯手术相比，术前和术后放疗均能改善患者中位OS，分别为110个月（术前放疗）、89个月（术后放疗）和64个月（单独手术）。

（3）Mendenhall等的研究回顾了腹膜后STS的文献。50%～67%腹膜后软组织肉瘤可切除，但大多数患者手术切缘不够或有残留。治疗失败的原因主要是局部复发。行手术加放疗，5年局部控制率为50%，5年远处转移率为20%～30%，5年生存率约为50%。术前放疗可增加手术切除率，减少缺氧。术中放疗可以改善局部控制率，但不能改善生存率。

结论：软组织脂肪肉瘤目前推荐行术前放疗＋手术，术后不行放疗。STRASS（EORTC 62092）研究显示：术前放疗带来的毒性是可接受的；放疗对生存率无影响；整体人群分析，术前放疗组和单纯手术组的腹腔无复发生存率是相似的，未显示术前RT可以给患者带来获益；IDMC敏感性分析显示，对于脂肪肉瘤亚型术前放疗有利于改善腹腔无复发生存率（P ＝ 0.049 4），但高级别肉瘤和平滑肌肉瘤未从术前放疗中观察到获益。

7. SBRT

（1）Dhakal等的研究回顾性分析15例肺转移的软组织肉瘤患者接受SBRT治疗的情况，采用SBRT的方法，分别予以肺转移病灶共50Gy/5次。结果显示：3年局部控制率为82%，中位OS为2.1年，而未接受治疗患者的OS为0.6年。SBRT组没有3、4级毒性反应。

（2）Folkert等的研究回顾性分析88例脊柱转移的STS患者行大分割和单次放疗的情况。其中大分割剂量为24～36Gy/3～4次，单次放疗剂量为18～24Gy/次。结果显示：治疗后随访12个月，所有患者的局部控制率为87.9%，1年生存率为60.6%。单次放疗比大分割组有更高的局部控制率（90.8% vs. 84.1%）。

结论：对于肺部及脊柱转移性软组织肉瘤，SBRT显示了良好的局部控制率，毒副作用可接受，可作为姑息治疗手段改善患者症状及预后。

（伍海军）

参考文献

[1] SIEGEL R L, MILLER K D, JEMAL A. Cancer statistics, 2020[J]. CA Cancer J Clin，2020，70（1）:7-30.

[2] WHO Classifification of Tumours: Soft Tissue and Bone Tumours, 5th Edition[M]. Lyon, France: IARC Press; 2020.

[3] GOLDBLUM J R, FOLPE A L, WEISS S W. Enzinger and Weiss's soft tissue tumors[M]. 7th ed. Philadelphia, PA: Elsevier, 2020.

[4] SALERNO K E, ALEKTIAR K M, BALDINI E H.et al.Radiation therapy for treatment of soft tissue sarcoma in adults: executive summary of an ASTRO clinical practice guideline[J]. Practical Radiation Oncology, 2021.11(5)：339–351.

[5] PISTERS P W, LEUNG D H, WOODRUFF J,et al. Analysis of prognostic factors in 1,041 patients with localized soft tissue sarcomas of the extremities[J]. J Clin Oncol,1996,14（5）:1679-1689.

[6] ZAGARS G K, BALLO M T, PISTERS P W, et al. Prognostic factors for patients with localized soft-tissue sarcoma treated with conservation surgery and radiation therapy: An analysis of 1225 patients[J]. Cancer，2003，97（10）:2530-2543.

[7] PISTERS P W, POLLOCK R E, LEWIS V O, et al. Long-term results of prospective trial of surgery alone with selective use of radiation for patients with T1 extremity and trunk soft tissue sarcomas[J]. Ann Surg，2007，246（4）:675-681. discussion 681-672.

[8] BALDINI E H, GOLDBERG J, JENNER C, et al. Long-term outcomes after function-sparing surgery without radiotherapy for soft tissue sarcoma of the extremities and trunk[J]. J Clin Oncol，1999，17（10）:3252-3259.

[9] DECANTER G, STOECKLE E, HONORE C, et al. Watch and wait approach for re-excision after unplanned yet macroscopically complete excision of extremity and superfificial truncal soft tissue sarcoma is safe and does not affect metastatic risk or amputation rate[J]. Ann Surg Oncol，2019，26（11）:3526-3534.

[10] SAEED H, KING D M, JOHNSTONE C A, et al. Preoperative radiation therapy followed by reexcision may improve local control and progression-free survival in unplanned excisions of soft tissue sarcomas of the extremity and chest-wall[J]. Int J Surg Oncol，2016，2016: 5963167.

[11] GINGRICH A A, BATENI S B, MONJAZEB A M, et al. Neoadjuvant radiotherapy is associated with R0 resection and improved survival for patients with extremity soft tissue sarcoma undergoing surgery: A National Cancer Database analysis[J]. Ann Surg Oncol，2017，24（11）:3252-3263.

[12] JEBSEN N L, TROVIK C S, BAUER H C, et al. Radiotherapy to improve local control regardless of surgical margin and malignancy grade in extremity and trunk wall soft tissue sarcoma: A Scandinavian sarcoma group study[J]. Int J Radiat Oncol Biol Phys，2008，71（4）:1196- 1203.

[13] O'SULLIVAN B, GRIFFIFIN A M, DICKIE C I, et al. Phase 2 study of preoperative image-guided intensity-modulated radiation therapy to reduce wound and combined modality morbidities in lower extremity soft tissue sarcoma[J]. Cancer，2013，119（10）:1878-1884.

[14] BALDINI E H, LAPIDUS M R, WANG Q, et al. Predictors for major wound complications following preoperative radiotherapy and surgery for soft-tissue sarcoma of the extremities and trunk: Importance of tumor proximity to skin surface[J]. Ann Surg Oncol，2013，20（5）:1494-1499.

[15] DIAMANTIS A, BALOYIANNIS I, MAGOULIOTIS D E, et al. Perioperative radiotherapy versus surgery alone for retroperitoneal sarcomas: A systematic review and meta-analysis[J]. Radiol Oncol，2020，54（1）:14-21.

[16] HANSEN E K,ROACH Ⅲ M. Handbook of evidence-based radiation oncology[M]. 3rd ed. USA: Springer, 2018.
[17] AMIN M B, EDGE S B, GREENE F L, et al. AJCC cancer staging manual[M]. 8th ed. Cham：Springer, 2017.
[18] WANG D, ZHANG Q, EISENBERG B L, et al. Significant reduction of late toxicities in patients with extremity sarcoma treated with image-guided radiation therapy to a reduced target volume: Results of radiation therapy oncology group RTOG-0630 Trial[J]. J Clin Oncol, 2015, 33(20): 2231-2238.
[19] CASALI P G, ABECASSIS N, ARO H T, et al. Soft tissue and visceral sarcomas: ESMO-EURACAN clinical practice guidelines for diagnosis, treatment and follow-up[J]. Ann Oncol, 2018, 29(Suppl 4): iv268-iv269.
[20] NCCN Clinical Practice Guidelines in Oncology. Soft Tissue Sarcoma (Version 2.2022)[EB/OL].[2022-05-17]. https://www.nccn.org/professionals/physician_gls/pdf/sarcoma.pdf.
[21] LI X A, CHEN X, ZHANG Q, et al. Margin reduction from image guided radiation therapy for soft tissue sarcoma: Secondary analysis of radiation therapy oncology group 0630 results[J]. Pract Radiat Oncol, 2016, 6(4): e135-e140.
[22] BALDINI E H, WANG D, HAAS R L, et al. Treatment guidelines for preoperative radiation therapy for retroperitoneal sarcoma: preliminary consensus of an international expert panel[J]. Int J Radiat Oncol Biol Phys, 2015, 92(3): 602-612.
[23] 李烨雄 . 肿瘤放射治疗学 [M].5 版 . 北京 : 中国协和医科大学出版 2018.
[24] MARKS L B, YORKE E D, JACKSON A, et al. Use of normal tissue complication probability models in the clinic[J]. Int J Radiat Oncol Biol Phys, 2010, 76(3 Suppl): S10-S19.
[25] DITTRICH R, MALTARIS T, HOFFMANN I, et al. Fertility preservation in cancer patients[J]. Minerva Ginecol, 2010, 62(1): 63-80.
[26] WALLACE W H, THOMSON A B, SARAN F, et al. Predicting age of ovarian failure after radiation to a field that includes the ovaries[J]. Int J Radiat Oncol Biol Phys, 2005, 62(3): 738-744.
[27] DICKIE C I, PARENT A L, GRIFFIN A M, et al. Bone fractures following external beam radiotherapy and limb-preservation surgery for lower extremity soft tissue sarcoma: relationship to irradiated bone length, volume, tumor location and dose[J]. Int J Radiat Oncol Biol Phys, 2009, 75(4): 1119-1124.
[28] PISTERS P W, HARRISON L B, LEUNG D H, et al. Long-term results of a prospective randomized trial of adjuvant brachytherapy in soft tissue sarcoma[J]. J Clin Oncol, 1996, 14(3): 859-868.
[29] YANG J C, CHANG A E, BAKER A R, et al. Randomized prospective study of the benefit of adjuvant radiation therapy in the treatment of soft tissue sarcomas of the extremity[J]. J Clin Oncol, 1998, 16(1): 197-203.
[30] KOSHY M, RICH S E, MOHIUDDIN M M. Improved survival with radiation therapy in high-grae soft tissue sarcomas of the extremities: A SEER analysis[J]. Int J Radiat Oncol Biol Phys, 2010, 77(1): 203-209.
[31] RAMEY S J, YECHIELI R, ZHAO W, et al. Limb-sparing surgery plus radiotherapy results in superior survival: An analysis of patients with high-grade, extremity soft-tissue sarcoma from the NCDB and SEER[J]. Cancer Med, 2018, 7(9): 4228-4239.
[32] O’SULLIVAN B, DAVIS A M, TURCOTTE R, et al. Preoperative versus postoperative radiotherapy in soft-tissue sarcoma of the limbs: A randomised trial[J]. Lancet, 2002, 359(9325): 2235-2241.
[33] DAVIS A M, O’SULLIVAN B, TURCOTTE R, et al. Late radiation morbidity following randomization to preoperative versus postoperative radiotherapy in extremity soft tissue sarcoma[J]. Radiother Oncol, 2005, 75(1): 48-53.
[34] FOLKERT M R, SINGER S, BRENNAN M F, et al. Comparison of local recurrence with conventional and intensity-modulated radiation therapy for primary soft-tissue sarcomas of the extremity[J]. J Clin Oncol, 2014, 32(29): 3236-3241.
[35] ROBINSON M H, GAUNT P, GRIMER R, et al. Vortex trial: A randomized controlled multicenter phase 3 trial of volume of postoperative radiation therapy given to adult patients with extremity soft tissue sarcoma (STS)[J]. Int J Radiat Oncol Biol Phys, 2016, 96(2, Supplement): S1.
[36] SINDELAR W F, KINSELLA T J, CHEN P W, et al. Intraoperative radiotherapy in retroperitoneal sarcomas. Final results of a prospective, randomized, clinical trial[J]. Arch Surg, 1993, 128(4): 402-410.

[37] OERTEL S, TREIBER M, ZAHLTEN-HINGURANAGE A, et al. Intraoperative electron boost radiation followed by moderate doses of external beam radiotherapy in limb-sparing treatment of patients with extremity soft-tissue sarcoma[J]. Int J Radiat Oncol Biol Phys, 2006, 64(5): 1416-1423.

[38] TINKLE C L, WEINBERG V, BRAUNSTEIN S E, et al. Intraoperative radiotherapy in the management of locally recurrent extremity soft tissue sarcoma[J]. Sarcoma, 2015, 2015: 913565.

[39] PERVAIZ N, COLTERJOHN N, FARROKHYAR F, et al. A systematic meta-analysis of randomized controlled trials of adjuvant chemotherapy for localized resectable soft-tissue sarcoma[J]. Cancer, 2008, 113(3): 573-581.

[40] ITALIANO A, DELVA F, MATHOULIN-PELISSIER S, et al. Effect of adjuvant chemotherapy on survival in FNCLCC grade 3 soft tissue sarcomas: a multivariate analysis of the French Sarcoma Group Database[J]. Ann Oncol, 2010, 21(12): 2436-2441.

[41] LOOK HONG N J, HORNICEK F J, HARMON D C, et al. Neoadjuvant chemoradiotherapy for patients with high-risk extremity and truncal sarcomas: A 10-year single institution retrospective study[J]. Eur J Cancer, 2013, 49(4): 875-883.

[42] BONVALOT S, GRONCHI A, LE PÉCHOUX C, et al. Preoperative radiotherapy plus surgery versus surgery alone for patients with primary retroperitoneal sarcoma (EORTC-62092: STRASS): a multicentre, open-label, randomised, phase 3 trial[J]. Lancet Oncol， 2020， 21(10):1366-1377.

[43] NUSSBAUM D P, RUSHING C N, LANE W O, et al. Preoperative or postoperative radiotherapy versus surgery alone for retroperitoneal sarcoma: A case-control, propensity score-matched analysis of a nationwide clinical oncology database[J]. Lancet Oncol, 2016, 17(7): 966-975.

[44] MENDENHALL W M, ZLOTECKI R A, HOCHWALD S N, et al. Retroperitoneal soft tissue sarcoma[J]. Cancer, 2005, 104(4): 669-675.

[45] DHAKAL S, CORBIN K S, MILANO M T, et al. Stereotactic body radiotherapy for pulmonary metastases from soft-tissue sarcomas: excellent local lesion control and improved patient survival[J]. Int J Radiat Oncol Biol Phys, 2012, 82(2): 940-945.

[46] FOLKERT M R, BILSKY M H, TOM A K, et al. Outcomes and toxicity for hypofractionated and single-fraction image-guided stereotactic radiosurgery for sarcomas metastasizing to the spine[J]. Int J Radiat Oncol Biol Phys, 2014, 88(5): 1085-1091.

第九章
姑息性放疗

第一节 转移性疾病

肿瘤的远处转移是大部分肿瘤治疗失败的主要原因，其治疗手段包括系统治疗（化疗）、靶向治疗、免疫治疗及局部治疗（手术、放疗、消融治疗）。本章讨论的重点是寡转移及其治疗主要手段——放疗。

Hellman 和 Weichselbaum 1995 年第一次提出寡转移的概念，他们认为很多肿瘤在获得广泛的转移潜能之前都是先以少数几个转移灶的形式存在（相对局限的寡转移病变），即寡转移相当于广泛转移和局限性疾病之间的一种状态，以前对于转移性疾病的治疗只限于姑息治疗，但是现在认为，在肿瘤的寡转移阶段除了系统治疗，如有机会接受根治性治疗（手术、局部消融术或大分割放疗）则可以延长无病间期和提高生存率。寡转移性肿瘤的特点如下。

（1）可分为初诊即为寡转移疾病和原发肿瘤治疗后出现的寡转移。

（2）寡转移肿瘤疗效明显好于广泛转移肿瘤，甚至与未转移的肿瘤疗效相当；前列腺癌患者 5 年和 10 年生存率：≤ 5 个转移灶的（73% vs. 36%）与未发生转移的（75% vs. 45%，$P > 0.05$）相似，明显好于广泛转移性的（45% vs. 18%，$P = 0.02$）。乳腺癌患者寡转移与广泛转移 5 年 OS 分别为 59.6% 和 11.6%，中位生存时间为 107.7 个月和 22 个月（$P = 0.001$）。

（3）寡转移病灶失败模式倾向于在原部位复发，少有新发病灶出现，即使出现了新发转移灶，往往数量有限。

（4）寡转移的根治性治疗能提高生存率，这在根治性手术治疗的经过选择的患者中已得到了验证：结直肠癌肝脏寡转移术后患者 5 年生存率达 33% ~ 55%；软组织肉瘤患者肺转移灶根治性切除后可获得 35% 的长期生存（90 个月）；近年发展起来的立体定向放射外科在寡转移患者中取得了与外科手术同样甚至更优的疗效。随着免疫治疗及靶向治疗的广泛应用，SBRT 配合免疫治疗及靶向治疗有望进一步提高疗效。NSCLC 的寡转移患者经过局部消融治疗（手术或立体定向放疗）和免疫治疗后中位的 PFS 达 19.1 个月，远远高于历史数据的 6.6 个月。

（5）立体定向放射治疗技术是寡转移病灶主要治疗手段之一，它是能够实施精确定位的高剂量放疗（SRS/SBRT）。立体定向放射手术（SRS）是指对颅内和脊柱靶区（中枢系统）进行单次的大剂量放疗；而立体定向体部放射治疗（stereotactic body radiation therapy，SBRT）或立体定向消融放射治疗（stereotactic ablative radiotherapy，SABR）是指对中枢神经系统外肿瘤（如肺、头颈部、肝、胰腺和前列腺）进行单次或少数几次大剂量放疗。美国放射学会（American College of Radiology，ACR）和 ASTRO 定义 SBRT 为：由影像引导的整个疗程不超过 5 次的高剂量毁损肿瘤的放疗。SBRT 具有可使肿瘤显著缓解的独特放射生物学特性，从放射生物学角度，较常规分割放疗 SBRT 避免了肿瘤的修复及加速再增殖，故较常规分割放疗有更大的生物效应、更好的局部控制率（尤其对于放疗抗拒即 α/β 值低的原发肿瘤）和更低的并发症发生率。SBRT 尽管采用不同的分割模式及放疗剂量，肝或肺转移性疾病绝大多数可以取得很好的局部控制率（2 年生存率 70% ~ 90%）和较低的毒性（3 级以上的并发症 < 5%）。近期发表于 *Lancet* 的 2 期临床研究证明立体定向消融放疗较标准姑息治疗，改善寡转移肿瘤患者生存率：该研究收集了 2012 年 2 月 10 日至 2016 年 8 月 30 日期间 99 例患者，随机分为对照组 33 例（33%），SABR 组 66 例（67%）。对照组的中位生存时间为 28 个月（95%*CI*：19 ~ 33 个月），而 SABR 组为 41 个月（26 个月至未达到）（*HR* = 0.57，95%*CI*：0.30 ~ 1.10，*P* = 0.090）。但 SABR 组 2 级及以上不良事件发生率高于对照组（29% vs. 9%，*P* = 0.026）。

随着大量的 SBRT 研究报道了极好的疗效后，寡转移癌的治疗框架已经发生了改变，更多的患者可以达到根治性治疗，但需选择适应证及控制并发症的发生。虽然自 2010 年，SBRT 的应用有了 ASTRO 和 ACR 的指南可循，但在单次高剂量的放射外科中，其与常规分割的等效生物换算还没有明确，正常组织的放疗耐受剂量也还在逐步探索完善中。

（贺玉香　张琨　张盛）

参考文献

[1] HELLMAN S, WEICHSELBAUM RR Oligometastases[J]. J Clin Oncol, 1995, 13(1): 8-10.

[2] SINGH D, YI W S, BRASACCHIO R A, et al. Is there a favorable subset of patients with prostate cancer who develop oligometastases?[J]. Int J Radiat Oncol Biol Phys, 2004, 58(1): 3-10.

[3] DORN P L, MERIWETHER A, LEMIEUX M, et al. Patterns of distant failure and progression in breast cancer: Implications for the treatment of oligometastatic disease[J]. Int J Radiat Oncol Biol Phys, 2011, 81(2): S643-S643.

[4] RUSTHOVEN K E, HAMMERMAN S F, KAVANAGH B D, et al. Is there a role for consolidative stereotactic body radiation therapy following first-line systemic therapy for metastatic lung cancer? A patterns-of-failure analysis[J]. Acta Oncol, 2009, 48(4): 578-583.

[5] MILANO M T, KATZ A W, OKUNIEFF P. Patterns of recurrence after curative-intent radiation for oligometastases confined to one organ[J]. Am J Clin Oncol, 2010, 33(2): 157-163.

[6] SIMMONDS P C, PRIMROSE J N, COLQUITT J L, et al. Surgical resection of hepatic metastases from colorectal cancer: A systematic review of published studies[J]. Br J Cancer, 2006, 94(7): 982-999.

[7] SARDENBERG R A, FIGUEIREDO L P, HADDAD F J, et al. Pulmonary metastasectomy from soft tissue sarcomas[J]. Clinics (Sao Paulo), 2010, 65(9): 871-876.

[8] TREE A C, KHOO V S, EELES R A, et al. Stereotactic body radiotherapy for oligometastases[J]. Lancet Oncol, 2013, 14(1): e28-e37.

[9] LODEWEGES J E, KLINKENBERG T J, UBBELS J F, et al. Long-term outcome of surgery or stereotactic radiotherapy for lung oligometastases[J]. J Thorac Oncol, 2017, 12(9): 1442-1445.

[10] BAUML J M, MICK R, CIUNCI C, et al. Pembrolizumab after completion of locally ablative therapy for oligometastatic non-small cell lung cancer: A phase 2 trial[J]. JAMA Oncol, 2019, 5(9): 1283-1290.

[11] POTTERS L, KAVANAGH B, GALVIN J M, et al. American society for therapeutic radiology and oncology (ASTRO) and American college of radiology (ACR) practice guideline for the performance of stereotactic body radiation therapy[J]. Int J Radiat Oncol Biol Phys, 2010, 76(2): 326-332.

[12] POTTERS L, STEINBERG M, ROSE C, et al. American society for therapeutic radiology and oncology and American college of radiology practice guideline for the performance of stereotactic body radiation therapy[J]. Int J Radiat Oncol Biol Phys, 2004, 60(4): 1026-1032.

[13] BALL D, MAI G T, VINOD S, et al. Stereotactic ablative radiotherapy versus standard radiotherapy in stage 1 non-small-cell lung cancer (TROG 09.02 CHISEL): A phase 3, open-label, randomised controlled trial[J]. Lancet Oncol, 2019, 20(4): 494-503.

[14] PALMA D A, OLSON R, HARROW S, et al. Stereotactic ablative radiotherapy versus standard of care palliative treatment

in patients with oligometastatic cancers (SABR-COMET): A randomised, phase 2, open-label trial[J]. Lancet, 2019, 393(10185): 2051-2058.

第二节 脑转移瘤

一、临床特点

1. 颅内压增高　具有头痛、呕吐、视乳头水肿三大主症。

2. 局灶性症状　包括精神症状、癫痫、运动障碍、肢体协调动作障碍等。

二、诊断原则

理论上，颅内病灶经手术切除或活检证实并免疫组化明确组织学来源是确诊脑实质转移瘤的金标准，也是某些肿瘤获取组织进一步进行分子检测指导个体化治疗的主要途径；脑脊液细胞学发现癌细胞是软脑膜转移瘤诊断的金标准。但手术活检风险大、花费高，只在需要解除占位效应、高度怀疑颅内其他疾病或找不到原发肿瘤时才做首选。对于无法取得活检或细胞学阴性者，如有典型的影像学表现及原发病病史并排除其他可能的原因即可临床诊断脑转移或脑膜转移瘤。

三、治疗原则

参照 2022 年《NCCN 肿瘤学临床实践指南：中枢神经系统肿瘤》和“Radiation therapy for brain metastases: an ASTRO clinical practice guideline”。

脑转移瘤的治疗策略包括手术切除，全脑放疗，立体定向放射治疗，化疗，靶向治疗，免疫治疗，射频消融等；一旦确诊，首选 MDT 讨论制订治疗计划，根据患者临床情况、原发肿瘤组织学类型及放射敏感性、病变部位、颅内外肿瘤负荷、生存期长短、癌症相关的治疗及患者意愿合理选择各种治疗手段以达到最好疗效。

1. 1 ~ 4 个（有限）脑转移灶的患者初始治疗选择

（1）手术 + 术后残腔部位立体定向放射治疗：（颅外疾病控制好、KPS > 60 分的患者）。

1）手术适应证：单发或小于 4 个脑转移灶当直径≥ 3cm 的病变、坏死或囊性化后合并水肿、位于后颅窝合并脑积水的病变，建议手术切除可延长生存；其次，原发肿瘤放疗抵抗（如黑色素瘤、肾癌、结肠癌等）的患者，手术也是很好的选择；当转移瘤或水肿体积大、颅内压失代偿、肿瘤卒中或梗阻性脑积水时需要行急诊手术减压为进一步治疗争取时间。手术风险大，对放化疗敏感的病理类型如 SCLC 则手术不宜首选；位于脑深部或功能区的转移灶（丘脑、脑干、基底节）手术致残率高，原则上也不首选手术。

2）术后观察对比辅助放疗（见循证医学证据 1 ~ 2）。

（2）SRS 加或不加全脑放疗

1）SRS 适应证：放疗敏感的肿瘤、直径≤ 3 ~ 3.5cm，首选 SRS；不能手术的病灶考虑 SRS。

2）SRS 加 WBRT 后局部控制率增加但 OS 差异无统计学意义：随着 SRS 在避免出现严重的认知功能障碍方面的突出优势显现后 WBRT 作为标准的脑转移治疗模式已受到挑战。SRS 治疗后的患者，最后加或不加全脑放疗患者 OS 差异无统计学意义，但加 WBRT 的患者颅内失败减少。故要视颅内肿瘤情况、预期生存时间、随访条件以及患者和家人的治疗意愿做出治疗决策（见循证医学证据 5）。

（3）外科手术对比 SRS：对于单发脑转移患者，是手术切除还是 SRS 好？只有回顾性单中心数据有比较，对大部分患者，两种方式治疗的 OS 相似。

（4）全脑放疗或支持治疗（optimal supportive care，OSC）：对于颅外疾病控制差，KPS 评分低，有手术或 SRS 禁忌证的患者考虑全脑放疗或支持治疗。QUARTZ Ⅲ期非劣效性研究，将不适合外科手术治疗的 538 例 NSCLC 脑转移患者随机分为全脑放疗（20Gy/5f）+ 支持治疗组和支持治疗组。两组之间的中位生存时间差异无统计学意义（8.5 周 vs. 9.2 周）。

结论：年龄大于 60 岁和预后差的患者不能从全脑放疗中获益，推荐最佳支持治疗。

2. ≥ 2 个病灶（广泛脑转移）

（1）全脑放疗：对颅内亚临床病灶有控制作用，但难以达到根治，故只减少复发，不改善 OS，且认知功能损害加重，随着 SRS 及靶向治疗等综合治疗手段的发展，多数情况下全脑放疗不作为初始治疗手段，但某些情况全脑放疗仍作为首选：SCLC 广泛期伴有脑转移的患者，无论有无症状及转移灶的多少，均应首选全脑放疗，因为 SCLC 多发脑转移的概率高；广泛脑膜转移的患者全脑为首选；RTOG DS-GPA 评分低；颅内多个病灶且患者随访条件差或经济条件差的患者可选 WBRT 颅内多个。

（2）SRS：已成为脑转移瘤的主要放疗方式。根据肿瘤数目及大小决定放疗剂量和分割方式（见 SRS 放疗部分）。肿瘤直径 > 3cm 的可采用 FSRS，有研究显示肿瘤体积较肿瘤数目对 SRS 治疗后患者的预后及毒副反应影响更大（见循证医学证据 6 ~ 7）。

（3）多发转移灶的治疗选择，SRS、WBRT、SRS + WBRT?（见循证医学证据 8 ~ 9）

SRS vs. WBRT（4 ~ 10 个病灶）Ⅲ期 RCT 头对头的研究（NCT02353000）正在进行中。对于大于 10 个病灶的脑转移瘤，单个和累积肿瘤体积均小的患者 SRS 治疗可代替 WBRT 以降低毒副反应，肿瘤体积上限到多少 SRS 将不能替代 WBRT？不同的指南或共识推荐的单个肿瘤体积及肿瘤累积体积不仅相同（7 ~ 25cm^3），但目前尚缺乏高级别的 RCT 数据支持。这还有待于进一步探索。

总之，多发脑转移是否选择 SRS 治疗，目前认为病灶体积比病灶数目更重要，总体积小于 7cm^3、单个最大不超过 3cm^3 的患者可首选 SRS，WBRT 多用于放疗后复发患者挽救治疗或肿瘤体积大或 DS-GPA/RPA（疾病特异性分级预后分析 / 回归分层分析法）分级预后差的患者。

3. **脑膜转移** 脑膜转移预后极差，未经治疗的患者生存期仅 4 ~ 6 周，现有的治疗手段仅能延长 4 ~ 6 个月，治疗目标包括缓解神经症状、稳定及提高神经功能和延长生存期。需基于 GPA 预后评分来选择合适的治疗方案。对于 KPS < 60 分、神经功能缺损严重、CNS 存在大体积肿瘤病灶、全身病灶广泛等情况，应以姑息性对症支持治疗为主，但如存在敏感治疗措施的特殊类型肿瘤，应使用化疗、靶向及免疫治疗等全身治疗手段；也可以根据患者的临床特点来选择治疗方向，如脑膜转移癌有 MRI 强化病灶，尤其是体积大、阻碍 CSF 循环、合并脑实质内病灶时，适宜行放疗、系统性化疗，而 CSF 中发现肿瘤细胞、MRI 无明显强化病灶的适宜行 CSF 化疗。此外，还可选择全脑放疗，残留病灶 SRS 补量；如有脊膜转移的患者还需配合全脑全脊髓放疗。

4. **特殊类型脑转移癌** 无症状的脑转移瘤可根据原发肿瘤类型及其生物学特征，初始治疗选择的靶向或系统治疗，或者分子靶向 / 免疫治疗配合放疗。

（1）驱动基因阳性的 NSCLC

1）*ALK* 重排阳性：在一项纳入了 90 例 ALK 重排阳性 NSCLC 脑转移患者的单臂研究中，局部放疗联合 ALK-TKI 后脑转移的中位 PFS 达到了 11.0 个月，中位 OS 为 49.5 个月。克唑替尼治疗后脑转移发生率高，使用克唑替尼治疗时，建议针对脑转移灶同时进行放疗。阿来替尼等新一代 ALK-TKI 药物对脑病灶控制良好，可以单一药物治疗，观察 1 ~ 3 个月后，若病灶最大径缩小不到 30% 时可联合放疗。

2）*EGFR* 突变阳性无症状的患者，一线可选用三代 TKI 抑制剂奥西替尼，脑转移的治疗三代 TKI 抑制优于二代和一代，但也可推荐选择二代和一代，视经济情况而定；TKI 治疗期间出现脑实质病灶进展时推荐继续 TKI 治疗同时联合局部治疗（酌情考虑 SRS/WBRT/ 手术）或更换新一代 TKI。

3）*PD-L1* 高表达或者 *TMB* 高 /MSI-H 的无症状脑转移患者也可用免疫治疗或免疫治疗配合放化疗，帕姆单抗配合放疗的目前还在研究中。

（2）*Her2* 阳性的乳腺癌：约 15% 晚期乳腺癌患者可发生中枢神经系统转移，*HER-2* 阳性和三阴性晚期乳腺癌患者脑转移发生率较高，如果 *HER-2* 阳性患者的病程足够长，最终约 50% 患者发生脑转移，全脑放疗和脑转移瘤对血脑屏障的病理影响可能会增加曲妥珠单抗的通过性，从而发挥抗 *HER-2* 治疗作用。回顾性研究显示，*HER-2* 阳性脑转移患者在脑放疗的基础上持续抗 *HER-2* 治疗可以有效改善患者的生存率。对于脑内肿瘤的负荷相对较轻、没有相应症状的患者，拉帕替尼 + 卡培他滨可作为初始治疗，将放疗作为挽救治疗。吡咯替尼 + 卡培他滨的疗效优于拉帕替尼 + 卡培他滨，2019 年 ASCO 报道的吡咯替尼联合卡培他滨治疗先前接受过曲妥珠单抗和紫杉类药物治疗的 *HER2* 阳性转移性乳腺癌的较安慰剂联合乳腺癌 PFS 提高了 7 个月，ORR 提高了 50%，该研究也纳入了部分脑转移患者，故吡咯替尼作为小分子 TKI 可以透过血脑屏障，对于脑转移的 *HER2* 阳性的乳腺癌患者可考虑吡咯替尼类药物。

（3）黑色素瘤：黑色素瘤发生脑转移的概率为 10% ~ 40%，预后差，预计总生存约 4 个月，其生存期长短主要依赖于基因状态和治疗方式。黑色素瘤放化疗敏感性差，传统放化疗的作用有限。近年来发展的系统治疗药物如免疫检查点抑制剂抗 *CTLA-4* 单抗（伊匹单抗 IPI）、抗 *PD-1* 单抗（纳武利尤单抗，帕博利珠单抗等）、靶向治疗 *Braf/MEK* 抑制剂等（达拉菲尼 / 曲美替尼，威罗菲尼 / 考比替尼）配合 SRS 显著提高了疗效。中位 OS：单用化疗 5.6 个月、化疗联合 WBRT 8.2 个月、化疗联合 SRS 11 个月；单用免疫治疗中位 OS 为 9 个月，免疫治疗联合 SRS 中位 OS 可达 17.4 个月（其中放疗在免疫治疗之前或者免疫治疗中给予优于在免疫治疗后给予；其中抗 *PD-1* 的疗效优于 *CTLA-4* 单抗）；此外，根据基因检测结果选择的靶向治疗药物（*BRAFi/MEKi*）联合免疫治疗的中位 OS 为 13.9 个月，靶向药物联合 SRS 治疗 12 个月的生存率为 75%。

四、放疗原则

1. 全脑放疗

（1）照射野：应包括全筛板和颞叶，挡眼睛。前上后界露空，下界从前到后依次包筛骨板、颅中窝底下 5mm 和枕骨大孔（C_1 或 C_2 下缘），最经典的技术是两侧对穿野 6MV 光子线等中心照射。VMAT 和 IMRT 有可能减少脱发，但无改善 QOL 的报道。

（2）剂量分割模式：多次分割放疗不同模式之间预后无差别（30Gy/10f，20Gy/5f，37.5Gy/15f，40Gy/20f）；大分割放疗 10Gy 或 7.5Gy 放疗的患者出现严重的神经毒性且治疗反应差，30Gy/10f 仍是最标准的全脑放疗模式。

全脑放疗加量（RTOG 9104）：429 例脑转移（主要是肺癌，KPS > 70 分，平均年龄 60 岁，多个转移灶）随机分为 30Gy/10f 和 54.4Gy/1.6Gy，每日 2 次，20 次，结果显示加量并不获益，两组的中位生存时间均为 4.5 个月。

（3）全脑放疗时可予以美金刚或回避海马以预防神经毒性。

（4）化疗及 TKI 抑制剂可能增加放射性脑坏死，故建议全脑放疗前 1 周及全脑放疗期间不用化疗。SRS 加 WBRT 的方案中 SRS 5 个生物半衰期用 TKI 抑制剂需谨慎神经毒性。

2. SRS

（1）概念：SRS 是使用固定装置和图像引导的组合在一个部位中给出的高精度局部照射，多个静态或移动光束的收聚实现了从目标到周围正常结构的陡峭剂量下降，故对肿瘤进行高剂量照射的同时将周围正常脑组织剂量控制在很低水平。

（2）适应证：①直径小于 3cm，1 ~ 4 个转移灶的初始治疗可选单次 SRS；当肿瘤直径大于 3cm 或最大放射体积 > 10 或 12cm^3 的患者初始治疗建议 SFRT（立体定向分次放射治疗）；②转移灶 > 4 个甚至 > 10 个，如果肿瘤总体积 < 7cm^3，可首选 SRS；③术后辅助放疗；④全脑放疗后补量放疗或全脑放疗失败后的挽救治疗；⑤既往接受过 SRS 超过 6 个月，确认肿瘤复发后可再次行 SRS。但上述适应证都是相对的，不同的指南和不同的研究采用的标准不尽相同，对于多发脑转移是用 SRS，WBRT，还

是两者结合，目前没有1类证据，只有回顾性的和单中心的数据作为依据。

（3）靶区：①靶区GTV在MRI T_1增强上勾画，SRS作为多发转移初始治疗时，GTV外扩0～2mm为PTV，但如果肿瘤位于脑干或邻近脑干，则扩0mm。②FSRS/SRS作为术后辅助时，CTV需包括整个术腔并融合术前的MRI勾画肿瘤床，术前如累及硬脑膜，沿着硬脑膜的方向需扩5～10mm，无硬脑膜受侵的外扩小于5mm。

（4）剂量及分割方式：①SRS剂量RTOG 9005：单次放射外科的放疗剂量主要依据肿瘤直径而定，0～2cm，2.1～3cm，3.1～4cm的肿瘤分别给予24Gy、18Gy和15Gy。2年的放射性坏死发生率为11%，肿瘤越大发生率越高；②对于较大的肿瘤或空腔，FSRT优于SRS，靠近脑干/脑神经和深部灰质的病灶，SRS较FSRT毒副反应大。FSRT常用剂量分割方案为27Gy/3次，GTV扩2mm为PTV，也可以16～20Gy/1f或30Gy/5f。

（5）正常组织限量：大分割放疗正常组织限量：脑V12 < 5～10cm^3，视结构D_{max} 8Gy，脑干D_{max} 10～12Gy，耳蜗D_{max} 4.2Gy。

3. 全脑再程放疗

（1）Heidelberg等研究134例脑转移患者再程全脑放疗（20Gy/10f），与首程全脑放疗间隔（30Gy/10f）13.4个月。二程放疗后中位OS为2.8个月。39%的患者有临床症状改善。其中小细胞肺癌、KPS评分低、原发肿瘤未控者预后差。

（2）多中心研究提示：5个中心的92例接受全脑再程放疗患者中，KPS > 80分，原发肿瘤稳定，或无颅外疾病者预后较好。

五、预后

脑转移瘤如果不治疗通常中位OS为1～2个月，全脑放疗将中位OS延长到4～6个月，现在随着系统治疗及支持治疗等进展，全脑放疗的中位OS将延长到7～8个月。RTOG应用回归分层分析法（recursive partitioning analysis，RPA）分析了1979IN EN接受全脑放疗的1 200例脑转移患者资料（3项临床试验）结果得出KPS、原发肿瘤控制情况、年龄、有无颅外转移是独立预后因素，并形成了脑转移RPA分级。I级（中位OS 7.1个月）：KPS > 70分，年龄 < 65岁，原发灶可控制，只有脑转移无颅外转移；Ⅲ级（中位OS 2.3个月）：KPS < 70分；Ⅱ级（MS 4.2个月）：除Ⅰ级和Ⅲ级以外的所有其他情况。最近多机构多系列构建的包括最初的疾病特异性分级预后指引（original disease-specific graded prognostic index，DS-GPA）能很好预测脑转移癌的预后及指导治疗，非小细胞肺癌、恶性黑色素瘤、乳腺癌、肾细胞癌和胃肠肿瘤均有特异的指引，网址www.brainmetgpa.com。

脑转移的治疗需要多学科的参与，手术和放疗仍是主要手段，需根据GPA评分来选择治疗手段。有时，还需根据肿瘤分子分型情况选用能透过血脑屏障的化疗药物、靶向药物及免疫治疗等来巩固放疗疗效或推迟放疗开始时间。

六、循证医学证据

循证医学证据1：术后+ SRS vs. 观察

脑转移瘤切除术后的局部复发率仍然很高（术后1～2年复发率为50%），Mahajan等报道术后肿瘤的复发率与肿瘤直径密切相关，肿瘤最大径≤ 2.5cm的术后1年无复发生存率可达90%，而肿瘤最大径> 2.5cm和> 3.5cm的术后1年无复发生存率降至46%和43%，即使在术后放射影像学检查确认达到肉眼完全切除（GTR）的情况下，对于肿瘤最大径 > 2.5cm的患者随机数据证明术后对术腔行SRS或FSRT对比术后进行观察可以改善局部控制。肿瘤最大径≤ 2.5cm的患者术后是否可以观察？但该研究进一步的析因分析发现即使是肿瘤最大径≤ 2.5cm的患者术后SRS亦可降低局部复发。

循证医学证据 2：术后＋WBRT vs. 观察

EORTC 22952～26001 结果均提示 1～3 个脑转移灶患者，术后加全脑放疗可以降低颅内复发率（原发部位的复发率从 59% 降到 27%，$P < 0.001$；新部位的复发率从 42% 降到 23%，$P = 0.008$），但由于神经毒性增加未能增加功能独立持续时间，也未能延长 OS。

结论：术后加 WBRT 或 SRS 较术后观察均能显著增加局部控制率。但增加 WBRT 未能增加功能独立持续时间及未能延长 OS。

术后辅助放疗的选择：WBRT or SRS？（见循证医学证据 3）。

循证医学证据 3：术后＋SRS vs. WBRT

术后全脑放疗 WBRT 未能提高生存，术后加 SRS 与加 WBRT 比有无优势呢？在美国和加拿大进行的Ⅲ期的 RCT（NCCTG N107C/CEC.3 试验），将只切除 1 个转移灶且术腔＜5cm 的 194 例脑转移患者随机平均分为 SRS 组（剂量 12～20Gy，根据术腔体积而定）和全脑放疗组（30Gy/10f 或 37.5Gy/15f），随访 11.1 个月后发现 SRS 组认知功能下降明显低于 WBRT 组，但 OS 差异无统计学意义。故术后有限脑转移的患者可以行 SRS 放疗替代全脑放疗以降低神经毒性，但需视患者的经济条件、随访条件而定。

结论：术后 SRS 与术后 WBRT 后总生存相似但神经毒性显著降低，故推荐予以 SRS 治疗，对于较大的术腔可予以 FSRT。

术后放疗介入的时机：挽救性还是术后立即辅助放疗好？（见循证医学证据 4）

循证医学证据 4：术后放疗时机

为了比较术后挽救性的 SRS 是否非劣效于术后立即性 WBRT 放疗者，Kayama T 等开展的非劣效性Ⅲ期 RCT 试验（JCOG 0504）：137 例和 134 例切除 4 个以下转移灶（其中只有 1 个＞3cm）的患者术后 21 天后随机分为辅助 WBRT 组和挽救性 SRS 组，两组的中位生存时间均为 15.6 个月，WBRT 组中位颅内 PFS（10.4 个月）长于挽救性 SRS 组（4.0 个月），但是 91 天 2～4 级认知功能障碍 WBRT 组明显高于挽救性 SRS 组（16.4% vs. 7.7%，$P = 0.048$）。故对于 4 个以下脑转移灶患者挽救性 SRS 治疗总生存不差于术后立即 WBRT，推荐采用术后挽救性 SRS。但目前尚无术后立即 SRS 与挽救性 SRS 比较的高级别循证医学数据。

结论：术后挽救性 SRS 与术后 WBRT 总生存相似，但神经毒性更低。

循证医学证据 5：新诊断的有限脑转移（1～3 个病灶）患者，SRS 放疗后加不加 WBRT？

对于新诊断的 1～3 个病灶的脑转移患者，RCT 提示 SRS 加 WBRT 组对比单用 SRS 患者放疗后 4 个月的学习和记忆功能明显下降（24% vs. 52%），但 1 年局部控制率（100% vs. 67%）和 1 年颅内无远处转移率升高（73% vs. 45%）。但单用 SRS 组有更长的中位生存时间（15.2 个月 vs. 5.7 个月）。一项包括 3 个 RCT 的 meta 分析提示年龄＜50 岁的患者单独行 SRS 获益。Brown 等也得出了同样的结果，他们将 213 例具有 1～3 个脑转移灶的患者随机分为 SRS 组（20～24Gy）和 SRS（18～22Gy）＋WBRT（30Gy/12f）组，研究终点指标为神经认知功能的下降。单用 SRS 对比全脑放疗认知功能下降率低。放疗 3 个月后认知功能下降率为 63.5% vs. 91.7%，12 个月后认知功能下降率为 60% vs. 94.4%。但是 SRS ＋ WBRT 组 3 个月颅内肿瘤控制率高于单纯 SRS 组（93.7% vs. 75.3%，$P < 0.001$），颅内失败时间较单用 SRS 组明显延长。但是中位生存时间 SRS 组为 10.4 个月，而 SRS ＋ WBRT 组为 7.4 个月（$P = 0.92$）。说明加用 WBRT 后带来的生存获益已被其毒副反应抵消。

结论：对于有限脑转移患者，SRS 放疗后加用 WBRT 增加的神经毒性抵消了局部控制率增加的好处，不能进一步转化为 OS 的获益，故推荐新诊断的有限脑转移患者，单用 SRS 为最佳选择。但如果患者年龄大、依从性差、不能规律随访可能会从 WBRT 中获益。

循证医学证据 6：脑转移灶的数目（5～10 个 vs. 2～4 个）SRS 治疗后的预后情况

1）JKLG 0901 研究 23 个中心的 1 194 例具有 1～10 个脑转移灶的患者接受 SRS 治疗（肿瘤最大

体积 < 10ml，最大直径 < 3cm，累积体积 < 15ml 和 KPS ≥ 70），具有 1、2 ~ 4 和 5 ~ 10 个转移灶的患者中位生存时间分别为 13.9 个月、10.8 个月和 10.8 个月，治疗不良反应的发生也与肿瘤数目无关，神经毒性相关死亡在 10% 以内。说明 5 ~ 10 个转移灶的患者累积体积 < 15ml，SRS 治疗是安全的且生存期不差于 2 ~ 4 个转移灶患者，患者的局部控制率与转移灶的数目无关。

2）为了了解 JKLG 0901 研究在长期毒性反应方面的情况，Yamamoto 等二次回顾性分析了接受伽马刀治疗的 1 194 例患者，随访长达 48 个月，发现简单精神状态检查评分三组之间（1、2 ~ 4 和 5 ~ 10 个转移灶）12 个月保持率分别为 93%、91% 和 92%；48 个月保持率分别为 87%、86% 和 89%；SRS 相关的并发症累积发生率分别为 12 个月时 7%、8% 和 6%；48 个月时为 12%、12% 和 13%，可见，SRS 治疗后 5 ~ 10 个转移灶的患者毒副反应同样非劣于 2 ~ 4 个转移灶患者。

3）2019 年发表的更新数据进一步说明在无全脑放疗的条件下，5 ~ 10 个转移灶患者的局部肿瘤进展同样非劣于 2 ~ 4 个转移灶患者（3 组累积局部失败率 1 年分别为 15.2%、10.6% 和 8.7%；3 年分别为 20.1%、16.9% 和 13.5%）。进一步验证了 JKLG 0901 试验长期的非劣效性结果。随后回顾性研究以 JKLG 0901 的 5 个筛选条件研究了 NSCLS 多发脑转移瘤患者行 SRS 治疗后 OS 和其他次要终点，发现 5 ~ 10 个转移灶的患者疗效都非劣于 2 ~ 4 个转移灶患者。

结论：上述研究提示 5 ~ 10 个转移灶或更多转移灶均可采用 SRS，其疗效非劣于 2 ~ 4 个转移灶患者。

循证医学证据 7：脑转移灶的数目（10 个及以上 vs. 2 ~ 9 个）SRS 治疗后的预后情况

1）Yamamoto 回顾性分析了 720 例多发脑转移癌患者，发现具有 10 个及以上病灶的 SRS 后疗效和毒副反应与具有 2 ~ 9 个病灶的脑转移癌患者差异无统计学意义。

2）Dahshan BA 等则认为 SRS 治疗脑转移瘤，肿瘤体积比肿瘤数目对预后的影响更大，转移灶可以多达 40 个以上，但只要总体积不大，SRS 治疗后仍可以取得较好的疗效及较低的毒性。

结论：目前只有回顾性数据支持 10 个转移灶及以上的脑转移瘤患者与具有 2 ~ 9 个脑转移瘤的患者 SRS 治疗后预后相似。肿瘤体积比肿瘤数目对预后的影响更大。

循证医学证据 8：SRS vs. WBRT 治疗选择倾向

对于多发性脑转移癌是首推 SRS 还是 WBRT 还没有定论，2018 国际伽马刀研究基金会针对医生的选择意向进行了一项国际性调查：对于 7 个或以上的 NSCLC 脑转移瘤（均 < 1cm，颅外疾病稳定），可选择的治疗方式有：① SRS；② SRS + WBRT；③ WBRT；④不做放疗。71 位被调查者包括 41 位肿瘤学专家、26 位神经外科医师和 6 位其他医师，结果 77% 的人选择了 SRS（不管组织学类型如何），17% 的人选择了 WBRT。其中神经外科医师较放射肿瘤科医师更喜欢 SRS，考虑的因素主要有 KPS 评分、肿瘤体积、数目，而组织学类型相对较少关注。说明单用 SRS 已成为多发脑转移瘤治疗的趋势。

结论：单用 SRS 已成为多发脑转移瘤治疗的趋势。

循证医学证据 9：SRS vs. WBRT 肿瘤及正常脑组织剂量

1）为什么 JKLG 0901 广泛性脑转移癌患者 SRS 的疗效和毒性反应非劣于 2 ~ 4 个转移灶患者，其中重要的原因就是 SRS 治疗多发脑转移瘤可使肿瘤获得很高的生物剂量，同时正常脑组织剂量增加很少。Xue J 等选取了具有 11 ~ 25 个病灶接受了 SRS 治疗的脑转移癌患者，在同一套 MRI 图像上设计了经典的全脑放疗方案（3Gy × 10 次），比较了 SRS 与 WBRT 计划肿瘤和正常脑组织的物理及生物剂量差别，发现肿瘤的生物剂量 D_{max} SRS 计划是 WBRT 计划的 3.2 ~ 5.3 倍，D_{mean} SRS 计划是 WBRT 计划的 2.4 ~ 3.1 倍；而正常组织的剂量 SRS 计划远远低于 WBRT 计划。例如脑组织 SRS 计划是 WBRT 计划的 1.3% ~ 34.3%，脑干 SRS 计划是 WBRT 计划的 0.7% ~ 31.6%，视交叉 SRS 计划是 WBRT 计划的 0.5% ~ 5.7%，视神经 SRS 计划是 WBRT 计划的 0.2% ~ 5.7%，海马 SRS 计划是 WBRT 计划的 0.6% ~ 18.1%。应用 SRS 较 WBRT 提高了肿瘤的生物剂量同时也降低了正常脑组织剂量，这就也可以理解为什么 SRS 疗效会优于 WBRT。

2）SRS vs. 回避海马的 WBRT 对海马等正常结构的剂量差异：对于多发脑转移瘤患者，采用 SRS

优于 WBRT 及 SRS + WBRT 未能提高疗效的主要原因是神经毒性反应的增加抵消了生存获益，那么，如果采用新的技术减轻毒性反应，如美金刚配合全脑放疗或者避免海马的全脑放疗是否可以扭转结果呢？RTOG 0933 Ⅱ期多中心研究提示回避海马的 WBRT 显著降低了神经认知功能的损害。NRG-CC001 Ⅲ期临床试验回避海马的 WBRT 与传统的 WBRT 比是否能最终提高疗效及改善生活质量的长期随访结果应该很快就能发表。Tsai 等回顾性研究提示 > 40% 双侧海马受照剂量如果大于 7.3Gy 与认知功能损害相关。那么，SRS 与回避海马的 WBRT 技术相比是否能进一步降低海马的剂量认知功能损害呢？Xue J 等发现即使脑转移病灶多达 40 个且有海马转移灶的患者接受 SRS 治疗，海马的累积剂量只有 2.6Gy，远远低于 Tsai 等报道的回避海马的 WBRT（海马剂量为 5.82Gy）。

结论：应用 SRS 控制广泛脑转移灶较回避海马的全脑照射能更好地保护海马。

（贺玉香　张琨　张盛）

参考文献

[1] TSAO M N, RADES D, WIRTH A, et al. Radiotherapeutic and surgical management for newly diagnosed brain metastasis(es): An American society for radiation oncology evidence-based guideline[J]. Pract Radiat Oncol, 2012, 2(3): 210-225.

[2] MAHAJAN A, AHMED S, MCALEER M F, et al. Post-operative stereotactic radiosurgery versus observation for completely resected brain metastases: a single-centre, randomised, controlled, phase 3 trial[J]. Lancet Oncol, 2017, 18(8): 1040-1048.

[3] MEKHAIL T, SOMBECK M, SOLLACCIO R. Adjuvant whole-brain radiotherapy versus observation after radiosurgery or surgical resection of one to three cerebral metastases: Results of the EORTC 22952-26001 study[J]. Curr Oncol Rep, 2011, 13(4): 255-258.

[4] BROWN P D, BALLMAN K V, CERHAN J H, et al. Postoperative stereotactic radiosurgery compared with whole brain radiotherapy for resected metastatic brain disease (NCCTG N107C/CEC.3): A multicentre, randomised, controlled, phase 3 trial[J]. Lancet Oncol, 2017, 18(8): 1049-1060.

[5] KAYAMA T, SATO S, SAKURADA K, et al. Effects of surgery with salvage stereotactic radiosurgery versus surgery with whole-brain radiation therapy in patients with one to four Brain metastases (JCOG0504): A phase Ⅲ, noninferiority, randomized controlled trial[J]. J Clin Oncol, 2018: Jco2018786186.

[6] CHANG E L, WEFEL J S, HESS K R, et al. Neurocognition in patients with brain metastases treated with radiosurgery or radiosurgery plus whole-brain irradiation: A randomised controlled trial[J]. Lancet Oncol, 2009, 10(11): 1037-1044.

[7] SAHGAL A, AOYAMA H, KOCHER M, et al. Phase 3 trials of stereotactic radiosurgery with or without whole-brain radiation therapy for 1 to 4 brain metastases: Individual patient data meta-analysis[J]. Int J Radiat Oncol Biol Phys, 2015, 91(4): 710-717.

[8] BROWN P D, JAECKLE K, BALLMAN K V, et al. Effect of radiosurgery alone *vs* radiosurgery with whole brain radiation therapy on cognitive function in patients with 1 to 3 brain metastases: A randomized clinical trial[J]. Jama, 2016, 316(4): 401-409.

[9] O'NEILL B P, ITURRIA N J, LINK M J, et al. A comparison of surgical resection and stereotactic radiosurgery in the treatment of solitary brain metastases[J]. Int J Radiat Oncol Biol Phys, 2003, 55(5): 1169-1176.

[10] MULVENNA P, NANKIVELL M, BARTON R, et al. Dexamethasone and supportive care with or without whole brain radiotherapy in treating patients with non-small cell lung cancer with brain metastases unsuitable for resection or stereotactic radiotherapy (QUARTZ): Results from a phase 3, non-inferiority, randomised trial[J]. Lancet, 2016, 388(10055): 2004-2014.

[11] YAMAMOTO M, SERIZAWA T, SHUTO T, et al. Stereotactic radiosurgery for patients with multiple brain metastases (JLGK0901): A multi-institutional prospective observational study[J]. Lancet Oncol, 2014, 15(4): 387-395.

[12] YAMAMOTO M, SERIZAWA T, HIGUCHI Y, et al. A multi-institutional prospective observational study of stereotactic radiosurgery for patients with multiple brain metastases (JLGK0901 Study Update): Irradiation-related complications and

long-term maintenance of mini-mental state examination scores[J]. Int J Radiat Oncol Biol Phys, 2017, 99(1): 31-40.

[13] SHUTO T, AKABANE A, YAMAMOTO M, et al. Multiinstitutional prospective observational study of stereotactic radiosurgery for patients with multiple brain metastases from non-small cell lung cancer (JLGK0901 study-NSCLC)[J]. J Neurosurg, 2018, 129(Suppl1): 86-94.

[14] YAMAMOTO M, KAWABE T, SATO Y, et al. Stereotactic radiosurgery for patients with multiple brain metastases: a case-matched study comparing treatment results for patients with 2-9 versus 10 or more tumors[J]. J Neurosurg, 2014, 121 Suppl: 16-25.

[15] DAHSHAN B A, MATTES M D, BHATIA S, et al. Efficacy of stereotactic radiosurgery in patients with multiple metastases: Importance of volume rather than number of lesions[J]. Cureus, 2017, 9(12): e1966.

[16] DUTTA S W, SHEEHAN J P, NIRANJAN A, et al. Evolution in the role of stereotactic radiosurgery in patients with multiple brain metastases: An international survey[J]. J Clin Neurosci, 2018, 57: 6-12.

[17] XUE J, LACOUTURE T, GRIMM J, et al. Overview of dosimetric and biological perspectives on radiosurgery of multiple brain metastases in comparison with whole brain radiotherapy[J]. J Radiosurg SBRT, 2015, 3(4): 271-279.

[18] GONDI V, PUGH S L, TOME W A, et al. Preservation of memory with conformal avoidance of the hippocampal neural stem-cell compartment during whole-brain radiotherapy for brain metastases (RTOG 0933): A phase Ⅱ multi-institutional trial[J]. J Clin Oncol, 2014, 32(34): 3810-3816.

[19] TSAI P F, YANG C C, CHUANG C C, et al. Hippocampal dosimetry correlates with the change in neurocognitive function after hippocampal sparing during whole brain radiotherapy: A prospective study[J]. Radiat Oncol, 2015, 10: 253.

[20] ZHANG I, ANTONE J, LI J, et al. Hippocampal-sparing and target volume coverage in treating 3 to 10 brain metastases: A comparison of Gamma Knife, single-isocenter VMAT, CyberKnife, and TomoTherapy stereotactic radiosurgery[J]. Pract Radiat Oncol, 2017, 7(3): 183-189.

[21] GRABER J J, COBBS C S, OLSON J J Congress of neurological surgeons systematic review and evidence-based guidelines on the use of stereotactic radiosurgery in the treatment of adults with metastatic brain tumors[J]. Neurosurgery, 2019, 84(3): e168-e170.

[22] 张晓辉，李文良 . 脑膜转移癌的研究进展 [J]. 中国肿瘤临床，2016, 43(20): 918-921.

[23] 梁晓华，黄若凡，詹琼 . 驱动基因阳性非小细胞肺癌脑转移诊治上海专家共识 (2019 版) [J]. 中国癌症杂志，2019, 29(1): 71-79.

[24] JOHUNG K L, YEH N, DESAI N B, et al. Extended survival and prognostic factors for patients with ALK-rearranged non-small-cell lung cancer and brain metastasis[J]. J Clin Oncol, 2016, 34(2): 123-129.

[25] 中国抗癌协会乳腺癌专业委员会 . 中国晚期乳腺癌临床诊疗专家共识 (2018 版)[J]. 中华肿瘤杂志，2018, 40(9): 703-713.

[26] VAN OPIJNEN M P, DIRVEN L, COREMANS I E M, et al. The impact of current treatment modalities on the outcomes of patients with melanoma brain metastases: A systematic review[J]. Int J Cancer, 2020, 146(6): 1479-1489.

[27] DE PUYSSELEYR A, VAN DE VELDE J, SPELEERS B, et al. Hair-sparing whole brain radiotherapy with volumetric arc therapy in patients treated for brain metastases: Dosimetric and clinical results of a phase Ⅱ trial[J]. Radiat Oncol, 2014, 9: 170.

[28] MURRAY K J, SCOTT C, GREENBERG H M, et al. A randomized phase Ⅲ study of accelerated hyperfractionation versus standard in patients with unresected brain metastases: A report of the radiation therapy oncology group (RTOG) 9104[J]. Int J Radiat Oncol Biol Phys, 1997, 39(3): 571-574.

[29] SOLIMAN H, RUSCHIN M, ANGELOV L, et al. Consensus contouring guidelines for postoperative completely resected cavity stereotactic radiosurgery for brain metastases[J]. Int J Radiat Oncol Biol Phys, 2018, 100(2): 436-442.

[30] SHAW E, SCOTT C, SOUHAMI L, et al. Single dose radiosurgical treatment of recurrent previously irradiated primary brain tumors and brain metastases: Final report of RTOG protocol 90-05[J]. Int J Radiat Oncol Biol Phys, 2000, 47(2): 291-298.

[31] MINNITI G, ESPOSITO V, CLARKE E, et al. Multidose stereotactic radiosurgery (9 Gy x 3) of the postoperative resection

cavity for treatment of large brain metastases[J]. Int J Radiat Oncol Biol Phys, 2013, 86(4): 623-629.
[32] SOLTYS S G, ADLER J R, LIPANI J D, et al. Stereotactic radiosurgery of the postoperative resection cavity for brain metastases[J]. Int J Radiat Oncol Biol Phys, 2008, 70(1): 187-193.
[33] SCHARP M, HAUSWALD H, BISCHOF M, et al. Re-irradiation in the treatment of patients with cerebral metastases of solid tumors: Retrospective analysis[J]. Radiat Oncol, 2014, 9: 4.
[34] LOGIE N, JIMENEZ R B, PULENZAS N, et al. Recursive partioning analysis to predict survival for patients receiving cranial re-irradiation for brain metastases[J]. International Journal of Radiation Oncology Biology Physics, 2015, 93(3): S62-S63.
[35] GASPAR L, SCOTT C, ROTMAN M, et al. Recursive partitioning analysis (RPA) of prognostic factors in three Radiation Therapy Oncology Group (RTOG) brain metastases trials[J]. Int J Radiat Oncol Biol Phys, 1997, 37(4): 745-751.
[36] GASPAR L E, SCOTT C, MURRAY K, et al. Validation of the RTOG recursive partitioning analysis (RPA) classification for brain metastases[J]. Int J Radiat Oncol Biol Phys, 2000, 47(4): 1001-1006.
[37] SUH J H, KOTECHA R, CHAO S T, et al. Current approaches to the management of brain metastases[J]. Nat Rev Clin Oncol，2020，17（5）：279-299.

第三节 肝转移癌

一、临床特点

1. 按照是否可手术切除分为Ⅰ型、Ⅱ型、Ⅲ型

（1）Ⅰ型：为手术可切除型（手术可达 R0 切除）。

（2）Ⅱ型：为手术潜在可切除型（初始不可切除的肝转移瘤经系统治疗后转化为手术可切除）。

（3）Ⅲ型：为手术不可切除型。

2. 按照转移的时间分为同时性肝转移和异时性肝转移

（1）同时性肝转移：与原发肿瘤同时发现的肝转移或术后 6 个月之内出现的肝转移病变。

（2）异时性肝转移：原发肿瘤发现后或术后 6 个月以上出现的肝转移病变。

二、诊断原则

肝脏是胃肠肿瘤血行转移最常见的靶器官，肠癌肝转移的发生率约 50%，胃癌 9.9% ~ 18.7%，其他易转移到肝脏的常见肿瘤有乳腺癌、肺癌、胰腺癌、妇科肿瘤、神经内分泌肿瘤等。其诊断手段主要有：三期 CT 扫描、MRI、超声造影、PET/CT。对于原发肿瘤如胃肠癌、乳腺癌、肺癌等治疗后疑似肝转移的患者可行穿刺活检或术后病理明确组织学类型，同时可行 *HER2*、*KRAS/NRAS*、*EGFR/ALK*、*PD-L1* 和 *MSI/MMR* 等检测以协助综合治疗方案的选择。

三、治疗原则

手术为肝寡转移癌首选的手段，能手术的患者中位生存时间长；不能手术切除的患者，系统化疗为姑息性治疗，新辅助化疗可用于缩小病变以增加手术切除的概率，有些化疗敏感的肿瘤，如果只有肝脏转移也可以选择肝动脉灌注化疗，无手术指征的患者还可选择射频消融、立体定向放射外科、冷冻消融术、红外栓塞、无水乙醇注射等。本节只涉及消融治疗和放疗。

1. 肿瘤消融 对于有结肠癌肝寡转移的患者，若因为肿瘤大小、位置、多灶性或肝储备不足而不能进行潜在治愈性切除术，则局部肿瘤消融可以作为手术的一种替代选择。局部肿瘤消融方法主要包括肿瘤内直接灌注乙醇或醋酸或者高温消融（使用射频波或微波）或冷冻疗法。

射频消融术（radiofrequency ablation，RFA）的疗效：大部分 RFA 治疗肝转移的数据来源于回顾性研究，系统评价并报道了较广范围的 5 年生存率（14% ~ 55%）和局部复发率（3.6% ~ 60%），对于肿瘤直径小于 3cm 的病灶 RFA 局部失败率很低（2.9% 病灶）。与手术比较，RFA 能取得很好的局部控制率（见循证医学证据 1）。对于不能手术的患者，在系统治疗的基础上加上局部 RFA 治疗可延长不可手术的结直肠癌肝转移患者的长期 OS（见循证医学证据 2）。

2. **放疗** 由于肝的耐受性低，传统的全肝放疗只能作为低姑息手段，而局部肝放疗如采用 IMRT 或 SBRT 毒性低，已作为不可切除肝转移的主要治疗手段之一。

（1）全肝放疗（3Gy × 7）：适用于肝脏多发转移灶无其他治疗可选且有症状的患者，由于全肝的最大耐受剂量为 35Gy，远远低于腺癌转移灶所需要的剂量，且放疗相关的并发症（radiation-induced liver disease，RILD）会导致肝衰竭甚至死亡，故现已基本不用。

（2）立体定向体部放射治疗（SBRT）治疗肝转移癌的概况：在对肿瘤进行精准照射的同时最大程度降低对邻近正常组织的照射。SBRT 需通过呼吸门控或屏气技术或锥形束 CT（cone beam CT，CBCT）来控制呼吸运动，治疗过程中最好有金标来做图像引导。SBRT 对设备及技术要求高，目前还没有大型的临床试验数据做依据，需谨慎选择合适病例。如转移病灶大、靠近血管等不能进行手术或射频消融治疗时，SBRT 可作为一种非侵袭性的局部替代治疗手段，早期经验表明，该治疗是安全的，并能实现持久的局部控制。

SBRT 适应证：KPS ＞ 70 或 ECOG 0 ~ 1、肝外疾病稳定、病灶≤ 6cm、病灶离危及器官＞ 8mm、肝功能 Child A 级以及正常肝体积＞ 700 ~ 1 000ml，有门静脉血栓等不适合手术或拒绝手术的患者。

SBRT 相对禁忌证：病灶＞ 6cm、病灶离危及器官＜ 5mm、肝功能 Child C 级以及正常肝体积＜ 700ml，病灶位于肝门区或靠近胃肠空腔器官。

SBRT 靶区定义：MRI 定位能更好地区分肿瘤、水肿和正常肝组织，故最好以定位 MRI 为勾画 GTV 的依据，PET/CT 对于精确定位肿瘤及显示 IGTV 有帮助，GTV 水平外扩 5 ~ 7mm，头尾方向外扩 10 ~ 15mm 为 PTV，无 CTV（因为 GTV 外的剂量分布能达到要求），治疗过程中需有严格的固定及质控措施（SBRT 体架，限制呼吸运动＜ 1cm，4D-CT，体表跟踪）。

SBRT 处方剂量：单次剂量 18 ~ 30Gy 或 30 ~ 36Gy/3 ~ 6 次，最优的剂量及分割模式取决于转移灶的部位、大小、数目、剩余的正常肝体积和邻近的 OARs。

（3）正常组织限量（表 9-3-1）。

表 9-3-1 肝转移癌 SBRT 及大分割 IMRT 放疗正常组织限量

器官	单次 SBRT	大分割 IMRT
肝	700ml ＜ 9.1Gy	700ml ＜ 15Gy，D_{mean} ＜ 20Gy，V33 ＜ 21Gy，V_{50} ＜ 15Gy，V_{60} ＜ 30Gy
脊髓	D_{max} ＜ 14Gy，V_{10Gy} ＜ 0.35ml，V_{7Gy} ＜ 1.2ml	D_{1ml} ＜ 18Gy 或 D_{max} ＜ 15Gy（3 分次），D_{max} ＜ 25Gy（5 分次）
胃	$V_{11.2Gy}$ ＜ 10ml，D_{max} ＜ 12.4Gy	D_{3ml} ＜ 21Gy（胃肠道，包括空回肠和结肠）
十二指肠	$V_{11.2Gy}$ ＜ 5ml V_{9Gy} ＜ 10ml D_{max} ＜ 12.4Gy	V_{15Gy} ＜ 5ml
空肠 / 回肠	$V_{11.9Gy}$ ＜ 5ml D_{max} ＜ 15.4Gy	—
结肠	$V_{14.3Gy}$ ＜ 20ml D_{max} ＜ 18.4Gy	—
双肾	—	V_{15} ＜ 35%

续表

器官	单次 SBRT	大分割 IMRT
心脏	—	D_{1ml} < 30Gy
肋骨	—	D_{30ml} < 30Gy

（4）SBRT 安全性及疗效

1）安全性：①单次 SBRT。Meyer J J 等设计的 I 期临床试验，SBRT 予以 35 ~ 40Gy，未观察到剂量限制性毒性，2 年的局部控制率为 100%，2 年生存率为 78%。②大分割方案。NRG Oncology/RTOG 0438 研究探索了肝转移癌患者最大可耐受的大分割剂量，研究设 4 个剂量：35Gy，40Gy，45Gy 和 50Gy，10 分次照射，26 例患者（8 例结直肠癌，7 例乳腺癌，11 例其他肿瘤），结果任何一组都没有出现剂量限制性毒性，45Gy 组 1 例出现了可逆的 3 级肠炎（放疗后 37 天出现）和腹泻（放疗后 22 天出现），另一患者出现 3 级淋巴细胞减少、肠出血和消化道梗阻，中位随访 66.1 个月，未观察到其他后遗症。故从这个研究结果看，50Gy/10 次是安全可行的。其他的 Phase I/ Ⅱ试验结果也提示 SBRT（27.7 ~ 60Gy）/6 或 36 ~ 60Gy/3 次也是安全可行的。

2）疗效：①处方剂量与局控的关系。R.McCammon 等报道更高的剂量和更小的 GTV 体积能取得更高的局部控制率，3 年局部控制率：接受≥ 54Gy 的为 89.3%，36 ~ 53.9Gy 的为 59.0%，< 36Gy 的为 8.1%，Bae 等报道接受≥ 48Gy/3 次的患者能获得满意的局部控制率。结论：大部分研究采用 30Gy 取得满意的局部控制率或单次 14Gy 也是有效的。但由于原发肿瘤病理类型的异质性、肿瘤数目及肿瘤大小及放疗计划的差异，放疗总剂量及分割方式最优目前尚没有一致的推荐。② BED 与局部控制的关系。不同分割方案之间的疗效比较可用 BED 来评估，目前研究认为，BED 高的患者局部控制率好，大部分肝转移病灶的 BED 应大于 80Gy（α/β = 10），寡转移灶< 3cm 及 BED > 80Gy 的患者局部控制率高。③ OS。国际放射外科注册机构的数据（RSSearch®）显示：肝转移接受 SBRT 患者的总体中位生存时间 22 个月，原发肿瘤为结直肠癌、乳腺癌和妇科肿瘤患者预后好于肺癌、胰腺癌和胃癌患者，且 BED_{10} ≥ 100Gy 和肿瘤体积< 40cm^3 的患者预后好（中位局部控制时间 52 个月和 39 个月）。系统分析提示 SBRT 治疗肝转移癌的中位 OS 为 31.5 个月，中位 PFS 为 11.5 个月，1 年和 2 年生存率为 67.18%（95%*CI*：42.1 ~ 92.2）和 56.5%（95%*CI*：36.7 ~ 76.2）。K.A.Goodman 等报道单次 18 ~ 30Gy SBRT 治疗后 1 年、2 年生存率为 61.8% 和 49.4%。总体上，其疗效与 RFA 相当，但 2cm 以上的转移灶采用 SBRT 放疗优于 RFA（见循证医学证据 3）。④疗效影响因素，除剂量和分割方式外，其他影响 SBRT 疗效的因素有原发肿瘤的病理类型、有无肝外疾病（35.8 个月 vs. 11.3 个月）、转移灶的大小和数目。也有报道 *KRAS* 和 *TP53* 均突变是局部 SBRT 控制率差的最好的预测因素（见循证医学证据 4）。

（5）选择性内放射治疗（selective internal radiotherapy，SIRT）：另一种实施局部照射的方法是使用放射性核素（如碘 -131 或钇 -90 标记的玻璃微球或树脂微球），这些核素能通过肝动脉选择性地输送至肿瘤部位。注入灌注肝转移灶区域的肝动脉分支后，微球优先停留在肿瘤周围的小动脉血管系统，对该区域进行高剂量的照射。钇 -90 发出的纯 β 射线的最大组织穿透距离为 1.1cm，因此大多数正常肝实质不会被照射到。

SIRT 与 FUDR HIA 灌注同时进行：74 例 CRC 孤立性肝转移患者被随机分至仅采用 FUDR HIA 化疗组或 FUDR 化疗联合单次肝内动脉给予 SIR-Spheres 组（SIR-Spheres 是一种钇 -90 标记的直径为 20 ~ 40μm 的生物相容性树脂微球产品）。联合治疗获得了更高的客观完全缓解率（44% vs. 18%），至进展的中位时间更长（16 个月 vs. 10 个月），并且 3 级和 4 级毒性类似。故已被美国批准与 FUDR HIA 灌注同时进行，用于治疗原发性 CRC 肝转移不可切除病例。

SIRT 与全身化疗联用：2013—2017 年，来自 10 个中心的 399 例肝转移或以肝转移为主的奥沙利铂或伊立替康为基础的化疗期间或化疗后的患者，均接受了内照射加标准治疗，中位 OS 为 7.6 个月，中位 PFS 为 3 个月，8% 的患者出现 3 级不良反应。与标准治疗报道的疗效相当。FOXFIRE，SIRFLOX 和 FOXFIRE-Global 多中心 3 期临床评估了钇 -90 SIR-Spheres 结合一线化疗的有效性，结果提示 SIRT 未能提高一线化疗 FOLFOX 对结直肠癌肝转移的疗效，故不推荐 SIRT 结合化疗过早用于未经选择的结直肠癌肝转移患者。

结论：SIRT 与全身化疗联用未能提高疗效。

（6）近距离治疗：因为操作异常复杂，永久性植入碘 -125 近距离治疗已经很少用于肝转移癌，尽管一些数据提示这种方法在不完全切除肝转移灶的患者中可能获得长期局部控制的机会。

（7）放射性肝损伤（RT-induced liver disease，RILD）：多发生于放疗后 2 周到 3 个月，多见临床表现为无黄疸性肝大、腹水及碱性磷酸酶升高，RILD 治疗有限，最终会导致肝衰竭甚至死亡。

RILD 的发生风险主要决定于肝的基础状况和未受照射的肝体积。还与肝功能（Child-Pugh B 或 C）、HBV 携带状态、门静脉血栓、接受 TACE 或同步化疗、肿瘤分期、男性等有关。

肝耐受剂量：①全肝放疗：Emami 等估计出现 RILD 的 TD 5/5 为全肝 30Gy/2Gy；最近的经验包括 RTOG 84-05 剂量提升试验发现：患者接受 27 ~ 30Gy/1.5Gy，每日 2 次的患者无 RILD 发生（0/122）；但当给予 33Gy/1.5Gy，每日 2 次时，5/51（9.8%）患者出现了 RILD。②部分肝照射：V30 < 28% ~ 60%；③ SBRT：经过仔细筛选的患者 SBRT 治疗后，RILD 的发生率低于 5%，SBRT 治疗中一个基本原则是保留足够的免于照射的肝体积或剂量低于 15Gy/3 次的肝体积（大于 700cm^3），按这个原则选择接受 SBRT 的病例未见出现 RILD。

肝限量：①全肝放疗：≤ 30Gy/15f 或≤ 21Gy/7f；②部分肝照射：正常肝的平均剂量（正常肝体积 -GTV）< 32Gy/2Gy；③ SBRT：没有统一标准，基本要求是≥ 700cm^3 正常肝体积接受≤ 15Gy/3 ~ 5 次（15Gy/3 次或 20Gy/6 次）。

四、循证医学证据

1. 循证医学证据 1：RFA 手术切除

综合 EORTC 40004 和 EORTC 40983 的研究结果，手术切除局部失败率分别为 7.4%/ 患者、5.5%/ 病灶（病灶直径 < 4cm，单发病灶占 53.1%，≥ 4 病灶占 8.6%），RFA 局部失败率为 14.5%/ 患者、6.0%/ 病灶（病灶直径 < 4cm，单发病灶占 27.3%，≥ 4 病灶占 50.9%），但对于直径 < 3cm 的病灶，RFA 局部失败率为 2.9%/ 病灶。

结论：对于直径 < 3cm 的病灶 RFA 能达到很好的局部控制率。

2. 循证医学证据 2：系统治疗＋ RFA vs. 系统治疗

EORTC 40004（phase2）入组了不可手术的结直肠癌肝转移患者（< 10 个转移灶、无肝外病变），长期随访（9.7 年）结果提示 RFA 在系统化疗的基础上延长了不可切除结直肠癌肝转移患者的 OS，系统治疗 + RFA 与系统治疗的中位生存时间分别为 45.6 个月、40.5 个月。3 年 /5 年 /8 年 OS 系统治疗 + RFA 组为 56.9%、43.1%、35.9%，系统治疗组为 55.2%、30.3%、8.9%。

结论：在系统治疗的基础上加上局部 RFA 治疗可延长不可手术的结直肠癌肝转移患者的长期 OS。

3. 循证医学证据 3：SBRT vs. RFA

单中心的数据提示，将不可手术切除的肝转移患者分为 RFA（n = 112）和 SBRT（n = 170）两组，SBRT 和 RFA 均能很好地耐受及达到相似的局部控制率，无局部进展生存率：SBRT 为 88.2%，RFA 为 73.9%（P = 0.06），但 2cm 以上的转移灶采用 SBRT 放疗优于 RFA。

结论：单中心数据显示不可手术切除的肝转移患者，SBRT 和 RFA 疗效相似，可根据肿瘤部位及肿瘤大小选择最佳手段。

4. 循证医学证据 4：基于质子的 SBRT 局部控制与基因突变有关

一项单臂的Ⅱ期临床研究质子 SBRT 对肝转移癌的安全性及有效性提示：89 例 1 ~ 4 个病灶的肝

转移癌（结直肠34例、胰腺癌13例、食管胃癌12例、其他30例）未侵犯的肝体积≥800ml，无肝硬化，肝功能分级为Child-Pugh A，中位肿瘤直径2.5cm（0.5～11.9cm），中位剂量40GyE（30～50GyE），中位随访30.1个月（14.7～53.8个月）。结果无3～5级毒性反应发生。中位生存时间18.1个月，1年和3年局部控制率为71.9%和61.2%，肿瘤直径≥6cm，1年LC仍有73.9%，*KRAS*突变是局部控制率差的最好预测因素（$P = 0.02$）。*KRAS*和*TP53*均突变者放疗最抗拒，1年LC仅20.0%，明显低于全组69.2%（$P = 0.001$）。

结论：质子SBRT对肝转移癌安全有效，甚至是≥6cm的肿瘤，*KRAS*和*TP53*均突变是局部控制率差的最佳预测因素，建议SBRT前行基因筛查以选择合适患者。

（贺玉香　张琨　张盛）

参考文献

[1] WONG S L, MANGU P B, CHOTI M A, et al. American society of clinical oncology 2009 clinical evidence review on radiofrequency ablation of hepatic metastases from colorectal cancer[J]. J Clin Oncol, 2010, 28(3): 493-508.

[2] TANIS E, NORDLINGER B, MAUER M, et al. Local recurrence rates after radiofrequency ablation or resection of colorectal liver metastases. Analysis of the European Organisation for Research and Treatment of Cancer #40004 and #40983[J]. Eur J Cancer, 2014, 50(5): 912-919.

[3] RUERS T, VAN COEVORDEN F, PUNT C J, et al. Local Treatment of Unresectable Colorectal Liver metastases: Results of a randomized phase Ⅱ trial[J]. J Natl Cancer Inst, 2017, 109(9)：djx015.

[4] PAN C C, KAVANAGH B D, DAWSON L A, et al. Radiation-associated liver injury[J]. Int J Radiat Oncol Biol Phys, 2010, 76(3 Suppl): S94-S100.

[5] MAHADEVAN A, BLANCK O, LANCIANO R, et al. Stereotactic body radiotherapy (SBRT) for liver metastasis-clinical outcomes from the international multi-institutional Research(R) Patient Registry[J]. Radiat Oncol, 2018, 13(1): 26.

[6] ZHANG S Y, ZHU G Y, LI G, et al. Application of stereotactic body radiation therapy to cancer liver metastasis[J]. Cancer Lett, 2016, 379(2): 225-229.

[7] MEYER J J, FOSTER R D, LEV-COHAIN N, et al. A phase Ⅰ dose-escalation trial of single-fraction stereotactic radiation therapy for liver metastases[J]. Ann Surg Oncol, 2016, 23(1): 218-224.

[8] DISTEFANO G, BAKER A, SCOTT A J, et al. Survey of stereotactic ablative body radiotherapy in the UK by the QA group on behalf of the UK SABR Consortium[J]. Br J Radiol, 2014, 87(1037): 20130681.

[9] DAWSON L A, WINTER K A, KATZ A W, et al. NRG Oncology/RTOG 0438: A Phase 1 trial of highly conformal radiation therapy for liver metastases[J]. Pract Radiat Oncol, 2019, 9(4): e386-e393.

[10] LEE M T, KIM J J, DINNIWELL R, et al. Phase Ⅰ study of individualized stereotactic body radiotherapy of liver metastases[J]. J Clin Oncol, 2009, 27(10): 1585-1591.

[11] RUSTHOVEN K E, KAVANAGH B D, CARDENES H, et al. Multi-institutional phase Ⅰ/Ⅱ trial of stereotactic body radiation therapy for liver metastases[J]. J Clin Oncol, 2009, 27(10): 1572-1578.

[12] MCCAMMON R, SCHEFTER T E, GASPAR L E, et al. Observation of a dose-control relationship for lung and liver tumors after stereotactic body radiation therapy[J]. Int J Radiat Oncol Biol Phys, 2009, 73(1): 112-118.

[13] BAE S H, KIM M S, CHO C K, et al. High dose stereotactic body radiotherapy using three fractions for colorectal oligometastases[J]. J Surg Oncol, 2012, 106(2): 138-143.

[14] CHANG D T, SWAMINATH A, KOZAK M, et al. Stereotactic body radiotherapy for colorectal liver metastases: A pooled analysis[J]. Cancer, 2011, 117(17): 4060-4069.

[15] VAUTRAVERS-DEWAS C, DEWAS S, BONODEAU F, et al. Image-guided robotic stereotactic body radiation therapy for liver metastases: Is there a dose response relationship?[J]. Int J Radiat Oncol Biol Phys, 2011, 81(3): e39-e47.

[16] PETRELLI F, COMITO T, BARNI S, et al. Stereotactic body radiotherapy for colorectal cancer liver metastases: A systematic review[J]. Radiother Oncol, 2018, 129(3): 427-434.

[17] GOODMAN K A, WIEGNER E A, MATUREN K E, et al. Dose-escalation study of single-fraction stereotactic body radiotherapy for liver malignancies[J]. Int J Radiat Oncol Biol Phys, 2010, 78(2): 486-493.

[18] JACKSON W C, TAO Y, MENDIRATTA-LALA M, et al. Comparison of stereotactic body radiation therapy and radiofrequency ablation in the treatment of intrahepatic metastases[J]. Int J Radiat Oncol Biol Phys, 2018, 100(4): 950-958.

[19] HONG T S, WO J Y, BORGER D R, et al. Phase Ⅱ study of proton-based stereotactic Body radiation therapy for liver metastases: Importance of tumor genotype[J]. J Natl Cancer Inst, 2017, 109(9)：doi: 10.1093/jnci/djx031.

[20] GRAY B, VAN HAZEL G, HOPE M, et al. Randomised trial of SIR-Spheres plus chemotherapy *vs.* chemotherapy alone for treating patients with liver metastases from primary large bowel cancer[J]. Ann Oncol, 2001, 12(12): 1711-1720.

[21] WHITE J, CAROLAN-REES G, DALE M, et al. Analysis of a national programme for selective internal radiation therapy for colorectal cancer liver metastases[J]. Clin Oncol (R Coll Radiol), 2019, 31(1): 58-66.

[22] WASAN H S, GIBBS P, SHARMA N K, et al. First-line selective internal radiotherapy plus chemotherapy versus chemotherapy alone in patients with liver metastases from colorectal cancer (FOXFIRE, SIRFLOX, and FOXFIRE-Global): A combined analysis of three multicentre, randomised, phase 3 trials[J]. Lancet Oncol, 2017, 18(9): 1159-1171.

[23] NAG S, DEHAAN M, SCRUGGS G, et al. Long-term follow-up of patients of intrahepatic malignancies treated with iodine-125 brachytherapy[J]. Int J Radiat Oncol Biol Phys, 2006, 64(3): 736-744.

[24] EMAMI B, LYMAN J, BROWN A, et al. Tolerance of normal tissue to therapeutic irradiation[J]. Int J Radiat Oncol Biol Phys, 1991, 21(1): 109-122.

[25] RUSSELL A H, CLYDE C, WASSERMAN T H, et al. Accelerated hyperfractionated hepatic irradiation in the management of patients with liver metastases: results of the RTOG dose escalating protocol[J]. Int J Radiat Oncol Biol Phys, 1993, 27(1): 117-123.

第四节 肺转移癌

一、临床特点

肺部是最常见的肿瘤转移部位之一，按照肺转移和其他远处转移的先后顺序，可分为“初发肺转移”和“非初发肺转移”。初发肺转移是指肺作为首个远处转移脏器，无论是否伴其他远处转移，包括同时性肺转移和初发异时性肺转移，结直肠癌初发肺转移占所有肺转移的 74.4%，初发肺转移的患者又分单纯性肺转移（占 37.7%～44.5%）和非单纯性肺转移（合并肝转移的占 38.6%～55.5%）。大多数肺转移瘤是没有症状的，是在对原发肿瘤进行初始分期评估期间，或是通过治疗后常规影像学监测偶然发现的。肺门受累的患者，尤其是转移瘤毗邻或侵犯支气管时，可能出现咳嗽、疼痛或咯血的症状。

二、诊断原则

1. **高分辨率薄层胸部 CT** 推荐作为常规检查，肺转移癌多表现为位于双肺外带及下野，大于 5mm，边界清晰，分叶或短毛刺的实性或磨玻璃样结节。

2. **PET/CT** 有助于鉴别肿瘤和良性结节，也常用于确定有无肝脏、骨等肺外病变。

3. **病理学检查** 支气管镜下活检（中央型病灶）或 CT 引导下（周围型病灶）病理学检查，对于原发肿瘤如胃肠癌、乳腺癌、肺癌等治疗后疑似肺转移的患者除明确诊断，同时还可行 *HER2*、*KRAS/NRAS*、*EGFR/ALK*、*PD-L1* 和 *MSI/MMR* 等检测以协助综合治疗方案的选择。

三、治疗原则

由于原发肿瘤病理生物学行为的差异、肺转移数量、位置、大小、原发灶、肺外转移以及基因分型等多种因素均影响预后与治疗决策，因此需要在MDT小组的指导下进行综合治疗，包括全身系统药物治疗、根治性局部治疗如R0手术切除、SBRT、消融术等及局部姑息性治疗。这里重点阐述放射治疗。

1. **立体定向放射治疗** 对于肺转移瘤数目不多的患者，SBRT是一种有效且耐受良好的局部疗法，对肺转移瘤患者采用各种不同的剂量分割方案时，局部控制率为67%～92%，这些结果表明，SBRT与手术切除的局部控制率相似，因此，对于有寡转移性疾病的患者，SBRT或许是手术治疗的替代方案；全肺放疗由于肺和心脏耐受性的限制，只能给予较低剂量15～21Gy，故只适用于少数情况。

（1）SBRT的适应证：结直肠癌肺转移病灶是否采用放疗，需要考虑以下因素（参考《结直肠癌肺转移多学科综合治疗专家共识2018版》）。

1）肺转移病灶数量、大小及分布：转移灶数量不宜太多，以1～3个为宜，小病灶最多不超过5个；转移灶分布相对局限、集中于同侧肺是行SBRT的有利条件；转移灶体积不宜过大，以最大直径≤5cm为宜。肺部病灶的部位也是重要因素，区分肺的中央区和外周区具有重要意义，位于肺中央区的病灶被认为是中央型病灶。从肺癌的经验看，中央型病灶SBRT严重不良反应发生风险明显高于周围型病灶。

2）肺部是否合并基础疾病：对于既往接受过胸部放疗的患者，肺部再程SBRT亦可获得较好的局部控制率，但3～5级不良反应发生率显著升高，尤其是病灶大者和中央型病灶，因此再程SBRT不作为常规推荐。

3）年龄：年龄并非制约SBRT使用的因素，已有多项研究证实SBRT在年龄超过75岁患者中的疗效和安全性，在这些高龄患者中，东部肿瘤协作组（eastern cooperative oncology group，ECOG）评分0～1分、预期寿命≥6个月者，可能从肺转移病灶SBRT中获益。

（2）SBRT原则（参考《结直肠癌肺转移多学科综合治疗专家共识2018版》）

1）SBRT的生物等效剂量≥100Gy可获得更好的肿瘤控制。

2）对中央型肺转移病灶，≤3次的SBRT方案应避免。对于极端中央型肺转移病灶（紧邻中央气道），可考虑6～15次的剂量分割方案或常规分割照射。

3）对于最大直径≥5cm的肺转移病灶，慎重考虑使用SBRT。

4）肺部SBRT所涉及的危及器官包括正常肺组织、支气管树、食管、肋骨/胸壁、大血管、心脏、臂丛、脊髓等，需要精确勾画并限制剂量。

5）目前观察到的非常严重的SBRT治疗反应包括肺功能下降、细菌性肺炎、胸腔积液、大咯血等，虽然发生率极低，但仍需谨慎对待。

6）推荐利用不同技术限制或追踪肺转移灶的动度，在每次SBRT前通过图像引导系统确认肺转移灶的准确位置，如有条件可在每次SBRT中监测肺转移灶的动度并调整。

7）对于潜在有发生严重不良反应可能的治疗计划，应与患者充分沟通，取得患者和/或家属的充分知情。

（3）SBRT的靶区定义：ITV依据3D-CT和3D-PET（或4D-CT和4D-PET）在标准的肺窗条件下（窗位1700±300）勾画，包含呼吸运动。ITV均匀外扩5mm为PTV。

（4）SBRT的放疗剂量：Rusthoven KE等开展的多中心Ⅰ/Ⅱ期临床试验评估SBRT对肺转移癌的疗效及毒性提示：入组条件为1～3个肺转移灶、所有肿瘤最大直径之和小于7cm的患者，Ⅰ期试验证明放疗剂量从48Gy/3次提升到60Gy/3次是安全的，在Ⅱ期试验采用60Gy的放疗剂量，所有的3级毒性发生率为8%（3/38），38个患者（共63个病灶，其中50个可评估），2年局部控制率为96%，中位生存时间为19个月。因而，高剂量的SBRT放疗对于有1～3个肺转移灶的患者是安全有效的。

因为肺转移灶往往发生在肺的外周，故SBRT的毒性相对于肺癌更低，外周的小转移灶如果远离支气管树、食管等重要危及器官，可以采用单次较高剂量，相反肿瘤体积大或者靠近危及器官的病灶一般予以多分次小剂量，单次予以 24～26Gy 以上的患者很少见疾病进展，3 次分割方案，一般予以 60Gy，对于 10 分次，50Gy 也可以取得 90% 以上的局部控制。

（5）SBRT 疗效：一项单中心的病例系列研究发现，在 121 例有 5 个或 5 个以下肺转移瘤的患者中，SBRT 后的 2 年和 4 年局部控制率分别为 77% 和 73%。Tang Q 等分析了 87 例鼻咽癌肺寡转移患者，在采用局部放疗 ± 化疗 / 全肺放疗 ± 化疗 / 单独化疗组中 3 年肺转移生存率分别为 89.3%、72.7%，和 72.4%；2 年无进展生存率分别为 57.1%、25.8% 和 3.8%（$P < 0.05$）。故认为局部放疗 ± 化疗是鼻咽癌肺寡转移的最佳治疗方式。Milano MT 等研究提示对于 SBRT 治疗后复发的或新发的寡转移患者接受多次的以治愈为目的的 SBRT 仍可以获得非劣于首程 SBRT 治疗寡转移患者的疗效。肺寡转移癌 SBRT 与手术疗效相当（见循证医学证据 1）。

（6）SBRT 治疗后放射性肺炎的高危因素：对肺转移瘤患者行 SBRT 时，其毒性反应通常小于对原发性肺癌患者行 SBRT 时。这些患者的整体肺功能通常更好，并且更可能是周围型肿瘤。在针对剂量递增的多中心研究中，未见 4～5 级毒性反应，也没有治疗相关性死亡。尽管多位患者都不止有 1 处病灶接受了 SBRT 治疗，但只有 3 例患者出现了 3 级毒性反应。Baker R 等报道 263 例接受肺转移癌或 NSCLC SBRT 治疗的患者中有症状的放射性肺炎发生率为 11%，绝大部分患者肺平均剂量 < 600cGy，V20 < 10%，肿瘤体积或肿瘤体积 / 肺体积是发生有症状的放射性肺炎重要因素。一项包括 88 项研究 7 752 个因 NSCLC 或肺转移癌接受胸部 SBRT 患者的汇总分析提示：放射诱导的肺毒性（radiation-induced lung toxicity，RILT）G2 + 和 G3 + 分别为 9.1%（95%*CI*：7.15～11.4）和 1.8%（95%*CI*：1.3～2.5），其中肿瘤的中位体积为 2.3（1.4～4.1）ml，RILT 的发生率与年龄 / 肿瘤体积 /V20 和 MLD（平均剂量）相关。

2. 全肺放疗（whole lung irradiation，WLI） 由于肺及心脏耐受性的限制，全肺放疗不能给予很高的剂量，主要用于少数放疗敏感性高且只有肺单器官转移患者。在儿童尤因肉瘤肺转移患者中，全肺放疗是儿童尤因肉瘤标准治疗的一部分，由于初诊时就有高达 20% 左右的患者出现肺转移，IESS-I 研究提示 WLI 加 VCA 方案化疗提高了未转移的尤因肉瘤患儿的 OS 及降低了肺转移的概率。但在成人尤因肉瘤肺转移者中 WLI 的价值仍有争议，全球专攻肉瘤的专家有一半人数支持 60 岁以下的患者宜予以 WLI，2/3 的专家支持 45 岁以下的患者宜予以 WLI。

欧洲尤因肉瘤研究协作组 EICESS-92 试验对尤因肉瘤肺转移患者给予全肺 12～21Gy，少数患者局部推荐剂量至 54Gy，37 例患者经肺功能测定，提示在 WLI 不推荐剂量的患者中，无 / 轻 / 中 / 重度肺功能损害的发生率分别为 43%、29%、21% 和 7%，WLI + 局部推荐剂量的患者肺功能损害的发生率略高，接受 WLI 的患者 OS 有提高的趋势，故尤因肉瘤肺转移的患者 WLI 可能获益且毒性可接受。在发生肺转移的儿童尤因肉瘤患者中，虽然没有前瞻性随机研究的数据，目前的数据及美国国立癌症研究所（NCI）均支持 WLI 作为大多数患者治愈性手段的一部分。也有报道用于儿童肾母细胞瘤（Wilms tumor），横纹肌肉瘤和滑膜肉瘤，由于肺部并发症发生率高，尚无证据支持 WLI 可以作为这些肿瘤肺转移的治疗。

随着放疗技术的进步，避免心脏照射的全肺放疗（cardiac-sparing intensity modulated radiation therapy，CS-IMRT）可进一步降低毒副反应。虽然有研究报道 WLI 25Gy 以下心脏毒性发生率低，且在长期随访的数据中甚至发现心脏毒性反应的阈值低。CS-IMRT 可更好地保护心脏，更优的 4-D 肺 PTV 覆盖率，肺内剂量均匀性更好，热点少等优势，故在儿童接受全肺放疗的患者提高肿瘤的局部控制率和降低毒副反应。Kalapurakal J A 等多中心临床试验采用 3-D CT 扫描和 4-D 门控技术，双肺体积在 3-D CT 上勾画，ITV 为双肺运动引起的 CTV 外边界运动的范围，ITV 外扩 1cm 为 PTV，20 例患者给予 15Gy WLI，其中有 1 例治疗后 5.5 年发生心功能不全及肺限制性疾病，2 年和 3 年的无肺转移生存率为 65% 和 52%。

四、循证医学证据

循证医学证据 1：肺部寡转移（1～5 个转移灶）SBRT vs. 转移灶切除术

在实体瘤肺转移的患者中，21 例接受 SBRT（60Gy/3f 或 48Gy/4f），30 例患者接受转移灶切除术（大部分为肺楔形切除），SBRT 肿瘤体积较外科手术组大（2.5cm vs. 1.25cm，P = 0.015）且同时性肺转移率多于外科手术组，中位随访 13.7 个月，两组局部控制率相似，PFS 及 OS 手术切除组优于 SBRT，多因素分析 SBRT 不是预后不良因素，同时性肺转移和肿瘤体积为预后不良因素，按同时性肺转移和异时性肺转移分组后 PFS 及 OS 在手术切除组和 SBRT 组无差别。Lodeweges JE 等报道肺部寡转移患者经 MDT 团队讨论后，首选外科手术，有不良预后因素者选择 SABR 治疗，随访 5.8 年，5 年生存率外科组 41%（n = 68）、SABR 45%（n = 42）。5 年局部控制率：外科组 81%、SABR 83%，故尽管 SABR 组为预后不良的患者，其生存率非劣于外科手术。Ma J 等回顾性分析了 105 例鼻咽癌肺单发转移患者，手术 ± 化疗、放疗 ± 化疗、单纯化疗局部控制率为 96.4%、88.0%、53.8%，手术 ± 化疗和放疗 ± 化疗同样取得了很好的 PFS 和 OS。

结论：经过选择的肺寡转移患者，SBRT 治疗非劣于手术治疗。

（贺玉香　张琨　张盛）

参考文献

[1] 中国医师协会外科医师分会多学科综合治疗专业委员会，中国抗癌协会大肠癌专业委员会，结直肠癌肺转移多学科综合治疗专家共识（2018 版）[M]. 肿瘤综合治疗电子杂志 , 2018, 4(4): 9-15.

[2] SIVA S,CHESSON B,CALLAHAN J W, et al.Dosimetric consequences of 3D versus 4D PET/CT for target delineation of lung stereotactic radiotherapy[J]. J Thorac Oncol, 2015, 10(7): 1112-1115.

[3] RUSTHOVEN K E, KAVANAGH B D, BURRI S H, et al. Multi-institutional phase Ⅰ/Ⅱ trial of stereotactic body radiation therapy for lung metastases[J]. J Clin Oncol, 2009, 27(10): 1579-1584.

[4] MILANO M T, KATZ A W, SCHELL M C, et al. Descriptive analysis of oligometast atic lesions treated with curative-intent stereotactic body radiotherapy[J]. Int J Radiat Oncol Biol Phys, 2008, 72(5): 1516-1522.

[5] TANG Q, HU Q Y, PIAO Y F, et al. Analysis of the therapeutic effects of different treatment modalities on the outcomes of 87 patients with lung oligometastasis from nasopharyngeal carcinoma after radiotherapy[J]. Zhonghua Zhong Liu Za Zhi, 2016, 38(3): 218-222.

[6] MILANO M T, PHILIP A, OKUNIEFF P, et al. Analysis of patients with oligometastases undergoing two or more curative-intent stereotactic radiotherapy courses[J]. Int J Radiat Oncol Biol Phys, 2009, 73(3): 832-837.

[7] LEE Y H, KANG K M, CHOI H S, et al.Comparison of stereotactic body radiotherapy versus metastasectomy outcomes in patients with pulmonary metastases[J].Thorac Cancer, 2018, 9(12): 1671-1679.

[8] LODEWEGES J E, KLINKENBERG T J, UBBELS J F, et al. Long-term outcome of surgery or stereotactic radiotherapy for lung oligometastases[J]. J Thorac Oncol, 2017, 12(9): 1442-1445.

[9] TREE A C, KHOO V S, EELES R A, et al. Stereotactic body radiotherapy for oligometastases[J]. Lancet Oncol, 2013, 14: e28-e37.

[10] MA J, WEN Z S, LIN P, et al. The results and prognosis of different treatment modalities for solitary metastatic lung tumor from nasopharyngeal carcinoma: A retrospective study of 105 cases[J]. Chin J Cancer, 2010, 29(9): 787-795.

[11] BAKER R, HAN G, SARANGKASIRI S, et al. Clinical and dosimetric predictors of radiation pneumonitis in a large series of patients treated with stereotactic body radiation therapy to the lung[J]. Int J Radiat Oncol Biol Phys, 2013, 85(1): 190-195.

[12] JING Z, ELLEN D Y, LING L, et al. Simple factors associated with radiation-induced lung toxicity after stereotactic body radiation therapy of the thorax: A pooled analysis of 88 studies[J]. Int J Radiat Oncol Biol Phys, 2016, 95(5): 1357-1366.

[13] PAULUSSEN M, AHRENS S, BURDACH S, et al. Primary metastatic (stage Ⅳ) Ewing tumor: Survival analysis of 171 patients from the EICESS studies.European intergroup cooperative ewing sarcoma studies[J]. Ann Oncol, 1998, 9(3): 275-281.

[14] NESBIT M E Jr, GEHAN E A, BURGERT E O Jr, et al. Multimodal therapy for the management of primary, nonmetastatic Ewing's sarcoma of bone: A long-term follow-up of the First Intergroup study[J]. J Clin Oncol, 1990, 8(10): 1664-1674.
[15] TANGUTURI S K, GEORGE S, MARCUS K J, et al. Whole lung irradiation in adults with metastatic ewing sarcoma: Practice patterns and implications for treatment[J]. Sarcoma, 2015, 2015: 591698.
[16] BÖLLING T, SCHUCK A, PAULUSSEN M, et al. Whole lung irradiation in patients with exclusively pulmonary metastases of Ewing tumors.Toxicity analysis and treatment results of the EICESS-92 trial[J]. Strahlenther Onkol, 2008, 184(4): 193-197.
[17] PDQ Pediatric Treatment Editorial Board. Ewing sarcoma and undifferentiated small round cell sarcomas of bone and soft tissue treatment (PDQ®): health professional version[EB\OL].[2024-4-19]. https://www.cancer.gov/types/bone/hp/ewing-treatment-pdq.
[18] ATTARD-MONTALTO S P, KINGSTON J E, EDEN O B, et al. Late follow-up of lung function after whole lung irradiation for Wilms' tumour[J]. Br J Radiol, 1992, 65(780): 1114-1118.
[19] MOTOSUE M S, ZHU L, SRIVASTAVA K, et al.Pulmonary function after whole lung irradiation in pediatric patients with solid malignancies[J]. Cancer, 2012, 118(5): 1450-1456.
[20] BÖLLING T, KÖNEMANN S, ERNST I, et al. Late effects of thoracic irradiation in children[J]. Strahlenther Onkol, 2008, 184(6): 289-295.
[21] KALAPURAKAL J A, ZHANG Y, KEPKA A, et al. Cardiac-sparing whole lung IMRT in children with lung metastasis[J]. Int J Radiat Oncol Biol Phys, 2013, 85(3): 761-767.
[22] KALAPURAKAL J A, GOPALAKRISHNAN M, WALTERHOUSE D O, et al. Cardiac-Sparing Whole Lung IMRT in Patients With Pediatric Tumors and Lung metastasis: Final report of a prospective multicenter clinical trial[J]. Int J Radiat Oncol Biol Phys, 2019, 103(1): 28-37.

第五节 骨转移癌

一、临床特点

许多转移性骨病变不会或很少引起症状，疼痛为骨转移最常见的单发症状。除了疼痛，骨转移还可以引起活动障碍、高钙血症、病理性骨折、精神异常、焦虑、抑郁、脊髓或神经根压迫、生活质量恶化等。其中骨转移引起的骨相关事件（skeletal related event，SRE）包括疼痛、病理性骨折、高钙血症和脊髓压迫症。一旦发生 SRE，不管预期生存期为多长，均需要积极治疗。

二、诊断原则

骨转移癌影像学检查的目的是确定骨转移的部位以及评估单个受累部位是否存在（或可能存在）病理性骨折及脊髓压迫症，必要时，还可用于引导活检。其的诊断手段包括。

1. **骨扫描** 是筛查骨转移高危患者最基本的手段，可以用于评估骨转移病变的范围，骨扫描检测成骨性病变更敏感，对于多种肿瘤如乳腺癌、肺癌及前列腺癌，其检测骨转移具有适当的灵敏度（79%～86%）及特异度（81%～88%），但对于快速增长和高侵袭性的肿瘤仅具有极少成骨细胞活性的肿瘤如多发性骨髓瘤（仅约 20% 多发性骨髓瘤相关的骨骼病变存在骨扫描“热区”，溶骨性病变在骨扫描中表现为“冷区”）会出现很高的假阴性。因而骨扫描很少用于多发性骨髓瘤的检查与评价。其次，由于骨扫描的假阳性率较高，因而其阳性发现通常需要其他影像学检查做进一步确定。

2. **CT** 可以更好地确定骨病变的位置，但不作为骨转移的筛查手段，CT 可以帮助确定骨皮质破坏的范围，并评价病理性骨折的风险。

3. MRI　MRI 在评价骨小梁（红骨髓）及微小病变受侵时，特别是椎体病变时，优于 CT 和骨扫描，可早于骨扫描发现，尤其对椎体骨转移比骨扫描更敏感，一项 meta 分析显示，对于单个病灶，CT 的灵敏度和特异度分别为 77% 和 83%，而骨扫描的灵敏度和特异度分别为 75% 和 94%，MRI 的灵敏度和特异度分别为 90% 和 96%。此外，MRI 可评价神经和血管侵犯；MRI 还可用于判断椎体骨折的原因及判断恶性肿瘤骨转移还是骨质疏松。典型的骨转移 MRI 表现为 T_1 加权图像中，正常的脂肪高信号强度降低或消失，并且会出现明显强化。反映了脂肪被含水的肿瘤取代，而在 T_2 加权图像中，转移灶的信号强度高于周围正常骨髓。

4. PET/CT　常常使用 ^{18}F 标记的脱氧葡萄糖，主要用于检测溶骨性及骨髓的转移，对于成骨性转移的灵敏度较差，^{18}F-NaF-PET/CT 对成骨性转移最敏感，但不常用。总体上，^{18}F-FDG-PET/CT 的代谢成像对诊断远处转移的灵敏度和特异度都很高，可能是很多实体瘤最佳的诊断方法，尤其是用于全面评估骨转移和非骨转移以进行分期时。PET/CT 在以下情况下可能优于骨扫描：快速进展性骨转移、葡萄糖摄取较高的淋巴瘤（如弥漫大 B 细胞瘤、霍奇金淋巴瘤）的分期，以及具有原发性溶骨性肿瘤的尤因肉瘤的骨骼分期；PET/CT 在以下情况下灵敏度可能劣于骨扫描：以成骨性病变为主的前列腺癌、肾细胞癌、甲状腺癌（未分化癌除外）。

5. 诊断性活检　很多情况下不需要行活检，尤其是原发肿瘤已明确，影像学检查中出现典型表现的骨病变（尤其是多处病变）。但单发骨转移或骨转移影像学表现不典型时可积极行活检。

诊断标准：骨转移癌的诊断应满足以下两个条件之一：①临床或病理诊断肿瘤，骨病变活检符合骨转移癌；②原发肿瘤病理诊断明确，具有典型的骨转移影像学表现。

三、治疗原则

1. 骨转移治疗的个体化治疗方案必须依据患者一般情况、病理类型、原发病变情况、转移病变情况（单器官、多器官转移、单发转移、寡转移、多发转移）、患者意愿以及既往治疗情况来制定个体化治疗方案。

2. 骨转移治疗目的包括最大限度地控制疼痛，预防骨折，预防脊髓压迫综合征，加强局部肿瘤的控制，延长生存期，改善生活质量。

3. 初始治疗方案包括疼痛管理 / 镇痛，同时进行全身治疗（包括骨改良药、化疗、激素治疗）、放疗（EBRT、SBRT、SRS、骨靶向放射药物）以及手术。通常需要采用多学科的方法以获取最佳结局。本章主要讲述骨转移的放射治疗。

四、放疗原则

1. 放疗的适应证

（1）无症状的寡转移（5 个以内），原发灶控制好，可以和原发灶一起或序贯放疗以达到肿瘤控制和延长生存的目的。

（2）承重部位骨转移灶不管有无症状，均可行放疗以减少骨不良事件的发生。

（3）非承重部位骨转移灶经其他手段治疗后疼痛缓解无效、影响功能，尽早局部放疗。

2. 放疗靶区

（1）传统的骨转移癌靶区定义：没有统一的标准，需根据放疗目的，病变部位及患者一般情况等决定。常规放疗通常在病变外放 1cm 左右，骨髓腔方向适当增加外放，椎体转移肿瘤外放 1cm 外通常还需包括整个椎体再上下各放 1 个椎体（在影像诊断非常明确的前提下可以不放 1 个椎体的长度）。非脊柱转移的患者，临床试验 PTV 在 GTV 的基础上外扩 5mm，不建议增加 CTV。

（2）脊柱骨转移癌 SBRT 放疗靶区的定义：在无硬膜外脊髓压迫的单纯性脊柱转移灶患者中，邻近未累及椎体的局部复发发生率很低（小于 5%），故有学者对于照射治疗范围是否有必要包括邻近椎体产生了质疑，Klish DS 等研究了接受 SBRT 前瞻性研究中只照射了病变椎体的 58 个患者（65 个脊柱转移）排除了硬膜外脊髓压迫症患者，随访 18 个月，结果 7/65（10.7%）病灶邻近椎体复发，但同时伴有椎体其他部位复发，只有 2/65（3%）分别在放疗后 9 个月及 11 个月出现病灶邻近椎体的孤立性复发。故在影像诊断非常明确的前提下，靶区没必要包全邻近椎体（具体见下文）。

国际脊柱放射外科联盟（International Spine Radiosurgery Consortium，ISRC）由 7 位放射肿瘤专家和 3 位神经肿瘤外科专家组成）2012 年发布脊柱立体定向外科的靶区定义指南：GTV 应包括所有骨、硬膜囊、椎旁肿瘤。CTV 勾画非常复杂，但所有专家达成了以下共识：第一，CTV 应包括邻近 GTV 的可疑的骨亚临床病灶；第二，CTV 需包括邻近 GTV 的生理性骨髓腔，因为 Chang EL 等报道这是脊柱转移失败的主要原因；第三，局限于骨的病灶 CTV 无须扩到骨骼以外的组织；第四，包围脊髓的 CTV 需非常谨慎，以下两种情况 CTV 可包围脊髓的环形结构：①肿瘤累及椎体及双侧椎弓根、椎板和棘突；②硬膜囊几乎成环形受侵。

ISRC 将椎体分为 6 个部位：①椎体；②左侧椎弓根；③左侧横突及椎板；④棘突；⑤右侧横突及椎板；⑥右侧椎弓根。根据椎体不同部位受侵定义 CTV 需包括的范围（图 9-5-1，表 9-5-1）。

从 CTV 到 PTV 的外扩距离需根据肿瘤部位及不同单位摆位误差的情况而定，指南也推荐统一外扩 3mm，但邻近重要组织的部分需缩回，原则是不与脊髓、马尾等重叠，但又能包括整个 GTV 和 CTV。

需要注意的是，该指南虽然基于专家共识，但它的缺点是没有经过临床证实及无患者治疗后的结果进行验证，所以该指南不能取代临床经验和判断。尤其是对于硬膜囊广泛侵犯的患者需要个体化调整靶区，同时，该指南也不适用于复发再照射及术后放疗的患者。

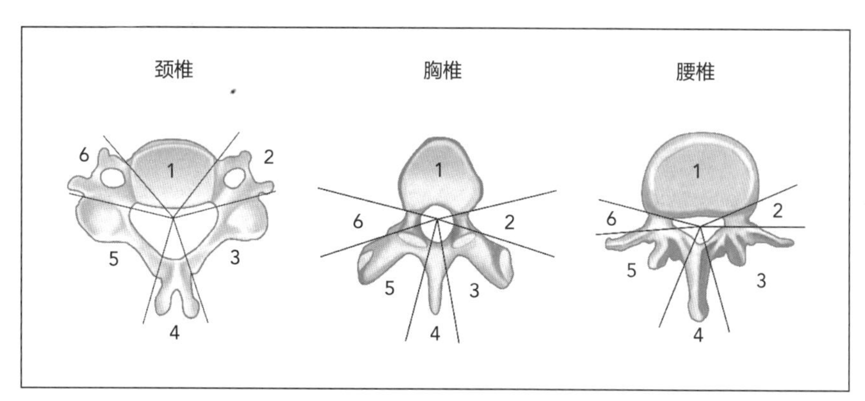

图 9-5-1　国际脊柱放射外科学会便于统一脊柱放射外科靶区定义脊柱解剖分类系统

上图显示了颈椎、胸椎及腰椎椎体解剖分类。1. 椎体；2. 左侧椎弓根；3. 左侧横突及椎板；4. 棘突；5. 右侧横突及椎板；6. 右侧椎弓根。

表 9-5-1　脊柱转移骨 CTV 勾画指南

GTV 累及	ISRC GTV 解剖分类	ISRC 骨 CTV 推荐	CTV 描述
椎体的任何部位	1	1	包括整个椎体
椎体病灶偏向一侧	1	1,2	包括整个椎体和同侧椎弓根 / 横突
椎体弥漫性病灶	1	1,2,6	包括整个椎体和双侧椎弓根 / 横突
椎体及单侧椎弓根	1,2	1,2,3	包括整个椎体 / 椎弓根 / 同侧横突 / 同侧椎板
椎体及双侧椎弓根 / 横突	1,2,3,5,6	1,2,3,5,6	包括整个椎体 / 双侧椎弓根 / 双侧横突 / 双侧椎板
单侧椎弓根	2	2,3 侧椎	椎弓根 / 同侧横突 / 同侧椎板 ± 整个椎体

续表

GTV 累及	ISRC GTV 解剖分类	ISRC 骨 CTV 推荐	CTV 描述
单侧椎板	3	2,3,4	椎板，同侧椎弓根 / 横突 / 棘突
棘突	4	3,4,5	棘突 / 双侧椎板

注：ISRC.International Spine Radiosurgery Consortium，国际脊柱放射外科联盟。

（3）术后靶区定义：2017 年 Kristin J 等发表了术后靶区勾画共识，CTV 总体原则包括术前肿瘤累及的骨及硬膜囊病变，加邻近的骨解剖部位及椎旁软组织及硬膜囊头尾侧 5mm 左右的范围。

结论：在只有脊柱转移的患者中，靶区只包括病变椎体，不需要上下扩大一个椎体。具体需要包括的脊柱的部位需根据肿瘤累及椎体的部位及邻近的椎体部分的骨髓腔而定。

3. **放疗的常见问题** 放射治疗是癌症骨转移的基本治疗手段，首先对于以姑息为目的的治疗，50%～80% 的患者放疗后疼痛显著缓解，1/3 以上的患者能完全缓解治疗部位的疼痛。疼痛对治疗的反应依赖很多因素，包括患者一般状况、原发肿瘤位置、病理类型、骨转移病变的性质（溶骨性或成骨性）、转移的部位、是否是承重骨、病变的范围、疼痛位置、治疗前疼痛程度；放疗的范围和剂量取决于治疗目的（疼痛的姑息治疗、病理性骨折的预防、延长生存、肿瘤的局部治疗等）。关于放疗的常见问题，2011 年 ASTRO 发表了骨转移姑息放疗研究终点国际共识，2017 年发表了更新版的指南（见下文）。下面就这些常见问题进行阐述。

（1）孤立部位的骨转移多次分割放疗方案不同剂量的比较：对于少数几个孤立部位的骨转移疼痛，局部野的外照射放疗 RTOG74-02 是最早的大型随机研究，方案中：单发骨转移随机分为 2 组（40.5Gy/15 次和 20Gy/5 次）；多处骨转移的患者接受 4 种方案中的一种（30Gy/10 次、15Gy/5 次和 20Gy/5 次或 25Gy/5 次），虽然 Tong 等报告了最初结果在不同的治疗组之间治疗缓解情况没有显著差异，Blitzer 对结果提出了质疑，他使用完全不同的衡量标准重新分析了数据，排除了接受重复治疗的患者，定义完全缓解为没有疼痛且无须使用镇痛药，发现单发骨转移患者接受 40.5Gy/15 次放疗和多处骨转移的患者接受 30Gy/10 次放疗的效果更好。也就是说放疗剂量高的患者疗效更好。

结论：建议对生存期较长、转移病灶有限的患者选择较高剂量的放射治疗。

（2）8Gy 单次放疗对比多次放疗疗效及并发症如何？荷兰的研究对于骨转移引起的疼痛缓解姑息性放疗，共有 1 171 名患者被随机分为单次 8Gy 组和 24Gy/6 次组，单一照射野，两组的中位生存时间、总缓解率、完全缓解率没有差异。但是在 8Gy 组的再治疗率和病理性骨折高于 24Gy/6 次组（20% vs. 8%）。一项包括 5 617 例患者 25 个 RCT 的 meta 分析显示 8Gy 单次放疗 vs. 多次放疗总的反应率为 60% vs. 61%，但 8Gy 单次放疗再放疗的比率更高，如果生存期短于 52 周的患者，两种分割方式无差别。

那么，对于脊柱转移的情况怎样呢？RTOG97-14 试验发现脊柱转移跟总的骨转移情况一致：单次 8Gy 与多分次的疼痛缓解率为 70% vs. 62%（$P > 0.05$），再放疗的比例为 15% vs. 5%（$P = 0.01$）。

8Gy 组是否有更高的晚期毒性反应而限制其使用？大部分研究显示两组的毒副反应相似，但 8Gy 是否引起更高的病理性骨折还有争议，Chow 的 meta 分析显示无差别（3.3% vs. 3.0%），Gutierrez Bayard 及 Steenland E 等研究提示 8Gy 单次放疗组有更高的病理性骨折发生率。

结论：8Gy 单次放疗和多分次放疗对脊柱和非脊柱转移的疼痛缓解和毒性反应方面差异无统计学意义，只是 8Gy 单次方案需要再放疗概率高于多分次放疗组。

（3）骨转移的患者什么时候应该接受再放疗？当骨转移患者再次出现放疗部位的疼痛是否接受再程放疗取决于疼痛的部位、上一次放疗的剂量、分割方式及间隔时间，周围性骨转移患者在第一次姑息止痛放疗后出现持续性或再发疼痛大于 1 个月，能满足正常组织限量的应给予再放疗。meta 分析等发现再放疗有中度的疼痛缓解效果，无论患者对第一次放疗反应如何，总体上，再放疗的疼痛缓解率约 58%，多分次放疗（20Gy/5 次）与 8Gy 单次的疼痛缓解率相似，再放疗后的疼痛反应与第一次放疗时的疼痛反应情况无关，也与剂量分割方案无关。

同样，脊柱转移的患者放疗部位再发疼痛大于1个月如果正常组织能耐受应考虑再次EBER放疗。Huisman M等的meta分析包含了36%脊柱转移患者，显示了再放疗后有58%的疼痛缓解率，并展示了无放射性脊髓病发生。Chow等的多中心性前瞻性研究给予8Gy×1或4Gy×5再放疗包含了28%之前接受了胸/腰和或骶段脊柱已照射6、7或8Gy×1、4.5Gy×4、4Gy×5（BED ≤ $60Gy_2$）的患者，试验排除了有脊髓压迫症的患者及之前接受过较高剂量放疗（RT患者，试验排除了、27Gy/8f、或30Gy/10f）及或第一次放疗野包括了小肠、大肠、直肠的患者，这些患者无论是接受单次再放疗（SF）还是多分次再放疗（MF），其疼痛缓解率相似（SF 45% vs. MF 55%），完全缓解率11%～14%，脊髓和马尾压迫的发生率（SF 2% vs. MF 1%），没有放射性脊髓病的发生。至于脊柱重复放疗的安全性问题，一些放射肿瘤专家可以接受脊髓受量大于75Gy EQD2，但还没达成共识。

结论：无论周围性骨转移患者还是脊柱转移患者第一次放疗后再发疼痛大于1个月，如果正常器官能耐受，再放疗是安全可行和有效的，但没有高级别的循证医学证据。

（4）SBRT：既然传统放疗对于疼痛缓解率近80%，但完全缓解率只有1/3左右，那么SBRT提高生物剂量后是否能增加疼痛缓解率呢？

SBRT生物剂量提高后的疗效：由于脊髓剂量限制，常规EBRT不能提升单次剂量，只有SBRT能解决这个技术难题，精准的定位及放疗技术也使得周围正常组织剂量锐减，SBRT较常规放疗可对靶区照射更高的生物剂量，理论上可以提高肿瘤控制率，尤其是放疗抗拒的肿瘤来源，从McGee等的回顾性研究中可以看出：SRS对于放射抗拒的肿瘤（肝细胞癌、胆管癌、肾细胞癌、恶性黑色素瘤、平滑肌肉瘤）引起的骨转移亦有很高的疼痛缓解率（93%）。

近年来对于肝肺寡转移患者，SBRT取得了很好的疗效，但关于SBRT用于骨转移的安全性及有效性研究大都来源于质量较低的临床Ⅱ期或回顾性研究。且研究终点多为局部控制率，也难以与以疼痛缓解率为研究终点的传统放疗比较，故ASTRO指南只鼓励合适患者参加SBRT的临床试验。由于SBRT对于门诊患者非常方便舒适，在美国40%以上的肿瘤专家倾向于用SBRT来治疗脊柱转移瘤。高剂量SBRT用于脊柱转移是安全有效的（见循证医学证据1及表9-5-2）。

（5）复发病变的再放射治疗脊髓损伤的发生因素：骨转移病变放疗后可出现复发，特别是在其他部位转移控制比较满意者，在确保不造成脊髓或其他重要器官损伤的前提下可给予再程放疗，再程放疗的反应率约为50%。在满足以下条件的情况下脊髓损伤的概率相对较小：累积剂量 < $135.5Gy_2$，与首次放疗间隔大于6个月，任意一次放疗剂量 < $98Gy_2$；Sahgal等发现如果再放疗与首次放疗间隔5个月以上、硬膜囊的最大点剂量限制在nBED 20～25Gy似乎安全；此外硬膜囊的最大累积点剂量不超过70Gy，SBRT硬膜囊的最大点剂量不应超过累积点剂量的50%，ASTRO指南指出，对于脊柱的病灶，SBRT再放疗可能安全、有效、可行。但需加入临床试验。

总结：对于一般状况差、无法往返多次治疗、广泛的非骨性转移和/或生存期短的患者，最适合行单次8Gy的治疗；而对于生存期长，转移仅限于骨，一般情况好的患者长疗程的放疗（30Gy/10次）可降低再治疗率；对于单发骨转移或寡转移的患者，可给予更高的剂量甚至消融放疗。再放疗对于复发疼痛性骨转移有中度的镇痛作用，但需选择合适的病例及脊髓限制剂量。

4. **靶向放射性核素治疗** 骨扫描发现骨转移部位存在异常核素吸收，且与骨痛密切相关，这是骨靶向放射性核素治疗的先决条件，这种放射性核素治疗主要用于有症状的成骨性转移患者。以前使用的锶-89及钐-153等发射β粒子的放射性核素，由于骨髓抑制等副作用大限制了其广泛应用。近年来使用的镭-223是一种发射α粒子的亲骨性元素，其衰减产生的高能量辐射距离比发射β粒子的放射性核素短得多，因此对骨髓的抑制作用大幅降低。在Ⅲ期的ALSYMPCA试验中，921例2∶1随机分为最佳支持治疗（包括二线激素疗法和双膦酸盐）+镭-223（每4周1次，持续6个周期）和最佳支持治疗+安慰剂，镭-223使OS（14.9个月 vs. 11.3个月）和初次发生骨相关事件（指需要进行外照射来减轻骨骼症状、新发症状性病理性骨折、出现脊髓压迫或肿瘤相关的骨科手术干预）的时间都有所延长（15.6 个月 vs. 9.8 个月）。

结论：全身多处成骨性骨转移的患者化疗或激素治疗无效时，可选择镭 -223 放射性核素治疗。

五、循证医学证据

循证医学证据 1：SBRT 治疗脊柱骨转移

1）SBRT 剂量增加是否能增加疗效？RTOG0631 Ⅱ / Ⅲ期试验入组了 PET/CT/MRI 3 个以内的寡转移灶或单个转移灶或 2 个连续的椎体转移；排除脊柱不稳定的患者（椎体高度减少 > 50% 的压缩性骨折或骨后滑脱或有脊髓压迫的神经症状）。MRI 定位勾画软组织内肿块及脊髓，SRS 靶体积需包括受累椎体，左右两侧的椎弓根及大体的脊柱旁（脊柱旁最大径≤ 5cm）及硬膜外病变（与脊髓的距离≥ 3mm），靶区不再扩 CTV，直接作为 SBRT 的靶体积，处方剂量为 16Gy，2009—2011 年共入组 46 例，最终有 44 例可评估。Ⅱ期结果证明在严格的质控条件下图像引导的 SRS 是可行的和准确的，没有 4 ~ 5 级急性放射反应。随后的Ⅲ期已完成入组 399 例患者 2 : 1 随机到 16 ~ 18Gy 和 8Gy 组（2009 年 1 月至 2018 年 1 月结果仍在等待中），SBRT 提升剂量后能否提高疗效，期待这个Ⅲ期 RCT 临床试验结果能给出明确的答案。

2）关于 SBRT 用于治疗非脊柱转移瘤的综述提示所有的研究局部控制率都高达 85% 以上，但由于排除标准的不一样且各个研究终点不同，每个研究报道的 PFS 相差很远，故难以得出总体疗效的结论（见循证医学证据 2 及表 9-5-2）。

循证医学证据 2：非脊柱骨转移

单分次对比常规分割疼痛缓解程度临床Ⅱ期非盲 RCT 研究，结果疼痛缓解：SBRT 高于 MFRT（传统的多分次放疗），2 周（62% vs. 36%，P = 0.01），3 月（72% vs. 49%，P = 0.03），9 月（77% vs. 46%，P = 0.03）；1 年和 2 年局部控制率：SBRT 也高于 MFRT。

结论：研究支持通过 SBRT 给予更高剂量的单次放疗较传统的 EBRT 可以取得更好的短期和长期的疼痛缓解率。因此推荐有条件做 SBRT 的单位可以选择合适的病例给予高剂量（14 ~ 24Gy）的单次 SBRT 放疗。

SBRT 的安全性：SBRT 最大的缺点是容易发生放射性脊髓损伤。其次为增加病理性骨折发生率。Erler D 等研究提示影像学上骨折发生率为 8.5%，骨折发生的中位时间为 8.4 个月（0.7 ~ 32.5 个月）。Sprave T 等再次分析其Ⅱ期临床数据发现：SBRT 和 3DCRT 3 个月的骨密度无差别；3 个月骨折发生率，SBRT 和 3DCRT 为 8.7% vs. 4.3%。Gibbs IC 报道脊柱转移的患者给予 16 ~ 25Gy/1 ~ 5 次 SBRT 随访 9 个月（0 ~ 33 个月）后脊髓损伤的发生率为 3/74。

表 9-5-2　SBRT 和 EBRT 对骨转移病变的疼痛缓解率 / 局部控制率和安全性的比较研究

相应参考文献编号	例数 / 例	放疗剂量	研究类型	结果	不良反应
[3]	SBRT 81 例，MFRT 79 例，非脊柱骨转移	SBRT：12 ~ 16Gy MFRT：30Gy/10f	随机Ⅱ期非劣效性研究	疼痛缓解：SBRT > MFRT，1 年和 2 年局部控制率：SBRT > MFRT	两组比较差异无统计学意义
[24]	55 例脊柱转移 1 : 1 随机	SBRT：24 Gy 3DCRT30 Gy/10f	单中心非盲随机Ⅱ期二次分析	骨密度：SBRT 和 3DCRT 无差别；3 个月骨折发生率，SBRT 和 3DCRT 分别为 8.7% 和 4.3%	无 3 级以上的毒性
[17]	425 例（疼痛再放疗） SBRT20Gy：135（132 例无法评估） 8Gy：118（140 例无法评估）	SBRT：20Gy EBRT：8Gy	多中心随机非盲非劣效性试验	8Gy 组疼痛缓解非劣于 20Gy 组	8Gy 组低于 20Gy 组

续表

相应参考文献编号	例数 / 例	放疗剂量	研究类型	结果	不良反应
[21]	399	SBRT:16 ~ 18Gy EBRT:8Gy	PHASE 3 RTOG0631	研究终点:疼痛缓解率 无最后结果	

结论：SBRT 用于脊柱转移的患者最好排除有脊髓压迫综合征及肿瘤距脊髓小于等于 3mm 及肿瘤累及大于 2 个椎体的患者。

SBRT/SRS 的最佳剂量、分割模式：SBRT/SRS 最佳剂量及分割模式尚不清楚，目前使用的处方剂量大多为 15 ~ 24Gy/ 单次或 18 ~ 36/1 ~ 5 次，Ryu 等的Ⅱ期临床剂量提升试验发现，单次 14Gy 以上与疼痛缓解率增加有关。

结论：SBRT 较传统放疗有更高的局部控制率及疼痛缓解率，但要严格质控和选择病例，避免放射性脊髓损伤的发生。鼓励合适的患者参加 SBRT 临床试验。

（贺玉香　张琨　张盛）

参考文献

[1] YANG H L, LIU T, WANG X M, et al. Diagnosis of bone metastases: A meta-analysis comparing (1)(8)FDG PET, CT, MRI and bone scintigraphy[J]. Eur Radiol, 2011, 21(12): 2604-2617.

[2] FOGELMAN I, COOK G, ISRAEL O,et al. Positron emission tomography and bone metastases[J]. Semin Nucl Med, 2005, 35: 135.

[3] NGUYEN Q N, CHUN S G, CHOW E, et al. Single-fraction stereotactic *vs* conventional multifraction radiotherapy for pain relief in patients with predominantly nonspine bone metastases: A randomized phase 2 trial[J]. JAMA Oncol, 2019, 5(6): 872-878.

[4] KLISH D S, GROSSMAN P, ALLEN P K, et al. Irradiation of spinal metastases: Should we continue to include one uninvolved vertebral body above and below in the radiation field?[J]. Int J Radiat Oncol Biol Phys, 2011, 81(5): 1495-1499.

[5] CHOW E, HOSKIN P, MITERA G, et al. Update of the international consensus on palliative radiotherapy endpoints for future clinical trials in bone metastases[J]. Int J Radiat Oncol Biol Phys, 2012, 82(5): 1730-1737.

[6] REDMOND K J, ROBERTSON S, LO S S, et al. Consensus contouring guidelines for postoperative stereotactic body radiation therapy for metastatic solid tumor malignancies to the spine[J]. Int J Radiat Oncol Biol Phys, 2017, 97(1): 64-74.

[7] CHOW E, HARRIS K, FAN G, et al. Palliative radiotherapy trials for bone metastases: A systematic review[J]. J Clin Oncol, 2007, 25(11): 1423-1436.

[8] LUTZ S, BERK L, CHANG E, et al. Palliative radiotherapy for bone metastases: An ASTRO evidence-based guideline[J]. Int J Radiat Oncol Biol Phys, 2011, 79(4): 965-976.

[9] LUTZ S, BALBONI T, JONES J, et al. Palliative radiation therapy for bone metastases: Update of an ASTRO evidence-based guideline[J]. Pract Radiat Oncol, 2017, 7(1): 4-12.

[10] TONG D, GILLICK L, HENDRICKSON FR. The palliation of symptomatic osseous metastases: Final results of the study by the radiation therapy oncology group[J]. Cancer, 1982, 50(5): 893-899.

[11] BLITZER P H. Reanalysis of the RTOG study of the palliation of symptomatic osseous metastasis[J]. Cancer, 1985, 55(7): 1468-1472.

[12] STEENLAND E, LEER J W, VAN HOUWELINGEN H, et al. The effect of a single fraction compared to multiple fractions on painful bone metastases: A global analysis of the Dutch Bone metastasis Study[J]. Radiother Oncol, 1999, 52(2): 101-109.

[13] CHOW E, ZENG L, SALVO N, et al. Update on the systematic review of palliative radiotherapy trials for bone metastases[J]. Clin Oncol (R Coll Radiol), 2012, 24(2): 112-124.

[14] HOWELL D D, JAMES J L, HARTSELL W F, et al. Single-fraction radiotherapy versus multifraction radiotherapy for palliation of painful vertebral bone metastases-equivalent efficacy, less toxicity, more convenient: A subset analysis of Radiation Therapy Oncology Group trial 97-14[J]. Cancer, 2013, 119(4): 888-896.

[15] GUTIERREZ BAYARD L, SALAS BUZON MDEL C, ANGULO PAIN E, et al. Radiation therapy for the management of painful bone metastases: Results from a randomized trial[J]. Rep Pract Oncol Radiother, 2014, 19(6): 405-411.

[16] HUISMAN M, VAN DEN BOSCH M A, WIJLEMANS J W, et al. Effectiveness of reirradiation for painful bone metastases: A systematic review and meta-analysis[J]. Int J Radiat Oncol Biol Phys, 2012, 84(1): 8-14.

[17] CHOW E, VAN DER LINDEN Y M, ROOS D, et al. Single versus multiple fractions of repeat radiation for painful bone metastases: A randomised, controlled, non-inferiority trial[J]. Lancet Oncol, 2014, 15(2): 164-171.

[18] NIEDER C, GASPAR L E, RUYSSCHER D, et al. Repeat reirradiation of the spinal cord: Multi-national expert treatment recommendations[J]. Strahlenther Onkol, 2018, 194(5): 365-374.

[19] MCGEE H M, CARPENTER T J, OZBEK U, et al. Analysis of local control and pain control after spine stereotactic radiosurgery reveals inferior outcomes for hepatocellular carcinoma compared with other radioresistant histologies[J]. Pract Radiat Oncol, 2019, 9(2): 89-97.

[20] PAN H, SIMPSON D R, MELL L K, et al. A survey of stereotactic body radiotherapy use in the United States[J]. Cancer, 2011, 117(19): 4566-4572.

[21] RYU S, PUGH S L, GERSZTEN P C, et al. RTOG 0631 phase 2/3 study of image guided stereotactic radiosurgery for localized (1~3) spine metastases: phase 2 results[J]. Pract Radiat Oncol, 2014, 4(2): 76-81.

[22] BEDARD G, MCDONALD R, POON I, et al. Stereotactic body radiation therapy for non-spine bone metastases--a review of the literature[J]. Ann Palliat Med, 2016, 5(1): 58-66.

[23] ERLER D, BROTHERSTON D, SAHGAL A, et al. Local control and fracture risk following stereotactic body radiation therapy for non-spine bone metastases[J]. Radiother Oncol, 2018, 127(2): 304-309.

[24] SPRAVE T, VERMA V, FORSTER R, et al. Local response and pathologic fractures following stereotactic body radiotherapy versus three-dimensional conformal radiotherapy for spinal metastases - a randomized controlled trial[J]. BMC Cancer, 2018, 18(1): 859.

[25] GIBBS I C, KAMNERDSUPAPHON P, RYU M R, et al. Image-guided robotic radiosurgery for spinal metastases[J]. Radiother Oncol, 2007, 82(2): 185-190.

[26] RYU S, JIN R, JIN J Y, et al. Pain control by image-guided radiosurgery for solitary spinal metastasis[J]. J Pain Symptom Manage, 2008, 35(3): 292-298.

[27] NIEDER C, GROSU A L, ANDRATSCHKE N H, et al. Update of human spinal cord reirradiation tolerance based on additional data from 38 patients[J]. Int J Radiat Oncol Biol Phys, 2006, 66(5): 1446-1449.

[28] SAHGAL A, MA L, WEINBERG V, et al. Reirradiation human spinal cord tolerance for stereotactic body radiotherapy[J]. Int J Radiat Oncol Biol Phys, 2012, 82(1): 107-116.

[29] JAMES N D, PIRRIE S J, POPE A M, et al. Clinical outcomes and survival following treatment of metastatic castrate-refractory prostate cancer with docetaxel alone or with strontium-89, zoledronic acid, or Bboth: The TRAPEZE randomized clinical trial[J]. JAMA Oncol, 2016, 2(4): 493-499.

[30] HOSKIN P, SARTOR O, O'SULLIVAN J M, et al. Efficacy and safety of radium-223 dichloride in patients with castration-resistant prostate cancer and symptomatic bone metastases, with or without previous docetaxel use: A prespecified subgroup analysis from the randomised, double-blind, phase 3 ALSYMPCA trial[J]. Lancet Oncol, 2014, 15(12): 1397-1406.

第六节 转移性硬膜外脊髓压迫症放疗

一、解剖

1. 脊髓压迫症与脊柱的解剖有关，脊髓由保护性环形骨性结构所包绕，该结构由前方的椎体、侧方的椎板和椎弓根以及后方的棘突组成，环内是硬膜囊，硬膜囊最外层为硬脊膜，骨和硬脊膜之间是硬膜外间隙，正常情况下其内含脂肪和静脉丛。神经根从脊髓外侧、椎体后方出椎管。

2. 当肿瘤压迫硬膜囊时，硬膜外静脉丛被堵塞，脊髓白质和灰质可相继出现血管源性水肿，如果硬膜外的肿瘤未得到控制，则最终会出现脊髓梗死。皮质类固醇在转移性硬膜外脊髓压迫症（metastatic epidural spinal cord compression，MESCC）中的作用可能与血管源性水肿的缓解有关。

二、诊断原则

1. 临床特点　疼痛是 MESCC 的首发症状，背痛常在卧位及夜间加重，平均比其他神经系统症状早 7 周出现。随时间推移，局部疼痛可发展为神经根性疼痛（多见于腰骶椎病变）或出现运动或感觉障碍。疼痛如果仅在运动时出现提示脊柱不稳定，往往需手术。疼痛突然加重可能预示病理性压缩性骨折。

2. MRI　明确肿瘤范围，整个硬膜囊以及相邻的骨及软组织有无侵犯。

三、治疗原则

MRI 明确肿瘤范围，整个硬膜囊及相邻的骨及软组织有无侵犯。激素 + 外科肿瘤切除或固定 + 放疗为标准治疗方案。确诊后立即给予激素治疗（相当于地塞米松 10mg 或更高）直到放疗或外科手术，然后皮质类固醇逐渐减量至放疗结束。对于化疗敏感的原发肿瘤，全身治疗可能有用。

1. **糖皮质激素**　虽然大剂量糖皮质激素是标准的治疗，但研究发现：低剂量（16mg）地塞米松在疼痛控制和行走能力恢复方面并不差于大剂量（96 ~ 100mg）地塞米松，但并发症的发生率低于大剂量。故推荐的糖皮质激素的用法为：地塞米松 10mg/d 静脉给药，之后采用 16mg/d 分次口服给药，一旦已经开展根治性治疗，则应逐渐减量至停药。

2. **根治性治疗**　根治性治疗的方式取决于多种因素，包括是否存在脊柱不稳定性、脊髓受压程度以及肿瘤的相对放射敏感性。

（1）评估脊柱稳定性：评估脊柱稳定性的方法主要靠临床特点如活动时有疼痛而休息时没有加上影像学的支持。脊柱不稳定所致的疼痛不能通过放疗缓解，必须通过手术固定使其稳定，或是在无硬膜外疾病的情况下经皮脊椎修复以实现稳定。根据脊柱肿瘤外科专家共识，可能性最大的脊柱不稳定预测因素包括半脱位、移动、畸形进展、椎体塌陷超过 50%、双侧关节突关节破坏以及活动相关疼痛。最可能发生脊柱不稳定的解剖学区域是脊柱的交界性节段如枕颈交界、颈胸交界、胸腰交界处。

（2）放疗：是大多数患者必选的治疗，用于不适合手术及手术减压后的患者；具体操作见四。单次 EBRT 与长疗程放疗方案的利弊及 SBRT 用于 MESCC 的安全性（见循证医学证据 1 ~ 2）。

循证医学证据 1：单次 EBRT 对比长疗程方案的益处

①单次不差于长疗程：SCORAD 期临床试验入组了 686 例前列腺癌、肺癌、胃肠道癌、乳腺癌患者，预期寿命 > 8 周，并经横断位影像学检查确认存在脊髓或马尾（C_1 ~ S_2）压迫而排除了被认为更适合手术的患者，验证了单次（8Gy）在 8 周时的行走能力方面非劣效于多分割放疗（20Gy/5 次），且两组的 12 周生存率（50% vs. 55%）；ICORG 05-03 研究发现 10Gy 单次在运动能力、膀胱功能失调和 OS 不差于 20Gy/5 次方案。②长疗程较短疗程提高了局部控制率和获得更好的功能：一项前瞻性非随

机研究入组 114 例采用短疗程放疗（单次 8Gy 或 20Gy/5 次）和 117 例长疗程放疗（30～40Gy/10～20 次），发现长疗程方案获得更高的局部控制率（77% vs. 61%）和 12 个月无进展生存率（72% vs. 55%），另一项研究提示长疗程放疗（30～40Gy/10～20 次）可获得更好的功能结果。

结论：单次 EBRT 在行走能力或总生存方面不差于长疗程，但生存期长的患者长疗程可能获得更好的局控和生存，宜采用长疗程方案。

循证医学证据 2：SBRT 用于 MESCC 的安全性研究

在脊柱转移的 SBRT 临床试验中，考虑到脊髓耐受的问题，大部分入组标准都排除了 MESCC。Ghia AJ 等进行了一项 1 期临床试验以评估 SBRT 用于 MESCC 的安全性，试验入组 38 例胸段脊髓压迫不可手术的 MESCC 患者（28 例可评估），依据组织学的不同，给予 16～24Gy 范围内的单次 SRS 照射，脊髓 D_{max}（$0.01cm^3$）为 16Gy，中位 OS 为 28.6 个月，1 年局部控制率为 89%，中位随访 17 个月后，没有放射性脊髓炎的发生。

结论：故认为 SBRT 用于 MESCC 是安全有效的。

3. 预后　早期诊断和治疗是影响 MESCC 预后的重要因素。对于不完全瘫痪者，放疗后 40% 左右可以完全恢复，但对于完全瘫痪者，仅约 10% 可以完全恢复。对于症状发展慢者，放疗后其功能容易恢复，但恢复慢。

（贺玉香　张琨　张盛）

参考文献

[1] GRAHAM P H, CAPP A, DELANEY G, et al. A pilot randomised comparison of dexamethasone 96 mg *vs* 16 mg per day for malignant spinal-cord compression treated by radiotherapy: TROG 01.05 superdex study[J]. Clin Oncol (R Coll Radiol), 2006, 18(1): 70-76.

[2] WEBER M H, BURCH S, BUCKLEY J, et al. Instability and impending instability of the thoracolumbar spine in patients with spinal metastases: A systematic review[J]. Int J Oncol, 2011, 38(1): 5-12.

[3] HOSKIN P J, HOPKINS K, MISRA V, et al. Effect of single-fraction *vs* multifraction radiotherapy on ambulatory status among patients with spinal canal compression from metastatic cancer: The SCORAD randomized clinical trial[J]. JAMA, 2019, 322(21): 2084-2094.

[4] THIRION P, O'SULLIVAN L, CLAYTON-LEA A, et al. ICORG 05-03: Prospective randomized non-inferiority phase 3 trial comparing two radiation schedules in malignant spinal cord compression not proceeding with surgical decompression[J]. Int J Radiat Oncol Biol Phys, 2014, 90(5): 1263-1264.

[5] LEE K A, DUNNE M, SMALL C, et al. (ICORG 05-03): Prospective randomized non-inferiority phase Ⅲ trial comparing two radiation schedules in malignant spinal cord compression (not proceeding with surgical decompression); the quality of life analysis[J]. Acta Oncol, 2018, 57(7): 965-972.

[6] DONOVAN E K, SIENNA J, MITERA G, et al. Single versus multifraction radiotherapy for spinal cord compression: A systematic review and meta-analysis[J]. Radiother Oncol, 2019, 134: 55-66.

[7] RADES D, LANGE M, VENINGA T, et al. Preliminary results of spinal cord compression recurrence evaluation (score-1) study comparing short-course versus long-course radiotherapy for local control of malignant epidural spinal cord compression[J]. Int J Radiat Oncol Biol Phys, 2009, 73(1): 228-234.

[8] RADES D, HOSKIN P J, STALPERS L J, et al. Short-course radiotherapy is not optimal for spinal cord compression due to myeloma[J]. Int J Radiat Oncol Biol Phys, 2006, 64(5): 1452-1457.

[9] GHIA A J, GUHA-THAKURTA N, HESS K, et al. Phase 1 study of spinal cord constraint relaxation with single session spine stereotactic radiosurgery in the primary management of patients with inoperable, previously unirradiated metastatic epidural spinal cord compression[J]. Int J Radiat Oncol Biol Phys, 2018, 102(5): 1481-1488.

第十章 放射生物学及放疗物理学

第一节 放射生物学

一、放射生物学 5R 理论

1. **细胞放射损伤的修复**（repair） 细胞在放射线照射下产生致死性损伤（lethal damage，LD）、亚致死性损伤（sublethal damage，SLD）、潜在性损伤（potential lethal damage，PLD）。LD 不能修复，SLD 指照射后一定时间内能正常修复，PLD 指如条件适宜可以修复，否则丧失分裂能力。正常组织常规分次放射后损伤较小，修复率高，所需时间短。肿瘤组织损伤严重，修复时间长甚至不能修复。临床就是利用这种差异进行分次放射治疗。细胞放射损伤的修复主要是指 DNA 损伤的修复，以修复亚致死性或潜在致死性辐射损伤。利用分次照射间隔的时间使正常组织得以修复。

2. **分裂时相的再分布**（redistribution） 细胞周期内不同时相的细胞放射敏感性不同，M、G2 期较敏感，S 期较抗拒。一次照射往往只损伤一些正处于 G2 期和 M 期放射敏感的细胞。未受到影响的细胞会继续进行分裂，又有一些会进入 G2 期和 M 期。另外为了补充受损伤的细胞，原来处于静止状态的 G0 期细胞也会参与分裂，这就是细胞分裂时相的再分布。分次放射治疗有利于杀伤不断进入 G2 期和 M 期的细胞，肿瘤细胞周期的再分布起到“自身增敏”作用。

3. **细胞的再群体化**（repopulation） 组织损伤后，干细胞及子代细胞在机体调节机制作用下，增殖、分化、恢复组织原来形态的过程，称为再群体化。细胞的再群体化：细胞实验表明，放射治疗后残留细胞存在快速再增殖，称为加速再群体化。在常规放疗期间，大部分早反应组织有一定程度的快速再群体化；而晚反应组织一般认为疗程中不发生再群体化。细胞的加速再群体化对早反应正常组织放射损伤的修复具有重要作用。例如空腔脏器黏膜、皮肤等。

4. **乏氧细胞的再氧合**（reoxygenation） 是指在数次辐照后乏氧细胞的氧合。肿瘤中包含了氧合细胞和缺氧细胞。有氧细胞对辐射更敏感，因此在分级治疗期间乏氧细胞的氧合增加了肿瘤对射线的敏感性。有氧细胞易损伤以致死亡，随着肿瘤体积减小，毛细血管循环改善，使残存的乏氧细胞获得较多的氧而变成富氧细胞，这种现象称为再氧合。

5. **固有放射敏感性**（intrinsic radiosensitivity） 不同细胞对电离辐射的敏感性不一样。可利用正常组织和肿瘤组织的固有放射敏感性差异设计分次放射治疗方案。早期研究认为肿瘤放疗敏感性与体外肿瘤细胞系的敏感性相关。肿瘤细胞系在有氧时放射敏感性的差异非常大，可以解释在临床上观察到的肿瘤放疗治愈性的差异。随后研究利用取自肿瘤活检的细胞培养，照射剂量 2Gy 后的生存率分数（survival fraction，SF2），获得的细胞放射敏感性，可预测临床肿瘤的个体化放射敏感性，并一致发现复发肿瘤细胞的 SF2 平均值较高。但是通过固有敏感性的测量预测肿瘤的放射敏感性进展很慢，这主要是由于这些测量涉及的技术难度大和消耗时间长，不同实验室获得的结果相互矛盾，并认识到固有放射敏感性仅仅是肿瘤放疗反应的几种因素之一。

二、DNA 损伤和电离辐射效应

1. DNA 是辐射诱导细胞致死率的关键目标。

2. 光子通过直接作用和间接作用产生作用。直接作用是指次级电子（由 X 射线光子的吸收产生）与 DNA 的直接相互作用（占 1/3）。间接作用是指由次级电子在水中电离产生的自由基引起的 DNA 损伤（占 2/3）。

3. 细胞的 DNA 损伤有以下几种形式

（1）碱基损伤：通过碱基对剪切修复，不是放射敏感性的主要因素，但 *XRCC1* 基因缺乏的患者除外。

（2）单链断裂（single-strand break，SSB）：通过单链断裂修复，不是放射敏感性的主要因素。

（3）双链断裂（double strand break，DSB）：通过同源重组修复（在 S/G_2 晚期，当 DNA 模板可用时），这是非常精确的；或非同源末端连接修复，这是容易出错的，在细胞杀灭中，DSBs 是最重要的辐射损伤。

（4）染色体和染色单体畸变：来自未修复或错误修复的 DSB。对称易位和微小缺失虽然是非致命的，但是通常具有致癌因素。致死畸变包括偏心片段、环、双着丝粒染色体和分裂后期桥等。

4. 相对生物效应（relative biological effectiveness，RBE）=（给定效果的 250keV X 射线或钴 -60，铯 -137γ 射线的剂量）/（产生同样效应的不同射线的剂量）。当 LET 值达到 100keV/μm 时，产生细胞死亡的最佳相对生物效应，因为此 LET 值的波长刚好为 DNA 双链螺旋的直径长度。

三、细胞存活曲线

1. 细胞存活曲线　是描述辐射剂量与具有完整生殖性细胞的存活数关系的曲线，*X* 轴代表辐射剂量，*Y* 轴代表细胞存活百分比。

2. 多靶点模型根据初始斜率描述生存曲线，D_1 由单一死亡事件和最终斜率得出，D_0 在高剂量曲线接近直线时由多重死亡事件得出。D_1 和 D_0 分别是初始斜率和最终斜率的倒数，并代表了当靶点最终有 37% 的细胞存活时，每个细胞的平均致死辐射剂量。外推数（*n*）和准阈值剂量（Dq）是曲线肩区宽度的量度，Dq 的值要低于产生最小效应所需的剂量。多靶点模型已经基本被摒弃了，因为它与现有的细胞辐射致死理解不一致。

3. 对于一个典型的哺乳动物细胞来说，D_0 在 1 ~ 2Gy 之间，可造成大于 1 000 个链式结构的损伤，大约每个细胞 1 000 个 SSB 和 40 个 DSB。D_{10} 是杀死细胞总数的 90% 所需的剂量 = $2.3 \times D_0$。

4. 线性二次模型（linear quadratic model，LQM）将细胞的辐射致死剂量描述为线性二次函数。在低剂量照射下，DSB 可能由单个光子或粒子引起，整体偏差与剂量成正比（线性）。在高剂量照射下，DSB 可能由两个独立的光子或粒子引起，并与剂量的平方成正比（二次）。线性二次模型与当前对于细胞辐射致死的理解更为一致。根据 LQM 模型，$S = e^{-\alpha D - \beta D \wedge 2}$，此处 *S* 为细胞存活数，$\alpha$ 和 β 分别代表细胞损伤的线性分量和二次分量。初始斜率由 α 值确定，β 决定高剂量下曲线的曲率。普遍生存模型（universal survival model，USM）提出由于预测曲线的连续斜率，LQM 无法准确预测分次间较高剂量的辐射响应。USM 是 LQM 和多靶点模型的结合，分次间的剂量更高，使用 DT（6Gy）作为转换点。多数肿瘤和早反应组织（例如黏膜）有更高的 α/β 值，而某些肿瘤（如前列腺肿瘤）和晚反应组织（如脊髓）有更低的 α/β 值。

5. 当进行分次间治疗时，亚致死损伤（SLD）可在治疗分次间修复，这就使得生存曲线的“肩区”反复出现，从而保护了晚反应组织。这就是超分割治疗的基础，在治疗期间每天给予两次或更多治疗以减轻晚期反应。

6. 等效生物剂量（biological equivalent dose，BED）：BED 定义为照射分割次数无穷多，分次剂量无穷小，即仅存在 α 型细胞死亡时产生相等生物效应所需的理论总剂量。其根据线性二次（LQ）模型细胞存活理论，分次放疗的生物效应（E）和 n 分次次数，每次剂量 d，总剂量 $D = n \times d$ 的关系如下。

$$E = n(\alpha d + \beta d^2) = D(\alpha + \beta d)$$

$$D(\alpha + \beta d) = BED(\alpha + \beta \times 0)$$

$$BED = D[1 + d/(\alpha/\beta)]$$

其中 α、β 为照射组织（如正常组织或肿瘤）的线性二次（LQ）模型细胞存活放射生物参数。通常，晚期反应组织的 α/β 值较低，为 3Gy 左右；早期反应组织的 α/β 值较高，为 10Gy 左右。

四、辐射致细胞死亡机制

1. **细胞有丝分裂死亡**　由于染色体受损在细胞进行分裂时导致死亡；这是癌细胞辐照后最常见的细胞死亡机制；可能发生于受照后的第一次或后续的分裂中。

2. **细胞凋亡**　程序性细胞死亡；发生于某些正常组织（淋巴细胞，胚胎发育）中，也可能发生于某些受辐照组织中，辐照后的淋巴细胞中的最常见细胞死亡机制；特征有细胞质凝聚、细胞收缩、凋亡小体、染色质凝聚和 DNA 碎片化等。

3. **细胞坏死**　一种是细胞自溶性的非程序性死亡，另一种是称为坏死性凋亡的进程。

4. **自噬性细胞死亡**　由自噬相关基因（autophagy-related genes，ATGS）调控，自我吞噬的进化保护过程。过程包括部分细胞质分离为两个自噬体膜囊，与溶酶体结合，从而导致蛋白质和细胞器的降解。

5. **细胞衰老**　对细胞累积损伤的程序性应激反应，导致不可逆的细胞周期停滞。

五、大分割的生物学基础

大分割指每分次的剂量大于 2.2Gy，总分割次数减少。其基本原理是与相同正常组织损伤的常规分割方案相比，更有效地治疗 α/β 值较低的肿瘤。如乳腺癌 $\alpha/\beta = 2.88$Gy（0.75 ~ 5.01Gy）；前列腺癌 $\alpha/\beta = 1 \sim 2$Gy；肾透明细胞癌：$\alpha/\beta = 1 \sim 2$Gy 至 2.6 ~ 6.9Gy。比较不同分割方案，当指定照射 PTV 相同 BED 时，大分割放疗的正常组织的并发症相对较少。大分割照射的另一个理由是通过使用较少的治疗时间来提高患者的方便性和降低治疗成本。但众所周知，晚期反应正常组织辐射效应的 α/β 比值较低，副作用强烈依赖于每次剂量的大小，即每次的剂量越高，正常组织对放射治疗的敏感性越大。因此仍需要对晚期肺和心脏损伤以及患者生存率进行长期随访结果，来评价大分割的有效性和评估新推导的放射生物学参数的安全性。

（周卫兵　梁志文）

参考文献

[1] STEEL G G, MCMILLAN T J, PEACOCK J H. The 5Rs of radiobiology[J]. Int J Radiat Biol, 1989, 56(6): 1045-1048.

[2] GOOD J S, HARRINGTON K J. The hallmarks of cancer and the radiation oncologist: Updating the 5Rs of radiobiology[J]. Clin Oncol (R Coll Radiol), 2013, 25(10): 569-577.

[3] STEEL G G, DEACON J M, DUCHESNE G M, et al. The dose-rate effect in human tumour cells[J]. Radiother Oncol, 1987, 9(4): 299-310.

[4] WEST C M, DAVIDSON S E, HUNTER R D. Evaluation of surviving fraction at 2Gy as a potential prognostic factor for the radiotherapy of carcinoma of the cervix[J]. Int J Radiat Biol, 1989, 56(5): 761-765.

[5] DOUGLAS B G, FOWLER J F. The effect of multiple small doses of x rays on skin reactions in the mouse and a basic interpretation[J]. Radiat Res, 1976, 66(2): 401-426.

[6] NAHUM A E. The radiobiology of hypofractionation[J]. Clin Oncol (R Coll Radiol), 2015, 27(5): 260-269.

[7] QI X S, WHITE J, LI X A，et al.Is alpha/beta for breast cancer really low?[J]. Radiother Oncol, 2011, 100(2): 282-288.

第二节 放疗物理学

一、原子结构和核衰变

1. **原子结构** 原子由原子核和核外电子构成，呈电中性，几何大小为 10^{-10}m 量级。

2. **原子核结构** 原子核由质子和中子（统称核子）构成，带正电，占据原子极小的体积和绝大多数的质量。质子由两个带 + 2/3 电荷的上夸克和一个带 – 1/3 电荷的下夸克构成，中子由一个上夸克和两个下夸克构成，夸克是组成原子核的基本粒子。

3. **核外电子排布** 核外电子带负电，占据原子很大的体积和极小的质量。电子排列在原子核周围的壳层中，由内至外，壳层能级越高，分别用 K（最内层）、L、M、N、O、P 等表示，每个轨道的最大电子数为 $2n^2$（n 为壳层数）。若核外电子严格遵循由内向外排布，即由低能级向高能级排布，称原子处于基态；若低能级电子吸收一定能量跃迁到高能级，称原子处于激发态；若轨道电子吸收更多能量脱离原子核束缚，称原子处于电离态。

4. **核衰变**（nuclear decay） 又称放射性衰变，是不稳定的母核转化成为一个或者多个更稳定的子核的过程。衰变生成的子核可能不稳定，可以继续衰变，直至生成稳定的核结构。核衰变的常见类型包括 α 衰变、β^+衰变、β^-衰变、电子俘获、γ 辐射及内转换电子。放疗常用的钴 -60 放射性核素，衰变产生能量为 0.315MeV 的 β^-辐射及能量分别为 1.17MeV 和 1.33MeV 的 γ 辐射。

5. **原子数 Z 与质量数 A** 原子数 Z 定义为原子内的质子数或核外电子数；质量数 A 定义为核子数，即原子内的质子数 Z 与中子数 N 之和。

6. **原子核符号** 使用符号 $^{A}_{Z}X$ 指定任一原子核 X，其中 A 和 Z 分别为原子质量数和原子数。例如，高剂量率后装使用的铱源可表示为 $^{192}_{77}Ir$。

7. **基本相互作用** 已知的四种基本相互作用按强度从大到小分别是强相互作用、电磁作用、弱相互作用和引力作用。临床常用能量范围内的电子或光子与人体的相互作用主要是电磁作用；核反应或核衰变属于强相互作用。

8. **结合能** 原子核的结合能定义为将原子核拆分为独立的 Z 个质子和 N 个中子所需的能量；轨道电子的结合能定义为将此轨道电子电离所需的最小能量。

9. **核反应** 入射粒子 a 与靶原子核 A 相互作用生成新的粒子 b 与原子核 B，可用反应式表示为 A（a，b）B。发生核反应需要入射粒子动能大于对应核反应需要的阈值。例如，硼中子俘获治疗利用硼原子核与中子发生核反应，发射 α 粒子杀灭肿瘤细胞，反应式为 $^{10}_{5}B$（n，α）$^{7}_{3}Li$。

10. **衰变常数 λ** 单位时间内，某一类放射性核素原子核的衰变概率。λ 仅与核素的种类相关，与物理环境几乎无关，与化学状态无关，单位 s^{-1}。λ 值越大，衰变越快。

11. **活度**（activity，A） 时刻 t 的活度 A（t）定义为单位时间内发生衰变的数目，即衰变常数与时刻 t 的原子核数目的乘积，SI 单位 Bq（$1Bq = 1s^{-1}$），常用单位 Ci（$1Ci = 3.7 \times 10^{10}Bq$）。

12. **半衰期**（half-life，$T_{1/2}$） 放射性核素的数目衰减为初始时刻一半所需时间。伽马刀使用的钴 -60 半衰期为 5.27 年，高剂量率后装治疗使用的 Ir-192 半衰期为 73.827d。半衰期和衰变常数的关系式：$T_{1/2} = \ln 2/\lambda$。

二、辐射物理的基本物理量

1. **注量**（fluence，Φ） 入射到单位截面面积的小球内的粒子数，单位 m^{-2}。调强放疗中所谓的“调强”就是指对光子注量的调整，有正向和逆向调整两种方式。

2. **线性衰减系数**（linear attenuation coefficient，μ） 中性粒子（如光子、中子等）在物质中穿行单位距离发生相互作用的平均份额，单位 m^{-1}。从线性衰减系数的定义可以推导出窄束光子在物质中强度衰减满足指数衰减定律；线性衰减系数与物质密度、原子质量数及射线能量有关，CT 成像的基本原理就是利用了人体组织的线性衰减系数差异。

3. **线性阻止本领**（linear stopping power，S） 入射带电粒子在物质中穿行单位距离的平均能量损失，常用单位 $MeV \cdot cm^{-1}$。线性阻止本领包括电子阻止本领、辐射阻止本领及核阻止本领。常用于计算带电粒子在物质中的连续性减速近似射程（continuous slowing down approximation range，R_{csda}）。此外，定限线性电子阻止本领 $S_{el,\Delta}$ 常用于描述粒子径迹上局部能量沉积，定义为入射带电粒子在物质中穿行单位距离，与电子相互作用造成的平均能量损失减去大于阈值 Δ 的平均能量损失。

4. **传能线密度**（linear energy transfer，LET or L_Δ） 入射带电粒子在物质中穿行单位距离，与电子相互作用造成的平均能量损失减去动能大于阈值 Δ 的次级电子的动能平均和，常用单位 keV/μm。在放射生物学和微剂量学领域，传能线密度常用于定义电离辐射的品质，高能质子和碳离子属于高 LET 射线，电子属于低 LET 射线。

5. **传能线密度与阻止本领关系** 传能线密度与阻止本领均可用于描述带电粒子在物质中的能量损失。ICRU 最初定义的 LET 与 $S_{el,\Delta}$ 一致，但根据 ICRU 90 号报告修正后的定义，LET 大于或等于 $S_{el,\Delta}$。

6. **照射量**（exposure，X） 若光子入射到质量为 dm 的干燥空气内产生带电粒子，dq 为这些带电粒子在干燥空气中被完全阻止时产生的同种符号带电粒子的电荷量之和的绝对值，则 X 定义为 dq 与 dm 之商，标准国际单位为 C/kg，曾用单位为伦琴（R），$1R = 2.58 \times 10^{-4}$C/kg。照射量仅用于光子与空气相互作用，不可用于其他粒子与其他介质相互作用。照射量在光子辐射剂量学中的应用时间最长，最初使用照射量率描述辐射场的强度，如今已使用比释动能率替代。

7. **比释动能**（kinetic energy released per mass，kerma） 若不带电粒子入射到质量为 dm 的微元内产生的所有带电粒子动能之和的期望值为 dE_{tr}，则 K 定义为 dE_{tr} 与 dm 之商，专用单位为戈瑞（Gray，Gy），即 1J/kg。比释动能仅用于不带电粒子，但适用于任何介质。与之相关的物理量是碰撞比释动能 K_{col}，定义为比释动能减去入射粒子产生的次级带电粒子的辐射能量损失，比如轫致辐射及荧光辐射等。

8. **吸收剂量**（absorbed dose，D） 若电离辐射在质量 dm 的物质微元中沉积的平均能量为 d$\bar{\varepsilon}$，则 D 定义为 d$\bar{\varepsilon}$ 与 dm 之商，与比释动能一样，专用单位为 Gy。吸收剂量是辐射物理学中最重要的物理量，因为它在很大程度上决定临床疗效和副反应。吸收剂量适用于任何种类的电离辐射和介质，吸收剂量大部分以热能的形式呈现，少部分以非热能（如辐射诱导化学反应、晶格缺陷等）的热盈亏形式呈现，如果忽略热盈亏，可以计算水中吸收剂量 1Gy 可使 1kg 水温度升高 2.39×10^{-4}℃。热能最终传递给周围环境，辐射诱导的化学反应可导致部分组织损伤。从其定义看，吸收剂量与能量沉积的物质有关，因此在报告吸收剂量时必须明确在哪种介质中的吸收剂量，如当前放射治疗的参考剂量体系都是基于水。至于临床处方剂量究竟选择组织中水吸收剂量还是组织中的组织吸收剂量，目前没有定论，需要深入研究。

9. **带电粒子平衡**（charged particle equilibrium，CPE） 在小体积元 v 内，如果某类带电粒子离开 v 带走动能的期望值恰好等于同类带电粒子进入 v 带来动能的期望值，则称 v 内存在带电粒子平衡。带电粒子平衡是辐射物理重要的概念，采用空腔电离室精确测量吸收剂量需满足带电粒子平衡条件。临床上，胸壁放疗皮肤浅表区以及胸部肿瘤放疗肺与肿瘤交界面处均不存在带电粒子平衡，常用的剂量计算算法误差较大。

10. **气体中单个离子对生成的平均能耗**（W） 带电粒子进入某种气体后产生电离，每生成一个离子对消耗的平均能量。放疗剂量学中感兴趣的是干燥空气中单个离子对生成的平均能耗 W_{air}，值为 33.97eV，它是电离室参考剂量体系中连接收集电荷与区域能量沉积的纽带。

11. **照射量、比释动能与吸收剂量关系** 假设空气中单个离子对生成的平均能耗 W_{air} 不变，照射量

X与W_{air}的乘积与基本电荷的商可近似碰撞比释动能K_{col}；带电粒子平衡条件下K_{col}可近似吸收剂量D。在光子射野的建成区，K_{col}大于D，在建成区后，K_{col}小于D。电离室吸收剂量刻度正是利用了这三者的转换关系。

三、电离辐射与物质的相互作用

电离辐射即可以将物质原子电离的辐射，根据自身的特点和与物质作用的不同过程，可以分为直接电离辐射（带电粒子）和间接电离辐射（中性粒子）。直接电离辐射包括电子、正电子、质子、α粒子和碳离子等；间接电离辐射包括光子、中子等。电离辐射与物质的相互作用是辐射剂量学的基础。

1. 电子与物质的相互作用

（1）软碰撞（远距离碰撞）：当电子轨迹的经典碰撞参数远大于物质原子的经典半径时，电子与整个原子发生库仑作用，使原子极化、激发或电离（如电离，仅可电离价电子）。软碰撞单次能量损失小，发生次数多，电子由于软碰撞造成的能量损失接近50%。

（2）硬碰撞（近距离碰撞）：当电子轨迹的经典碰撞参数接近物质原子的经典半径时，电子与某内层轨道电子发生库仑作用，使原子电离。电离出的电子称δ射线。硬碰撞单次能量损失大，发生次数少，电子由于硬碰撞造成的能量损失接近50%。硬碰撞可使原子内层轨道出现空位，很不稳定，外层轨道电子会跃迁至空位轨道，发生弛豫（退激发）现象。弛豫过程可能释放出特征X射线或俄歇电子。

（3）与原子核作用：当电子轨迹的经典碰撞参数远小于物质原子的经典半径时，电子与原子核的库仑场相互作用，发生弹性散射或非弹性散射。弹性散射过程中电子改变运动方向，转移给原子核微小的反冲能量；非弹性散射过程中电子改变运动方向，发射韧致辐射，损失很大的能量。此外，若高能入射电子能量大于对应核反应阈值，可发生核反应，发射质子或中子，但核反应截面远小于韧致辐射截面。

（4）阻止本领应用：入射电子与核外轨道电子的软碰撞和硬碰撞造成的能量损失可用电子阻止本领描述；特征X射线及韧致辐射可用辐射阻止本领描述。

（5）临床中电子与物质作用举例：直线加速器和CT球管产生光子束的过程皆属于电子与靶材料的相互作用过程。电子枪发射的脉冲电子束经波导或高压加速后与靶（一般为高原子序数及高熔点材料，如钨钼铑合金）相互作用，产生韧致辐射或特征X射线。在成像能量范围（约100keV），此过程的辐射产额很小，仅有1%左右，大部分电子动能转化为热能。

2. 质子和碳离子与物质的相互作用

（1）相互作用机制：质子和碳离子与物质相互作用机制本质上与正负电子相同，可分为与轨道电子作用（软碰撞与硬碰撞）、与原子核作用，但由于它们的质量和原子数远大于正负电子，与物质原子核相互作用表现出特异性：在临床感兴趣的能量范围内，质子和碳离子的辐射阻止本领可以忽略，核阻止本领不可忽略；除库仑相互作用外，质子和碳离子还可与原子核发生强相互作用，造成非弹性核反应，发射中子、α粒子、次级质子、γ射线等，如${}^{16}_{8}O$（p，α）${}^{13}_{7}N$、${}^{12}_{6}C$（p，p′）${}^{12}_{6}C$、${}^{12}_{6}C$（p，d）${}^{11}_{6}C$等。

（2）散射过程：质子和碳离子在组织中运动不发生明显的发散，相比电子或光子，产生的半影较小，可实现更陡峭的侧向剂量跌落，减少侧向正常组织的低剂量区体积。

（3）布拉格峰：质子和碳离子的浅表处剂量沉积相对较低，随着深度增加而缓慢增加，在接近射程处，单位路径长度的能量损失急剧增加，出现能量沉积峰值，称为布拉格峰。布拉格峰后的剂量梯度非常陡峭，之后几乎没有剂量沉积，因此可以极大地降低正常组织的低剂量区体积。

（4）质子和碳离子的*LET*值：高于电子，可在其路径上实现致密电离，增加肿瘤细胞的死亡，相对生物效应优于电子，即使在乏氧情况下也是如此。

（5）质子和碳离子治疗亟须解决的物理问题：①放疗剂量计算常基于CT图像，只能近似得到密度信息，无法明确患者个体化的局域元素构成，会引起剂量计算误差；②辐射物理学当前还没有算法能够准确计算化合物或混合物的平均电离能 I，因此无法准确计算质子或碳离子对应的线性阻止本领，在患者中的射程存在较大不确定度，例如 I 值误差 10% 可导致 R_{80} 射程误差达到 4.8mm；③缺乏关于质子和碳离子核反应次级粒子的实验数据，同时无法准确计算核反应次级粒子截面；④无法准确计算杂散辐射（中子）产生的射野外剂量沉积；⑤没有针对质子和重离子设备刻度的初级标准实验室；⑥质子和碳离子束主要由回旋加速器或同步加速器产生，建造及运营成本远高于光子和电子束。

3. **光子与物质的相互作用**

（1）光电效应：光子与原子的紧束缚态轨道电子发生作用，光子消失，能量全部转移给轨道电子，轨道电子获得足够能量逃逸出原子。光电效应在低能光子与高原子序数物质作用时发生概率最大，因此诊断 X 射线对骨骼具有高对比度，而 CT 扫描的患者泵注碘（Z = 53）造影剂可实现增强成像。对于光子与软组织相互作用，光电效应占主导的能量范围在 10keV 至 30keV。

（2）瑞利散射（一致性散射）：光子与原子整个束缚态轨道电子发生作用，几乎不损失能量，角度产生微小改变。类似光电效应，瑞利散射在低能区与高原子序数物质作用概率较大，但相对而言占比不大。例如，对于 100keV 光子与碳原子（可近似软组织）作用而言，瑞利散射造成的光子衰减仅占总相互作用的 2%。

（3）康普顿散射（非一致性散射）：光子与原子的轻微束缚态轨道电子发生作用，由于入射光子能量远大于轨道电子的结合能，因此轨道电子可看成处于静止的自由态。康普顿效应产生能量小于入射光子的散射光子，同时从原子内逃逸出具有一定动能的散射电子。当入射光子能量较低时，康普顿散射可以用经典过程描述，此时称为汤姆逊散射。康普顿散射截面与原子数基本无关，与能量微弱相关，与物质密度线性相关。在 30keV 至 25MeV 能量区间，光子与软组织的相互作用中康普顿散射占主导，因此在处理放射和放疗剂量计算问题时，人体组织可近似为不同密度（或电子密度）的水，从而对组织不均匀性进行近似修正。

（4）电子对生成与正电子湮灭：能量大于 2 个电子静止能量（1.022MeV）的光子在原子核或轨道电子的库仑场作用下，产生正负电子对，同时光子被完全吸收。电子对生成是能量转化为质量的过程，满足爱因斯坦质能方程。与之相反，正电子湮灭定义为一个正电子与一个电子湮灭，发射出光子，属于质量转化为能量的过程。常见的是双光子生成，在正电子径迹末端与轨道电子湮灭，发射方向相反、能量相同的光子。在光子与软组织作用中，电子对生成效应占优势的能量范围在 25MeV 至 100MeV。正电子湮灭在临床中最典型的应用是 PET/CT，注射 ${}^{18}_{9}F$ 标记的氟代脱氧葡萄糖（${}^{18}F$-FDG）在肿瘤组织富集，通过探测 ${}^{18}_{9}F$ 衰变产生的正电子与局域轨道电子的湮灭辐射，实现功能性成像。

（5）光核反应：高能光子和原子核直接发生作用，导致原子核激发裂解，产生中子、质子及 α 粒子等。直线加速器产生的高能光子（大于 10MeV）可与加速器部件或空气中的原子核发生光核反应，生成活化中子。虽然光核反应的发生概率很小，但从辐射防护的角度考虑，需要对活化中子进行屏蔽及通风。

4. **人体组织辐射损伤过程**　电离辐射致人体组织损伤可分为两类：直接损伤和间接损伤。前者为电离辐射直接电离或激发生物分子（主要是 DNA）导致损伤；后者可分三个过程描述，分别为物理过程、化学过程及生物过程。首先，电离辐射电离或激发生物中的水分子，此为物理过程；之后，溶解电子与水分子作用生成多种自由基，如 · H、· OH 等，此为化学过程；最终，这些自由基在细胞内扩散，可能与 DNA 反应，造成化学键断裂，细胞代谢异常，造成组织损伤，此为生物学过程。

四、光子射野剂量学

1. **光子源分类**　根据来源不同，光子辐射可分为 X 射线和 γ 射线。X 射线来源于电子打靶产生的特征 X 射线或韧致辐射，如球管产生的低能 X 射线、直线加速器产生的高能 X 射线，强度分布呈现各向异性，电子入射方向强度最大；γ射线来源于原子核衰变，如钴-60，强度分布呈现各向同性。

2. 射野相关参数定义

（1）放射源位置：γ射线的源位置一般指放射源前表面的中心；X射线的源位置一般指靶面中心。

（2）等中心：理想情况下，机械等中心定义为大机架旋转轴、准直器旋转轴和治疗床旋转轴的交点，真实情况存在误差。

（3）照射野大小：定义为等中心层面50%等剂量线围成的面积，临床中常使用灯光野近似照射野。

（4）射野中心轴：定义为放射源与照射野中心的连线，理想情况下射野中心轴应与准直器旋转轴重合。

（5）参考点：定义为模体表面下射野中心轴上某一点，低能X射线的参考点选在模体表面，高能X射线和γ射线的参考点一般选在最大剂量深度处。

（6）源皮距（source to surface distance，SSD）：射野中心轴上放射源到模体表面距离。

（7）加速器机器跳数MU：在参考射野条件下（射野尺寸为10cm×10cm），机器出束1MU，对应射野中心轴上最大深度处水中吸收剂量为1cGy。

3. 射野内的剂量沉积规律

（1）剂量沉积因素：射野内剂量沉积由三个因素决定，即距离、深度和散射条件。

（2）距离平方反比定律：对点源，忽略衰减和散射影响的情况下，空间某点的注量强度与此点到源的距离平方成反比，照射量、比释动能或吸收剂量同样满足该定律，这个定律称为距离平方反比定律。

（3）指数衰减定律：对于单能平行窄光子束，光子强度（数目）随穿射深度增加呈现指数衰减，此规律称为指数衰减定律。

（4）半价层：光子束强度衰减为初始强度一半所需衰减材料的厚度称为半价层（half-value layer，HVL），类似于放射性核素的半衰期，半价层与线性衰减系数之积为常数ln2。

（5）散射影响：改变机器参数或模体几何条件均可导致散射变化，因此放疗设备的输出刻度选择在参考射野条件下完成。其他射野的输出可以使用射野输出因子（output factor，OF）间接获得。

（6）射野输出因子：用于定量描述射野大小变化对模体中剂量沉积的影响，射野输出因子又称为总散射因子或相对剂量因子，为准直器散射因子和模体散射因子之积。

4. 光子束的品质描述

（1）辐射品质：刻度放疗设备输出、选择最优治疗射束都需明确射束的品质，有多种参数可用于描述射束品质。

（2）光子谱：指注量对能量的微分谱，是描述射束品质最严谨的方法，但真实的光子谱难以获取，临床应用中常采用其他参数。

（3）标称加速电势：是一种简单粗略的方法，使用打靶电子的动能近似加速电势，如6MeV电子团簇打靶产生的X射线射束品质为6MV。

（4）半价层（铜或铝厚度）：常用于描述中低能X射线的射线质，不适合描述高能光子，因康普顿散射衰减系数对能量变化不敏感。

（5）高能光子（兆伏级）的品质描述：欧洲使用20cm和10cm深度的组织模体比（tissue phantom ratio，TPR）$TPR_{20,10}$，中国和北美地区使用10cm深度处的百分深度剂量（percent depth dose，PDD）PDD_{10}，PDD和TPR的定义见下文。两者均可满足临床使用，但$TPR_{20,10}$略优于PDD_{10}，原因有二：①因$TPR_{20,10}$不受污染电子影响，仅反映光子束的衰减情况；②深度20cm和10cm处的参考剂量修正因子变化很小，而最大剂量深度和10cm处的修正因子变化较大，故$TPR_{20,10}$更接近真正的剂量之比。

5. 百分深度剂量（percentage depth dose，PDD）

（1）定义：固定SSD（等中心层面）、改变测量点的空间位置，将模体内中心轴上的剂量分布使用最大剂量点归一后的百分值称为 PDD。

（2）建成区：模体表面的 PDD 值较小，随着深度增加而增大至最大剂量，随后逐渐减小，此现象称为剂量建成效应，从模体表面至最大剂量点的区域称为建成区。由于存在剂量建成效应，治疗浅表区域肿瘤，如胸壁照射，需要在患者体表加组织填充材料（bolus）。

（3）表面剂量与最大剂量深度：随射束能量升高，表面剂量减小、最大剂量深度增加，如钴 -60 的表面剂量约为 30%、最大剂量深度约为 0.5cm，6MV X 射线分别为 15% 和 1.5cm 左右，18MV X 射线分别为 10% 和 3.5cm 左右。

（4）PDD 是射线能量、深度、SSD、射野大小的函数：固定深度、源皮距和能量，PDD 随射野尺寸增大而增加；固定深度、射野尺寸和能量，PDD 随 SSD 增大而增加；固定深度、射野尺寸和 SSD，PDD 随能量增大而增加。

6. 组织模体比（tissue-phantom ratio，TPR）

（1）定义：固定测量点的空间位置（等中心）和源到测量点之间距离，改变模体的深度，测量中心轴上的剂量分布。若使用参考剂量点（5cm 或 10cm）归一即为 TPR，若使用最大剂量点归一即为组织最大比 TMR。

（2）影响因素：固定射野尺寸和能量，TMR 随深度增加而减小；固定深度和能量，TMR 随射野尺寸增加而增加；固定射野尺寸和深度，TMR 随能量增加而增加。

7. 等剂量分布与射野离轴比

（1）PDD 与 TPR 只能描述射野中心轴上的剂量分布，临床应用中还需考虑非中心轴区域的剂量沉积情况，可用等剂量分布和射野离轴比描述。

（2）等剂量分布：将模体中剂量相等的点连成线称等剂量曲线，构成的曲面称等剂量曲面。

（3）离轴比：非中心某点的剂量沉积与同一深度中心处剂量沉积的比值称离轴比。

（4）半影：在射野边缘附近，离轴比随离轴距离增大而减小，通常将 80% 和 20% 等剂量线之间的区域称为半影区。半影区剂量梯度很大，形成原因包括辐射源的几何大小、准直器透射和模体散射。

（5）野外剂量：照射野外较远处的离轴比很小，即剂量沉积很少，主要由机头漏射线引起。

（6）临床高能光子线的相对剂量分布常用电离室测量，且用相对电离分布近似相对剂量分布。

8. 组织不均匀性

（1）第一类组织不均匀性：若剂量计算点在不均匀组织后一定距离，对不均匀组织的修正主要考虑原射线衰减的变化，如高密度的人体植入材料（假牙、脊柱固定合金等）会增加原射线的衰减，对植入材料后的人体组织有一定的屏蔽效果。

（2）第二类组织不均匀性：若剂量计算点在不均匀组织附近，对不均匀性的修正应主要考虑散射线的影响，如肺组织内的肿瘤、鼻腔鼻窦肿瘤，在肿瘤与低密度组织的交界面处缺少建成效应和侧向散射，会降低此处吸收剂量，可能造成肿瘤原位复发。

（3）修正方法：当前临床常用的基于修正或基于模型的剂量算法可很好地修正第一类组织不均匀性，如果需着重修正第二类组织不均匀性，可以使用更精确的剂量算法，如解玻尔兹曼输运方程或蒙特卡罗方法。

五、电子射野剂量学

高能（兆伏级）电子线放疗是当今放疗技术中一种重要的治疗模式，主要治疗浅表区域的病灶（小于 5cm），如乳腺癌、全身或局部皮肤照射、术中放疗等。临床使用的电子射束主要由电子直线加速器产生，能量范围为 4～22MeV。电子线的射野剂量学和光子射野剂量学的描述上非常相似，但剂量学特性差异很大，临床应用中需要特别考虑。

1. 百分深度剂量（PDD）

（1）定义：同光子射野PDD定义，可分为四个部分：剂量建成区、高剂量坪区、剂量跌落区和X射线污染区。

（2）特点：与光子射野相比，电子射野的剂量建成效应不显著，表面剂量在75%～95%之间，随着电子束能量的升高而增加，例如4～6MeV电子束的表面剂量约75%，20～25MeV电子束表面剂量高于90%；高剂量坪区展宽随着能量升高而增大；剂量跌落区的梯度很大，随能量增加梯度有所减小；由于电子在经过均整器或准直器等部件时可产生X射线，所以在电子束PDD的尾端存在X射线污染区，随着能量增加，污染区剂量沉积增加。此外，当源皮距增加时，表面剂量降低，最大剂量深度变深，剂量梯度变陡，X射线污染略有增加。

（3）测量方面：与高能光子不同，电子束PDD不可使用百分电离曲线近似，需对测量的电离曲线逐点修正。

2. 等剂量分布

（1）特点：高能电子束等剂量分布特点为半影宽且等剂量线膨胀，随着深度增加，低值等剂量线向外扩张，高值等剂量线向内收缩。

（2）射野尺寸设置规则：浅表靶区射野，射野应不小于靶区横径的1.18倍。较深部的靶区，根据靶区最深处的宽度再外放0.5～1cm。

（3）射野衔接问题：电子束射野的衔接，很容易出现热点和冷点，需要借助治疗计划系统计算剂量分布，重点评估射野衔接处剂量分布。使用平行的电子束可以在一定程度上缓解衔接问题，但目前临床使用的都是发散的电子束，应尽量避免衔接电子束射野。

3. 电子束的品质描述

（1）通过能量指标描述：电子束能谱是描述电子束品质最严谨的方式，临床难以获取，使用电子束的能量或射程替代，能量参数包括表面平均能量$\bar{E}_0$、表面最大可几能量$E_{p,0}$及深度z处的平均能量$\bar{E}_z$等，这些品质参数可通过电子束的射程参数计算。

（2）通过射程指标描述：最大射程R_{max}定义为百分深度剂量曲线上尾端污染X射线背底起始点对应的深度；实际射程R_p定义为百分深度曲线梯度最大点的切线与尾端污染X射线背底的延长线的交点对应的深度；R_{50}、R_{80}和R_{90}分别为百分深度曲线最大剂量点后50%、80%和90%百分剂量对应的深度。IAEA398号报告推荐使用R_{50}替换$\bar{E}_0$描述电子束的品质，简化电子射野剂量学流程。

（3）临床中能量的选择：临床中根据靶区和危及器官的位置关系选择电子束能量，有时还需在患者体表加bolus，可提高皮肤剂量或减弱电子束的穿透能力。可利用标称能量E_N（MeV）粗略估算射程（cm），$1/2E_N$、$1/3E_N$和$1/4E_N$可分别近似R_p、R_{80}和R_{90}。

4. 输出剂量

（1）次级准直器位置的影响：对于4MeV电子束，10cm×10cm限光筒，次级准直器由10cm增大至30cm，输出剂量增加一倍。现代医用加速器均采用次级准直器跟随系统，插入限光筒后次级准直器自动跟随至预设位置，减小次级准直器对输出剂量率的影响。

（2）源皮距的影响：源皮距变化实际改变了限光筒与患者皮肤间的空气间隙，低能量、小射野时影响较大，反之，影响较小。

（3）挡铅野：患者行电子线治疗需要制作个体化的不规则挡铅，并测量挡铅野的输出因子，但若挡铅野孔径大于所选电子束的R_p时，可以忽略个体化挡铅的输出因子。

六、ICRU体积定义和剂量报告

为了使放射治疗的结果形成规范的文档，ICRU先后出版了ICRU 29、50、62、83、91号报告来规范外照射光子放疗的处方、记录和报告。下面从体积定义和剂量报告两方面综合这些报告的基本要点。

1. ICRU 体积定义

（1）大体肿瘤区（GTV）：通过物理或成像检查可以明显确定的肿瘤范围和区域，包括原发肿瘤、转移性淋巴结病或其他转移灶。ICRU 83 和 91 号报告推荐调强适形放疗和立体定向放疗中 GTV 应标明成像模态。

（2）临床靶区（CTV）：包含 GTV、亚临床恶性病灶。

（3）内部边界（internal margin，IM）：添加到 CTV 外部，用以补偿 CTV 生理运动（例如膀胱充盈或呼吸运动）导致的大小、形状或位置的变化所外放的边界。

（4）内靶区（internal target volume，ITV）：包括 CTV 和 IM 所包围的体积。

（5）摆位边界（setup margin，SM）：用于补偿由于患者摆位引起的 CTV 的位置不确定性，摆位的不确定性因素包括：①患者位置的变化；②设备的机械不确定性（如机架、准直器、床的下沉等）；③剂量不确定性；④从 CT、模拟机转换到治疗机的摆位差异；⑤人为因素等。

（6）计划靶区（PTV）：PTV = CTV + IM 和 SM 的复合误差。在描绘 PTV 时，不考虑射束的半影。然而，当选择射束范围时，必须考虑半影的宽度，并且相应地调整光束大小。

（7）危及器官（OAR）：可能显著影响治疗计划和处方剂量，具有辐射敏感性的正常组织。器官可划分为串行器官（如脊髓）、并行器官（肝脏）或串并型器官（心脏）。

（8）计划危及器官体积（PRV）：与 PTV 类似，PRV = OAR + IM 和 SM 的复合误差。

（9）治疗体积：由放射肿瘤医生根据治疗目的指定的某一条等剂量曲线（例如，95% 等剂量曲线）包围的体积。理想情况下，治疗体积与 PTV 相同，但也可能比 PTV 大得多。

（10）照射体积：受到与正常组织耐受显著相关的剂量的体积。应以绝对剂量或相对于 PTV 的特定剂量来表示。

（11）剩余危及体积（remaining volume at risk，RVR）：所有 OAR、CTV 之外的体内成像区。如果不勾画 RVR，可能忽略靶区外的高剂量区。此外，RVR 对评估远期效应的风险如致癌可能有意义，因此对预期寿命长的年轻患者，更为重要。

2. ICRU 剂量报告

（1）剂量报告又称剂量处方，指对感兴趣体积、剂量和分次方案的一种描述。ICRU 83 号报告扩充了剂量报告的内涵，从之前的点剂量报告扩充剂量 - 体积报告，并认为调强放疗的处方应由治疗计划优化后最终被接受的剂量产生。

（2）剂量报告的三个水平：①报告单点剂量，如 ICRU 参考点、最大剂量、最小剂量，二维放疗适用于该水平；②报告剂量 - 体积指标或 DVH，适用于调强放疗，为了对剂量进行准确报告，推荐同时报告多个剂量 - 体积指标；③报告 TCP、NTCP、EUD、适形度、均匀度，适用于发展中的技术和理念。

（3）ICRU 参考点的选择所遵循的标准：①临床相关性；②易于用明确的方法定义；③可以精确测量；④位于梯度平缓区。一般将 ICRU 参考点定义在 PTV 中心或射野中心轴的交点处（等中心点处于 PTV 中心区域）可满足这些标准。

（4）最小剂量（D_{min} 或 $D_{100\%}$）：指单个或少数几个体素受照的最低剂量，在调强放疗中，对靶区通常出现在边缘，且由于优化过程复杂，最小剂量具有很大的偶然性。

（5）最大剂量（D_{max} 或 $D_{0\%}$）：单个体素受照的最大剂量，常用于报告串行类结构。

（6）近似最小剂量：ICRU 推荐用 $D_{98\%}$ 替代最小剂量。对于立体定向放疗，当 PTV 体积 V 小于 $2cm^3$，近似最小剂量为 D_{V-35mm^3}。

（7）近似最大剂量（$D_{2\%}$）：指 2% 的体积受到的剂量。对 OAR 而言，用近似最大剂量替代最大剂量要慎重。保守起见，最好二者都要报告。立体定向放疗中，当 PTV 小于 $2cm^3$，近似最大剂量报告 $35mm^3$ 受到的最低剂量，即 D_{35mm^3}。

（8）中位剂量（D_{median} 或 $D_{50\%}$）：通常具有很好的一致性，因此，ICRU 强烈推荐调强放疗和立体定向放疗应报告该指标。

（9）平均剂量（D_{mean}）：指整个体积内诸个计算点所受剂量的算术平均值。

（10）$D_{95\%}$：DVH 图中 95% 靶区体积对应的最低剂量，一般应该报告该指标。

（11）生物学评价指标：包括但不限于局部肿瘤控制率（tumor control probability，TCP）、正常组织并发症发生率（normal-tissue complication probabilities，NTCP）和等效均匀剂量（equivalent uniform dose，EUD）。生物学评价不仅基于剂量 - 体积，还和临床观察以及所采用的生物学模型有关，因此目前主要用于研究目的，临床上可以将其作为纯物理剂量评价的补充，但需特别慎重。

（12）均匀性指数（homogeneity index，*HI*）：用于描述靶区内剂量的均匀性，有多种数学定义，推荐使用 ICRU 83 号报告给出的定义：（$D_{2\%}-D_{98\%}$）/$D_{50\%}$。

（13）适形指数（conformity index，*CI*）：用于描述参考等剂量线和靶区形状的一致性。适形指数也有多种数学定义，形式上一般用某一等剂量面包络的体积和靶区体积比来表示。在定义适形指数的时候，需考虑三个因素，即靶区剂量覆盖、正常组织保护和危及器官的保护，优先关注哪个或哪些因素，数学定义随之改变。推荐采用 van't Riet 等推荐的全局适形指数，该定义综合考虑了靶区覆盖和正常组织保护，形式上也较简单，其定义为：$CI=(TV_r/TV)\times(TV_r/V_r)$，其中 TV 为靶区体积，TV_r 为参考等剂量线覆盖的靶区体积。

七、常见外照射三维放射治疗技术

1. **三维适形放射治疗技术**（3D conformal radiotherapy，3D CRT） 通过调整或改变射野方向、准直器大小和角度、射野形状、权重等射野参数，从而达到高剂量和靶区三维方向上的形状一致，此类技术称为三维适形放疗。适形放疗的特征是照射野的形状和靶区适形，可以通过低熔点铅和多叶准直器来构造不同的射野形状。三维适形放疗不能实现凹形靶区的剂量适形，也不能对多个嵌套靶区进行同步推荐剂量照射。

2. **调强适形放射治疗**（IMRT） 除了调整以上三维适形放疗的射野参数，还需对射野内诸点强度进行调整，从而实现高剂量和任意形状靶区三维方向上形状高度一致的放疗技术。射野内强度调整的方式主要有：二维物理补偿器、多叶准直器静态调强、多叶准直器动态调强、旋转调强、断层调强、螺旋断层调强、电磁扫描调强等。

3. **螺旋断层放疗** 通常特指安科瑞（Accuray）公司的断层放疗技术。该技术将 6MV 的直线加速器集成到 CT 机架轨道，以类似 CT 扫描的方式用扇形射野进行逐层的螺旋调强照射。

4. **容积旋转调强放射治疗**（VMAT） 2007 年 Karl OTTO 首次提出了 VMAT 概念，其特点是通过单弧旋转调强即可治疗整个靶体积，区别于此前由 Yu 提出的旋转调强放疗（多弧）和断层调强（通过单弧治疗一个切片）。但是在 VMAT 的临床应用中，发现单弧调强的剂量结果并不总能满足临床要求，因此多弧 VMAT 越来越多地出现在临床应用中。从发展来看，目前的 VMAT 和最初的旋转调强放疗几乎是同一种技术了，可能最大的区别在于 VMAT 技术速度更快，效率更高，从这个意义上说，VMAT 就是快速旋转调强放疗。

5. **立体定向放射治疗**（SRT） 指基于三维坐标定位肿瘤并从三维方向布置射束，治疗精度高，分次数少，分次剂量比常规技术高得多的一类放疗技术。SRT 具有定位精度高、治疗精度高、靶区剂量高、靶区适形度高、剂量梯度高、正常组织受量低等特点。其中立体定向有两层含义，即采用三维定位技术定位肿瘤、采用三维投照技术治疗肿瘤。现代开展 SRT 可采用适形或调强技术，特别是采用调强技术，由于调制能力高，可能不需要三维投照（非共面），在二维平面内设置共面野即可达到剂量要求；另一方面，现代适形放疗和调强放疗采用了三维影像三维坐标定位肿瘤，也可采用非共面方式布置射野，因此从肿瘤定位和投照方式来看，SRT 和 CRT、IMRT 区别不大，最主要最典型的区别是

SRT 分次少（一般≤ 5 次），单次剂量高，治疗精度要求更高。

6. **立体定向放射手术**（stereotactic radiosurgery，SRS） 1951 年，瑞典的 Leksel 教授利用立体定向技术，采取单次超高剂量的剂量模式治疗颅内病灶，提出了 SRS 的概念。因此 SRS 通常指颅内单次消融式立体定向放疗，用于颅内小病灶（≤ 3cm）的治疗。

7. **体部立体定向放射治疗**（stereotactic body radiotherapy，SBRT） 专指多分次的体部（颅外）立体定向放射治疗，通常以 1 ~ 5 个分次照射。也有学者将 SBRT 称为立体定向消融放疗（stereotactic Ablation body radiotherapy，SABR），但 ICRU 91 号报告不推荐该术语。

8. **自适应放疗** 放疗全流程中存在许多误差或不确定因素，从而导致实际治疗的情况偏离治疗计划结果。通常这些不确定因素有两类：几何不确定性和剂量不确定性，剂量不确定性可能单纯由治疗设备剂量不确定性产生，如输出稳定性、剂量率稳定性等，也可能由于几何不确定性继发，如摆位误差。剂量不确定性是最根本的。如果在治疗过程中，检测并量化各种因素，作为反馈信号，在放疗过程中的每个节点根据信号的强弱来修正治疗参数，使实际治疗情况尽可能地和治疗计划一致，那么就可以把这种引入反馈信号对放疗进行干预的治疗方式称为自适应放疗。当然，由于临床应用的复杂性，为了简化问题，反馈信号可能只有某一种，或只在某一个节点上做调整。如果反馈信号来自图像分析，即为图像引导放疗（image-guided radiotherpy，IGRT）；如果反馈信号来自剂量分析，即为剂量引导放疗（dose-guided radiotherpy，DGRT）。

八、调强放射治疗计划质控

IMRT 技术复杂，治疗计划参数多，风险因素多，对特定患者的治疗计划进行质控是开展 IMRT 的基本要求。广泛采用的方法是：将患者的治疗计划移植到特定的可以放置探测器的虚拟模体（可通过 CT 扫描模体构建），生成验证计划，然后在治疗机上投照该计划，测量模体中的实际剂量并和验证计划做对比分析。和直接测量患者体内剂量的在体测量方法不同，此方法是一种间接测量患者计划可靠性的方法，也称为模体替代法。

1. **投照方式**

（1）逐野垂直照射：机架固定在 0° ，准直器固定在标称角度，射束垂直探测器平面，逐一投照每个射束并分析。

（2）综合垂直照射：投照过程类似逐野垂直照射，完成全部照射后，累加各野剂量综合分析。

（3）综合真实照射：射束与真实治疗过程一致，完成所有射野照射后综合分析。垂直照射能够探测到每个射野，不会有角度依赖性，但与真实患者的治疗计划不同，无法探测机架角度造成的误差。综合真实照射与患者治疗计划完全一致，但可能漏掉某些角度的部分射野，同时需考虑探测器的角度修正。

2. **验证方法**

（1）点剂量验证：在计算剂量分布内选择靶区剂量坪区内一点，使用电离室测量模体内对应点的剂量，与计算值对比分析。

（2）二维剂量验证：在计算剂量分布内选择感兴趣的剂量层面（感兴趣的靶区和危及器官所在层面），使用电离室矩阵、二极管矩阵或胶片等设备测量模体内对应层面的剂量分布，与计算结果对比分析；另一种二维验证可基于电子射野影像系统（electronic portal imaging device，EPID），首先计算对应验证计划的 EPID 响应，垂直照射 EPID，对比分析计算结果与测量结果。

（3）三维剂量验证：使用 ArcCheck 或 Delta4 测量剂量属于准三维测量，使用三维凝胶剂量计测量剂量属于真正的三维测量。

（4）点剂量测量的剂量信息有限，不确定度小；二维和三维测量能够提供更全面的剂量分布信息，但需要刻度，增大了测量的不确定度；三维凝胶剂量计最具临床价值，但成本最高、不确定度大。

3. 评价方法

（1）剂量差异（dose difference，DD）：定义为空间同一位置测量值与计算值的差异，DD适合评估剂量梯度较小的区域，不适合梯度大的区域。

（2）一致距离（distance to agreement，DTA）：定义为剂量相等的测量点与计算点之间的最小距离，DTA适合评估剂量梯度大的区域，不适合梯度小的区域。综合法规定通过DD或DTA任何一种方法，计划即通过。

（3）γ分析：定量综合考虑 DD 与 DTA。公式表示如下：

$$\Gamma\left(\vec{r}_m, \vec{r}_c\right)=\sqrt{\frac{DTA^2\left(\vec{r}_m, \vec{r}_c\right)}{\Delta d^2}+\frac{DD^2\left(\vec{r}_m, \vec{r}_c\right)}{\Delta D^2}}$$

$$\gamma\left(\vec{r}_c\right)=\min\{\Gamma\left(\vec{r}_m, \vec{r}_c\right)\}\forall\{\vec{r}_m\}$$

其中，$\vec{r}_m$ 和 $\vec{r}_c$ 分别为测量空间和计算空间的位置矢量。Δd 和 ΔD 分别为距离差异和剂量差异的评价标准。

（4）DVH分析：对比TPS计算DVH结果和设备测量DVH结果，选择相应的剂量-体积指标，如靶区 D_{98}、D_{95} 和 D_2，危机器官 D_{max} 和 D_{mean} 等，定量分析指标差异。

4. 评价标准

（1）γ分析：γ分析是临床最常用的剂量分析方法，美国医学物理师协会（American Association of Physics in Medicine，AAPM）TG 218号报告推荐γ分析应采用绝对剂量、全局剂量归一模式，归一点选择低梯度高剂量区域（剂量大于90%最大剂量），分辨率小于1/3ΔD。报告定义了容差范围和干预水准，偏差在容差范围内，认为验证过程正常，仅存在随机误差；偏差达到干预水准，应该采取措施减小偏差。通用容差标准：选择γ（2mm，3%），低剂量阈值10%，γ通过率≥95%；通用干预水准：选择γ（2mm，3%），低剂量阈值10%，γ通过率≥90%。值得注意的是，虽然γ分析被广泛采用，但与临床相关性不强，如果只是简单分析γ通过率，可能会低估剂量投照误差造成的临床结果，因此除了分析γ通过率，还应当分析γ空间分布、最大最小值、中位值、平均值及直方图。

（2）DVH分析：DVH分析是临床最相关的评价标准。计划预期和实际投照的DVH差异，直接决定肿瘤控制率和正常组织并发症。为实现基于DVH分析的计划质控方法，首先需获取实际投照DVH结果，目前已有质控设备和相关软件可获取该结果：①使用三维凝胶剂量计测量模体（非患者）内真正三维剂量分布，统计获取DVH结果，但三维凝胶剂量计价格昂贵，难以普及；②Delta4可将正交探测器测量分布转换为模体内的三维剂量分布和DVH结果，但三维剂量分布由正交探测器测量结果插值获得，可能引入额外的误差；③EPID可实时测量患者治疗时的透射注量，从而计算机头底部的初始注量，利用初始注量计算患者体内的三维剂量分布和DVH结果；④Discover可直接测量机头底部的初始注量，利用初始注量计算患者体内的三维剂量分布和DVH，方法③和④均利用测量的注量正向计算患者体内的剂量分布，不同建模方法和剂量算法会影响计算的精度。

九、立体定向放疗物理与技术

1. 小野的概念　SRT一般使用较小的射野，当射野变小时，射野剂量的离轴分布逐渐接近高斯形分布，也就是野内剂量分布不均匀，射野边缘剂量梯度大。同时，随着射野的变小，剂量学的基本物理量也会变化，如能谱、阻止本领比、探测器响应等，常规的剂量学测量和调试方法可能不适用于SRT，因此对物理治疗保证提出了更高的要求。目前对小野没有通用的定义，但可以从三个条件去判定射野是否属于小野：①侧向电子失衡：指进出射野中心区域的带电粒子不平衡现象；②放射源部分遮挡：加速器中电子打靶产生的初级光子源（焦点）具有一定尺寸，当射野尺寸减小到一定程度时，次级准直器会遮挡部分焦点，并可能极大降低输出剂量；③显著的探测器体积平均效应：在小野下，探测器的体积平均效应变得显著。如果使用较大体积的探测器测量小野中心轴输出，会极大地低估真实剂量。

2. 小野剂量测量

（1）分类：小野剂量学和常规射野剂量学一样可分为参考剂量学和相对剂量学两类。目前临床上基于直线加速器开展SBRT的放疗机构最多，需要说明的是这种情况下无须特别针对小野做参考剂量学标定，相对剂量学才是要特别关注的重点。

（2）小野测量的探测器选择：适合小野测量的探测器应具备以下条件：①灵敏体积区域的吸收特性水等效；②灵敏体积区域和封装材料的密度水等效；③灵敏体积区域相对射野很小。SBRT相对剂量学测量最常用最便捷的探头是钻石探头和半导体探头。但半导体探头对低能成分有较明显的过响应，因此适合测量大野的有屏蔽探头并不适合测量小野。如果要用半导体测量很小的射野，最好选用免屏蔽的。

（3）输出因子的测量：基于加速器的小野输出因子测量需要明确产生小野的两种方式，一种是MLC产生的，另一种是作为三级准直器的锥筒形成的。基于前者开展SBRT，测量到3cm×3cm射野一般不会有问题，当然对各种大小的射野应做严格的验证；基于后者开展SBRT，则应测量到最小锥筒，结合两种方法测量：一种采用半导体或钻石探头的电荷读数比乘以修正因子，另一种为引入中间野的菊花链方法。

3. 立体定向系统 立体定向指利用立体定向装置和三维影像确定病灶和邻近重要器官的位置和范围的过程。立体定向系统通常包括体位固定装置、三维坐标系建立方法、三维影像装置，如CT、磁共振等。固定装置有用于头部SRS的有创和无创基础环，用于SBRT的内标记（预埋金点）型定位系统和外标记型立体定向体架系统。目前开展早期肺癌SBRT的单位较多，所使用SBRT体架主要由底板、真空垫、手部支撑、膝部支撑、足跟支撑以及腹压调节装置构成，坐标系通过三个体外激光十字确定（和常规三维适形放疗类似），应属于外标记型立体定向体架系统。

4. 立体定向放疗设备

（1）伽马刀：典型的是瑞典Leksel伽马刀，采用聚焦的钴-60伽马射线治疗，立体定向系统采用有创基础环，或头罩（配合IGRT），多用于治疗头部病灶。国产体部或全身伽马刀国内较常见。

（2）射波刀：该设备将6MV直线加速器安装在工业机器人手臂上，采用三维空间投照方式实施治疗，可用于治疗头部和体部病灶，具有图像引导和呼吸运动管理功能。

（3）SRT专用的C形臂直线加速器：与传统的医用直线加速器相比，SRT专用直加具有更高的几何精度、更高的输出剂量率、精度更高的多叶准直器或增加锥形准直系统、更高级别的运动管理系统。

（4）螺旋断层放疗系统：一般指Accuray公司的TOMO系列机型，TOMO应用于SBRT是有争议的，但临床研究表明，TOMO-SBRT也能获得和其他设备类似的疗效。

5. 呼吸运动管理 呼吸运动可能影响胸部肿瘤、乳腺癌、上腹部肿瘤放疗的精度，有效的运动管理可以减少影响的程度。特别对SBRT，呼吸运动评估和合理的运动管理措施是必须的。呼吸运动管理技术包括以下几种。

（1）运动包围技术：目的是获取肿瘤的ITV，慢速CT、吸气呼气末屏气双时相扫描、4DCT都划归此类。

（2）呼吸门控技术：门控信号分体外信号和体内信号，各有优劣，该技术对质控要求十分严格。

（3）呼吸屏气技术：已用于临床的包括深吸气屏气技术、主动呼吸控制技术。

（4）腹压控制浅呼吸技术：该技术最早应用在早期肺癌的SBRT治疗中。目前商用的SBRT体架一般都集成了腹压控制模块，该方法简单实用，是一种有效的呼吸运动管理技术。

（5）实时肿瘤追踪。

6. SRT的计划设计

（1）SBRT的目标是对PTV包围的组织进行消融，而不考虑其并发症，允许PTV内的剂量不均匀。甚至在一定范围内，靶区内的均匀性和靶区外的梯度负相关，因此无须过分关注靶区内的高剂量。

（2）计划设计的主要目的是尽可能减少 PTV 外正常组织受到高剂量照射。

（3）处方等剂量线一般介于最大剂量的 60% ~ 90%（意味着最大剂量可达处方的 160%），同时要求 95% 的 PTV 受到不低于处方剂量照射。

（4）多个非共面野或弧形野可能产生更加适形且陡峭的剂量分布。

（5）多病灶同步照射需考虑单中心照射还是多中心照射的问题。该问题存在争议，实验表明对于射束中心偏离机械等中心 3cm 以上将导致旋转摆位误差较大、辐射野和机械野一致性变差。也有研究表明单中心计划虽然计划质量稍差，但也能满足临床需求，最大的优点是计划和投照简单、治疗时间短。

（6）正常组织限量可参考相关的 RTOG 临床试验协议或 QUANTEC 指南，但要注意所适用的处方剂量和分次。

7. **SRT 记录与报告** 根据 ICRU91 号报告，SRT 的记录与报告应包括以下内容：简短病史、治疗目的、模拟过程（体位固定设备和成像设备）、靶区和危及器官体积、处方、治疗计划系统参数、患者质控结果、治疗设备参数（机型、能量、图像引导等）、剂量报告，内容如下：①靶区中位吸收剂量（$D_{50\%}$），该指标很关键，不同中心处方等剂量线可能有差异，$D_{50\%}$ 可作为对比处方的一个稳定性指标；②近似最大剂量（$D_{near\text{-}max}$）：如果靶区体积≥ 2cm³，近似最大剂量为 $D_{2\%}$；如果≤ 2cm³，近似最大剂量为 D_{35mm^3}；③近似最小剂量（$D_{near\text{-}min}$）：如果靶区体积≥ 2cm³，近似最大剂量为 $D_{98\%}$；如果≤ 2cm³，近似最大剂量为 D_{V-35mm^3}；④危及器官剂量报告：对于串行器官，报告 D_{max}（最大剂量点剂量）或 $D_{near\text{-}max}$（一般为 D_{35mm^3}）；对于并行器官，报告 D_{mean}（平均剂量）或 V_D（大于阈值剂量 D 的器官体积）；对于其他器官，至少报告 D_{mean}、$D_{near\text{-}max}$ 及 V_D。

十、近距离放疗

1. **定义** 近距离放疗是将封装好的放射源通过施源器或输源导管置入患者的肿瘤部位进行照射的一种放疗形式，其基本的剂量学特征是肿瘤组织剂量高，剂量跌落快，邻近的正常组织受量低。近距离治疗很少单独使用，一般作为外照射的辅助治疗手段。

2. **主要照射方式**

（1）敷贴：是将放射源放置在皮肤或者眼眶上来治疗表浅病变。

（2）组织间插值：将封装好的线状或粒状的放射源植入肿瘤组织内进行治疗，例如前列腺癌粒子植入治疗。

（3）腔内治疗：将密封好的放射源植入患者体内的空腔进行治疗，如宫颈癌的腔内放疗。

（4）管内治疗：将密封放射源置于管状器官内进行治疗。

3. **放射源装载方式**

（1）热装治疗：直接将装有放射源的施源器放入患者体内。

（2）后装治疗：先将空载施源器置入患者体内，然后再通过遥控或手动装载放射源进行治疗。

4. **按剂量率分类**

（1）低剂量率照射（LDR）：剂量率为 0.4 ~ 2Gy/h。

（2）中剂量率照射：剂量率为 2 ~ 12Gy/h。

（3）高剂量率（HDR）：剂量率＞ 12Gy/h。

5. **近距离放射源特性** 近距离照射常用的放射源及基本物理特性见表 10-2-1。可见用于近距离治疗的光子能量一般远小于外照射治疗光子能量。放射源应根据具体的临床用途来选择，目前最为常见的放射源是 Ir-192，广泛应用在宫颈癌腔内治疗。

6. **平方反比定律** 对临床常用的近距离放射源，在近源处一点的剂量率和该点到源中心的距离的平方成反比。这一定律非常重要，体现了近距离放疗剂量学特点和外照射的不同，即近源处剂量远高于较远处的剂量。因此在组织间插植中，要根据特定的剂量学规则，优化布源方式，在实现不加重正常组织损伤的前提下给予肿瘤组织较高剂量的照射。

7. **放射源强度的表示方法** 强度的表示方法包括放射源活度、镭毫克当量、空气比释动能强度。后者是现代普遍采用的方法，指在特定点的空气比释动能率和该点距离平方的乘积，单位为 $Gyh^{-1}m^2$。

8. **宫颈癌腔内照射剂量学**

（1）经典系统回顾：历史上，曾提出了三大经典的剂量学系统，即斯德哥尔摩系统、巴黎系统和曼彻斯特系统。值得强调的是，在曼彻斯特系统中，定义了 A 点、B 点的位置，并作为剂量参考点。这一概念沿用几十年，影响深远。

（2）1985 年，为了改变曼彻斯特系统以“点”为参考的剂量学方法在个体化剂量评价方面存在的局限性，ICRU 发布了 38 号报告，提出了“参考体积”的概念，并定义了若干参考点。但参考体积和人们普遍接受的靶区概念有混淆，也不便于定量评价靶区的体积剂量。

（3）以上剂量学方法主要建立在二维空间上，基本上用参考点来表示和分析剂量。虽然 ICRU38 号报告提出了参考体积的概念，但也仅用三个方向的长宽高来粗略表示。因此，这些方法都不能真正反映三维空间中肿瘤和危及器官的剂量以及相互关系。计算机和成像技术的发展成就了三维外照射，同样也成就了三维内照射。自 2005 年开始，欧洲放射肿瘤协会近距离治疗工作组（GEC-ESTRO）发布了一系列的建议。建议以 MRI 为基础勾画靶区及进行剂量报告，同时通过剂量体积直方图来评估靶区和正常组织的受量，寻求建立以三维 MRI 为基础的治疗计划系统。这些建议为宫颈癌三维腔内治疗技术确立了基本概念、术语及临床治疗规范。一般地，三维腔内照射的特点是基于三维影像（CT/MR/PET 等）勾画靶区，采用正向或逆向优化方法优化剂量分布，通过 DVH 图或剂量体积指标评价计划是否满足处方要求（表 10-2-1）。

表 10-2-1 近距离放疗中使用的几种主要放射性核素

放射性核素	半衰期	光子能量 /MeV	半价层	临床用途
^{125}I	59.4d	平均 0.028	0.025	永久前列腺插值
^{103}Pd	17.0d	平均 0.021	0.008	永久前列腺插值
^{131}Cs	9.7d	0.029 ~ 0.034	0.030	永久前列腺插值
^{198}Au	2.7d	0.412	2.5	永久头颈插值
^{137}Cs	33 年	0.662	5.5	短时腔内插值
^{192}Ir	73.8d	平均 0.38	2.5	短时腔内插值和 HDR
^{60}Co	5.27 年	平均 1.25	13.07	远距离放疗
^{226}Ra	1590 年	平均 0.83	12	已淘汰
^{222}Rn	3.83d	平均 0.83	12	短时插值

十一、放疗中的常见成像技术及应用

1. **KV 级 X 线平面成像** 主要的应用形式包括 X 线模拟定位机和治疗室 KV 级 X 线成像。模拟定位机包括立式机架、X 线球管、影像增强器或固体探测器平板、治疗床和控制台。虽然 X 线模拟定位机成像原理和诊断 X 线机相同，但用途不一样，其主要用于射野模拟和位置验证。过去二维放疗时，主要使用模拟机的射野模拟功能，辅助医生布置射野。三维放疗以后，主要将其作为位置验证的工具。治疗室 KV 级 X 线成像通常集成在加速器上，主要用于在线校正治疗中心。

2. **射野成像** MV X 射线不但能治疗肿瘤，也能成像。射野影像用于验证射野形状和解剖结构的相对位置。常将一个开野叠加到照射野之上，以便将周围结构纳入视野中作为参照，称为“双曝光”。可以采取两种方式对射野进行成像，第一种是利用胶片拍摄射野片，第二种是利用电子射野成像装置（electronic portal imaging device，EPID）。现代加速器普遍安装了非晶硅构成的阵列型平板探测器（EPID的一种），可以对射野直接进行高分辨的数字成像。EPID图像的灰度和所受照射剂量有关，利用这个特点，EPID也可用于剂量的验证。

3. CT成像　CT成像也称为计算机断层成像，首先由多个角度的投影图像通过计算机重建形成断层图像，通过扫描床的运动，可以生成多个断层图像，将这些断层图像堆叠起来形成三维图像。CT图像形变小、空间分辨率高、CT值可转换为电子密度用于放疗剂量计算，因此特别适合放疗计划设计。为了满足精确放疗的特殊要求，专用于三维放疗模拟的CT模拟机应运而生，CT模拟机主要由一台配备平板床的大孔径CT和三维激光定位系统组成。当然，为了满足4D CT扫描的要求，还需配备呼吸门控系统。

4. 门控CT　对肺部、心脏、肝脏等动态器官进行常规三维CT扫描，运动伪影将导致图像质量明显下降，门控扫描是提高图像分辨率的有效方法。门控CT有两种类型：前瞻性门控CT和回顾性门控CT。前瞻CT成像过程中，CT机仅在规定的门限范围内出束扫描，获得的图像实际上是三维CT图像。回顾性CT成像过程中，通常将呼吸曲线划分为一系列的最小周期，每个周期分为10个相位，在每个床位，每个相位，CT机分别出束生成一系列三维图像，然后按相位对不同床位的CT图像进行重组，最终产生与时间相关的四维CT（4D CT）。通过4D CT可以显示结构的动态变化情况，临床上广泛用于勾画ITV。值得注意的是，4D CT扫描过程中，要求呼吸运动相当稳定，如果呼吸运动不规则，则可能产生严重的伪影，从而误导医生的靶区勾画。

5. 锥形束CT（CBCT）　顾名思义，锥形束CT成像使用的射束为锥形，区别于常规的扇形束CT。CBCT成像速度快，最多扫描一周（180°～360°）即可对整个感兴趣区域进行三维成像，临床上常用于牙科和放射治疗IGRT成像。放射治疗CBCT集成在治疗机架上，和治疗机架同中心，因此不但可以实现三维成像，也能通过与计划CT配准来校正摆位误差。

6. MRI

（1）物理原理：构成物质的原子核时刻在做自转运动，即自旋。自旋的方向不是任意的，而是只能取特定的几个方向，即取向的量子化，不同方向的同一种原子核能态不同，即具备不同的能级。质子的取向最简单，只有正反两种对立的取向，只有两种能级。无外磁场干预的情况下，由于原子核分布均匀，自旋方向杂乱无章，物质对外不显磁性。在外加主磁场（如3.0T）的作用下，原子核除了自旋还将绕外磁场方向做类似于陀螺运动的进动，即拉莫尔进动，对外显示出主磁场方向的磁矩，称为纵向磁矩，而横向磁矩（垂直主磁场的平面内）为零。如果在与主磁场垂直的方向施加一射频脉冲，当其能量正好等于两能级之差，原子核会强烈吸收射频能量，从低能级跃迁到高能级，这种现象称为磁共振现象。质子的磁共振信号最强，灵敏度高，人体内含量高，因此临床上主要利用质子来成像。当射频关闭以后，处于高能态的原子核将经过一段时间恢复到原来的状态，这个过程称为弛豫过程。弛豫过程包括两个方面：纵向磁化恢复，即T_1弛豫；横向磁化衰减，即T_2弛豫。两种弛豫同时开始但弛豫时间T不同，通常T_1是T_2的5～10倍。不同组织有不同的弛豫时间，这是磁共振显示解剖结构和病变的基础。

（2）磁共振信号的影响因素：主要有质子密度、T_1值、T_2值、化学位移、水分子扩散等。通过调整成像参数可以凸显某种有用信号，抑制干扰信号，从而产生特定的加权磁共振图像，如质子密度加权图像、T_1加权图像、T_2加权图像等。

（3）成像序列的参数调整：调整的参数有射频脉冲的带宽和幅度、施加时间和持续时间；梯度场的方向、强度、施加时间和持续时间。把射频脉冲、梯度场和信号采集时刻等各参数设置在时序上排列，称为MR的脉冲序列。最基本的两种脉冲序列为自旋回波序列（spin echo，SE）和梯度回波序列（gradient echo，GRE），其他各种用于不同检查目的的脉冲序列都可由这两种序列组合和推演得到。

（4）磁共振成像分类：可为结构成像和功能成像。结构成像包括常规的 T_1/T_2 成像、水抑制成像（FLAIR）、脂肪抑制成像、化学位移成像、水成像、血管成像等；功能成像包括弥散加权成像（DWI）、弥散张量成像（DWI）、加权灌注成像（PWI）、磁共振波谱成像（MRS）等。

（5）MRI 的放疗应用：随着放疗的快速发展，CT 成像已不能满足放射治疗精确定位、精确投照的要求，在此背景下，磁共振成像逐渐应用于放射治疗。磁共振成像在放疗中的应用主要有两种形式，一种是磁共振模拟，用于放疗计划设计，类似于 CT 模拟；一种是和治疗机集成用于开展自适应或图像引导放疗。磁共振图像除了能够勾画 GTV，也能为 CTV 的勾画提供依据，并能提高恶性淋巴结的鉴别能力，甚至能对治疗反应和组织毒性做预测。根据肿瘤所在部位的不同，推荐采用不同的成像序列，见表 10-2-2。

表 10-2-2　MRI 放疗应用中推荐的扫描序列

肿瘤部位	子部位	扫描序列
头部	—	增强 T_1 ~ T_{SE} 或 SPGT T_2 ~ T_{SE} FLAIR ~ T_{SE} DTI（用于各项异性 Margin 和 OAR 勾画）
头颈部	颅底 咽喉部	增强 T_1 ~ T_{SE} T_2 ~ T_{SE} 压脂 增强 T_1 ~ T_{SE} T_2 ~ T_{SE} 压脂 DWI（用于淋巴结分期）
乳腺癌	—	T_1 ~ T_{SE} 3D T_1 ~ GRE
直肠癌	—	T_2 ~ T_{SE} STIR T_1 ~ T_{SE} 和 T_2 ~ T_{SE}
前列腺癌	—	T_2 ~ T_{SE} DWI、MRSI 和 DCE-MRI

十二、正常组织限量

放射治疗对正常组织限量常采用临床正常组织效应的定量分析（Quantitative Analyses of Normal Tissue Effects in the Clinic，QUANTEC）标准，此标准是由美国放射肿瘤学会（ASTRO）和美国医学物理学家协会（American Association of Physicists in Medicine，AAPM）共同资助，诸多医生、物理师等研究人员共同总结研究资料，量化正常组织特定观测终点的剂量 - 效应和剂量 - 体积关系，于 2010 年制定的工作指南（表 10-2-3）。QUANTEC 已出版多年，目前有很多新的正常组织限量的循证医学证据面世，对既往报告做相关的补充，如 RTOG 0615 和 RTOG 0225 等，很多单位在此基础上开展相关工作，并形成本单位的正常组织限量标准，但仍缺乏统一的共识。中国鼻咽癌临床分期工作委员会于 2010 年也制定了《鼻咽癌调强放疗靶区及剂量设计指引专家共识》（表 10-2-4）。

表 10-2-3 QUANTEC 常规分割放疗后部分器官的剂量 / 体积 / 结果表

器官	体积	照射技术	终点	剂量 /Gy 或剂量 / 体积参数	发生率 /%	备注
脑	全脑	3DCRT 单次 SRS	症状性脑坏死	D_{max} < 60 D_{max} = 72 D_{max} = 92 V_{12} < 5 ~ 10cm^3	< 3 5 10 < 20	72Gy 和 90Gy 是根据 BED 模型外推得到的数据 当 V12 > 5 ~ 10cm^3,发生率急剧上升
脑干	全部	全部 3DCRT 单次 SRS	永久性脑神经病或坏死	D_{max} < 54 D_1 ~ 10_{cc} < 59 D_{max} < 64 D_{max} < 12.5	< 5 < 5 < 5 < 5	点剂量 < 1cm^3 基于听神经肿瘤的数据
视神经 / 视交叉	全部	3DCRT 单次 SRS	视神经病	D_{max} < 55 D_{max} 55 ~ 60 D_{max} > 60 D_{max} < 12	< 3 3 ~ 7 > 7 ~ 20 < 10	即使体积小,3DCRT 往往是全器官照射
脊髓	部分	3DCRT 单次 SRS 大分割 SRS	脊髓病	D_{max} = 50 D_{max} = 60 D_{max} = 69 D_{max} = 13 D_{max} = 20	0.2 6 50 1 1	整个脊髓截面 部分脊髓截面照射 3 次
耳蜗	全部	3DCRT 单次 SRS	感觉神经性听力丧失	D_{mean} ≤ 45 处方剂量≤ 14	< 30 < 25	耳蜗的平均剂量,4kHz 的高频听力丧失可耐受的听力
腮腺	双侧腮腺 单侧腮腺	3DCRT 3DCRT	长期腮腺功能下降到放疗前的 25%	D_{mean} < 25 D_{mean} < 25 D_{mean} < 20	< 20 < 50 < 20	严重口干与下颌下腺的剂量相关 至少一侧腮腺平均剂量 < 20Gy
咽	咽缩肌	全部	症状性吞咽疼痛或误吸	D_{mean} < 50	< 20	
喉	全部	3DCRT	发声功能障碍 误吸 水肿	D_{max} < 66 D_{mean} < 50 D_{mean} < 44 V_{50} < 27%	< 20 < 30 < 20 < 20	联合放化疗 单纯放疗 单纯放疗
食管	全部	3DCRT	≥ 3 度的食管炎 ≥ 2 度的食管炎	D_{mean} < 34 V_{35} < 50% V_{50} < 40% V_{70} < 20%	5 ~ 20	存在剂量体积效应关系
肺	全部	3DCRT	症状性肺炎	V_{20} ≤ 30% D_{mean} = 7 D_{mean} = 13 D_{mean} = 20 D_{mean} = 24 D_{mean} = 27	< 20 5 10 20 30 40	两肺 排除肿瘤体积

表 10-2-4　2010 年鼻咽癌专家共识 OAR 剂量限制

OAR 名称	OAR 限定剂量 /Gy		PRV 扩边
脑干		超过 60Gy ≤ 1%	≥ 1mm
脊髓		超过 50Gy ≤ 1%	≥ 5mm
视神经		最高剂量 55Gy	≥ 1mm
视交叉		最高剂量 55Gy	≥ 1mm
颞叶	最高剂量	≤ 60 或 > 65 的体积 ≤ 1%	—
眼球		≤ 50	—
晶状体		≤ 25(RTOG 0615)*	—
下颌骨、颞颌关节		≤ 70,若不能实现,则 > 75 的体积≤ 1cm^3	—
臂丛神经		≤ 66	—
垂体		≤ 50	—
腮腺		≤ 20(至少单侧)或双侧 < 25,靶区复杂时(如靶区占据部分腮腺),腮腺剂量尽可能低	—
口腔	平均剂量	≤ 40	—
声门喉、环后区咽、食管		≤ 45	—
下颌下腺、舌下腺	尽可能减少受照射体积		—
耳蜗	5% 的体积≤ 55		—

注：* 国内一般建议最高剂量≤ 9。

十三、放疗计划评估

评估放疗计划是放疗科医师非常重要的工作，Raymond 报道了评估放疗计划的 CB-CHOP 简易法，应用起来既简单又实用。该方法由六个重要的评估步骤完成，包括靶区勾画、布野方式、靶区处方剂量评估、剂量均匀性、危及器官及其他。

1. **靶区勾画**　放疗科医师开始审核某个放疗计划时，首先需要审核已经勾画的结构，包括肿瘤靶区和危及器官，如果危及器官是由剂量师或者自动勾画软件完成，更应当注重勾画结果的审核过程，如果修改了 GTV，需要重新勾画 CTV 和 PTV。

2. **布野方及布野方式应尽可能遵守布野原则**　就近布野、根据靶区走势布野和避开危及器官布野。就近布野指射野设置在靶区的近端，如肿瘤靶区在左侧的脑胶质瘤，射野尽量布置在左侧；根据靶区走势布野指射野中心轴的射束路径与靶区走势一致，如乳腺癌的切线布野方法；避开危及器官布野指射束方向避开对低剂量响应敏感的危及器官，如睾丸、卵巢、健侧乳腺和肺等。

3. **靶区处方剂量的评估**　理想的处方等剂量线应与靶区完全一致，但现实中难以实现。临床通常使用靶区 DVH 初步评估靶区剂量情况，规定 95% 的靶区体积应达到或超过处方剂量；考虑到 DVH 不能显示靶区的空间剂量分布情况，因此还需在 CT 图像上观察剂量曲线分布与肿瘤的空间位置关系，以更好地知道处方剂量没有达到的 PTV 区域在哪。

4. **剂量均匀性**　理想的剂量分布应是靶区内每一点的剂量都等于处方剂量，但现实中难以实现，放疗计划中剂量分布存在低剂量点（冷点）和高剂量点（热点）。对于常规分割的调强放疗计划，可以接受的 PTV 最低剂量为 95% 左右的处方剂量，可以接受的最大剂量为 115% 左右的处方剂量。对于三维适形计划，剂量分布不均匀性比调强放疗大，冷点和热点限制可以适当放宽，但我们仍然要严格限定重要危及器官周围的热点。

5. **危及器官** 首先，根据危及器官的重要性排序，依次评估当OAR超剂量阈值时可能出现的毒性反应；其次，检查DVH图危及器官的统计结果和CT图危及器官所接受的三维剂量分布。常规分割的危及器官剂量限值一般通过QUANTEC标准来查找，大分割方案的危及器官受量可以参考AAPM TG-101或RTOG相关的临床试验方案。由于这些剂量限制是基于每次分割剂量确定的，因此需要换算为等效生物剂量再确定合适的剂量限值。

6. **其他** 最后确定CT图像与患者一致性、治疗机器、机器跳数、分割剂量和次数、射线的类型和能量、射束中心点、图像引导和照射时间表（每日照射、隔日照射和超分割放疗）等细节。

（杨振　杨晓喻　刘超　梁志文）

参考文献

[1] International Commission on Radiation Units and Measurements. Key data for ionizing-radiation dosimetry: Measurement standards and applications[R]. Bethesda, MD: ICRU, 2016.

[2] 胡逸民 . 肿瘤放射物理学 [M]. 北京 : 原子能出版社 , 1999.

[3] ANDREO P, BURNS D T, NAHUM A E, et al. Fundamentals of ionizing radiation dosimetry[M]. Germany: Wiley-VCH, 2017.

[4] LIU H H, KEALL P, HENDEE W R. D_m rather than D_w should be used in Monte Carlo treatment planning[J]. Med Phys, 2002, 29(5): 29922-29923.

[5] ANDREO P. Dose to 'water-like' media or dose to tissue in MV photons radiotherapy treatment planning still a matter of debate[J]. Phys Med Biol, 2015, 60(1): 60309-60337.

[6] GLADSTONE D J, KRY S F, XIAO Y et al. Dose specification for NRG radiation therapy trials[J]. Int J Radiat Oncol Biol Phys, 2016, 95(5): 1344-1345.

[7] YANG X, CAO Y, SHAO Q et al. Improving the accuracy of converting dose to medium to dose to water algorithms in small megavoltage photon fields in dose to medium based treatment planning systems[J]. Phys Medica, 2020, 71(71): 7162-7170.

[8] CAO Y, YANG X, YANG Z et al. Superficial dose evaluation of four dose calculation algorithms[J]. Radiat Phys Chem, 2017, 137(137): 13723-13728.

[9] CHAKAROVA R, GUSTAFSSON M, BäCK A et al. Superficial dose distribution in breast for tangential radiation treatment, Monte Carlo evaluation of Eclipse algorithms in case of phantom and patient geometries[J]. Radiother Oncol, 2012, 102(1): 102102-102107.

[10] International Atomic Energy Agency. Absorbed dose determination in photon and electron beams: An international code of practice[R]. Vienna: IAEA, 1987.

[11] International Atomic Energy Agency. Absorbed dose determination in external beam radiotherapy an international code of practice for dosimetry based on standards of absorbed dose to water[R]. Vienna: IAEA, 2000.

[12] ENDF. Evaluated Nuclear Data File (ENDF)/B-VII.1[OL]. Upton, NY: National Nuclear Data Center, 2018[2019-06-17]. https://www-nds.iaea.org/exfor/endf.htm.

[13] POLF J C, PANTHI R, MACKIN D S, et al. Measurement of characteristic prompt gamma rays emitted from oxygen and carbon in tissue-equivalent samples during proton beam irradiation[J]. Phys Med Biol, 2013, 58(17): 5821-5831.

[14] NEWHAUSER W D, ZHANG R. The physics of proton therapy[J]. Phys Med Biol, 2015, 60(8): R155-R209.

[15] BäR E, ANDREO P, LALONDE A et al. Optimized Ⅰ -values for use with the Bragg additivity rule and their impact on proton stopping power and range uncertainty[J]. Phys Med Biol, 2018, 63(16): 165007-165024.

[16] BESEMER A, PAGANETTI H, BEDNARZ B. The clinical impact of uncertainties in the mean excitation energy of human tissues during proton therapy[J]. Phys Med Biol, 2013, 58(4): 887-902.

[17] TOPPI M. Measurements of 12C ion fragmentation on thin carbon target from the FIRST collaboration at GSI[J]. J Phys Confer Ser, 2015, 590:012035-012039.

[18] PODGORSAK E B. Radiation Oncology Physics: A handbook for teachers and students[M]. Vienna : International Atomic Energy Agency, 2005.

[19] ALMOND P R, BIGGS P J, COURSEY B M et al. AAPM's TG-51 protocol for clinical reference dosimetry of high-energy photon and electron beams[J]. Med Phys, 1999, 26(9): 1847-1870.

[20] International Commission on Radiation Units and Measurements. Dose specification for reporting external beam therapy with photons and electrons[R]. Bethesda, MD: ICRU, 1987.

[21] International Commission on Radiation Units and Measurements. Prescribing, recording, and reporting photon beam therapy[R]. Bethesda, MD: ICRU, 1993.

[22] International Commission on Radiation Units and Measurements. Prescribing, recording, and reporting photon beam therapy, supplement to ICRU Report No. 50[R]. Bethesda, MD: ICRU, 1999.

[23] International Commission on Radiation Units and Measurements. Prescribing, recording and reporting photon-beam intensity-modulated radiation therapy (IMRT)[R]. Bethesda, MD: ICRU, 2010.

[24] International Commission on Radiation Units and Measurements. Prescribing, recording and reporting of stereotactic treatments with small photon beams[R]. Bethesda, MD: ICRU, 2017.

[25] FEUVRET L, NOëL G, MAZERON J-J et al. Conformity index: A review[J]. Int J Radiat Oncol Biol Phys, 2006, 64(2): 333-342.

[26] RIET A V T, MAK A C A, MOERLAND M A et al. A conformation number to quantify the degree of conformality in brachytherapy and external beam irradiation: Application to the prostate[J]. Int J Radiat Oncol Biol Phys, 1997, 37(3): 731-736.

[27] OTTO K. Volumetric modulated arc therapy: IMRT in a single gantry arc[J]. Med Phys, 2008, 35(1): 310-317.

[28] YU C X. Intensity-modulated arc therapy with dynamic multileaf collimation: An alternative to tomotherapy[J]. Phys Med Biol, 1995, 40(9): 1435-1449.

[29] YAN D, VICINI F, WONG J et al. Adaptive radiation therapy[J]. Phys Med Biol, 1997, 42(1): 123-132.

[30] MIFTEN M, OLCH A, MIHAILIDIS D et al. Tolerance limits and methodologies for IMRT measurement-based verification QA: Recommendations of AAPM task group No. 218[J]. Med Phys, 2018, 45(4): e53-e83.

[31] DYK J V, BARNETT R B, CYGLER J E et al. Commissioning and quality assurance of treatment planning computers[J]. Int J Radiat Oncol Biol Phys, 1993, 26(2): 261-273.

[32] LOW D A, HARMS W B, MUTIC S et al. A technique for the quantitative evaluation of dose distributions[J]. Med Phys, 1998, 25(5): 656-661.

[33] YAN G, LIU C, SIMON T et al. On the sensitivity of patient - specific IMRT QA to MLC positioning errors[J]. J Appl Clin Med Phys, 2009, 10(1): 120-128.

[34] NELMS B E, ZHEN H andTOMé W A. Per-beam, planar IMRT QA passing rates do not predict clinically relevant patient dose errorsa)[J]. Med Phys, 2011, 38(2): 1037-1044.

[35] COZZOLINO M, OLIVIERO C, CALIFANO G et al. Clinically relevant quality assurance (QA) for prostate RapidArc plans: Gamma maps and DVH-based evaluation[J]. Phys Medica, 2014, 30(4):462-472.

[36] ZHEN H, NELMS B E, TOME´ W A. Moving from gamma passing rates to patient DVH-based QA metrics in pretreatment dose QA[J]. Med Phys, 2011, 38(10): 5477-5489.

[37] International Atomic Energy Agency. Dosimetry of small static fields used in external beam radiotherapy: An international code of practice for reference and relative dose determination[R]. Vienna: IAEA, 2017.

[38] ARCANGELI S, FALCINELLI L, BRACCI S et al. Treatment outcomes and patterns of radiologic appearance after

hypofractionated image-guided radiotherapy delivered with helical tomotherapy (HHT) for lung tumours[J]. Brit J Radiol, 2017, 90(1071): 20160853-20160862.

[39] HONG L X, GARG M, LASALA P et al. Experience of micromultileaf collimator linear accelerator based single fraction stereotactic radiosurgery: Tumor dose inhomogeneity, conformity, and dose fall off[J]. Med Phys, 2011, 38(3): 1239-1247.

[40] GAO J, LIU X. Off-Isocenter Winston-Lutz Test for Stereotactic Radiosurgery/Stereotactic Body Radiotherapy[J]. Int J Med Phys Clin Eng Radiat Oncol, 2016, 5(2): 154-161.

[41] SANFORD L, POKHREL D. Improving treatment efficiency via photon optimizer (PO) MLC algorithm for synchronous single - isocenter/multiple - lesions VMAT lung SBRT[J]. J Appl Clin Med Phys, 2019, 20(10): 201-207.

[42] International Commission on Radiation Units and Measurements. Dose and volume specification for reporting intracavitary therapy in gynecology[R]. Bethesda, MD: ICRU, 1985.

[43] HAIE-MEDER C, PÖTTER R, VAN LIMBERGEN E et al. Recommendations from Gynaecological (GYN) GEC-ESTRO Working Group (Ⅰ): concepts and terms in 3D image based 3D treatment planning in cervix cancer brachytherapy with emphasis on MRI assessment of GTV and CTV[J]. Radiother Oncol, 2005, 74(3): 235-245.

[44] PÖTTER R, HAIE-MEDER C, LIMBERGEN E V et al. Recommendations from gynaecological (GYN) GEC ESTRO working group (Ⅱ): Concepts and terms in 3D image-based treatment planning in cervix cancer brachytherapy--3D dose volume parameters and aspects of 3D image-based anatomy, radiation physics, radiobiology[J]. Radiother Oncol, 2006, 78(1): 67-77.

[45] HELLEBUST T P, KIRISITS C, BERGER D et al. Recommendations from Gynaecological (GYN) GEC-ESTRO Working Group: Considerations and pitfalls in commissioning and applicator reconstruction in 3D image-based treatment planning of cervix cancer brachytherapy[J]. Radiother Oncol, 2010, 96(2): 153-160.

[46] DIMOPOULOS J C A, PETROW P, TANDERUP K et al. Recommendations from Gynaecological (GYN) GEC-ESTRO Working Group (Ⅳ): Basic principles and parameters for MR imaging within the frame of image based adaptive cervix cancer brachytherapy[J]. Radiother Oncol, 2012, 103(1): 113-122.

[47] DIRIX P, HAUSTERMANS K, VANDECAVEYE V. The Value of Magnetic Resonance Imaging for Radiotherapy Planning[J]. Semin Radiat Oncol, 2014, 24(3): 151-159.

[48] MARKS L B, YORKE E D, JACKSON A et al. Use of normal tissue complication probability models in the clinic[J]. Int J Radiat Oncol Biol Phys, 2010, 76(3-supp-S): S10-S19.

[49] BRODIN N P, KABARRITI R, GARG M K et al. A systematic review of normal tissue complication models relevant to standard fractionation radiation therapy of the head and neck region published after the QUANTEC Reports[J]. Int J Radiat Oncol Biol Phys, 2017, 100(2): 391-407.

[50] 中国鼻咽癌分期临床工作委员会 . 2010 鼻咽癌调强放疗靶区及剂量设计指引专家共识 [J]. 中华放射肿瘤学 , 2011, 20(4): 267-269.

[51] DEAN M, JIMENEZ R, MELLON E et al. CB-CHOP: A simple acronym for evaluating a radiation treatment plan[J]. Appl Radiat Oncol, 2017, 6(4): 28-30.